AF783167

Fallbuch Notfallsanitäter

Fit für die mündliche Prüfung

Sylvia Zayer

161 Abbildungen

Georg Thieme Verlag
Stuttgart • New York

Anschrift

Zayer, Sylvia, Dr. med.
Georg-Muche-Straße 11
48291 Telgte

Bibliografische Information der Deutschen Nationalbibliothek
Die Deutsche Nationalbibliothek verzeichnet diese Publikation in der Deutschen Nationalbibliografie; detaillierte bibliografische Daten sind im Internet über
http://dnb.d-nb.de abrufbar.

Ihre Meinung ist uns wichtig! Bitte schreiben Sie uns unter:
www.thieme.de/service/feedback.html

Rüdigerstraße 14
70469 Stuttgart
Deutschland
Telefon: +49/(0)711/8931-0
www.thieme.de

Printed in Germany

Grafiküberarbeitung: Martina Berge, Stadtbergen
Mit Übernahmen aus: Schünke M, Schulte E, Schumacher U. Prometheus. LernAtlas der Anatomie. Illustrationen von M. Voll und K. Wesker. Stuttgart: Thieme.
Umschlaggestaltung: Thieme Gruppe
Umschlagfoto: AdobeStock, Kzenon
Satz: L42 AG, Berlin
Druck: Westermann Druck Zwickau GmbH, Zwickau

DOI 10.1055/b-006-161278

ISBN 978-3-13-241962-9 1 2 3 4 5 6
eISBN (PDF) 978-3-13-241963-6
eISBN (epub) 978-3-13-241964-3

Wichtiger Hinweis: Wie jede Wissenschaft ist die Medizin ständigen Entwicklungen unterworfen. Forschung und klinische Erfahrung erweitern unsere Erkenntnisse, insbesondere was Behandlung und medikamentöse Therapie anbelangt. Soweit in diesem Werk eine Dosierung oder eine Applikation erwähnt wird, darf der Leser zwar darauf vertrauen, dass Autoren, Herausgeber und Verlag große Sorgfalt darauf verwandt haben, dass diese Angabe **dem Wissensstand bei Fertigstellung des Werkes** entspricht.
Für Angaben über Dosierungsanweisungen und Applikationsformen kann vom Verlag jedoch keine Gewähr übernommen werden. **Jeder Benutzer ist angehalten**, durch sorgfältige Prüfung der Beipackzettel der verwendeten Präparate und gegebenenfalls nach Konsultation eines Spezialisten festzustellen, ob die dort gegebene Empfehlung für Dosierungen oder die Beachtung von Kontraindikationen gegenüber der Angabe in diesem Buch abweicht. Eine solche Prüfung ist besonders wichtig bei selten verwendeten Präparaten oder solchen, die neu auf den Markt gebracht worden sind. **Jede Dosierung oder Applikation erfolgt auf eigene Gefahr des Benutzers.** Autoren und Verlag appellieren an jeden Benutzer, ihm etwa auffallende Ungenauigkeiten dem Verlag mitzuteilen.
Die **Personen und Fälle** in diesem Buch sind **frei erfunden**. Etwaige Ähnlichkeiten mit tatsächlichen Begebenheiten oder lebenden oder verstorbenen Personen wären rein zufällig.

Thieme

Vorwort

Mit dem Nofallsanitätergesetz wurde 2013 der neue Beruf „Notfallsanitäter" geschaffen. Er unterscheidet sich deutlich von allen anderen Ausbildungen im Rettungsdienst. Es sind nicht nur die erweiterten Kompetenzen, die den Notfallsanitäter auszeichnen, sondern auch das umfangreiche medizinische und pharmakologische Wissen. Da Notfallsanitäter vorrangig als Transportführer eingesetzt werden sollen, spielt auch die personale und soziale Kompetenz eine große Rolle. Gleichzeitig bedeuteten diese neuen Kompetenzen auch wesentlich mehr Verantwortung: So dürfen Notfallsanitäter zur Abwendung lebensbedrohlicher Situationen auch invasive Maßnahmen durchführen.

Praktisches Lernen und das Sammeln von Handlungskompetenz erleben viele, die eine medizinische Ausbildung machen, als besonders herausfordernd. Auch komplexe Handlungen sollen im Einsatz routiniert und kompetent ausgeführt werden – welche Herausforderung für einen Berufsanfänger! Eine Möglichkeit besteht darin, sich gedanklich mit dieser Problematik zu beschäftigen und Fallbeispiele – quasi als mentales Training – zu nutzen, um die eigenen Fähigkeiten und Erfahrungen zu erweitern.

Trotzdem lässt sich eigene Erfahrung im Rettungsdienst nicht ersetzen: Jeder, der im Rettungsdienst tätig ist, muss über die Jahre seinen eigenen Erfahrungsschatz sammeln. Aus diesem Erfahrungsschatz heraus wächst dann die eigene Handlungssicherheit. Die eigenen Erfahrungen durch die Erfahrung anderer zu ergänzen und daraus zu lernen, kann den eigenen Weg jedoch bedeutend vereinfachen. Dieses Buch möchte Sie einladen, anhand von realistischen Fallbeispielen zu lernen und die Einsatzrealität im Rettungsdienst zu erfahren.

Der Inhalt des Buches orientiert sich an den Prüfungsinhalten der Vollprüfung für Notfallsanitäter. Neben dem notwendigen medizinisch-fachlichen Wissen sind auch die wichtigsten Inhalte aus den Bereichen Einsatztaktik, Kommunikation, Zusammenarbeit im Team und mit anderen Berufsgruppen sowie Recht und Hygiene abgebildet. In den Fall eingebaute Fragen ermöglichen es Ihnen, die mündliche Prüfungssituation realitätsnah zu trainieren und Ihr Wissen möglichst gut zu präsentieren. Neben all diesen Aspekten soll das Buch auch Spaß machen, so dass es mehr Freude als Arbeit ist, die Fälle zu bearbeiten. Für Leser, die schon im Rettungsdienst tätig sind, bietet die Bearbeitung der Fälle eine Möglichkeit „klassische" Situationen oder auch seltenere Einsatzkonstellationen aus einem neuen Blickwinkel kennen zu lernen und die Aktualität des eigenen Wissenstandes zu überprüfen.

Telgte, November 2018
Sylvia Zayer

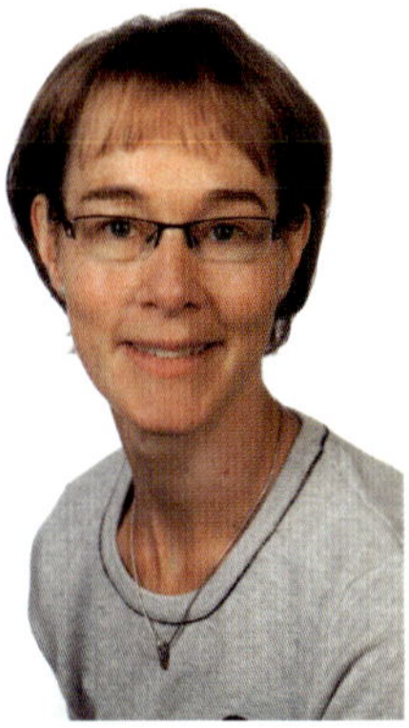

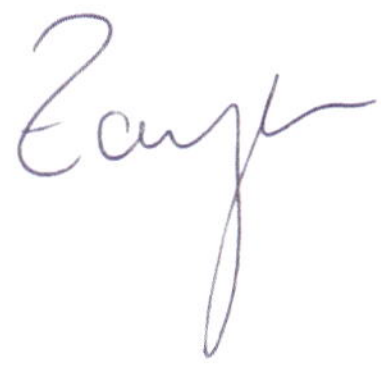

www.nfs-wissen.de

Inhaltsübersicht

Inhaltsverzeichnis nach Themen

Herz-Kreislauf-Notfälle, Schock und Reanimation

Respiratorische Notfälle

Verletzungen und Intoxikationen

Gastrointestinale und Stoffwechselnotfälle

HNO-Notfälle

Neurologische und psychiatrische Notfälle

Geburtshilfliche Notfälle

Notfälle mit Kindern

Spezielle Einsatzsituationen

Inhaltsverzeichnis nach Notfällen (A–Z)

Inhaltsverzeichnis der Kurzprofile wichtiger Wirkstoffe

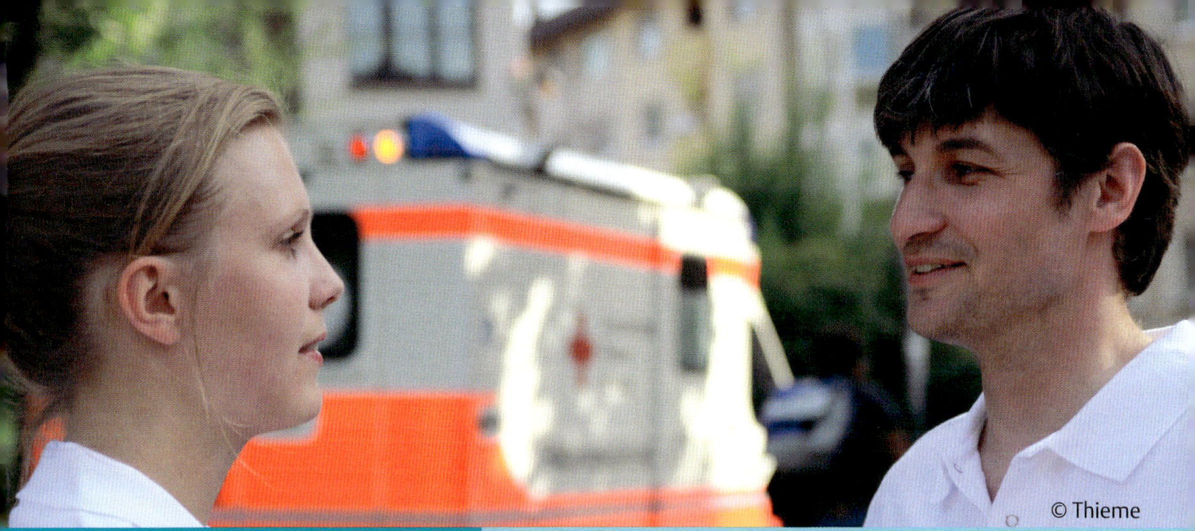

Fälle

Schmerzen beim Rasenmähen

An einem frühen Mittwochabend werden Sie und Ihr Kollege in eine Kleingartenanlage alarmiert. Die ersten warmen Tage waren schon und es ist schön anzusehen, wie schnell die Gärten grün geworden sind. Während der Anfahrt ruft Sie die Leitstelle: „Rotkreuz Beispielstadt 2/83–1 von Leitstelle Beispielstadt, kommen." Ihr Kollege antwortet: „Hier 2/83–1, kommen." „An der Kleingartenanlage Helvetia müssen Sie von außen an die Gartenparzelle anfahren, Sie werden eingewiesen. Kommen." „Hier 2/83–1, verstanden. Ende."

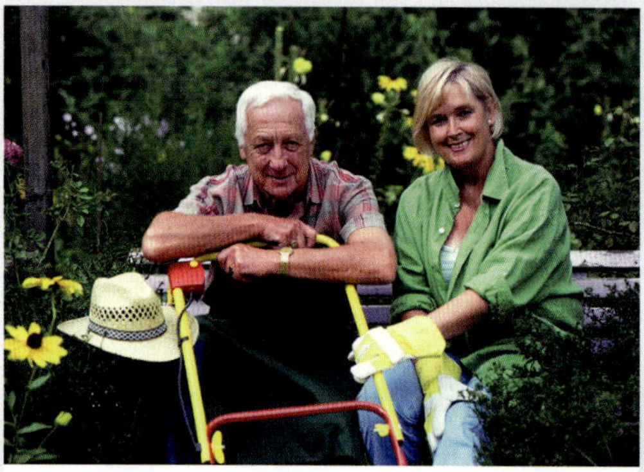

Abb. 1.1 (Foto von: MEV)

1.1 Um Missverständnissen vorzubeugen, können schwierige Wörter nach der Buchstabiertafel im Rettungsdienst buchstabiert werden. Buchstabieren Sie „HELVETIA"!

Ihr Kollege am Steuer grummelt etwas missmutig. Meistens gibt es Probleme mit den einweisenden Personen. Dieses Mal scheint jedoch alles gut zu funktionieren: An der Einbiegung zur Kleingartenanlage steht eine Person und jeweils eine weitere an 2 folgenden Abbiegepunkten. So erreichen Sie Ihr Ziel tatsächlich ohne größere Probleme.

Vor Ort begrüßt Sie eine ältere Dame – Sie vermuten, dass es sich um die Ehefrau des Patienten handelt – und bittet Sie beide sowie den Notarzt und seinen Fahrer hinein in die Gartenlaube. Zu sechst ist es dort schon ziemlich eng. Ihr Patient, Herr Veller, sitzt in einem Ohrensessel und stützt sich mit den Händen auf den Armlehnen ab. Er hat offensichtlich Atemnot. Der Notarzt verschafft sich mit einem schnellen Ersteindruck einen Überblick und teilt Ihnen mit, dass es sich um einen kritischen Patienten handelt. Während Ihr Kollege die Pulsoxymetrie anlegt und den Blutdruck misst, kleben Sie ein 12-Kanal-EKG auf die Brust des Patienten. Die Frau erzählt in der Zwischenzeit dem Notarzt, dass ihr Mann heute Morgen das allererste Mal über Schmerzen in der Brust geklagt habe: „...und gerade eben war er beim Rasenmähen und dann stand er plötzlich ganz blass vor mir hier im Zimmer. Sehen Sie, der Rasen ist noch gar nicht fertig gemäht."

1.2 Sie schreiben dieses 12-Kanal-EKG (Abb. 1.2) und werfen einen Blick darauf, bevor Sie es dem Notarzt geben. Wie beurteilen Sie es?

Antworten und Kommentar auf Seite 230

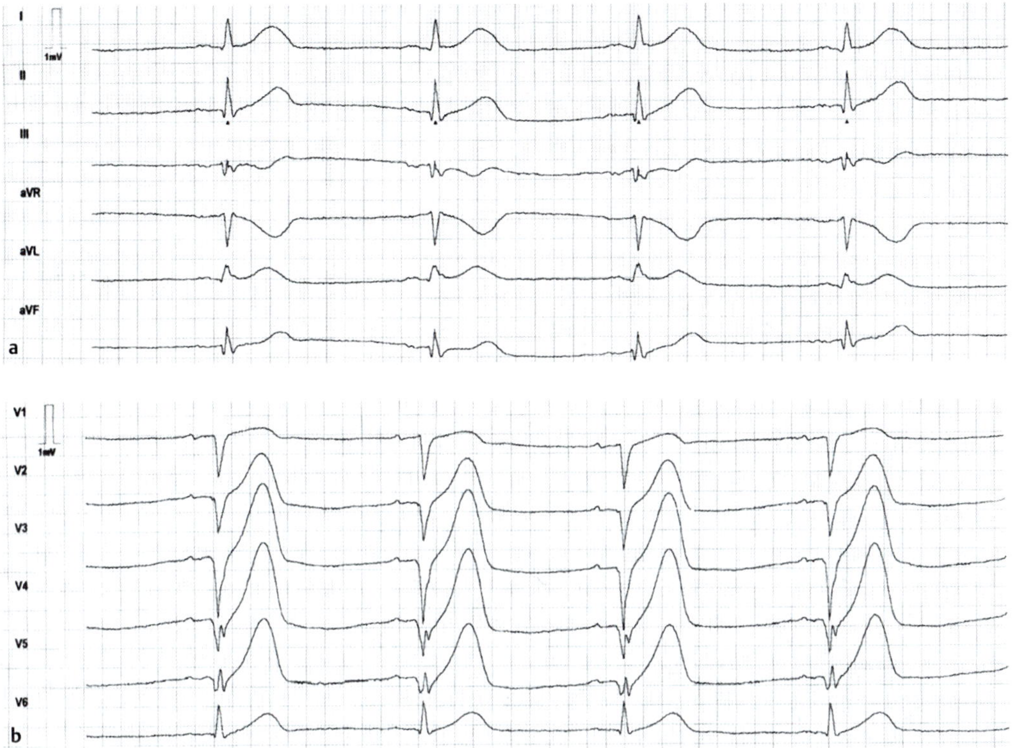

Abb. 1.2 EKG des Patienten (Abb. aus: Gräsner et al. Notfallsanitäter werden! Thieme; 2016).

Während der Notarzt noch das EKG beurteilt, klären Sie Herrn Veller über die Notwendigkeit eines i. v.-Zugangs auf und legen diesen dann auch gleich. Sie knien neben Ihrem Patienten und finden, dass er sich noch etwas feuchter an den Händen anfasst als zuvor; auch der Puls war eben noch kräftiger. Sie bitten Ihren Kollegen, umgehend die Blutdruckmessung zu wiederholen. Ihr Kollege reicht Ihnen noch das Set zum Legen eines i. v.-Zugangs, betätigt den Startknopf zur Blutdruckmessung am Monitor und bereitet weiter die Infusion vor. Sie desinfizieren gerade den Handrücken von Herrn Veller, als dieser Ihnen vom Ohrensessel nach vorne entgegengerutscht kommt. Sie sehen auf und blicken in die halb geschlossenen und nach oben verdrehten Augen des jetzt bewusstlosen Patienten. Mit einem Satz ist Ihr Kollege bei Ihnen und der Notarzt greift unter die Kniekehlen des Patienten, sodass Sie Herrn Veller noch relativ sanft auf den Boden ablegen können.

1.3 Auf dem Überwachungsmonitor sehen Sie diesen Rhythmus (Abb. 1.3). Wie beurteilen Sie ihn?

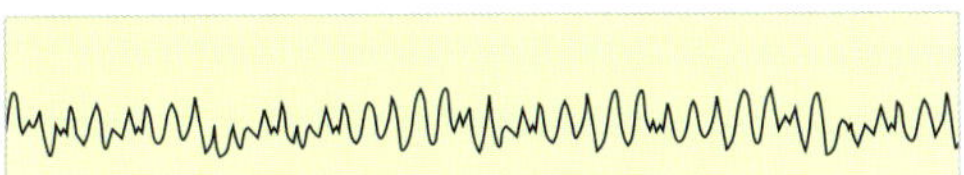

Abb. 1.3 Rhythmus des Patienten (Abb. aus: Andreae et al. Gesundheits- und Krankheitslehre für die Altenpflege. Thieme; 2015)

Der Notarzt ruft: „Wir müssen reanimieren! Du klebst sofort die Defibrillator-Elektroden auf, während ich den Defibrillator mit 150 J lade!" Wenige Sekunden später kleben die Elektroden auf der Brust von Herrn Veller, der Notarzt ruft: „Alle weg vom Patienten!", und löst den Schock aus. Als sich Herr Veller unter dem Stromstoß etwas aufbäumt, gibt seine Frau einen kurzen Schrei des Entsetzens von sich – Sie denken, dass Sie sich nachher dringend noch kurz um sie kümmern müssen. Ihr Kollege hat schon mit der Herzdruckmassage begonnen, bekommt jedoch nicht die Möglichkeit, mehr als 7- oder 8-mal zu drücken, da sich Herr Veller auf die Seite rollt und zu stöhnen beginnt.

1.4 Was müssen Sie nun, nachdem Ihr Patient wieder bei Bewusstsein ist, als nächstes tun?

Der Notarzt trägt Ihnen auf, Herrn Veller erneut zu untersuchen, während er selbst den immer noch fehlenden i. v.-Zugang legen möchte. Sie stellen fest, dass die Atemwege frei sind. Sie bitten Ihren Kollegen jedoch, Herrn Veller nun eine Sauerstoffmaske aufzusetzen, da die SpO_2 nur 94 % beträgt. Die Rippen sind, wie gehabt, stabil und die Auskultation liefert vesikuläre Atemgeräusche. Die peripheren Pulse sind an beiden Handgelenken gut tastbar und die Rekapillarisierungszeit ist normal. Der Blutdruck beträgt 110/85 mmHg, die Herzfrequenz 76/min. Herr Veller öffnet die Augen auf Ansprache, er spricht jedoch nur unverständliche Laute und bewegt die Extremitäten gezielt von einem Schmerzreiz weg.

1.5 Welchen GCS-Punktewert geben Sie Herrn Veller nach Ihrer Untersuchung?

Dem Notarzt ist es nun auch gelungen, in der Ellenbeuge einen i. v.-Zugang zu legen. Da die Haut des Patienten immer noch sehr feucht ist, hat der Notarzt den Zugang mit einer Mullbinde gesichert. Sie berichten ihm über das Ergebnis Ihrer Untersuchung. Da der Notarzt Herrn Veller immer noch für instabil hält, entscheidet er, die Defibrillator-Elektroden für den Transport auf jeden Fall auf dessen Brust kleben zu lassen. Er bittet daraufhin Ihren Kollegen, zum RTW zu gehen und einen Weg für den Abtransport des Patienten zu planen. Sie bittet er, Heparin und Aspirin® aufzuziehen, da er diese beiden Medikamente Herrn Veller noch vor dem Transport geben möchte.

1.6 Beschreiben Sie den Wirkmechanismus von Aspirin® und geben Sie eine kurze Charakterisierung dieses Medikaments!

Antworten und Kommentar auf Seite 230

Nachdem der Notarzt Herrn Veller die Medikamente gegeben hat, wendet er sich an Sie und seinen Fahrer und fasst nochmal zusammen, was bisher geschehen ist. Er sagt, dass die wahrscheinlichste Ursache für das Kammerflimmern die vorangegangene Myokardischämie gewesen sei. Aber um nichts anderes zu übersehen, möchte er vor dem Transport doch einmal die „4Hs und HITS" angesprochen haben.

1.7 Was meint der Notarzt mit „4Hs und HITS"? Können Sie bei der Aufzählung helfen?

Als Ihr Kollege zurück in die Gartenlaube kommt, berichtet er, dass es unweit des Parkplatzes des RTWs einen Durchgang durch ein Gartentor gebe, durch das auch die Trage problemlos passe. Sie müssten also nicht mit der Trage durch die gesamte Kleingartenanlage laufen, um zurück zu Ihren Autos zu kommen. Erleichtert beginnen Sie, Ihre Ausrüstung zu sortieren und Herrn Veller auf das Tragetuch umzulagern, mit dem Sie ihn gemeinsam die wenigen Schritte bis zur Trage bringen wollen. Auf der Trage lagern Sie Herrn Veller mit etwas erhöhtem Oberkörper, um so sein Herz zu entlasten.

Der Transport in den RTW durch das enge Gartentor erfordert zwar reichlich Geschick und viele sichernde Hände, es gelingt Ihnen dann aber gemeinsam ohne Probleme. Nachdem Herr Veller sicher im Patientenraum des RTWs angekommen ist, fällt Ihnen ein, dass Sie gar nicht mehr mit Frau Veller reden konnten. Sie haben nämlich das Gefühl, dass sie die gesamte Situation ziemlich geängstigt hat. Während Ihr Kollege den Patienten anschnallt und der Notarzt ein erneutes Reassessment macht, äußern Sie Ihre Bedenken.

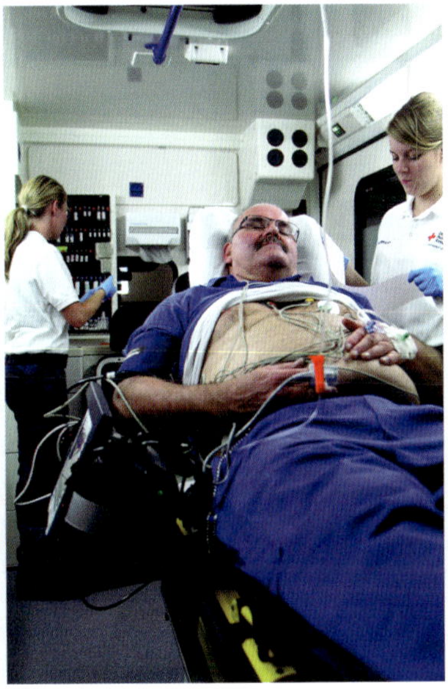

Abb. 1.4 (Foto von: R. Friedle, Thieme)

1.8 Welche Möglichkeiten haben Sie, während und nach dem Einsatz, Frau Veller zu helfen?

Bezüglich der Bedenken Frau Veller betreffend gibt Ihnen Ihr Kollege Recht. Da der Notarzt nichts dagegen hat, öffnen Sie noch einmal die Tür des RTWs, sehen in ein paar Metern Entfernung Frau Veller warten und sind mit wenigen Schritten bei ihr. Als Sie wieder zurück im RTW sind, teilen Sie Ihrem Kollegen mit, dass Frau Veller schon mit ihrer Tochter telefoniert habe und in wenigen Minuten abgeholt werde. Weitere Maßnahmen wünsche sie zum jetzigen Zeitpunkt nicht.

Nachdem alle Geräte sicher in ihren Wandverankerungen hängen und auch Herr Veller gut angeschnallt ist, gibt der Notarzt das „OK“ zur Abfahrt. Der Notarzt bittet Sie, den Überwachungsmonitor so zu drehen, dass er gut draufschauen kann. Aktuell scheint Ihr Patient stabil zu sein. Sie wissen jedoch, dass kurz nach einem Myokardinfarkt die Liste der möglichen und gefährlichen Komplikationen lang ist.

1.9 **Welche Komplikationen können im Rahmen einer akuten Myokardischämie auftreten?**

Nach Rücksprache mit der Leitstelle hat der Notarzt erfahren, dass das Kreiskrankenhaus momentan über keine Überwachungsmöglichkeiten verfügt. Da für Herrn Veller nicht nur ein Herzkatheterlabor benötigt wird, um zeitnah eine Untersuchung der Koronarien durchführen zu können, sondern im Anschluss auch ein Überwachungsplatz gebraucht wird, müssen Sie nun alle eine weitere Anfahrt zur passenden Zielklinik in Kauf nehmen.

Antworten und Kommentar auf Seite 230

Einfach nur länger geschlafen?

Während Sie gemeinsam mit Ihrem Kollegen vom Hof der Rettungswache rollen, winkt Ihnen eine Gruppe Feuerwehrleute zu, die gerade eine Übung an einem Autowrack machen: Bis gerade eben hatten Sie auch noch dort gestanden und den etwas unbeholfenen Übungen mit der Rettungsschere zugesehen. Nun schütteln Sie ein wenig den Kopf und sehen sich nochmal das Einsatzstichwort auf Ihrem Melder an: „Verdacht auf Apoplex" steht dort – dieses Mal ist kein NEF mitalarmiert, vorgestern sind Sie das gleiche Stichwort mit NEF angefahren. Komisch, eigentlich ist das doch geregelt. Vielleicht liegt es daran, dass Sie als Notfallsanitäter heute mit einem Rettungsassistenten den RTW besetzen? Ihr Kollege vermutet, dass der Anrufer die Situation einfach wenig dramatisch geschildert hat – aber das werden Sie ja gleich gemeinsam herausfinden.

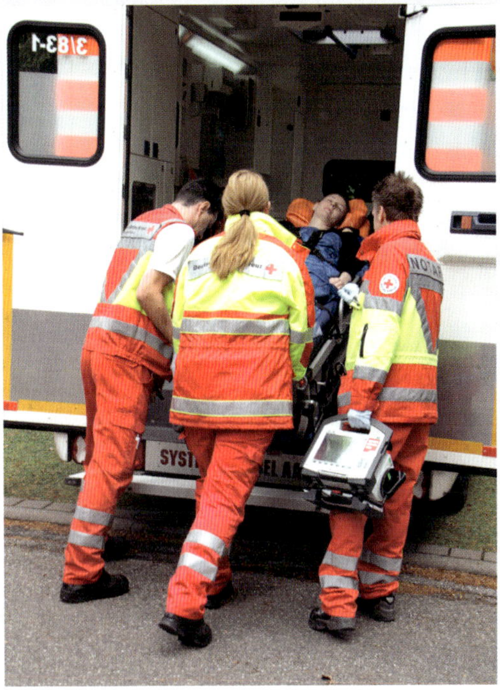

Abb. 2.1 (Foto von: Kirsten Oborny, Thieme)

2.1 Nennen Sie die Besatzung folgender Rettungsmittel aktuell und ab 2021: KTW, RTW, NAW, NEF, RTH!

Es ist Vormittag und der Berufsverkehr ist noch in vollem Gange. Der Notruf kam aus einer Wohngegend am südlichen Ende des Stadtgebietes. Eigentlich liegt dort in der Nachbarschaft eine kleine Außenwache, die Kollegen sind jedoch schon den ganzen Morgen auf einer Verlegungsfahrt unterwegs. Da sonst offensichtlich kein anderes geeignetes Rettungsmittel in der Nähe war, wurden Sie – trotz der weiten Anfahrt – alarmiert. Dank Martinshorn und Blaulicht erreichen Sie Ihr Ziel jedoch zügig.

Antworten und Kommentar auf Seite 232

2.2 Was verstehen Sie unter „Hilfsfrist"? In welchem Gesetz finden Sie Richtlinien dazu?

Sie haben die Ihnen übermittelte Hausnummer erreicht und Ihr Kollege parkt den RTW am Straßenrand. Mit Koffern, Monitor und Rucksack gehen Sie die Auffahrt hinauf zur Haustür. Sie vergewissern sich nochmal vor dem Haus mit der richtigen Hausnummer zu stehen und drücken dann beide Klingeln neben der Tür. Nach kurzer Zeit öffnet Ihnen eine Frau mittleren Alters und beginnt noch an der Tür, auf Sie einzureden: „Ich bin Frau Schulz, mein Vater heißt Wendler. Warum haben Sie so lange gebraucht? Ich warte schon ewig! Ich weiß auch nicht, was los ist... Gestern Abend war alles noch in Ordnung und manchmal schläft er einfach gerne länger. Deshalb bin ich auch nicht direkt heute Morgen schauen gegangen. Wäre ich nur schon direkt heute Morgen ins Zimmer! Dann fand ich es doch ungewöhnlich, weil ich so gar nichts gehört habe. Und nun liegt er da im Bett und ich wusste gar nicht, was ich machen soll! Er kann gar nicht richtig reden und sieht so anders aus. Was denken Sie, was er hat???"

2.3 Frau Schulz scheint sehr aufgeregt zu sein. Was sollten Sie bei der Kommunikation mit Angehörigen beachten?

In einem kleinen Nebenraum, der direkt vom Hausflur aus zugänglich ist, finden Sie Ihren Patienten, Herrn Wendler, in einem Doppelbett liegend vor. Als Sie das Zimmer betreten, reagiert er zunächst nicht. „Sehen Sie, er sagt gar nichts mehr", ruft Ihnen die Tochter von der Tür aus zu. Mit wenigen Schritten stehen Sie nun neben dem Patienten und können ihm ins Gesicht blicken. Herr Wendler hat die Augen geöffnet und als Sie sich vorstellen, versucht er etwas zu sagen. Sie können es aber nicht verstehen, Speichel läuft aus seinem rechten Mundwinkel. Stattdessen hebt er mit seiner linken Hand den rechten Unterarm etwas an und lässt ihn wie einen Puppenarm wieder neben sich ins Bett fallen. Sie sagen, zu Ihrem Kollegen gewendet: „Wir haben einen potenziell kritischen Patienten, du legst das Monitoring an und anschließend lässt du den Notarzt über die Leitstelle nachalarmieren." Sie möchten sich nun gerne auf den Primary Survey konzentrieren und erklären der Tochter, dass Sie ihren Vater untersuchen möchten und dass es dafür sehr hilfreich wäre, alte Arztbriefe zu haben. Sie nickt, kurz darauf hören Sie Geräusche von nebenan.

Antworten und Kommentar auf Seite 232

2.4 **Welche Arbeitsdiagnose haben Sie nach Ihrem Ersteindruck, ohne bisher weiter untersucht zu haben? Warum schätzen Sie Ihren Patienten als potenziell kritisch ein?**

Sie beginnen nun mit der strukturierten Untersuchung nach dem ABCDE-Schema. Bei A stellen Sie fest, dass die Atemwege offen sind, am Monitor lesen Sie eine SpO_2 von 96 %. Nachdem Sie die Lungen auskultiert haben und die Rippen bei der Palpation einen stabilen Eindruck machen, haben Sie auch kein B-Problem entdeckt. Ihr Kollege teilt Ihnen nun mit, dass der Blutdruck 190/95 mmHg und die Herzfrequenz 85/min beträgt. Sie ergänzen eine normale Rekapillarisierungszeit und unauffällige Halsvenen und finden weder am Abdomen noch entlang der großen Röhrenknochen einen Hinweis auf Blutansammlungen oder ein stattgehabtes Trauma.

2.5 **Beschreiben Sie, was Sie nun bei Punkt D im Primary Survey untersuchen!**

Nachdem Sie Herrn Wendler – nach Ankündigung – die Bettdecke weggenommen haben (Punkt E), finden Sie an der Haut keine Auffälligkeiten und decken ihn zum Wärmeerhalt wieder zu. Zu Ihrem Kollegen gewandt bestätigen Sie Ihre Verdachtsdiagnose und schätzen Herrn Wendler immer noch als potenziell kritisch ein.

2.6 **Mit welchem Test können Sie den neurologischen Status im Secondary Survey detaillierter beurteilen? Beschreiben Sie diesen kurz!**

Die Untersuchung von Herrn Wendler ergibt im Gesicht, an den Armen und beim Nachsprechen deutliche Auffälligkeiten. Da Ihr Kollege den Notarzt schon alarmiert hat, möchten Sie nun den Transport vorbereiten, um weiteren Zeitverlust zu vermeiden. Sie sprechen mit Ihrem Kollegen ab, dass dieser nach draußen geht, um die Trage zu holen und Sie bei Herrn Wendler bleiben. Ihr Kollege verlässt gerade das Zimmer, als Frau Schulz das Zimmer betreten möchte und sagt: „Wo gehen Sie denn hin? Sie können meinen Vater doch nicht alleine hierlassen! Sehen Sie nicht, wie schlecht es ihm geht? Was soll ich denn alleine tun? Sehen Sie, ich habe all diese Unterlagen hier für Sie..." Sie unterbrechen den Redefluss von Frau Schulz und beruhigen Sie mit den Worten, dass Sie ja noch hier seien und auf ihren Vater aufpassen würden. Sie erklären ihr, dass der Kollege nur eben hinausgehe, um die Trage zu holen. In der Zwischenzeit würden Sie aber gerne noch ein paar Dinge mit ihr besprechen.

2.7 Um die Anamnese zu vervollständigen, fehlen noch einige Informationen. Was möchten Sie von Frau Schulz wissen?

Um abzuschätzen, wie lange die Symptome bei Ihrem Patient schon bestehen könnten, fragen Sie die Tochter, wann sie ihren Vater das letzte Mal sicher gesund gesehen habe. Die Tochter antwortet prompt, dass sie ihn das letzte Mal am Vorabend gesehen habe, da sie dann immer nach den 19-Uhr-Nachrichten nochmal vorbeikomme, um das Geschirr vom Abendessen wegzuräumen. Freundlich, aber bestimmt unterbrechen Sie den erneut einsetzenden Redefluss mit den Worten: „Es ist wichtig, dass Sie erst einmal nur meine Frage beantworten. Sie helfen uns damit, Ihrem Vater besser zu helfen!" Etwas mühsam setzen Sie die Befragung fort, bekommen aber alle relevanten Informationen von der Tochter.

Als dann der Notarzt eintrifft, können Sie eine kurze, prägnante Übergabe machen. Da Herr Wendler im FAST-Test sowohl einen hängenden Mundwinkel auf der rechten Seite als auch eine Lähmung des rechten Arms aufweist, bestätigt der Notarzt Ihre Verdachtsdiagnose. Gemeinsam bringen Sie den schon auf die Trage umgelagerten Patienten zügig in den RTW. Da jeder Zeitverlust durch die Mangeldurchblutung auch den Verlust von Gehirngewebe bedeuten kann, stellen Sie schon auf dem Weg zum RTW den Kontakt zur Leitstelle her, um das nächstgelegene Krankenhaus mit einem freien Bett auf einer Stroke Unit herauszufinden.

2.8 Wie erklären Sie sich den Befund aus dem FAST-Test?

Antworten und Kommentar auf Seite 232

Ein unruhiger Vormittag im Freibad

Sie haben einen ruhigen 24-Stunden-Dienst hinter sich und haben sich mit einem Freund im Freibad verabredet. Ihr Freund ist schon dort, um seine Trainingseinheit zu absolvieren, da er im Herbst an seinem ersten Triathlon teilnehmen möchte. Sie halten kurz Zuhause an, packen Ihr Frühstück ein und sind, wie verabredet, um 10:30 auf der Liegewiese. Da Sie sich schon öfters dort verabredet haben, finden Sie die große Picknickdecke schnell. Eigentlich wollten Sie, solange Ihr Kumpel noch im Wasser ist, eine Runde schlafen, aber in Ihrer direkten Nachbarschaft haben 2 Mütter mit ihren Kleinkindern ihr Lager aufgeschlagen und dem Gewusel nach zu urteilen werden Sie heute keinen Schlaf finden. Sie setzen sich, packen Ihr Frühstück aus und sehen den Kindern zu. Zwei sind älter und spielen mit einem Wasserball Fußball, ein Mädchen sitzt auf der Decke und frühstückt einen Muffin mit bunten Smarties und ein Krabbelbaby schaut interessiert zu. Das Mädchen fängt an, den Muffin mit dem Baby zu teilen. Sie denken dabei an eine Bekannte, die es immer schrecklich findet, wenn ihr Krabbelkind Krümel aufsammelt oder sich andere Dinge in den Mund steckt.

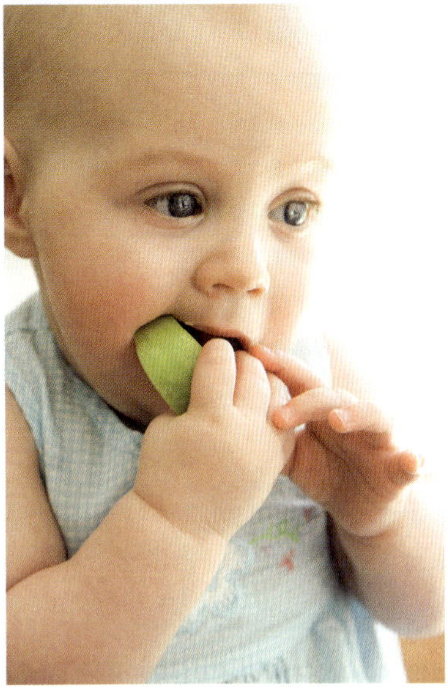

Abb. 3.1 (Foto von: Monkey Business Images, Fotolia)

Sie wundern sich, dass die beiden Mütter das nicht stört – oder sehen sie es nicht, weil sie mit der Thermoskanne beschäftigt sind? In diesem Augenblick fliegt der Wasserball in hohem Bogen auf das Lager der Mütter. Sie hören die eine Mutter lachen, das Mädchen quietscht vergnügt – aber das Baby hustet. Sie legen Ihr Brötchen ab. Die eine Mutter zieht am Arm des Babys, das mit herausgestreckter Zunge würgt und hustet. Die andere Mutter schimpft mit dem Mädchen und schreit die beiden älteren Kinder an, mit dem Ball irgendwo anders zu spielen.

3.1 Was denken Sie, ist dem Baby passiert? Warum ist der Mensch anfällig für dieses Problem?

Ihnen gefällt die Situation nicht, Sie stehen auf und gehen die wenigen Schritte bis zur anderen Decke. Das Baby hustet nur noch schwach und hat seine rosige Hautfarbe verloren. Die Mutter hält es vor sich und ruft: „Lea was ist los? Lea…" Ihre Stimme klingt schrill. Sie greifen die Mutter an den Schultern, sorgen so dafür, dass Sie kurz ihre Aufmerksamkeit haben, und stellen sich vor.

Antworten und Kommentar auf Seite 234

3.2 Wie schätzen Sie die Situation ein? Was tun Sie?

Nachdem Sie der Mutter Ihre Hilfe angeboten haben, greifen Sie das nun schon zyanotische Kind und legen es sich auf den Unterarm. Mit der unteren Hand schienen Sie sicher sein Köpfchen und spüren seinen schnellen Herzschlag auf Ihrem Unterarm. Sie nehmen Ihren Mut zusammen, legen den Handballen der freien Hand zwischen die Schulterblätter des Babys und führen dann kräftige Schläge nach vorne unten aus. Nach dem zweiten Schlag springt die Mutter auf und wird gerade noch von ihrer Freundin am Arm zurückgehalten.

3.3 **Erklären Sie den Handlungsablauf bei einer vermuteten Aspiration bei einem Kind! Unterscheiden Sie nach effektivem und ineffektivem Husten!**

Nachdem Sie den vierten Schlag in Folge auf den Rücken des Babys ausgeführt haben, schreit Lea plötzlich auf. Sie nehmen sie nach oben an Ihre Brust und nutzen das heftige Schreien, um noch schnell den Mundraum des Babys zu inspizieren, können aber nur etwas grüne Farbe, jedoch keinen Fremdkörper erkennen. Dann entdecken Sie vor Ihnen auf der Picknickdecke ein blass-grünes Smartie – das war wohl der Übeltäter! Sie legen Lea vor sich auf die Decke und machen sich ein kurzes Bild von ihren Vitalfunktionen.

3.4 Wie können Sie sich auch ohne weitere Hilfsmittel einen Überblick verschaffen? Welches Schema nutzen Sie?

Antworten und Kommentar auf Seite 234

Die Mutter von Lea liegt weinend in den Armen ihrer Freundin, die ihren Kopf streichelt. Sie rutschen ein Stück rüber zu ihr und geben ihr Lea in die Arme. Lea beginnt sich zu beruhigen und auch ihre Mutter gewinnt wieder Fassung. Sie nehmen Ihr Telefon aus der Hosentasche und rufen den Rettungsdienst an. Nachdem Sie den Notruf abgesetzt haben, schauen Sie Mutter und Tochter an, die sich soweit wieder beruhigt haben. Die Mutter stellt sich jetzt bei Ihnen vor und gibt Ihnen zum Dank die Hand. Sie fragt, ob nun mit Lea alles in Ordnung sei und warum Sie eben den Notruf angerufen hätten.

3.5 Warum ist es notwendig, dass Lea nach diesem Ereignis in ein Krankenhaus gebracht wird?

Als Sie der Mutter erklärt haben, warum die Einweisung ins Krankenhaus notwendig ist, stimmt diese zu. Während Sie sich über die weitere Anamnese von Lea nach dem SAMPLER-Schema unterhalten, beginnt die Freundin, die Picknickdecke zusammenzupacken. Sie erfahren, dass Lea 7 Monate alt und bisher gesund gewesen ist und dass sie keine Allergien oder Vorerkrankungen hat. Bis auf Fluoridtabletten und homöopathische Globuli bei Erkältungen gebe die Mutter ihr auch keine Medikamente. Als Ihre Kollegen vom Rettungsdienst eintreffen, sind alle Taschen fertig gepackt. Lea saugt auf dem Arm ihrer Mutter erschöpft an ihrem Daumen.

3.6 Übergeben Sie Lea an Ihre Kollegen vom Rettungsdienst!

Als das Rettungsteam mit Lea und ihrer Familie aus Ihrer Sichtweite verschwunden ist, gehen Sie wieder zurück zu Ihrer Decke. Die Lust auf Ihr Brötchen ist Ihnen vergangen, aber einen Kaffee würden Sie jetzt gerne trinken. Während Sie nachdenken, ob Sie hier auf Ihren schwimmenden Kollegen warten oder sich einen Kaffee holen, sehen Sie Ihren Freund winkend auf Sie zukommen. Bei Ihnen angekommen, liest er gutgelaunt seine Pulsuhr aus und berichtet stolz, dass er die 1,5 km in einer neuen Bestzeit geschwommen sei. Er merkt, dass Sie nicht bei der Sache sind und geht auf Ihren Vorschlag ein, erstmal einen Kaffee holen zu gehen.
Als Sie auf der Terrasse der Freibad-Cafeteria sitzen, erzählen Sie, was Sie eben erlebt haben. Ihr Kollege schüttelt erstaunt den Kopf und sagt, dass er bisher noch nie so einen Kindernotfall gehabt habe. Er möchte von Ihnen alles ganz genau wissen und fragt Sie dann:

Antworten und Kommentar auf Seite 234

3.7 **„Was hättest du gemacht, wenn die Schläge auf den Rücken nicht zum Erfolg geführt hätten?“**

3.8 **Was müssen Sie beim Öffnen der Atemwege bei Säuglingen und Kleinkindern beachten?**

Nachdem Sie gemeinsam noch einen weiteren Kaffee getrunken haben, fühlen Sie sich wieder etwas besser. Sie gehen gemeinsam zur Picknickdecke Ihres Freundes zurück und entscheiden sich nun, doch noch etwas zu bleiben. Sie sind froh, dass Sie mit Ihrem Freund und Kollegen über die kritische Situation sprechen konnten.

Antworten und Kommentar auf Seite 234

Kein ruhiges Fußballturnier

Es ist einer der ersten schönen Frühlingstage, die Sonne scheint und an der Wache blühen die Mandelbäumchen entlang der Einfriedung. Heute lassen Sie Ihren Melder ausgeschaltet und nehmen sich stattdessen 2 Funkgeräte aus den Halterungen. In 1 Stunde werden Sie und ein Kollege gemeinsam den Sanitätsdienst beim Spiel des 1. FC Torjäger verrichten. Ihr Kollege freut sich noch etwas mehr, da er zusätzlich auch ein richtiger Fußballfan ist. Als Sie mit den Funkgeräten zum RTW kommen, treffen Sie dort Ihren Kollegen, der gerade die Ausrüstung des Wagens kontrolliert hat.

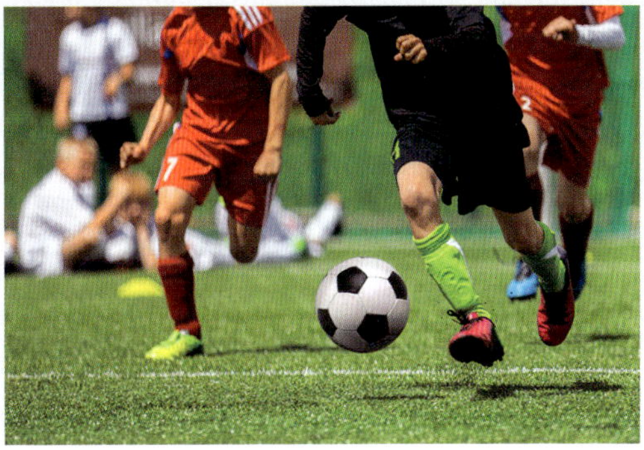

Abb. 4.1 (Foto von: matimix, Fotolia)

Sie haben zwar noch etwas Zeit bis zum regulären Beginn Ihres Sanitätsdienstes, aber da Ihr Kollege den Spielern gerne beim Aufwärmen zusehen möchte, stimmen Sie zu, schon etwas früher ans Spielfeld zu fahren. Nach kurzer Fahrtzeit erreichen Sie das an der Stadtgrenze liegende Waldgebiet, in dem sich das Waldstadion befindet. Das nasse Laub auf der Straße erinnert Sie daran, dass bis gestern noch deutlich schlechteres Wetter war.

4.1 **Was verstehen Sie unter „Anhalteweg“? Mit welchen Gefahren müssen Sie bei der beschriebenen Anfahrt rechnen?**

Nachdem Sie sich beim Organisationsteam des Turniers einsatzbereit gemeldet haben, suchen Sie sich einen zentralen Platz mit guter Übersicht. In der Zwischenzeit sind die beiden Mannschaften fast fertig mit ihrem Aufwärmprogramm und Ihr Kollege hat angefangen, Ihnen die Spieler der beiden Mannschaften vorzustellen. Sie sind beeindruckt, dass er sogar die Spieler der Auswärtsmannschaft kennt. Und weil Sie nicht nur an den Namen der Personen interessiert sind, sondern auch am Sport, möchten Sie von Ihrem Kollegen wissen, warum das Aufwärmen so ausführlich stattfinde und ob die Sportler danach nicht schon müde seien. Ihr Kollege erklärt Ihnen, dass das Aufwärmen wichtig ist, um das Verletzungsrisiko zu reduzieren.

4.2 **Beschreiben Sie den Aufbau eines Muskels!**

Antworten und Kommentar auf Seite 237

Nach dem Aufwärmen verlassen die Spieler das Spielfeld und Sie haben noch etwas Zeit, bevor das eigentliche Spiel beginnt. Ihr Kollege überbrückt die Zeit mit weiteren Details zu beiden Mannschaften. Endlich geht das Spiel los. Der Ball befindet sich im Spiel und die Mittelfeldspieler beider Mannschaften liefern sich ein hartes Duell um den ersten Ballbesitz. Sie sehen noch, dass einer der beiden sich freilaufen konnte, Sichtkontakt zu seinen Stürmern aufnimmt und schießt – im selben Augenblick ertönt ein schnalzendes Geräusch, der Spieler knickt zusammen und stürzt auf den Rasen. Er rollt sich auf den Rücken und hält sich das rechte Bein. Der Schiedsrichter pfeift das Spiel ab. Sie schauen Ihren Kollegen kurz an und als der Spieler sich weiter von rechts nach links rollt, greifen Sie nach Ihren Rücksäcken und laufen auf das Spielfeld.

4.3 Nennen Sie die Muskulatur am Bein, die das Knie streckt und die Muskulatur, die das obere Sprunggelenk streckt!

Schiedsrichter und Spieler der gegnerischen Mannschaften stehen laut aufeinander einredend neben dem verletzten Spieler, der sich mit schmerzverzerrtem Gesicht auf die Seite gedreht hat. Als Sie sich zu ihm nach unten beugen, hören Sie, dass er „...mein Bein, mein Bein...“ wimmert. Sie stellen sich bei ihm vor und erfahren, dass er Jörg heißt und 21 Jahre alt ist. Sie erklären ihm, dass Sie als nächstes eine kurze Untersuchung machen und sich dann im Anschluss direkt um das Bein kümmern werden. Sie machen sich nach dem ABCDE-Schema ein Bild von dem Patienten und stellen fest, dass er nach Ihrem Ersteindruck in keinem dieser Bereiche ein Problem hat. Allerdings hat er wieder begonnen, sich hin und her zu rollen und behindert Ihren Kollegen bei der Erhebung der Vitalparameter. Sie sagen zu ihm: „Hören Sie endlich auf, sich so herumzurollen!“

4.4 Schlüsseln Sie diese Nachricht nach dem Kommunikationsmodell Schulz von Thuns auf!

Die Vitalparameter Ihres Patienten sind bis auf eine Tachykardie und einen etwas erhöhten Blutdruck normal. Nun wenden Sie sich dem verletzten Bein des jungen Mannes zu. Inzwischen hat er es auf dem Boden abgelegt und gibt an, dass die Schmerzen auch etwas nachgelassen hätten. Sie können vom Fuß selbst wenig sehen, da er sich noch im Fußballschuh befindet. Die nackte Wade der betroffenen Seite sieht jedoch sehr viel wulstiger aus als die Wade der gesunden Seite. Als Sie versuchen, die Schnürsenkel zu öffnen, schreit Jörg vor Schmerzen auf.

Antworten und Kommentar auf Seite 237

4.5 Wie objektivieren Sie seine Schmerzen? Welche nicht-medikamentösen Maßnahmen können Sie zur Schmerzlinderung ergreifen?

Sie erklären Jörg Ihre Methode zur Schmerzobjektivierung und bitten ihn, Ihnen eine Zahl für seinen aktuellen Schmerz zu nennen: Er habe starke Schmerzen und würde sie auf „7" beziffern. In der Zwischenzeit ist die Diskussion des Schiedsrichters mit den restlichen Spielern beendet, einer der Mannschaftskollegen kommt auf Sie zu und bringt Ihnen ein gekühltes Gelpack. Sie schlagen es in die Jacke des verletzten Sportlers ein und legen es auf sein Sprunggelenk. Aufgrund der starken Schmerzen möchten Sie Ihrem Patienten ein Schmerzmedikament geben, bevor Sie ihn umlagern und transportieren.

4.6 Wie vervollständigen Sie die Anamnese bei Ihrem Patienten? Warum ist eine vollständige Anamnese wichtig?

Ihr Kollege bereitet Ihnen die Utensilien zur Anlage eines i. v.-Zugangs vor, während Sie Jörg über die nun folgenden Maßnahmen aufklären. Er ist einverstanden und es gelingt Ihnen problemlos, am Handrücken einen sicheren i. v.-Zugang zu etablieren. Sie kleben den Zugang fest und überzeugen sich, dass die Infusion zügig und ohne Paravasat einläuft. Jörg berichtet, dass er bis auf Heuschnupfen keine Vorerkrankungen und keine Allergien habe. Wegen des Heuschnupfens nehme er im Frühjahr jedoch Kortison ein. Entscheiden Sie sich nun für ein Analgetikum für Ihren Patienten!

4.7 Wägen Sie die Vor- und Nachteile der folgenden Analgetika im konkreten Fall ab: Morphin, S-Ketamin und Metamizol (Wirkeintritt, Nebenwirkungen und Kontraindikationen)!

Antworten und Kommentar auf Seite 237

Aufgrund des schnellen Wirkeintritts entscheiden Sie sich für die Gabe von S-Ketamin. Sie erklären Ihrem Patienten, dass er vor der Medikamentengabe nun eine Sauerstoffmaske erhalte und bitten ihn, damit ganz normal weiterzuatmen. Um Halluzinationen, einer klassischen Nebenwirkung der Substanz, vorzubeugen, geben Sie Jörg zunächst 1 mg Midazolam i. v. und warten einen Augenblick, bis er etwas schläfrig wirkt. Dann reicht Ihnen Ihr Kollege das S-Ketamin. Anhand der leeren Ampulle überzeugen Sie sich vom richtigen Medikament mit der korrekten Konzentration. Bei einem geschätzten Körpergewicht von 80 kg applizieren Sie die errechnete Dosierung langsam i. v.

4.8 Wieviel S-Ketamin geben Sie Jörg zur Analgesie?

Nachdem Sie Jörg einen zweiten Bolus S-Ketamin gegeben haben, können Sie seine Schnürsenkel ohne Schmerzäußerungen öffnen und den Strumpf ausziehen. Sie überprüfen nun die Durchblutung des Fußes und stellen fest, dass diese unbeeinträchtigt ist. Ihr Kollege hat in der Zwischenzeit eine Stabilisierungsschiene und Verbandsmaterial aus dem RTW geholt. Sie möchten den Fuß nun immobilisieren, um Jörg möglichst schmerzarm auf die Trage umlagern zu können. Bei der Inspektion des nun nackten Fußes fällt Ihnen eine ungewöhnliche Kontur der Ferse auf: Am Ansatz der Achillessehne an der Ferse befindet sich eine tiefe Kuhle. Das Sprunggelenk an sich sieht dagegen unverletzt aus. Gemeinsam mit Ihrem Kollegen legen Sie die Schiene an und lagern Jörg mit Hilfe seiner Mannschaftskollegen mit dem Tragetuch auf die Trage um. Als Sie im RTW angekommen sind, decken Sie Jörg mit einer Decke zu, machen eine Re-Evaluation und erheben die aktuellen Vitalparameter. Da diese alle im Normbereich liegen, vereinbaren Sie mit Ihrem Kollegen den Transport zum regionalen Traumazentrum. Nach kurzer Fahrt erreichen Sie die Ambulanz der Klinik.

4.9 Übergeben Sie Jörg strukturiert an den diensthabenden Chirurgen in der Ambulanz!

Antworten und Kommentar auf Seite 237

Fragen

Unklare Bauchschmerzen

„1/83–3 von Leitstelle Beispielstadt, kommen." Sie greifen sich das Funkgerät und antworten: „Hier 1/83–3, kommen." Es knistert kurz, dann hören Sie wieder den Leitstellendisponenten: „Frage: Standort – kommen." Sie antworten: „Ortsausgang Bühlen, Fahrtrichtung Beispielstadt – kommen." Es bleibt kurz ruhig im Funkgerät, dann hören Sie wieder den Disponenten: „Sie bekommen einen Folgeeinsatz, kommen." „Hier 1/83–3, verstanden." „Ende von Leitstelle Beispielstadt."

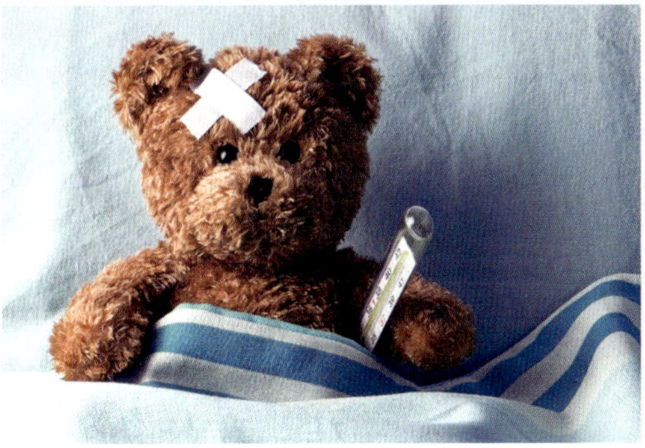

Abb. 5.1 (Foto von: Ivan Kmit, Fotolia)

5.1 Beschreiben Sie den Aufbau einer OPTA im TETRA-Funk! Erläutern Sie zuvor die Abkürzungen!

Kaum haben Sie das Funkgerät in der Halterung arretiert, ertönt auch schon Ihr Melder und schickt Sie zu einem neuen Einsatz, nur 2 km entfernt am anderen Ende des Dorfes. Es ist früher Samstagabend und auf den Straßen ist es ruhig, sodass Ihre Kollegin Sie schnell und sicher zum Einsatzort bringt. Am Straßenrand vor dem Haus mit der Nummer 6 ist genug Platz, um den RTW so zu parken, dass kein anderer Verkehrsteilnehmer behindert wird. An der Haustür erwartet Sie schon eine Frau, die sich als Mutter von Jule vorstellt. Während Sie zu dritt die Holztreppe ins Obergeschoss nehmen, erzählt die Mutter, dass Jule 12 Jahre alt sei. Sie habe gestern schon über Übelkeit geklagt und deshalb von ihr nur Zwieback und klare Brühe bekommen. Ein bisschen kenne sie sich ja aus, da sie vor vielen Jahren – vor den Kindern – als Krankenpflegerin gearbeitet habe.

Sie betreten ein freundlich dekoriertes Kinderzimmer und sehen dort ein Mädchen im Schlafanzug mit angezogenen Beinen im Bett liegen, das ihren Teddy streichelt. Als Jule Sie sieht, zieht sie sich die Bettdecke über den Kopf.

5.2 Wie schätzen Sie die Situation ein? Welches Monitoring legen Sie zunächst an?

Antworten und Kommentar auf Seite 241

Fragen

Sie möchten Jule nicht erschrecken und bitten daher die Mutter, erst zu erzählen, was seit gestern passiert sei. Die Mutter berichtet, dass Jule gestern und heute Vormittag je einmal erbrochen habe. Seit heute Morgen klage sie auch über Bauchschmerzen auf der rechten Seite und am Nachmittag habe sie nicht mit ihrer besten Freundin auf den Spielplatz gehen wollen – und das sei wirklich ungewöhnlich. Vorhin habe sie dann Fieber gemessen: 38,2 °C und angefangen, sich Sorgen zu machen, weil Jule auch so blass aussehe. Während die Mutter spricht, hat Jule immer wieder unter der Decke hervorgeschaut und beobachtet Sie nun. Ihre Kollegin gibt der Mutter nun das Pulsoxymeter, diese steckt es Jule auf den Finger und wenige Sekunden später zeigt der Monitor 96 % an. Ihre Frage nach einem Bauchtrauma verneint die Mutter und auch Schmerzen beim Wasserlassen habe Jule nicht angegeben.

5.3 Welche Verdachtsdiagnose haben Sie und an welche Differenzialdiagnosen denken Sie?

Sie knien sich nun neben Jule ans Bett und stellen sich vor. Sie sprechen mit ihr etwas über ihren Teddy und loben sie, dass sie das Pulsoxymeter so toll trägt. Nun bitten Sie Jule, auch einmal auf ihren Bauch schauen zu dürfen, weil ihre Mutter sich Sorgen mache wegen der Bauchschmerzen. Jule zieht das Oberteil des Schlafanzugs hoch. Sie fragen: „Jule, kannst du mir zeigen, wo es dir am meisten wehtut?" Jule zeigt auf ihre rechte Bauchseite. Sie fassen die linke Bauchseite an und sagen: „Hier tut es nicht weh?" Jule schüttelt den Kopf. Sie spüren, dass die Bauchdecke weich ist. Nun tasten Sie vorsichtig von links nach rechts herüber und merken, dass die rechte Seite ihr wehtut und der Bauch dort auch gespannter ist.

5.4 Nennen und beschreiben Sie die klassischen Untersuchungsbefunde, die man bei einer Blinddarmentzündung erheben kann!

Antworten und Kommentar auf Seite 241

Beim Testen eines der Druckpunkte zuckt Jule vor Schmerzen zusammen, fängt fast an, zu weinen und möchte nicht mehr weiter am Bauch untersucht werden. Das Pulsoxymeter zeigt Ihnen eine milde Tachykardie bei weiterhin normaler Sauerstoffsättigung. Da die Temperatur von Jule schon am Nachmittag erhöht war, hätten Sie diesbezüglich gerne einen aktuellen Wert und bitten die Mutter, die Körpertemperatur mit dem Rettungsdienst-Thermometer nachzumessen. Die tympanale Messung ergibt 39,3 °C. Zusammen mit Ihrer klinischen Einschätzung genügen Ihnen diese Messwerte und Sie bitten Ihre Kollegin, zum RTW zu gehen, um das Tragetuch zu holen und die Trage an der Eingangstür zu positionieren. Sie rechnen mit keinen weiteren Schwierigkeiten und bitten Jule, sich mit ausgestreckten Beinen ins Bett zu legen. Jule weigert sich jedoch. Als ihre Mutter versucht, etwas nachzuhelfen, bricht Jule in gequältes Geschrei aus und übergibt sich prompt. Ihnen wird klar, dass Sie ohne Analgesie wohl nicht weiterkommen werden.

5.5 Welches Hilfsmittel können Sie nutzen, um die Schmerzintensität von Jule einzuschätzen?

Jule gibt eine hohe Schmerzintensität an, rollt sich dann in Seitlage und zieht die Beine noch etwas weiter an. Als Ihre Kollegin wieder das Zimmer betritt und erstaunt von einem zum anderen blickt, erklären Sie ihr, dass zunächst eine Analgesie notwendig sei, bevor man an einen Transport im Tragetuch denken könne.

5.6 Geben Sie eine Kurzcharakteristik von Metamizol!

Während Ihre Kollegin die Kurzinfusion mit 500 mg Novalgin® vorbereitet, besprechen Sie mit der Mutter das weitere Vorgehen. Sie ist ebenfalls der Meinung, dass ein Transport ohne Analgesie Jule nicht zuzumuten sei. Auf Ihre Nachfragen verneint sie jegliche Vorerkrankungen, Dauermedikationen oder Allergien bei Jule. Sie erklären der Mutter, dass für die Gabe des Medikaments ein Venenzugang notwendig ist und bitten Sie, Jule das zu erklären. Die Mutter nickt und geht zu Jule hinüber. Diese beginnt zunächst wieder zu weinen, lässt sich dann aber von der Mutter auf den Rücken drehen und die Beine mit einer großen Decke unterpolstern. Sie streckt Ihnen ihren rechten Arm hin, während sie im linken Arm den Teddy festhält und ihren Kopf bei der Mutter versteckt.

Sie versprechen, Jule zu sagen, wann der Stich kommt, achten auf eine gute Venenstauung und können die Kanüle im ersten Anlauf platzieren. Sie loben Jule und nehmen die Kurzinfusion mit Novalgin® von Ihrer Kollegin entgegen – nicht ohne sich vorher die zugemischte Ampulle zeigen zu lassen. Nach der Kurzinfusion reicht Ihnen Ihre Kollegin eine Infusionsflasche.

Neugierig schaut die Mutter auf die Infusion und liest: „Ringer Acetat – als ich als Krankenpflegerin gelernt habe, haben wir noch ganz oft physiologische Kochsalzlösung zur Infusion verwendet?!"

Antworten und Kommentar auf Seite 241

5.7 **Erklären Sie, warum die sog. „physiologische Kochsalzlösung 0,9 % NaCl" nicht physiologisch ist und welche Vorteile Vollelektrolytlösungen bieten!**

Während Sie der interessierten Mutter die Zusammenhänge erklären, räumt Ihre Kollegin schon etwas Ihre Ausrüstungsgegenstände zusammen. Als Sie fertig sind und Jules Mutter keine weiteren Fragen mehr hat, bemerken Sie, dass Jule eingeschlafen ist. Vorsichtig legen Sie gemeinsam das Tragetuch an die Seite von Jule. Als die Mutter sie geweckt hat, lässt sie sich ohne Gegenwehr auf das Tuch rollen. Mit einer leichten Decke zugedeckt, können Sie das Mädchen zu dritt problemlos durch das Treppenhaus nach unten tragen. Sie schnallen Jule sicher auf der Trage an und sind kurze Zeit später mit ihr und der Mutter im RTW. Dort machen Sie bei Jule ein Reassessment und als Sie ihr nun erneut die visuelle Schmerzskala vorhalten, muss sie sogar wegen der Gesichter darauf etwas lachen. Während der Fahrt fällt Ihnen das Schlagwort „Linksappendizitis" ein.

5.8 **Welches Krankheitsbild fällt Ihnen ein, das ähnliche Symptome verursacht wie eine Appendizitis – jedoch meistens im linken Unterbauch?**

Nach einer ruhigen Fahrt erreichen Sie das aufnehmende Krankenhaus. Als Sie Jule zusammen mit ihrer Mutter in der Ambulanz an den diensthabenden Chirurgen übergeben haben, bedankt sich die Mutter nochmals ausdrücklich bei Ihnen und Ihrer Kollegin für die Geduld. Sie wünschen den beiden alles Gute und verlassen die Ambulanz.

Antworten und Kommentar auf Seite 241

Probleme in der Schwangerschaft

Sie finden, dass der Berufsverkehr in den letzten Jahren zugenommen hat: Es ist unglaublich zeitaufwändig, zwischen 15:00 und 17:30 Uhr ohne Sonderrecht durch die Stadt zu fahren. Sie müssen nun schon die dritte Ampelphase warten und haben das Gefühl, dabei kaum vorwärtsgekommen zu sein. Wo die ganzen Menschen nur hinwollen? In so einer kleinen Stadt könnte doch so viel mehr auf dem Fahrrad erledigt werden! Ihr Blick fällt auf die beiden LKWs, die vor und hinter Ihnen warten. Nun, die müssten eben auf die Schienen ausweichen – und wie auf Befehl senken sich die Bahnschranken und die Ampel am Andreaskreuz wird rot. Sie schalten den Motor ab und warten dann noch ein bisschen länger.

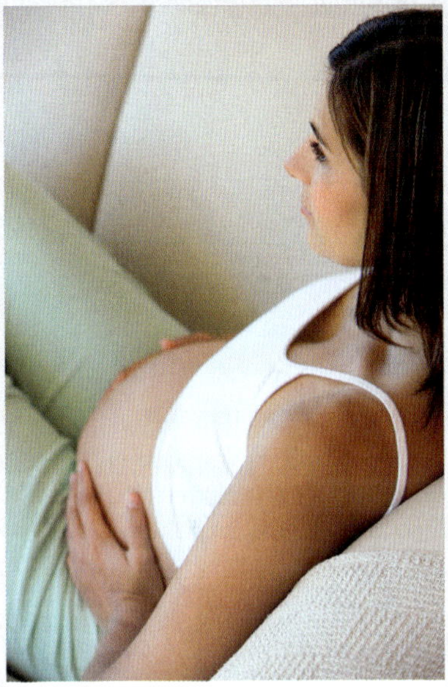

Abb. 6.1 (Foto von: Jupiterimages)

6.1 Was bedeutet im Rettungswesen „Sonderrecht"? Wie ordnen Sie es in die Straßenverkehrsordnung ein? Nennen Sie dazu ein Beispiel!

In diesem Augenblick gibt Ihr Melder Alarm: Ihr Kollege liest von seinem Melder vor: „Einsatz mit Sonder- und Wegerecht, akutes Abdomen, schwanger." Sie schalten Martinshorn und Blaulicht ein und nutzen die heruntergelassene Bahnschranke, um über die Gegenfahrbahn zu wenden. Sie steuern den RTW geschickt durch den dichten Verkehr aus der Stadt heraus bis zu einer angrenzenden Bauernschaft. Als Sie vor dem Haus geparkt haben, schauen Sie Ihren Kollegen, der in 2 Monaten Vater werden wird, kurz an und sagen: „Gut, dass du heute mit mir auf dem Wagen bist, du kennst dich mit Schwangeren ja aus!" Er lacht und verdreht gespielt-genervt die Augen.

An der Haustür werden Sie von einem Mitte-Dreißigjährigen Mann empfangen, der sich als Herr Leitner vorstellt. Als er Sie hineinbittet, ist ihm seine Erleichterung über Ihr Eintreffen anzusehen. Er führt Sie ins Wohnzimmer, wo auf der Couch eine offensichtlich schwangere Frau liegt. Sie stellen sich und Ihren Kollegen vor und beginnen daraufhin mit der Erstuntersuchung von Frau Leitner nach dem ABCDE-Schema. Ihr Kollege teilt Ihnen die zwischenzeitlich erhobenen Vitalparameter mit, die bis auf einen etwas niedrigen Blutdruck alle im Normalbereich liegen. Sie finden bei Ihrer Untersuchung ebenfalls keine Auffälligkeiten.

Antworten und Kommentar auf Seite 244

6.2 **Fassen Sie für Ihren Kollegen strukturiert die erhobenen Normalbefunde der Patientin zusammen!**

Während der Untersuchung hat Ihnen Frau Leitner schon gesagt, dass sie in der 34. Schwangerschaftswoche sei. Ihr Mann hat den Mutterpass geholt und vor Ihnen auf den Tisch gelegt. Sie schauen hinein und finden einen bisher problemlosen Schwangerschaftsverlauf dokumentiert. Sie möchten nun die Anamnese von Frau Leitner erheben und beginnen, sie zu befragen.

6.3 **Welche Merkhilfe können Sie nutzen, damit Ihnen bei der Anamnese keine wichtigen Informationen verloren gehen?**

Frau Leitner berichtet, dass sie sich in den letzten Wochen müde gefühlt habe, aber ihre Freundin habe gesagt, dass das in der Spätschwangerschaft normal sei. Seit heute Morgen habe sie aber immer wieder stärkere Bauchschmerzen und dann auch Probleme mit dem Kreislauf bekommen. Sie dachte, es sei eine gute Idee, sich etwas auf die Couch zu legen. Allergien habe sie keine und Medikamente nehme sie – bis auf ein Folsäurepräparat – keine ein. Als Kind habe sie die Mandeln entfernt bekommen, sonst sei sie gesund. Sie bitten Ihren Kollegen, den Blutdruck ein zweites Mal am anderen Arm zu messen und, falls dieser weiterhin niedrig ist, einen i. v.-Zugang zur Infusionstherapie zu legen. Sie haben zwar eine Vermutung über die Ursache der Beschwerden, möchten aber bezüglich der Kreislaufprobleme und der Bauchschmerzen noch genauere Informationen. Auch dieses Mal nutzen Sie wieder eine Merkhilfe zur gezielten Anamnese der Beschwerden.

6.4 **Welche Merkhilfe nutzen Sie, um ganz gezielt die Charakteristik der Beschwerden zu erfragen?**

Antworten und Kommentar auf Seite 244

Frau Leitner kann Ihnen auf Ihre Fragen genau Auskunft geben. Sie sagt, dass sie die Schmerzen im Bauch ganz leicht schon letzte Woche gespürt habe, seit gestern seien diese aber stärker geworden. Als sie sich dann nach dem Frühstück zum Lesen auf die Couch gelegt habe, seien diese Kreislaufbeschwerden dazugekommen. Sie habe manchmal sogar das Gefühl, schwer Luft zu bekommen. Wenn sie sich dann kurz auf die Seite gedreht habe, sei es etwas besser geworden – aber in Seitlage könne sie nicht lesen. Die Schmerzen im Bauch seien ziehend und würden hin und wieder bis in die rechte Leiste ausstrahlen. Sie würde den Schmerzen eine „5“ auf der NRS geben. Sie sind mit Ihrer Fragerunde zufrieden und schauen zu Ihrem Kollegen, der inzwischen einen i. v.-Zugang gelegt und eine kristalloide Infusionslösung angeschlossen hat.

6.5 Welche Ursachen für Bauchschmerzen fallen Ihnen generell ein? Teilen Sie das Abdomen für Ihre Antwort in Quadranten ein!

Im Geist sind Sie die möglichen Differenzialdiagnosen abdomineller Schmerzen durchgegangen, um keine potenziell gefährliche Ursache zu übersehen. Nun erklären Sie Frau Leitner, woher ihre Schmerzen vermutlich kommen: Sie sind sich relativ sicher, dass die Schmerzen Uteruskontraktionen sind. Normalerweise sind diese Kontraktionen am Ende der Schwangerschaft harmlos und Teil der Vorbereitung auf die Geburt. Es kann sich jedoch auch um vorzeitige Wehen handeln und zur Sicherheit des ungeborenen Kindes möchten Sie Mutter und Kind in einer Geburtsklinik vorstellen. Frau Leitner nickt zustimmend. Nun möchte sie von Ihnen wissen, ob die Kreislaufprobleme auch von den Wehen kommen.

6.6 Wie können Kreislaufprobleme am Ende einer Schwangerschaft entstehen, wenn die Schwangere in Rückenlage liegt? Was bedeutet das für Ihre Arbeit?

Antworten und Kommentar auf Seite 244

Während Sie Frau Leitner die Zusammenhänge erklären, ist Ihr Kollege schon nach draußen zum RTW gegangen, um die Trage zu holen. Der Ehemann von Frau Leitner steht neben der Couch, hält die Infusionsflasche und streichelt seiner Frau den Arm. Da verzieht Frau Leitner das Gesicht und sagt, dass sie jetzt wieder sehr starke Bauchschmerzen habe und ob sie nicht etwas gegen die Schmerzen haben könne. Sie erklären ihr noch einmal, dass es sich vermutlich um „Übungswehen" handle und dass jedes Medikament auch mit Nebenwirkungen behaftet sei, die dann auch ihr Kind gefährden könnten.

6.7 Nehmen Sie Stellung zum Gebrauch von Schmerzmedikamenten in der Schwangerschaft!

Gemeinsam bringen Sie Frau Leitner zum RTW. Sie haben vereinbart, dass der Ehemann seine Frau begleiten kann. Frau Leitner ist, gut mit Kissen gepolstert, in Linksseitlage gelagert und angeschnallt. Sie bestimmen vor der Abfahrt die Vitalparameter erneut und sind erfreut, dass der Blutdruck sich stabilisiert hat. Sie entschließen sich, eine etwas längere Fahrt in Kauf zu nehmen und Frau Leitner und das ungeborene Kind in einer gynäkologischen Abteilung mit Geburtshilfe vorzustellen. Ihr Kollege wundert sich, dass Sie eine Klinik mit Geburtshilfe anfahren möchten, da Sie dazu ein ganzes Stück weiter fahren müssen.

6.8 Erklären Sie Ihrem Kollegen, warum bei einem V.-cava-Kompressionssyndrom auch das Kind bedroht sein kann!

Ihr Kollege nickt zustimmend. Sie drehen sich noch einmal um und vergewissern sich, dass Ihr Kollege, der Ehemann und Frau Leitner angeschnallt sind. Dann fahren Sie los.

Antworten und Kommentar auf Seite 244

Notfallverlegung

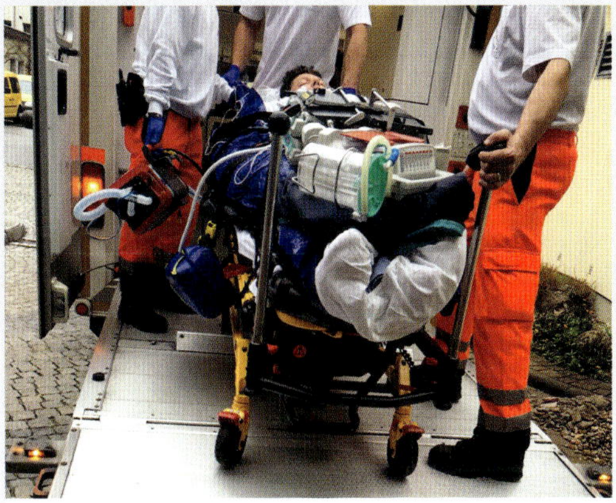

Abb. 7.1 Transport eines Patienten mit laufender IABP (Foto aus: Schuricht, Kasper, Transport kritisch kranker Patienten, retten! 2017; 6(04): 266 – 270, Quelle: A. Schuricht)

Es ist früher Nachmittag und Sie sitzen gerade im Zimmer, als der Notarzt, der mit Ihnen an der Wache stationiert ist, an Ihre Tür klopft. Er sagt, dass es gleich einen Alarm für eine Notfallverlegung geben werde. Da die Leitstelle ihn vorab angerufen habe, wolle er diese Information weitergeben, falls noch dringende Dinge zu erledigen wären. „Wir sehen uns dann gleich unten in der Fahrzeughalle für eine kurze Teambesprechung. Sagst du deinem Kollegen Bescheid, der mit dir auf dem RTW ist?"

Sie nicken und machen sich auf, Ihren Kollegen zu suchen. Da dieser erst wenige Male eine Intensivverlegung begleitet hat, würden Sie gerne vorher noch ein bisschen mit ihm sprechen. Wenig später alarmiert Sie wie angekündigt der Melder mit dem Einsatzstichwort: „Notfallverlegung, Intensivstation, Patient Opelt"

In der Fahrzeughalle warten schon der Notarzt und sein NEF-Fahrer, als Sie mit Ihrem Kollegen dazukommen. Der Notarzt berichtet, was er nach dem Telefonat mit der Leitstelle und dem Kollegen auf der Intensivstation über den Patienten weiß: „Wir fahren eine Notfallverlegung von der Intensivstation des Städtischen Krankenhauses zur Uniklinik, die Fahrtzeit wird etwa 35 min betragen. Unser Patient ist ein 52-jähriger Mann, der am Vormittag mit akuten AP-Beschwerden aufgenommen wurde. Bei der Koronarangiografie stellte sich eine hochgradige Hauptstammstenose dar, die hier nicht versorgt werden kann. Zur Unterstützung der Herzfunktion hat er nun eine IABP bekommen. Er atmet spontan mit Sauerstoffvorlage, intermittierend benötigt er Katecholamine. Er ist wach und ansprechbar. Momentan hat er 3 Perfusoren – Noradrenalin, Heparin und Kalium. Er ist nicht isolationspflichtig und wiegt 85 kg, sodass wir keine Schwerlasttrage benötigen."

7.1 Beschreiben Sie den Aufbau der großen Herzkranzgefäße! Welches Gefäß versorgt im Regelfall den Sinusknoten?

Antworten und Kommentar auf Seite 246

Fragen

Nach dieser kurzen, aber prägnanten Einweisung wissen Sie in etwa, was auf Sie zukommen wird und verlassen kurz darauf mit dem NEF zusammen die Fahrzeughalle. Am Krankenhaus angekommen, bereiten Sie und Ihr Kollege die Trage vor, indem Sie die Halterungen für die Monitore anbringen, die Transportstange für die Perfusoren befestigen und den Notfallrucksack auf die Trage legen. „Was machen wir mit dem Zeugs, das der Patient dabeihat?", fragt Ihr Kollege. Sie deuten auf ein paar Spanngurte und die Metallschienen im ITW und erklären, dass die Gurte an den Schienen befestigt werden könnten und es so kein Problem sei, zusätzliche Maschinen wie die IAPB, eine ECMO, eine ILA oder Patientenkoffer sicher im ITW zu befestigen.

7.2 Erklären Sie Ihrem Kollegen die Abkürzung IABP und deren Funktionsprinzip!

Als alle Ausrüstungsgegenstände vorbereitet sind, machen Sie sich zu viert auf den Weg zur Intensivstation. Sie betreten die Intensivstation über eine großzügige Schleuse und werden am Pflegestützpunkt schon erwartet. Zusammen mit dem Stationsarzt gehen Sie zu Herrn Opelt. Am Bett erhalten Sie nochmal eine kurze Übergabe. Der Notarzt legt fest, dass zunächst das Monitoring gewechselt werden soll, danach die Spritzenpumpen übernommen und dann der Patient mit großer Umsicht auf die Trage umgelagert werden soll. Dabei wird er selbst am Kopf des Patienten sein. Sie bittet er, sich ausschließlich um die Schläuche der IABP zu kümmern.

Während Sie das Monitoring wechseln und Ihr Kollege den Druckbeutel der arteriellen Blutdruckmessung vorbereitet, untersucht der Notarzt Herrn Opelt nach dem ABCDE-Schema, um sich selbst ein aktuelles Bild zu machen. Er bittet, den Zentralvenenkatheter (ZVK) etwas besser festzukleben und den Urinbeutel vor dem Transport noch zu leeren. Aktuell hat Herr Opelt 3 Spritzenpumpen, die kontinuierlich Kalium, Heparin und Noradrenalin über den ZVK applizieren. Der Notarzt verschließt den Dreiwegehahn der Heparinzuleitung und den Dreiwegehahn der Kaliumzuleitung und reicht Ihnen beide Spritzen an, die Sie wiederum in Ihren Geräten einspannen. Danach öffnet er die beiden Dreiwegehähne wieder.

7.3 Können Sie Noradrenalin auch einfach aus- und wieder einspannen? Beschreiben Sie, wie Sie bei diesem Medikament vorgehen!

Antworten und Kommentar auf Seite 246

Gemeinsam mit den Pflegekräften der Intensivstation lagern Sie Herrn Opelt umsichtig auf Ihre Trage um. Der Notarzt, der am Kopf des Patienten steht, gibt das Kommando, sodass Sie alle zeitgleich die Umlagerung vornehmen. Sie achten genau auf die Schläuche der IABP und erreichen so einen schonenden Umzug von Herrn Opelt auf Ihre Trage. Während der Notarzt sich um die notwendigen Papiere kümmert, sortieren Sie mit Konzentration und – wie Ihr Kollege feststellt – großer Hingabe die Kabel und Schläuche. Sie möchten, dass die Perfusorleitungen frei und geordnet laufen und auch am patientenseitigen Schenkel mit einem DIVI-Aufkleber versehen sind. Schließlich unterpolstern Sie die Ellbogen von Herrn Opelt und decken ihn zu. Wenn Herr Opelt beatmet wäre, würden oben auf der Decke die Beatmungsschläuche aufliegen.

7.4 **Was verstehen Sie unter einem „Transporttrauma"?**

Mit der mobilen IABP machen Sie sich dann auf den langsamen Weg zurück zum ITW. Als Sie schließlich dort ankommen, besprechen Sie zunächst gemeinsam, wie Sie die IABP verladen und befestigen wollen. Sie entscheiden sich, die IABP nach der Trage zu zweit in den ITW zu heben und dort sicher mittels der Spanngurte zu befestigen. Es funktioniert und Sie verzurren die IABP, sodass sie wirklich sicher angebunden ist. Dann wendet Ihr Kollege ein, dass die Pumpe vielleicht auch an den Strom sollte. Sie sind dankbar für den Hinweis – das hätten Sie fast vergessen!

7.5 **Zählen Sie einige der Leitsätze des CRM (Crisis Ressource Management) auf!**

Der Notarzt ist gerade dabei, das Reassessment bei Herrn Opelt zu machen, als die IABP plötzlich alarmiert. Ihr Kollege schaut auf das Display, kuckt schockiert umher, sagt aber nichts. Der Notarzt unterbricht seine Untersuchung und liest die Meldung laut vor: „Druckalarm, Drucklevel zu hoch." Er sagt zu dem Patienten: „Keine Sorge, Herr Opelt! Ich überprüfe das und falls es wirklich ein Problem gibt, haben wir hier schnell Hilfe." Der Notarzt wendet sich Ihnen zu und bittet Sie, umgehend die ordnungsgemäße Ableitung der invasiven Blutdruckmessung zu überprüfen. Der Notarzt schaltet zunächst den Alarm aus und verfolgt dann die zu- und abführenden Schläuche. Als er die Decke zur Seite schlägt, um den Leistenzugang von Herrn Opelt zu untersuchen, sieht er, dass dieser das Bein mit dem Zugang etwas angebeugt hält – unter der Decke ist das zunächst gar nicht aufgefallen. Als Herr Opelt dann das Bein wieder ausstreckt, scheint auch die IABP wieder „zufrieden" zu sein und löst keinen weiteren Alarm aus. Nun kann der Transport losgehen. Sie entscheiden sich für eine zügige, aber schonende Fahrt mit Sonder- und Wegerechten.

Antworten und Kommentar auf Seite 246

Nachdem Sie Herrn Opelt sicher und wohlbehalten an den Kollegen der Herzchirurgie übergeben haben, putzen Sie und Ihr Kollege vor der Uniklinik den ITW. Sie sprechen nochmal die Situation vor der Abfahrt an, als die IAPB alarmiert hat und wollen Ihrem Kollegen dabei bewusstmachen, dass zielgerichtete und deutliche Kommunikation ein wichtiges Merkmal professionellen Verhaltens ist.

7.6 **Wie sollten Sie in einer Stresssituation optimalerweise kommunizieren?**

Schließlich haben Sie Ihre Ausrüstung wieder in Ordnung gebracht und machen sich zurück auf den Weg nach Hause. Ohne Sonder- und Wegerechte dauert die Rückfahrt im Berufsverkehr deutlich länger.

Antworten und Kommentar auf Seite 246

Reanimation

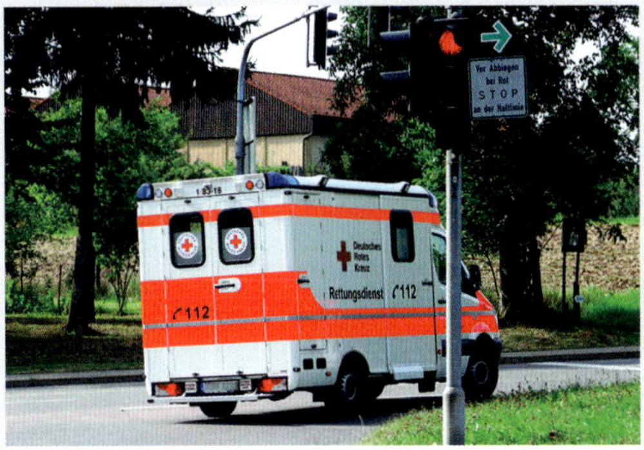

Abb. 8.1 (Foto von: V. Knigge, Thieme)

Heute ist wirklich einiges durcheinander geraten mit der Disposition der Fahrzeuge! Am Vormittag hatten Sie schon 2 Einsätze im Nachbarkreis und mussten im Anschluss noch 2 Stunden in Bereitstellung dort an der Wache verbringen. Und nun geht es wieder zu einem Einsatz dort rüber. Nicht, dass Sie das stören würde, Sie kennen die Kollegen dort und arbeiten auch gerne mit ihnen zusammen. Aber die Anfahrtszeit in den Nachbarkreis ist einfach zu lang – was ist heute nur los mit der Fahrzeugverteilung? Aber besser, Sie und Ihre Kollegin haben eine längere Anfahrt dorthin, als dass niemand zu Hilfe kommt.

Ihr Navigationsgerät hat 16 Minuten bis zum Einsatzort ausgerechnet, abzüglich des Martinshornbonus werden es wohl immer noch 12 Minuten sein, schätzen Sie. Trotz der Einsatzmeldung „Reanimation" bleiben Sie umsichtig beim Fahren – verunfallte Helfer helfen nicht mehr.

8.1 Schätzen Sie, in welchem Maße das Risiko für einen Unfall mit Verletzten und Sachschaden bei einer Einsatzfahrt erhöht ist! Warum ist das so?

Die Anfahrtszeit kommt Ihnen unglaublich lange vor, aber schließlich erreichen Sie sicher den Einsatzort: Eine ältere Wohnhaussiedlung in Stadtrandlage. Die Haustür an der angegebenen Hausnummer ist halb geöffnet, Sie betreten gemeinsam den Hausflur, kündigen sich durch lautes Rufen an und erhalten Antwort aus einem der hinteren Räume. Als Sie das Wohn-Esszimmer betreten, sehen Sie den Notarzt am Kopf des Patienten, der diesen mit einer Beutel-Masken-Kombination beatmet und den NEF-Fahrer, der mit Schweißperlen auf der Stirn die Thoraxkompressionen durchführt. Der Notarzt bittet zunächst Ihre Kollegin, die Thoraxkompressionen zu übernehmen und fasst dann den bisherigen Einsatz zusammen: „Wir haben Herrn Wendel hier reanimationspflichtig aufgefunden. Der Kreislaufkollaps war nicht beobachtet. Er war primär asystol und war dies auch bei der letzten EKG-Analyse. Zudem hatten wir Probleme, ihn mit dem Beutel und der Maske gut zu beatmen, was aber nun funktioniert." Der Notarzt blickt zu seinem Fahrer und trägt ihm auf, die Intubation des Patienten vorzubereiten, während Sie sich um den i. v.-Zugang kümmern sollen.

8.2 Wie lange suchen Sie bei diesem Patienten nach einem i. v.-Zugang? Wie lange würden Sie bei einem Kind suchen?

Antworten und Kommentar auf Seite 249

Sie stauen an einem Arm mit dem Stauschlauch und am anderen Arm des Patienten mit der Blutdruckmanschette. Wegen der ausgeprägten Adipositas können Sie zwar keine Venen sehen, meinen aber in der Ellenbeuge eine Vene tasten zu können. Leider gelingt die Punktion nicht. Sie informieren den Notarzt, dass Sie auf einen i.o.-Zugang wechseln und bereiten die Punktion an der linken Tibia von Herrn Wendler vor.

8.3 Welche Kontraindikationen und Komplikationen fallen Ihnen in Bezug auf den intraossären Zugangsweg ein?

Sie kennen das System zum Legen des i.o.-Zugangs gut und daher gelingt Ihnen die Etablierung des Zugangs zügig. Inzwischen hat Ihr Patient auch einen gesicherten Atemweg und Ihre Kollegin, die bei den Thoraxkompressionen wieder von dem NEF-Fahrer abgelöst wurde, reicht Ihnen eine Spritze mit 1 mg Adrenalin. Sie sprechen den Notarzt an und teilen ihm mit, dass Sie nun die erste Dosis Adrenalin verabreichen werden. Der Notarzt stimmt zu und wirft einen Blick auf den Monitor: „Erstes Adrenalin bei 8:20 min nach Reanimationsstart." Nun ist es an Ihnen, die Thoraxkompressionen zu übernehmen. Sie sprechen sich mit dem NEF-Fahrer ab und wechseln.

Da gerade keine weiteren Maßnahmen anstehen, möchte der Notarzt die potenziell reversiblen Ursachen eines Kreislaufstillstandes im Team durchgehen und beginnt mit der Aufzählung.

8.4 Nennen Sie die potentiell reversiblen Ursachen eines Herz-Kreislauf-Stillstandes!

Der Notarzt kündigt die nächste Rhythmusanalyse an und bittet in deren Rahmen auch wieder um einen Tausch bei den Thoraxkompressionen. Während der Notarzt mit einem „STOP" Ihre Kompressionen unterbricht, übernimmt Ihre Kollegin die Position zur Thoraxkompression und beginnt auf das Kommando „START" mit den Kompressionen. Sie konnten nach dem Wechsel mit Ihrer Kollegin einen Blick auf den Monitor werfen.

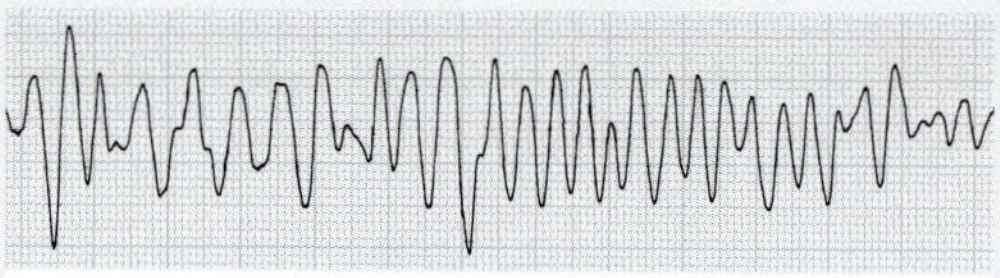

Abb. 8.3 Monitor-EKG des Patienten (Abb. aus: Scholz et al. Notfallmedizin. Thieme; 2013)

Antworten und Kommentar auf Seite 249

8.5 **Interpretieren Sie das EKG, das Sie auf dem Monitor sehen (Abb. 8.3)! Welche Konsequenzen ziehen Sie daraus?**

Der Notarzt informiert Sie, dass sich der Patient jetzt im Schenkel „defibrillierbare Rhythmen" des Reanimationsalgorithmus befindet. Er trägt Ihnen auf, die Defibrillation mit Klebeelektroden zu übernehmen.

8.6 **Welche Möglichkeiten zur Positionierung der Klebeelektroden haben Sie? Was müssen Sie nach erfolgter Defibrillation tun?**

Nachdem Sie die Elektroden geklebt und den Defibrillator geladen haben, rufen Sie deutlich: „Weg vom Patienten, Defibrillation!", und lösen den Schock aus. Umgehend beginnt Ihre Kollegin wieder mit den Thoraxkompressionen. Der Notarzt kündigt die nächste Rhythmuskontrolle in 1:30 min an und instruiert seinen NEF-Fahrer – falls erforderlich – die Pulskontrolle vorzunehmen.

Die von allen mit Spannung erwartete Rhythmusanalyse zeigt tatsächlich einen normofrequenten Rhythmus. Umgehend überprüft der NEF-Fahrer am Leistenpuls, ob dieser Rhythmus auch mit einem Auswurf verbunden ist und kann tatsächlich einen gut tastbaren Puls finden. Der Notarzt sagt: „Wir haben einen ROSC bei Herrn Wendler."

8.7 **Was meint der Notarzt mit ROSC? Welche Maßnahmen sollen nun folgen?**

Antworten und Kommentar auf Seite 249

Ihre Kollegin beendet daraufhin – nicht ohne Erleichterung – die Thoraxkompressionen und der Notarzt bittet Sie, die Beatmung zu übernehmen, während er Herrn Wendler nach ABCDE untersucht. Der Notarzt fasst Ihnen im Anschluss seine Untersuchungsbefunde zusammen und beauftragt dann den NEF-Fahrer und Ihre Kollegin, die Trage für den Transport und das Beatmungsgerät hereinzubringen.

8.8 Im Reanimationsalgorithmus gibt es im Schenkel der defibrillierbaren Rhythmen noch ein weiteres Medikament, das Sie nutzen können. Wann kommt es zum Einsatz? Geben Sie eine Kurzcharakteristik!

Gemeinsam gelingt es Ihnen, Ihren schwergewichtigen Patienten mithilfe des Tragetuchs auf die Trage zu heben. Das Beatmungsgerät aus dem RTW hängt nun seitlich an der Trage. Der Notarzt stellt an dem Gerät einen volumenkontrollierten Beatmungsmodus ein, verbindet den Beatmungsschlauch mit dem Endotrachealtubus und kontrolliert die Parameter am Gerät. Er scheint zufrieden und gibt das Ok zum gemeinsamen Transport des Patienten in den RTW.

8.9 Nennen Sie geeignete Beatmungsparameter für die maschinelle Beatmung eines Notfallpatienten!

Sie schieben die Trage durch den Flur zurück zur Eingangstür und von dort über ein etwas unebenes Pflaster bis zum RTW. Sie führen die Trage am Kopfende, während Ihre Kollegin das Fußende unter Kontrolle hat. Sie sind erleichtert, als die Trage mit Herrn Wendler im RTW angekommen ist. Den Notarzt sehen Sie noch draußen stehen und telefonieren. Sie vermuten, dass es ein Telefonat bezüglich der Zielklink ist. Sie wollen gerade die Infusion aufhängen, als das Beatmungsgerät mit dem Hinweis „Minutenvolumen niedrig, Leckage" alarmiert. Da Sie auf den ersten Blick nicht feststellen können, was das Problem ist, rufen Sie Ihre Kollegin zur Hilfe und bitten sie, Ihnen „SOFORT" den Beatmungsbeutel zu geben.

Antworten und Kommentar auf Seite 249

8.10 **Wie strukturieren Sie Ihre Fehlersuche bei Problemen mit der Beatmung?**

Noch bevor Sie den Beatmungsbeutel erhalten, haben Sie den am Beatmungsgerät diskonnektierten Beatmungsschlauch gefunden und wieder konnektiert. Sie vermuten, dass das wohl beim Einladen von Beatmungsgerät und Trage passiert ist. Sie bedanken sich für die schnelle Reaktion und schauen nach draußen zu dem immer noch telefonierenden Notarzt. Immerhin scheint das Telefonat erfolgreich gewesen zu sein: Kurz darauf steigt der Notarzt zu Ihnen in den RTW, macht ein kurzes Reassessment bei Herrn Wendler und gibt bekannt, dass der Transport direkt auf die Intensivstation des städtischen Klinikums erfolgen könne.

Sie steigen also hinter das Lenkrad, schauen vor der Abfahrt nochmal nach hinten in den Transportraum und fahren dann los in Richtung Klinikum.

Antworten und Kommentar auf Seite 249

Wassereis am Bahnhof

Ihr Melder alarmiert und kündigt damit Ihren nächsten Einsatz an. Auf dem Weg zum Auto klappen Sie die Lederabdeckung Ihres Melders nach unten und lesen auf Ihrem Display „Unstillbares Nasenbluten, Bahnhofsvorhalle". Sie steigen zu Ihrem Kollegen ins Auto und rollen schon gemeinsam aus der Garage hinaus. Es ist der erste Ferientag der Osterferien, ein schöner Frühlingstag, der bisher ziemlich ruhig für Sie verlaufen ist. Die Menschen zieht es wohl in den Urlaub, denn nicht nur die Straßen sind mit Autos verstopft, sondern auch mit der Bahn scheinen viele Menschen in den Urlaub fahren zu wollen. Selbst auf den Taxiparkplätzen am Seiteneingang des Bahnhofs finden Sie nur in der zweiten Reihe einen Parkplatz.

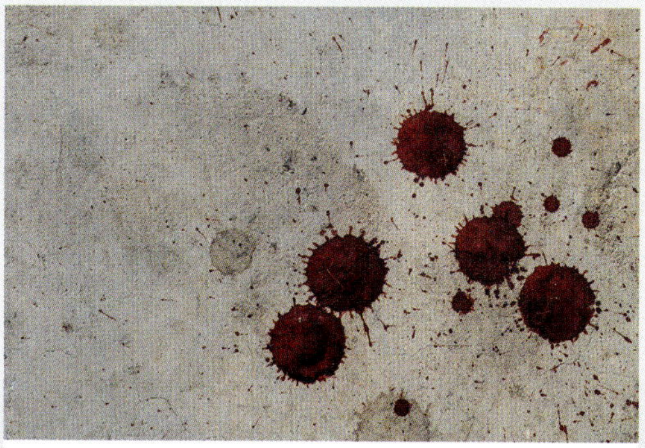

Abb. 9.1 (Foto von: ratsadapong, Fotolia)

9.1 **Warum dürfen Sie mit dem RTW in zweiter Reihe parken? Was müssen Sie dabei beachten?**

Ihr Kollege gibt sich Mühe, den RTW möglichst so abzustellen, dass keine anderen Verkehrsteilnehmer behindert oder gefährdet werden. Beladen mit der schweren Ausrüstung gehen Sie zügig zum Eingangsbereich des Bahnhofs. Sie haben das Gefühl, dass Sie von den schiebenden Menschenmassen ohne Martinshorn und Blaulicht nicht mehr richtig wahrgenommen werden. Nachdem Sie sich durch die Eingangstür gedrängelt haben, stehen Sie in der Bahnhofsvorhalle und schauen sich etwas unschlüssig um. Schließlich stupst Ihr Kollege Sie an der Schulter und deutet mit einem Kopfnicken zu einer Sitzgruppe neben den Fahrkartenautomaten zur rechten Seite. Dort hat ein junger Mann Sie auch entdeckt und winkt Ihnen zu. Mit einigen schnellen Schritten erreichen Sie die Bank. Neben dem jungen Mann erkennen Sie nun einen älteren Herrn, der sich ein Taschentuch vor die Nase presst. Sein helles Hemd und der Boden vor ihm zeigen viele kleinere und größere Blutflecken.

9.2 **Welche Ursachen für Nasenbluten fallen Ihnen ein?**

Antworten und Kommentar auf Seite 253

Sie stellen sich vor, setzen sich neben Ihren Patienten auf die Bank und fragen, was passiert sei. Wegen des Taschentuchs vor der Nase verstehen Sie den Mann zunächst nicht so gut, können aber heraushören, dass er Herr Schulte heißt und dass er vor 30 min Nasenbluten bekommen habe, das seitdem nicht mehr aufhören wolle. Er habe es schon mit Zusammendrücken der Nase versucht und sich Taschentuchstücke in die Nase gesteckt, was aber nichts geholfen habe – und dabei wolle er doch so gerne seinen Enkel zum Zug bringen. Sie beruhigen Herrn Schulte etwas und erklären ihm dann, dass Ihr Kollege nun Blutdruck und Herzfrequenz bestimmen werde.

9.3 Welche Position sollte Herr Schulte einnehmen, solange seine Nase blutet und warum?

Der Enkel von Herrn Schulte steht verunsichert neben seinem Großvater. Sie bitten ihn, gegenüber beim Kiosk nach einem Eispack zu fragen oder 2 Wassereis zu kaufen. Mit dieser kleinen Aufgabe geben Sie dem jungen Mann das Gefühl, seinem Großvater zu helfen und können diesen währenddessen in Ruhe nach dem ABCDE-Schema untersuchen. Nachdem Sie Ihre Befunde erhoben haben, teilen Sie Ihrem Kollegen mit, dass es sich um einen nicht-kritischen Patienten handelt und dass Sie bis auf etwas Blut im Rachenraum und einen sehr kräftigen Pulsschlag keine Auffälligkeiten entdeckt haben.

9.4 Welche Fragen stellen Sie Herrn Schulte noch, um die Anamnese zu vervollständigen? Überlegen Sie sich typische Antworten zu diesem Krankheitsbild!

Ihr Kollege berichtet ergänzend, dass die Herzfrequenz normal, der Blutdruck jedoch erhöht sei. Er habe aktuell 175/90 mHg gemessen. Sie nicken und bitten Ihren Kollegen, in 5 Minuten nochmal zu messen. Sie hoffen, dass Herr Schulte sich bis dahin noch etwas mehr beruhigen wird, sodass eine antihypertensive Notfallbehandlung nicht notwendig wird. In dem Augenblick kommt der Enkel von Herrn Schulte mit 2 Wassereis zurück zur Sitzgruppe.

Antworten und Kommentar auf Seite 253

9.5 **Was möchten Sie mit dem Wassereis tun?**

Tatsächlich nimmt die Intensität des Nasenblutens ab. Ihr Kollege bestimmt noch einmal den Blutdruck und sagt Ihnen, dass dieser nun bei 155/85 mmHg liege. Um die Zeit ein wenig zu überbrücken, fragen Sie Herrn Schulte, warum er seinen Enkel zum Bahnhof bringen wollte. Er berichtet Ihnen, dass sein Enkel – er schaut stolz zu dem jungen Mann nach links – Semesterferien gehabt und ein Praktikum bei einem IT-Unternehmen in der Stadt gemacht habe. Mit Computern kenne er sich ja gar nicht aus, dafür habe er seinen Enkel. Sie bieten Herrn Schulte ein frisches Taschentuch an und beobachten, dass kein frisches Blut mehr aus der Nase läuft. Sie sind zufrieden und erlauben dem Enkel, das provisorische Eispack aus dem Nacken von Herrn Schulte zu nehmen.

9.6 **Erklären Sie laienverständlich den Zusammenhang zwischen Stress, hohem Blutdruck und Nasenbluten!**

Herr Schulte hat Ihren Erläuterungen aufmerksam zugehört. Er sieht ein, dass er seinen Blutdruck dringend nachsehen lassen muss und gibt zu, dass er tatsächlich schon länger nicht mehr beim Hausarzt gewesen sei, weil er 2 Termine wegen des Marcumar® abgesagt habe. Er schüttelt den Kopf, als er an sich heruntersieht und das ganze Blut betrachtet. Herr Schulte berät sich kurz mit seinem Enkel, der ihn bittet, ins Krankenhaus zu gehen, und stimmt schließlich dem Transport ins Krankenhaus zu. Bei weiterhin stabilen Vitalparametern entschließen Sie sich, zusammen mit Ihrem Patienten zum RTW zu gehen. Dort angekommen, verabschiedet sich der Enkel von Herrn Schulte auch mit einem herzlichen Dankeschön an Sie. Sie schnallen sich und Ihren Patienten an und geben Ihrem Kollegen dann das „OK" zum Losfahren. Sie fahren ohne Sonderrechte und Herr Schulte stellt verwundert fest, dass er gedacht habe, ins Krankenhaus werde immer mit Blaulicht gefahren.

Antworten und Kommentar auf Seite 253

9.7 Erklären Sie den Begriff „Wegerecht“!

Ohne Sonder- und Wegerechte dauert Ihre Fahrt zurück deutlich länger als die Anfahrt und Sie erfahren noch einiges mehr über den Enkel von Herrn Schulte. Sie erreichen dann jedoch ohne weitere Ereignisse das aufnehmende Krankenhaus und schieben Herrn Schulte kurze Zeit später in die interdisziplinäre Notaufnahme.

9.8 Übergeben Sie Herrn Schulte an den weiterbehandelnden Internisten!

Antworten und Kommentar auf Seite 253

Fragen

Viel Holz

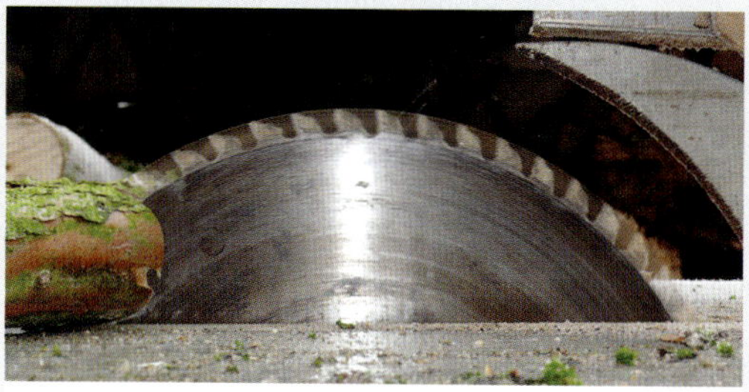

Abb. 10.1 (Foto von: Twilight Art Pictures, Fotolia)

Sie waren in der letzten Zeit viel an den kleineren Außenwachen eingesetzt und sind froh, dass Sie heute wieder an der Zentralwache sein dürfen. Das Putzen der Fahrzeughalle macht zwar nicht unbedingt Spaß, aber ein paar mehr Kollegen um sich herum zu haben, gefällt Ihnen gut. Sie haben sich gerade das Schuhregal vorgenommen, als der Piepston Ihres Melders Sie unterbricht: „Armverletzung an der Kreissäge, Sägewerk." Sie stellen Eimer und Lappen neben das Regal und begrüßen Ihren Kollegen im RTW. Mit ihm werden Sie die nächsten 24 Stunden verbringen. Ihr Ziel für diesen Einsatz ist ein Dachdeckereibetrieb an der nördlichen Stadtgrenze. Sie wissen, wo der Betrieb liegt und nehmen an, dass jemand an der Pforte Sie einweisen wird.

An der Pforte werden Sie erwartet. Sie bekommen eine Vorbereitungshalle im hinteren Geländeabschnitt beschrieben, die nicht schwer zu finden ist, da vor dem Eingangstor eine Person im Blaumann, aber mit nacktem Oberkörper steht und winkt. Mit Ihrer Ausrüstung auf dem Rücken betreten Sie eine nach Holz riechende Halle und sehen einen Mann – ebenfalls im Blaumann – neben einer ausgeschalteten Kreissäge auf dem Boden sitzen. Größere Holzscheite liegen umher. Auf seinen rechten Unterarm drückt er ein T-Shirt, unter seinem Arm entsteht zügig eine Blutlache.

10.1 **Was ist das Erste, was Sie nun tun müssen?**

Anhand der wachsenden Blutlache auf dem Boden erkennen Sie, dass es sich um eine bedrohliche, aktive Blutung handelt und ergreifen die notwendigen Schritte, um die Blutung zu kontrollieren. Jedoch erst nachdem Sie zusätzlich ein Tourniquet angelegt haben, scheint die Blutung zum Stillstand zu kommen, da die zuletzt aufgelegten Druckpolster trocken bleiben. Sie sind zufrieden und wenden sich nun Ihrem Patienten, Herrn Deiter, zu und bitten ihn, kurz zu erzählen, was passiert ist. „Ich wollte diese Holzscheite auf der Kreissägeplattform ablegen, weil ich den Schlüssel für den Gabelstapler im Büro vergessen habe. Da bin ich wohl über das Kabel hier gestolpert und nach vorne gefallen. Ich versuchte, mich abzustützen, aber dann bin ich mit dem Unterarm auf die Kreissäge gefallen und abgerutscht!" Sie nicken und erklären Herrn Deiter, dass Sie ihn nun gleich untersuchen werden und Ihr Kollege das Monitoring anbringen wird. Sie untersuchen ihn konzentriert nach dem ABCDE-Schema und finden momentan kein weiteres behandlungsbedürftiges Problem.

Antworten und Kommentar auf Seite 255

10.2 **Beim Secondary Assessment liegt Ihr Augenmerk auf dem Arm. Was beachten Sie dort im Besonderen? Welche Fragen möchten Sie Herrn Deiter nach der Untersuchung noch stellen?**

Ihr Kollege hat inzwischen den Monitor angeschlossen. Dieser zeigt Ihnen einen tachykarden Sinusrhythmus, der Blutdruck beträgt 115/95 mmHg und die SpO_2 96 %. Herr Deiter berichtet Ihnen, dass er eigentlich gesund sei, bis auf eine Allergie gegen Vomex® sei ihm nichts in Erinnerung. Bei der Untersuchung des Arms haben Sie festgestellt, dass die Durchblutung vorhanden ist, der Puls an der A. radialis aber schwächer ist als an der Gegenseite. Auch die Rekapillarisierungszeit ist länger als links. Herr Deiter kann alle 5 Finger bewegen, klagt aber an der Kleinfingerkante über ein Taubheitsgefühl. Nach seinem Schmerzempfinden gefragt, beziffert er dieses auf eine 5 auf der NRS – aber die Schmerzen würden zunehmen. Der Druckverband und das Tourniquet funktionieren, da der Verband bisher noch nicht durchgeblutet ist. Die Knochen scheinen auch nicht gebrochen zu sein, sodass Sie erst einmal von einer reinen Weichteilverletzung ausgehen.

10.3 **Wie ist ein Muskel anatomisch aufgebaut?**

Sie sprechen sich kurz mit Ihrem Kollegen ab und entscheiden sich, zur Kreislaufunterstützung zunächst einen Zugang zu legen und danach den Transport von Herrn Deiter in den RTW in Angriff zu nehmen. Der i. v.-Zugang gelingt problemlos am nicht verletzten Unterarm und Sie bitten einen Kollegen von Herrn Deiter, die Infusion hochzuhalten. Herr Deiter klagt inzwischen über weiter zunehmende Schmerzen, er stöhnt hin und wieder und wird unruhig. Ihr Kollege stellt fest, dass es vermutlich besser ist, zuerst die Analgesie zu machen und danach den Transport in den RTW vorzunehmen. Sie sind einverstanden und bitten ihn, S-Ketamin zur Analgesie vorzubereiten. In der Zwischenzeit wenden Sie sich an Herrn Deiter und teilen ihm mit, dass Sie ihm nun gleich ein starkes Schmerzmedikament geben werden, damit die Umlagerung und der Transport in die Klinik ohne Schmerzen erfolgen könne. Sie weisen ihn darauf hin, dass sich durch das Medikament die Wahrnehmung der Umgebung verändern könne. Das sei aber normal und Sie selbst und Ihr Kollege seien die ganze Zeit in seiner Nähe.

Antworten und Kommentar auf Seite 255

10.4 **Geben Sie eine kurze Charakterisierung von S-Ketamin!**

Nachdem Sie Herrn Deiter noch kurz über mögliche Nebenwirkungen aufgeklärt haben, stimmt er der Gabe des Schmerzmedikaments zu. Sie bitten Herrn Deiter, sich mit Ihrer Hilfe auf den Rücken zu legen, und messen vor der Medikamentengabe nochmal den Blutdruck, der stabil bei 110/95 mmHg liegt. Dann spritzen Sie das S-Ketamin fraktioniert und mit ausreichend Wartezeiten zwischen den Einzelgaben. Ihr Kollege hat vorausschauend schon das Tragetuch an die rechte Seite von Herrn Deiter gelegt, sodass Sie ihn nun gemeinsam nur etwas drehen müssen, um ihn dann mit Hilfe des Kollegen im Blaumann auf die Trage zu heben.

10.5 **Welche Hilfsmittel fallen Ihnen ein, um Extremitätenverletzungen ruhig zu stellen?**

Sie schieben Herrn Deiter die wenigen Meter bis zum RTW und kurze Zeit später befindet er sich im Inneren des vorgeheizten Patientenraums. Da Sie mehrere Maßnahmen an Ihrem Patienten vorgenommen haben, machen Sie umgehend ein Reassessment. Die Atemwege sind weiterhin frei, die SpO_2 beträgt 93 % – hier bitten Sie Ihren Kollegen, dem Patienten Sauerstoff via Nasensonde zu geben. Die Auskultation ergibt weiterhin beidseitig ein vesikuläres Atemgeräusch und der Thorax ist, wie gehabt, stabil. Die HF ist 80/min und der RR liegt bei 115/90 mmHg, die Rekapillarisierungszeit rechts beträgt 4 Sekunden und links 2 Sekunden. Die großen Blutungsräume Abdomen, Becken und Oberschenkel sind unauffällig. Die Pupillen sind isokor, mit etwas träger Lichtreaktion. Bevor Sie nun Herrn Deiter endgültig anschnallen, schneiden Sie gemeinsam die Kleidung auf. Es kann durchaus sein, dass Herr Deiter so kurz nach dem Unfall eine weniger gravierende Verletzung nicht wahrgenommen hat. Auch als Sie die Kleidung entfernt haben, können Sie zum Glück keine weiteren Verletzungen entdecken, decken Herrn Deiter nun mit einer Decke zu und schnallen ihn an.

Antworten und Kommentar auf Seite 255

10.6 **Warum ist Wärmeverlust ungünstig für den Notfallpatienten und wie können Sie diesen minimieren?**

Vor der Abfahrt haben Sie mit Ihrem Kollegen noch das beste Zielkrankenhaus für Herrn Deiter besprochen und waren sich schnell einig, dass er wegen der für Sie unklaren Ausdehnung der Verletzung am besten in einer Klinik mit Handchirurgie und Gefäßchirurgie aufgehoben wäre. Über die Leitstelle erfragen Sie das diesbezüglich nächstgelegene Krankenhaus und machen sich dann auf den Weg in die 30 min entfernt liegende Uniklinik. Unterwegs stellen Sie fest, dass Herr Deiter wieder vermehrt anfängt, zu stöhnen und sich Ihnen gezielt zuwendet. Sie legen ihm beruhigend die Hand auf die Schulter und erklären ihm, dass er sich im Krankenwagen befinde und Sie gemeinsam zum Krankenhaus führen, um seinen Arm behandeln zu lassen. Sie repetieren nochmal die Gabe von S-Ketamin und erreichen so bis zum Eintreffen in der chirurgischen Ambulanz eine ausreichende Analgesie.

10.7 **Übergeben Sie Herrn Deiter an den chirurgischen Ambulanzarzt!**

Antworten und Kommentar auf Seite 255

Fall 11

Zu langsam und nicht wach

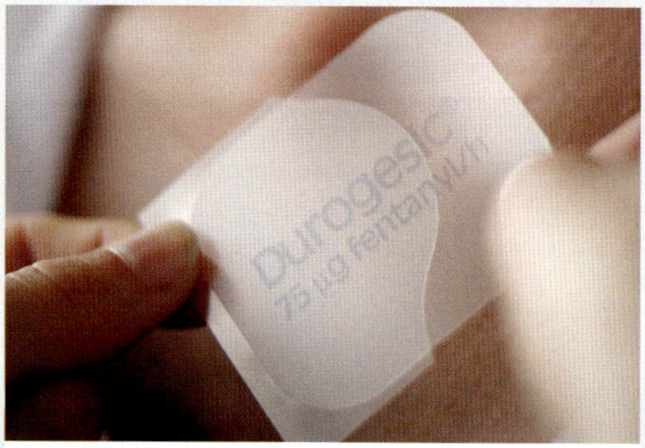

Abb. 11.1 (Foto von: A. Fischer, Thieme)

Gerade bekommen Sie die dritte Alarmierung des Tages ins St.-Johanna-Stift! Sie finden das ziemlich ungewöhnlich, da dort normalerweise wenige Einsätze notwendig sind: Diese Pflegeeinrichtung hat dank eines privaten Gönners ausreichend Personal zur Verfügung und diesen Unterschied merken Sie deutlich in der reduzierten Einsatznotwendigkeit. Wie gesagt, normalerweise sind Sie selten dort. Ihr aktuelles Einsatzstichwort lautet: „Reduzierter Allgemeinzustand." Bei diesem Stichwort kann Sie vor Ort alles erwarten. Daher klemmen Sie sich auch noch die Absaugpumpe unter den Arm und folgen Ihrer Kollegin zum Gebäude. Im Eingangsbereich werden Sie von der Pflegebereichssekretärin erwartet, die Sie und Ihre Kollegin mit dem Aufzug ins 2. OG begleitet. Während Sie im Aufzug stehen, fragt die Sekretärin Sie, wie das funktioniert, dass immer so schnell ein Rettungswagen da sein kann.

11.1 Erklären Sie der Pflegebereichssekretärin den Begriff „Hilfsfrist"!

Sie gehen an der Stationszentrale vorbei und erreichen dann ein Zimmer, an dessen Tür Sie den Namen „Frau Minke" lesen. Im Zimmer erwartet Sie, mit einem Patientenordner in der Hand, die Pflegerin von Frau Minke. Sie stellen sich vor und erfahren, dass die Frau im Bett Ihre Patientin ist. Die Pflegerin berichtet, dass sie Frau Minke heute Morgen das Frühstück gegeben habe und ihr dabei schon eine gewisse Schläfrigkeit aufgefallen sei. Aber nach einer halben Tasse Kaffee habe sie den Eindruck gehabt, dass Frau Minke etwas wacher sei. Gewaschen habe sie sie heute nur im Bett, weil Frau Minke schon im Sitzen immer wieder eingeschlafen sei – das habe sie bisher auch nicht von ihr gekannt. Fieber habe sie bereits gemessen, aber das sei in Ordnung gewesen. Sie reicht Ihnen den Ordner und weist im Besonderen auf die Medikamentenliste hin, an die sie sich hier ganz genau halten würden. Ihre Kollegin hat schon begonnen, die Vitalparameter zu erheben. Sie wenden sich Ihrer Patientin zu und sehen eine ältere Dame mit frisch gemachten Haaren, die mit geschlossenen Augen halbsitzend im Bett liegt.

Antworten und Kommentar auf Seite 257

11.2 **Wie prüfen Sie den Bewusstseinszustand und die Orientierung von Frau Minke?**

Erst als Sie Frau Minke etwas kräftiger an den Schultern rütteln, öffnet sie langsam die Augen. Bei der Frage nach dem Namen können Sie mit Mühe das Wort „Minke“ erahnen, die anderen Fragen bleiben unbeantwortet. Ihre Kollegin teilt Ihnen mit, dass das Pulsoxymeter eine SpO_2 von 93 % anzeigt und dass sie daher der Patientin gerne Sauerstoff geben möchte. Sie stimmen dem zu und beginnen, Frau Minke nach dem ABCDE-Schema zu untersuchen:

- **A**: keine Auffälligkeiten, Mundschleimhaut eher trocken und blass, keine Schwellung
- **B**: Atemfrequenz 8/min, beidseitig belüftete Lungen, keine Rasselgeräusche
- **C**: Herzfrequenz und RR normwertig, Rekapillarisierungszeit 3 Sekunden, kühle Extremitäten
- **D**: Sie beurteilen die Pupillenfunktion und erheben den GCS-Wert.
- **E**: trockene, sehr dünne, verletzliche Haut

11.3 **Beschreiben Sie den Untersuchungsgang der Pupillen mit der Stableuchte!**

Beim Funktionstest der Pupillen finden Sie keine Auffälligkeiten, obwohl Ihnen die Beurteilung schwerfällt, da beide Pupillen ziemlich klein sind. Sie wenden sich nochmal der Pflegekraft zu und fragen nach der Urinausscheidung. Die Pflegerin antwortet, dass Frau Minke keinen Dauerkatheter trage und dass die Bilanzierung deshalb schwierig sei. Aber wegen der Schläfrigkeit habe sie zumindest heute nicht so gut getrunken. Man müsse ihr das Getränk sowieso immer anreichen, das sie wegen eines sehr schweren Rheumas nicht mehr greifen könne.

Die Zeit, die Sie für die Untersuchung gebraucht haben, hat Ihre Kollegin mit dem Versuch verbracht, an der linken Hand einen Venenzugang zu legen. Die Venen sind sehr dünn und fragil. Vielleicht nimmt Frau Minke wegen ihres Rheumas schon länger Kortisontabletten – das würde zu der dünnen Haut und den fragilen Venen gut passen. Ihre Kollegin bittet Sie, es auf der anderen Seite zu versuchen. Sie machen sich daher auf die Suche nach einer geeigneten Vene an der anderen Hand, während Ihre Kollegin optimistisch die Infusion vorbereitet.

Antworten und Kommentar auf Seite 257

11.4 Welche unterschiedlichen Größen an Venenzugängen haben Sie zur Verfügung? Schätzen Sie die Durchflussraten/Minute!

Es gelingt Ihnen, den Venenzugang zu etablieren und Sie lassen sich aus dem venösen Blut den Blutzuckerspiegel bestimmen. Dieser liegt im Normbereich. Die Infusion läuft zügig und da Sie erst einmal zufrieden sind, bitten Sie Ihre Kollegin, nach unten zu gehen und die Trage hinauf zu bringen. Als Ihre Kollegin den Raum verlassen hat, schauen Sie die Medikamentenliste im Patientenordner durch. Tatsächlich finden Sie dort in der Auflistung Kortisontabletten. Sie stoßen aber auf noch etwas Interessantes.

Als Ihre Kollegin wieder im Zimmer angekommen ist, sagen Sie zur Pflegerin und zu Ihrer Kollegin, dass Sie gerne den Rücken von Frau Minke sehen wollen. Gemeinsam richten Sie Frau Minke im Bett auf. Frau Minke protestiert etwas, lässt sich aber ohne Gegenwehr das Nachthemd etwas anheben. Am Rücken finden Sie mehrere Pflaster unterschiedlichen Alters. 2 weitere Pflaster kleben vorne unterhalb der Schultergelenke, dort können Sie „Fentanyl" aufgedruckt lesen. Sie ziehen die Pflaster zuerst vom Rücken ab und entfernen dann auch die beiden vorderen. Gemeinsam legen Sie Frau Minke wieder vorsichtig hin. Sie sagen: „Da waren aber viele Pflaster auf dem Rücken von Frau Minke!"

11.5 Schlüsseln Sie die Aussage „Da waren aber viele Pflaster auf dem Rücken von Frau Minke!" nach dem Kommunikationsmodell Schulz von Thuns auf!

Sie sehen sich alle ein wenig betreten an. Die Pflegerin möchte gerade mit einer Rechtfertigung ansetzen, da unterbrechen Sie sie: Es sei doch gut, dass die Pflaster gemeinsam entdeckt worden seien. Sie schlagen vor, dass die Pflegerin den Vorfall intern bespricht und Frau Minke nun ins Krankenhaus gebracht wird. Sie sehen, wie die Pflegerin sich entspannt. Ihre Kollegin deckt eine Einmaldecke über Frau Minke und kurze Zeit später stehen Sie im Aufzug auf dem Weg nach unten. Sie schütteln den Kopf: „So was hätte mir nicht passieren dürfen. Ich habe beim ABCDE einfach nicht aufgepasst. Die kleinen, engen Pupillen haben meine Gedanken abgelenkt und bei Punkt E war ich nicht mehr richtig bei der Sache. Stell dir mal vor, wir hätten sie so in die Ambulanz gebracht!"

 Antworten und Kommentar auf Seite 257

11.6 **Beschreiben Sie den Wirkstoff Fentanyl!**

Im RTW bestimmen Sie erneut die Vitalparameter von Frau Minke und ihren Bewusstseinszustand anhand der GCS: Wenn Sie sie laut ansprechen, öffnet sie die Augen. Beim Drücken der Hände zieht sie diese weg. Sie antwortet relativ unverständlich auf die Frage nach ihrem Namen.

11.7 **Berechnen Sie den GCS-Punktwert von Frau Minke vor der Abfahrt!**

Antworten und Kommentar auf Seite 257

Fall 12

Krampf in der Spielhalle

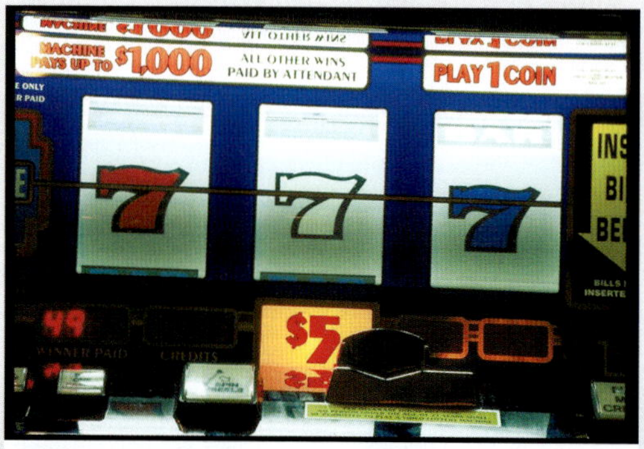

Abb. 12.1 (Foto von: Diamar Interactive)

Es ist ein schöner, frühsommerlicher Sonntagnachmittag. Sie und Ihre Kollegin sind schon ein paar Einsätze gefahren. Sie freuen sich, dass die Sonne scheint und Sie nach dem Auffüllen der Verbrauchsmaterialien im Auto noch ein wenig vor der Fahrzeughalle stehen können, um ein paar Sonnenstrahlen zu tanken. Sie denken sich, dass es viel schöner ist, draußen zu arbeiten, als in einem Gebäude sitzen zu müssen – zumindest, wenn es Nachmittag ist und die Sonne so schön scheint. Ihre Kollegin Anja ist auch noch nicht wieder in die Wache gegangen. Da Ihre beiden Melder in diesem Augenblick alarmieren, braucht sie das auch nicht mehr zu tun... Ein weiterer Kollege klopft auf den Kühler Ihres RTWs und wünscht eine gute Fahrt. „Epileptischer Anfall, Spielhalle“, steht auf dem Display Ihres Melders. Da es in Ihrem Ort nur eine Spielhalle gibt, die kundenfreundlich in der Nähe des Bahnhofs liegt, verzichten Sie auf die Hilfe des Navigationsgerätes.

12.1 **Was verstehen Sie unter einem epileptischen Anfall?**

Ohne Probleme bei der Anfahrt erreichen Sie die Spielhalle. Der Eingang und die Parkplätze befinden sich an der Gebäuderückseite. Der Parkplatz ist erstaunlicherweise voll. So muss Ihre Kollegin in zweiter Reihe parken und nimmt dabei auch in Kauf, dass einzelne PKW durch den RTW behindert werden. „Unglaublich, es ist ein toller Sonntagnachmittag und hier auf dem Parkplatz ist fast kein freier Platz mehr zu bekommen. Da werden wir drinnen wohl mit viel Publikum rechnen können!“

12.2 **Warum darf Ihre Kollegin den RTW in zweiter Reihe parken?**

Antworten und Kommentar auf Seite 259

Im Eingangsbereich werden Sie von einer älteren Frau erwartet, die Sie, vorbei am ersten Raum mit Roulette-Automaten, zu einem weiteren, größeren Raum führt. Dort stehen Reihe an Reihe „einarmige Banditen" und blinken um die Wette. In einem Zwischengang nahe der Tür deutet die Frau auf den Boden, auf einen 20- bis 30-jährigen Mann. Er liegt in Seitenlage. Ein paar andere junge Männer stehen mit etwas Abstand herum. Die Frau, die Sie reingeführt hat, sagt Ihnen: „Jetzt scheint es ja vorbei zu sein, aber eben hat er am ganzen Körper gezuckt. Er ist kaum zu halten gewesen und als er aufgehört hat, haben wir ihn gemeinsam so auf die Seite gedreht. Ich hoffe, das war richtig?!"

12.3 Wie gehen Sie nun vor, um schnell eine potenzielle Gefährdung des Patienten zu erkennen?

Während Sie die Gefährdungslage des jungen Manns prüfen, beginnt Ihre Kollegin, das Monitoring anzulegen. Auch nach dem Schmerzreiz, den Sie am Sternum setzen, erhalten Sie keine Reaktion des jungen Mannes. Sie stellen jedoch fest, dass er – weiterhin in Seitlage liegend – schnarchende Geräusche produziert. „Anja, der Patient hat eine GCS von 3 und ein A-Problem. Hilf mir bitte, ihn auf den Rücken zu legen und gib mir dann als nächstes Sauerstoff!"

12.4 Wie kommt es zu dem A-Problem? Was können Sie direkt tun, um dieses Problem zu beheben?

Antworten und Kommentar auf Seite 259

Sie knien sich hinter den Kopf des Patienten und nehmen die Sauerstoffmaske mit Reservoirbeutel entgegen. Als Sie den Kopf etwas anheben, um die Maske zu befestigen, gibt der Patient ein Stöhnen von sich und wenige Augenblicke später wendet er den Kopf aus der überstreckten Position zur Seite weg. Sie entscheiden sich, dass Sie zunächst das ABCDE-Schema beenden und direkt im Anschluss nochmal die Atemwege evaluieren. Ihre Kollegin berichtet in der Zwischenzeit über weitgehend normale Vitalparameter. Bei der weiteren Untersuchung finden Sie bis auf träge reagierende Pupillen und eine kleine Verletzung an der Zunge keine Auffälligkeiten. Sie möchten nun einen i. v.-Zugang legen und bekommen das Punktionsset von Ihrer Kollegin angereicht, während sie die Infusion vorbereitet. Am Handrücken gelingt Ihnen die Punktion zunächst, jedoch zieht der Patient den Arm dabei so heftig weg, dass der Zugang wieder herausrutscht. Nun – die Reaktion auf Schmerzreize scheint besser zu werden und den Blutzucker können Sie mit dem Blut am Mandrin auch messen. Beim nächsten Versuch hilft Ihnen Anja, woraufhin der Zugang gelingt. Sie bitten einen der herumstehenden jungen Männer, die Infusion zu halten und schauen sich nochmal nach der älteren Frau um, da Sie sie nach dem genauen Ablauf befragen wollen.

12.5 Beschreiben Sie den typischen Ablauf eines Grand-mal-Anfalls!

Nach der Beschreibung der Frau handelte es sich um einen typischen Grand-mal-Anfall. Zusätzlich erzählt sie Ihnen noch, dass die Gruppe junger Männer häufiger gemeinsam hier sei und dass sie in den letzten Tagen ausgesprochen viel Zeit hier verbracht hätten. Sie bedanken sich bei der Frau und wenden sich wieder Ihrem Patienten zu. Die Sauerstoffmaske hat Ihre Kollegin dem Patienten zwischenzeitlich wieder abgenommen, die SpO_2 bei Raumluft beträgt 98 %. Den i. v.-Zugang am Handrücken haben Sie gut gesichert: Bei einem erneuten Anfall möchten Sie gerne einen sicheren Zugangsweg haben, um den Anfall unterbrechen zu können.

12.6 Welches Medikament würden Sie dem jungen Mann im Falle eines erneuten Krampfanfalls geben? Charakterisieren Sie es kurz mit Wirkmechanismus und Nebenwirkungen!

Antworten und Kommentar auf Seite 259

Zusammen mit Ihrer Kollegin entscheiden Sie, dass der Mann nun transportfähig ist. Sie bleiben vor Ort und sortieren schon etwas Ihre Ausrüstung, während Anja zum RTW geht, um die Trage zu holen. Sie nutzen die Zeit und machen bei Ihrem Patienten ein Reassessment. Bis auf träge reagierende Pupillen und eine weiterbestehende Schläfrigkeit können Sie keine Auffälligkeiten entdecken. Als Sie aufsehen, bemerken Sie, dass der Mann, der immer noch neben dem Patienten steht und die Infusion hält, Sie genau beobachtet hat. Er möchte nun wissen, was denn überhaupt los sei mit seinem „Kumpel" und ob ihm so was auch passieren könne.

12.7 **Klären Sie den Fragenden über die Risikofaktoren für einen epileptischen Anfall auf!**

Gemeinsam mit den anderen jungen Männern ist es kein Problem, den Patienten auf die Trage zu heben. Als Sie ihn angeschnallt und mit einer Decke versorgt haben, schieben Sie ihn hinaus zum RTW. Anja hatte, als sie draußen war, nicht nur die Trage geholt, sondern auch mit der Leitstelle das nächstgelegene Krankenhaus mit einem freien Bett auf einer neurologischen Abteilung ausfindig gemacht. Sie vergewissern sich, dass Ihr Patient auf der Trage gut liegt und sicher angeschnallt ist und wollen Anja gerade das Zeichen zur Abfahrt geben, als es an der Tür des RTWs klopft. Erstaunt öffnen Sie die Schiebetür und blicken in das Gesicht eines der anderen Männer, die drinnen herumgestanden waren. Er fragt Sie: „Wer bezahlt denn die Fahrt? Der Kollege hat heute alles Geld verloren, der hat nichts mehr!"

12.8 **Was antworten Sie dem Fragenden?**

Der junge Mann nickt und bedankt sich bei Ihnen – auch dafür, dass Sie so schnell da waren und geholfen haben. Er hebt die Hand zum Gruß und schlendert wieder zu den anderen am Eingang stehenden Männern zurück. Nun geben Sie Anja das Signal zum Losfahren. Während Ihre Kollegin den RTW vom Parkplatz steuert und sich in den Verkehr einreiht, überprüfen Sie nochmal die Vitalwerte Ihres Patienten. Diese sind weiterhin in Ordnung und Sie lehnen sich in Ihrem Sitz zurück. Sie überlegen: In Ihrer Karriere haben Sie zwar schon viele Patienten nach einem epileptischen Anfall ins Krankenhaus gebracht, aber nur sehr selten einen Anfall live erlebt.

Antworten und Kommentar auf Seite 259

12.9 Wann sprechen Sie von einem Status epilepticus? Ist das gefährlich für den Patienten?

12.10 Welche Möglichkeiten haben Sie, medikamentös einzuwirken, um einen Krampfanfall zu unterbrechen, falls Ihnen kein i.v.-Zugang gelingt?

Antworten und Kommentar auf Seite 259

Dyspnoe in der Nacht

Seit nun fast 2 Stunden haben Sie keinen Einsatz mehr gehabt. Es geht auf 20:30 Uhr zu und im Kreis der Kollegen versuchen Sie sich gerade – halb ernsthaft – über das Fernsehprogramm des heutigen Abends zu einigen. Als Ihr Melder alarmiert, steigen Sie theatralisch von der Bank der Sitzgruppe und übergeben beim Hinausgehen die Entscheidungskompetenz für die weitere Abendgestaltung an den Auszubildenden. Während Sie in Ihre Schuhe steigen, werfen Sie einen Blick auf den Melder: „Starke Dyspnoe" lesen Sie dort. Mit dem Verlassen der Fahrzeughalle bekommen Sie von der Leitstelle über Funk mitgeteilt, dass der Notarzt aus dem Nachbarkreis mitalarmiert ist. Ihr Kollege am Steuer lenkt Ihren RTW vom Hof der Rettungswache und Sie erreichen wenige Augenblicke später Ihren Einsatzort in einem nahegelegenen Wohngebiet.

Mit der Hoffnung, dass der Notarzt zügig eintreffen wird, oder dass es vielleicht doch gar nicht so schlimm ist, verlassen Sie den RTW. Vollbepackt mit Rucksack, Koffer und Monitor erreichen Sie schon etwas außer Atem das Mehrfamilienhaus. Die Haustür ist offen, im Treppenhaus ist es jedoch dunkel. Auch als Sie rufen, erhalten Sie keine Antwort. Eine Etage weiter oben erkennen Sie aber einen Lichtschein aus einer halb geöffneten Wohnungstür. Sie rufen erneut und können nun eine erstickte Antwort aus dem Wohnungsinnern vernehmen. Während Sie in den Flur treten, bitten Sie Ihren Kollegen, die Wohnungstür ganz zu öffnen und zu sichern. Direkt vom Flur geht es in die kleine Küche, wo Sie Ihre Patientin, Frau Kleber, auf der Bank sitzend vorfinden. Sie erkennen, dass die ältere Frau unter stärkster Atemnot leidet. Sie hat den Mund geöffnet, um nach Luft zu ringen. Die Augen schauen ängstlich umher und mit jeder Einatmung bewegt sie ihren gesamten Oberkörper mit, während ihre Hände die Tischkante umgreifen. Ohne weitere Untersuchung teilen Sie Ihrem Kollegen mit, dass es sich um eine kritische Patientin handelt.

Sie weisen Ihren Kollegen an, der Patientin umgehend eine Sauerstoffmaske mit Reservoirbeutel anzulegen, während Sie den Monitor für sich gut sichtbar platzieren und der Patientin den SpO_2-Sensor anlegen. Ohne Sauerstoffgabe messen Sie eine Sättigung von 76%.

13.1 Nennen Sie die erreichbaren inspiratorischen Sauerstoffkonzentrationen (FiO_2) bei unterschiedlichen Systemen zur Sauerstoffapplikation!

Ihr Kollege legt der Patientin die Maske an, die aber von dieser Idee wenig überzeugt ist und sich die Maske im nächsten Augenblick so heftig vom Gesicht zieht, dass das Gummiband dabei zerreißt. Ihr Kollege startet nun einen zweiten, etwas vorsichtigeren Versuch, erklärt, wie gut Sauerstoff für sie sei und beruhigt die Patientin gleichzeitig.

Antworten und Kommentar auf Seite 261

13.2 **Beurteilen Sie Sauerstoff als Medikament! Gibt es Nebenwirkungen oder Kontraindikationen?**

Sie sehen, dass der zweite Versuch Ihres Kollegen nun Erfolg hat und die Frau die Sauerstoffmaske toleriert. Erleichtert darüber, bitten Sie Ihren Kollegen nun, das weitere Monitoring bei der Patientin anzulegen und beginnen selbst mit der Untersuchung der Frau. Da sie Ihnen ihren Namen wegen der Atemnot immer noch nicht sagen kann, sehen Sie nochmal schnell auf dem Melder nach, um ihr die Untersuchungsschritte wenigstens ankündigen zu können. Zur Beurteilung der Atemwege heben Sie kurz die Sauerstoffmaske an und leuchten in den Mund der Patientin. Sie werfen einen Blick auf die Halsvenen, die deutlich zu sehen sind. Im Kopf gehen Sie mögliche Differenzialdiagnosen für die schwere Atemnot durch und sagen zu Frau Kleber, dass Sie nun die Lunge abhören werden.

13.3 **Welche Befunde können Sie am Thorax bei COPD, Lungenödem und Pneumothorax erheben?**

Bei der Auskultation hören Sie basal und mittig keine Atemgeräusche, weiter apikal klingen beide Lungen normal. Die Atemfrequenz liegt bei 28/min. Ihr Kollege teilt Ihnen einen aktuellen Blutdruck von 194/105 mmHg mit. Die Herzfrequenz liege zwischen 125 und 140/min und sei arrhythmisch, die Rekapillarisierungszeit erheben Sie mit 3 Sekunden. Sie stecken Ihr Stethoskop wieder ein, treten zu Ihrem Kollegen und fassen die gesammelten Befunde gemeinsam nochmal zusammen. Sie stellen fest, dass die Sauerstoffsättigung nur unzureichend auf 81 % angestiegen ist. Frau Kleber scheint etwas ruhiger zu sein, Sie erkennen aber, dass die Atemanstrengung für sie enorm ist. Sie entschließen sich daher, eine NIV-Therapie bei Frau Kleber zu starten und bitten Ihren Kollegen, nach unten zum RTW zu gehen, um das Beatmungsgerät und die Betäubungsmittelbox zu holen.

Antworten und Kommentar auf Seite 261

13.4 Welche Kontraindikationen fallen Ihnen zur NIV-Therapie ein?

Sie wissen um das Risiko, alleine bei der kritischen Patientin zu bleiben. Da es aber bis zum Eintreffen des Notarztes noch dauern wird, sehen Sie keine andere Alternative. Sie schicken Ihren Kollegen los und nutzen die Wartezeit für ein Reassessment bei Frau Kleber. Sie stellen keine wesentlichen Befundänderungen fest – die Atemfrequenz liegt bei 26/min, aber der Einsatz der Atemhilfsmuskulatur erscheint Ihnen noch angestrengter geworden zu sein. Die Sauerstoffsättigung pendelt zwischen 81 und 83 %. Als Ihr Kollege mit dem Beatmungsgerät wieder die Küche erreicht, beginnt er umgehend mit den Vorbereitungen und reicht Ihnen nach kurzer Zeit die CPAP-Maske.

13.5 Erklären Sie Frau Kleber, was Sie vorhaben und leiten Sie die Patientin an!

Zunächst haben Sie die Befürchtung, dass Frau Kleber die Maske nicht tolerieren wird: Sie greift immer wieder zu ihrem Gesicht und versucht, die Maske zu entfernen. Da Sie der Patientin noch keinen i. v.-Zugang legen konnten, liegt auch die Betäubungsmittelbox noch ungenutzt neben dem Beatmungsgerät. Sie knien sich vor Frau Kleber und legen Ihre Hände auf die Hände der Patientin, um diese locker zu fixieren. „Frau Kleber, wir atmen jetzt zusammen! Halten Sie meine Hände fest und schauen Sie mich an!“ Tatsächlich wird Frau Kleber etwas ruhiger und atmet zunehmend besser mit dem Beatmungsgerät. Ihr Kollege schaut sehr gebannt auf den Monitor des Geräts.

13.6 Auf dem Monitor sieht er eine Druckkurve. Zeichnen Sie die Druckkurve, die bei der CPAP-Therapie entsteht, auf und erklären Sie diese!

Antworten und Kommentar auf Seite 261

Ihr Kollege fragt, ob er nun einen i. v.-Zugang legen soll. Sie ärgern sich, dass Sie der Patientin immer noch keinen Zugang legen konnten und stimmen der Idee Ihres Kollegen zu. Sie selbst möchten aktuell Ihre Patientin nicht alleine lassen. Sie hören nämlich, dass der Ton des Pulsoxymeters langsamer und höher wird. Mit einem Blick auf den Monitor sehen Sie, dass die Sättigung bei 89 % liegt. In diesem Augenblick hören Sie Schritte im Treppenhaus und dann im Flur.

13.7 Übergeben Sie Frau Kleber an den nun eintreffenden Notarzt!

Nach der Übergabe legt der Notarzt Frau Kleber noch einen i. v.-Zugang, über den er zunächst Morphin und dann Urapidil zur Blutdrucksenkung appliziert. Während Sie und Ihr Kollege nun den Transport vorbereiten, hat Frau Kleber noch etwas Zeit, sich weiter zu stabilisieren. Gemeinsam entscheiden Sie sich, sie mit dem Tragestuhl durch das Treppenhaus nach unten zu bringen. Mit einiger Mühe gelingt es, die NIV-Therapie dabei nicht zu unterbrechen. Im RTW führt der Notarzt ein Reassessment durch und ergänzt die Untersuchung um den Secondary Survey. Er fasst für Sie die Untersuchungsergebnisse zusammen: Der Atemweg ist frei, AF 18/min, SpO_2 92 %, die Auskultation ist basal nicht möglich, apikal liegen normale vesikuläre Atemgeräusche vor. Die Rekapillarisierungszeit beträgt 2 Sekunden, der RR 155/95 mmHg. Sie freuen sich über das anerkennende Nicken des Notarztes und gehen nach vorne zur Fahrerseite, um Frau Kleber nun ins Krankenhaus zu bringen. Auf der kurzen Fahrt müssen Sie sich eingestehen, dass Sie selbst auch überrascht waren, wie gut die NIV-Therapie funktioniert hat. Dabei erinnern Sie sich an die Anatomie der Lunge.

13.8 Beschreiben Sie den Aufbau der Blut-Gas-Grenze der Lunge und was bei einem Lungenödem passiert!

Antworten und Kommentar auf Seite 261

Schmerzen im Rücken

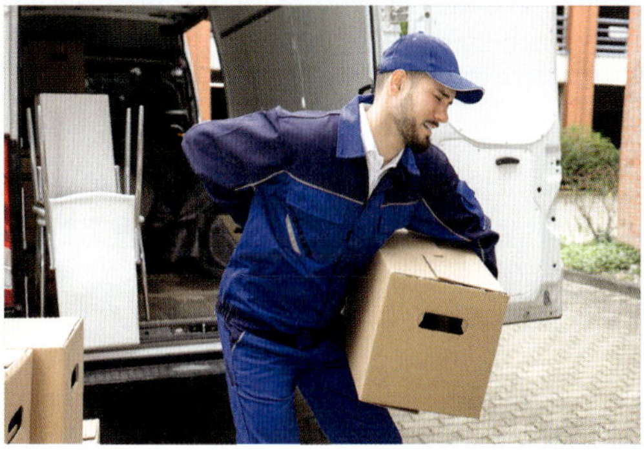

Abb. 14.1 (Foto von: Andrey Popov, Fotolia)

Es ist Sonntagabend und die Bestellungen beim Lieferservice werden gerade an der Wache gesammelt, als Ihr Melder alarmiert. „Schmerzen im Rücken, kann nicht aufstehen", lesen Sie dort. Sie kritzeln noch schnell – „Pizza Salami, groß" – auf den Bestellzettel und steigen ins Auto, als Ihr Kollege gerade den Motor anlässt. Gemeinsam fahren Sie los und steuern zügig Richtung Südstadt. Hin und wieder hatten Sie nach einem anstrengenden Dienst auch schon Rückenschmerzen, manchmal so stark, dass Sie froh waren, sich einfach nur hinlegen zu können. Daher können Sie den Leidensdruck Ihres Patienten gut nachvollziehen. Sie erreichen eine Reihenhaussiedlung und Ihr Kollege bringt den RTW direkt vor dem Haus zum Stehen. Mit Ihrer Ausrüstung in beiden Händen gehen Sie auf die Wohnungstür zu. Der Name an der Haustür – Meierschmied – stimmt mit Ihrer Alarmierung überein. Nachdem Sie geklingelt haben, warten Sie einen Augenblick. Als sich nichts tut und Sie gerade nachsehen wollen, ob es einen alternativen Eingang gibt, kommt ein Nachbar heraus und winkt mit einem Schlüssel.

Nachdem er Ihnen die Tür geöffnet hat, hören Sie von weiter hinten im Haus ein Rufen, das Sie hereinbittet. Im Wohnzimmer auf einer Matratze liegt ein Mann mittleren Alters. Die Beine liegen auf einem Kissenstapel. Er reicht Ihnen von unten die Hand und erzählt Ihnen dann, dass er hin und wieder schon Schmerzen im Rücken gehabt habe. Gestern habe er sich aber bei der Arbeit wohl verhoben, die Schmerzen seien immer schlimmer geworden und seit Mittag liege er nun hier.

14.1 **Welche Grundsätze beachten Sie beim Heben und Tragen von Lasten?**

Sie bitten Ihren Kollegen, die Vitalparameter von Herrn Meierschmied zu erheben. Sie erklären ihm, dass Sie ihn nun untersuchen werden, um nichts Wichtiges zu übersehen. Nachdem Sie Ihre standardisierte Untersuchung nach dem ABCDE-Schema abgeschlossen haben, informieren Sie Ihren Kollegen, dass Sie keine Auffälligkeiten gefunden haben. Er ergänzt normale, altersentsprechende Vitalparameter. Sie möchten nun die Anamnese von Herrn Meierschmied vervollständigen.

Antworten und Kommentar auf Seite 264

14.2 Welche Gedächtnisstütze können Sie verwenden, um bei der Anamnese keine relevanten Informationen zu vergessen?

Die Krankenanamnese von Herrn Meierschmied ist bis auf eine Hausstauballergie leer. Bei der Schmerzanamnese kann er den Beginn der Schmerzen sehr genau auf den Zeitpunkt des Anhebens der Last angeben. Der Schmerz sei stechend und liege etwas rechtsseitig der LWS, manchmal strahle er aber auch in das rechte Bein aus. Taubheiten hätte er keine verspürt. Etwas verwundert verneint Ihr Patient auch die Frage nach Urin- oder Stuhlverlust.

14.3 Erklären Sie dem Patienten die numerische Ratingskala (NRS), um seine Beschwerden in Ruhe und bei Bewegung einzuordnen! Was unterscheidet die NRS von der visuellen Analogskala?

Herr Meierschmied ordnet seinem aktuellen Schmerz in Ruhe eine „3" zu und eine „5", sobald er sich bewege. Da er noch immer auf seiner Matratze in Stufenbettlagerung liegt, möchten Sie ihm vor der Umlagerung gerne ein Schmerzmedikament geben. Er ist darüber sehr erleichtert und meint, er habe schon sehr Bedenken gehabt, wie er die Umlagerung ertragen solle. Sie fragen noch einmal explizit nach Allergien und Medikamentenunverträglichkeiten – beides verneint Ihr Patient.

14.4 Warum dürfen Sie als Notfallsanitäter einen venösen Zugang legen? Welche Nebenwirkungen kann ein venöser Zugang haben?

Antworten und Kommentar auf Seite 264

Ihr Patient hat gute Venen und es gelingt Ihnen problemlos, einen Zugang an seinem Handrücken zu legen. Die angeschlossene kristalloide Infusionslösung läuft ohne Probleme. Nun bitten Sie Ihren Kollegen, Ihnen 1 g Metamizol in einer Kurzinfusion zu richten. Während Ihr Kollege die Infusion vorbereitet, unterhalten Sie sich mit Herrn Meierschmied. Er erzählt Ihnen, dass er eigentlich schon länger Rückenprobleme habe. Bevor er den Job vor 2 Jahren gewechselt habe, habe er auch noch regelmäßig Sport gemacht. Aber momentan mache er nichts mehr und das merke er nicht nur an seinem Rücken. Er lacht kurz, um dann schmerzverzerrt das Gesicht abzuwenden. Lachen tut gerade gar nicht gut. Sie denken, dass es vielleicht auch für Sie selbst eine gute Idee wäre, nochmal einen Rückenkurs zu besuchen – die meisten Kassen bezuschussen das inzwischen ja. Während Sie Ihren Patienten betrachten, nehmen Sie es sich fest vor. Ihr Kollege hat die Kurzinfusion mit Novalgin® fertig vorbereitet und startet gerade die Gabe.

Herr Meierschmied wendet sich Ihnen wieder zu und möchte Folgendes wissen:

14.5 „Wie kann es sein, dass bei Rückenschmerzen auch das Bein weh tut? Warum haben Sie nach Urin- oder Stuhlverlust gefragt?"

14.6 **Nennen Sie die Wirkungen und mögliche Nebenwirkungen von Metamizol! Welche Kontraindikationen kennen Sie und wann beginnt die Medikamentenwirkung?**

Während Sie darauf warten, dass die Wirkung von Metamizol einsetzt, planen Sie mit Ihrem Kollegen schon mal die Umlagerung und den Transport. Zum Glück befinden Sie sich in einer Erdgeschosswohnung und vor der Haustür ist nur eine relativ breite Stufe. Während Ihr Kollege nach draußen gegangen ist, um die für den Transport notwendigen Ausrüstungsgegenstände zu holen, machen Sie bei Herrn Meierschmied ein Reassessment. Bis auf einen etwas niedrigeren Blutdruck sind alle Befunde unverändert geblieben. Sie bitten Ihren Patienten, auch nochmal seine Schmerzen mithilfe der NRS einzuordnen. Er sagt, in Ruhe seien die Schmerzen nun bei „1".

Antworten und Kommentar auf Seite 264

14.7 **Wie gestalten Sie die Umlagerung und den Transport Ihres Patienten?**

Es gelingt Ihnen gut, Herrn Meierschmied mit der Vakuummatratze zu immobilisieren. Im RTW angekommen, müssen Sie noch etwas Zeit investieren, um das EKG erneut zu kleben, da sich 2 Elektroden gelöst haben. Aber schließlich sind Sie abfahrtbereit und erfahren dann auch, dass die Orthopädie der Uniklinik über Ihre Ankunft informiert ist. Während der Fahrt dokumentieren Sie Ihre Maßnahmen und denken noch etwas über Rückenschmerzen nach: Sie nehmen sich vor, so bald wie möglich an einem Präventionskurs teilzunehmen!

14.8 **Welche Erkrankungen können auch Rückenschmerzen auslösen, ohne dass die Ursache im Rücken liegt?**

Antworten und Kommentar auf Seite 264

Unfall im Getränkegroßhandel

Kurz vor Mittag kommen Sie und Ihr Kollege von Ihrem letzten Einsatz zurück. Routiniert manövriert Ihr Kollege den RTW rückwärts in die Fahrzeughalle. Das Fahrzeug piepst beim Rückwärtsfahren und die Kamera zeigt ein brauchbares, wenn auch etwas verzerrtes Bild der Gegebenheiten hinter dem Fahrzeug. Sie erinnern sich an Ihre Führerscheinprüfung – was hätten Sie damals für eine solche Kamera gegeben! Ihr Kollege kommt jedoch nicht dazu, den RTW komplett zu parken, denn mit einer Folge heller Töne alarmiert Sie Ihr Melder. Sie lesen das Einsatzstichwort und das Ziel laut vor: „Unfall mit Gabelstapler, Getränkegroßhandel REUL, Amperestraße 67." Ihr Kollege nickt und während Sie das Navigationsgerät programmieren, manövriert er den RTW wieder aus der Fahrzeughalle heraus.

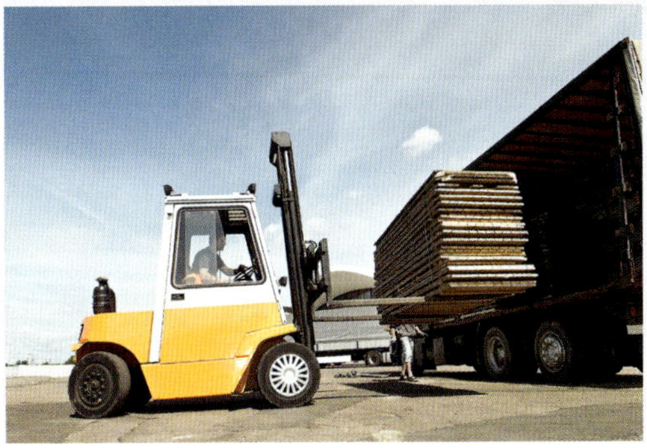

Abb. 15.1 (Foto von: shutterstock)

Als Sie das Werksgelände erreichen, werden Sie vom Pförtner durchgewunken und erfahren, dass sich der Unfall in der Vorhalle des Hochregallagers ereignet hat, das sich nach etwa 300 m auf der linken Seite des Geländes befindet. Sie bedanken sich und folgen der Wegbeschreibung. Vor einem geöffneten Rolltor sehen Sie eine heftig winkende Person. Ihr Kollege parkt den RTW und Sie greifen sich Ihre Ausrüstung. Als Sie durch das weit geöffnete Rolltor laufen, sehen Sie einen Gabelstapler und mehrere Personen, die sich am Heck der Maschine aufhalten.

15.1 **Mit welchen Gefahren müssen Sie bei diesem Einsatz rechnen? Was beurteilen Sie, während Sie sich nähern?**

Nun erkennen Sie, dass hinter dem Gabelstapler eine Person in Arbeitskleidung auf dem Boden liegt, eine weitere Person stützt deren Kopf. Ein Mann mit einem sehr roten Kopf, der sich als der verantwortliche Vorarbeiter vorstellt, erzählt, dass der Gabelstapler beim Rückwärtsfahren wohl den Kollegen gegen die Europaletten gedrückt habe. Sowohl der Fahrer als auch der Verletzte seien erfahrene Leute und er könne sich nicht vorstellen, wie so was habe passieren können. Der Mann, der auf dem Boden liegt, ist sehr blass. Als Sie ihn ansprechen, öffnet er die Augen und sagt Ihnen mit einer kurzen Pause dazwischen seinen Vor- und Nachnamen.

Antworten und Kommentar auf Seite 266

15.2 **Welche Rückmeldung geben Sie Ihrem Kollegen?**

Sie weisen den Mann, der am Kopf des Verletzten kniet, an, den Kopf von beiden Seiten mit seinen Händen festzuhalten. Dem Verletzten sagen Sie, dass Sie ihn nun einmal untersuchen werden. Auf Aufforderung öffnet Ihr Patient den Mund und Sie können hineinleuchten. Bei der Auskultation hören Sie erleichtert ein beidseitiges, vesikuläres Atemgeräusch und zählen die Atemfrequenz bei 21/min. Der Thorax ist stabil, Sie entdecken dort keine Prellmarken. Sie tasten einen schnellen, schwachen Puls und erheben eine Rekapillarisierungszeit von 3 Sekunden. Das Abdomen ist weich, Sie sehen jedoch eine Abschürfung an der rechten Flanke und eine deutliche Prellmarke mit Hämatom am rechten Beckenkamm. Sie tasten die Oberschenkel entlang, die weich und achsengerecht sind. Sie sprechen Ihren Patienten an und bitten ihn, die Füße zu bewegen. Erst nach der zweiten Aufforderung und taktiler Hilfe öffnet er die Augen und kommt Ihrer Aufforderung nach. Ihr Kollege, der vom RTW zurückgekommen ist, beginnt nun, das Basismonitoring anzulegen und erhebt eine SpO_2 von 92 %, eine Herzfrequenz von 118/min und einen RR von 85/60 mmHg. Sie stellen bei Ihrer weiteren Untersuchung fest, dass die Pupillen isokor sind und eine normale Lichtreaktion zeigen. Um keine Zeit zu verlieren, entscheiden Sie sich, den Blutzuckertest erst durchzuführen, wenn Sie den Venenzugang etabliert haben. Sie weisen Ihren Kollegen an, dem Patienten 15 l Sauerstoff zu geben und Ihnen dann zur Hilfe zu kommen.

15.3 **Welchen GCS-Wert erhält der Patient von Ihnen?**

15.4 **Welche Probleme hat Ihr Patient? Was ist Ihre nächste Maßnahme? Erläutern Sie Ihre Entscheidung!**

Antworten und Kommentar auf Seite 266

Während Ihr Kollege dem Verletzten eine Sauerstoffmaske aufsetzt, fixieren Sie dessen Beine in Innenrotation. Nun kommt Ihnen Ihr Kollege zur Hilfe: Während Sie an das Becken des Verletzten greifen, führt Ihr Kollege den Schultergürtel und gemeinsam gelingt es Ihnen, die Beckenschlinge schonend auf Höhe der Trochanteren zu positionieren. Als Sie gemeinsam die Schlinge festziehen, stöhnt Ihr Patient und versucht mit den Händen, nach Ihnen zu greifen. Er greift jedoch in die Luft und lässt die Arme umgehend wieder sinken. Nun möchten Sie, dass Ihr Kollege die HWS des Verletzten mit einer HWS-Schienung stabilisiert. Sie selbst greifen sich das Infusionsset und knien sich an den Arm des Patienten. Sie versuchen, den Puls an der A. radialis zu tasten, können dort jedoch keinen Puls mehr finden. Sie bitten Ihren Kollegen, dies einmal zentral an der A. carotis zu tun. Ihr Kollege teilt Ihnen mit, dass er einen ziemlich tachykarden, aber sehr flachen Puls tasten könne. Ihrem Kollegen zugewandt sagen Sie: „Die Kreislaufsituation hat sich verschlechtert. Ich lege noch diesen Zugang, dann lagern wir ihn umgehend auf das Spineboard, nehmen die Head-Blocks und tragen ihn mit dem Spineboard in den RTW – genug Hände gibt es hier ja." Ihr Kollege nickt zustimmend.

15.5 Wie gestalten Sie das Infusionsmanagement? Was bedeutet permissive Hypotonie?

15.6 **Welche Durchflussraten erhalten Sie mit den unterschiedlichen Venenzugängen?**

Sie haben einige Mühe, den Venenzugang zu etablieren und die Punktion gelingt Ihnen nicht im ersten Versuch. Aufgrund der kollabierten Venen und um den Zeitverlust durch eine mögliche erneute Fehlpunktion zu vermeiden, entscheiden Sie sich für den zweiten Versuch für einen kleineren Venenzugang und schaffen es, in der Ellenbeuge einen 18-G-Zugang zu legen. Während Sie den Zugang gründlich fixieren, ruft Ihnen Ihr Kollege den noch ausstehenden Blutzuckerwert zu. Sie wiederholen den Wert laut. Versehen mit einem Druckbeutel sind Sie mit der Laufrate der Infusion einverstanden. Nun drehen Sie Ihren Patienten gemeinsam achsengerecht auf das Spinebaord. Den kurzen Augenblick, den Ihr Patient auf der Seite liegt, nutzen Sie, um sich den Rücken anzusehen und einmal entlang der Wirbelsäule zu tasten, stellen dort jedoch keine weiteren Verletzungen fest. Während Ihr Kollege die Head-Blocks befestigt, schneiden Sie beide Hosenbeine von unten nach oben auf und fixieren den Verletzten dann gründlich. Mit 2 Arbeitskollegen und dem Vorarbeiter tragen Sie das Spineboard mit dem Patienten den kurzen Weg bis zum RTW. Sicher dort angekommen, bedanken Sie sich kurz bei allen, erklären, dass die Zeit drängt und weisen Ihren Kollegen an, kurz mit der Leitstelle die Notwendigkeit der sofortigen chirurgischen Intervention zu besprechen.

Antworten und Kommentar auf Seite 266

15.7 **Wie beurteilen Sie in diesem Fall die Nützlichkeit eines i.o.-Zugangs? Welche generellen Kontraindikationen gibt es für diese Art von Zugang?**

Als Sie sich mit dem RTW der Pforte nähern, sehen Sie das NEF von der Straße abbiegen und auf dem Gehweg halten. Nachdem der Pförtner Ihnen die Schranke zur Ausfahrt geöffnet hat, stoppt Ihr Kollege den RTW kurz, um den Notarzt zusteigen zu lassen.

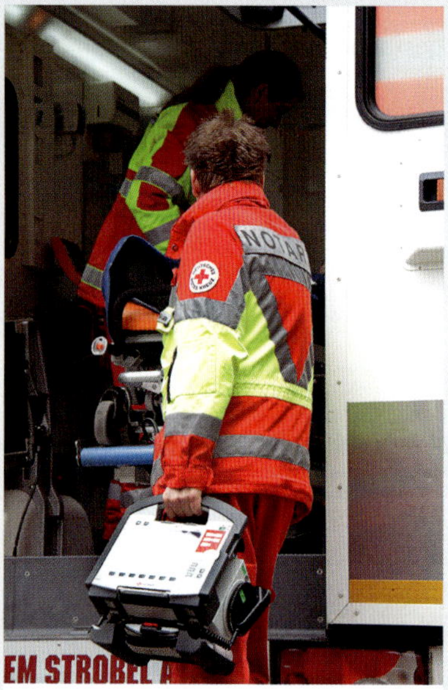

Abb. 15.3 (Foto von: Kirsten Oborny, Thieme)

15.8 **Übergeben Sie Ihren Patienten an den zusteigenden Notarzt!**

Antworten und Kommentar auf Seite 266

Während sich der Notarzt einen kurzen Überblick über den aktuellen Zustand des Patienten verschafft, erhält Ihr Kollege die Information von der Leitstelle, dass das Kreiskrankenhaus zur chirurgischen Primärversorgung aufnahmebereit sei. Sie geben diese Information weiter an den Notarzt. Dieser nickt und bittet wegen der weiterbestehenden vitalen Gefährdung des Patienten um eine zügige Fahrt.

15.9 **Welche Maßnahmen sollten nun auf der Fahrt noch erfolgen?**

Antworten und Kommentar auf Seite 266

Fall 16

Fragen

Thoraxschmerzen

Heute ist ein besonderer Tag: Sie haben 5-jähriges Dienstjubiläum an Ihrer Rettungswache. Zuhause haben Sie eine Weile hin- und herüberlegt, was Sie für Ihre Kollegen Gutes machen könnten. Leider gehören Sie diesbezüglich nicht zu den kreativen Köpfen und so haben Sie eben eine Kiste voller Lebensmittel in der Küche abgestellt, deren Inhalt Sie zu 2 Salaten verarbeiten möchten. Später werden Sie noch ein paar Würstchen kaufen und hoffen, dass zwischendurch etwas Zeit bleibt, um gemeinsam den Grill anzumachen.

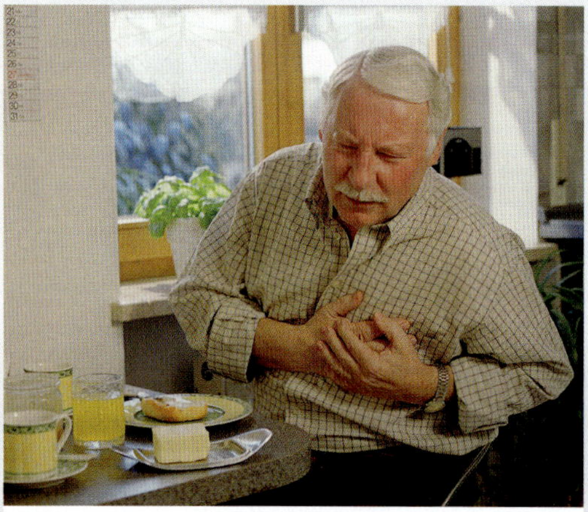

Abb. 16.1 (Foto von: Kohtes Klewes)

Sie sind heute mit einer Kollegin auf dem RTW eingeteilt, die noch nicht so lange dabei ist. Sie haben aber ausgemacht, dass Sie ihr unterwegs jede Frage beantworten – und falls Sie Fragen bei der Salatzubereitung haben, hat Ihre Kollegin versprochen, Ihnen zu helfen. Sie schauen wenig motiviert auf die Tomaten, die Salatgurken und die Paprika und wären froh, wenn Ihr Melder... – just in dem Augenblick vibriert es an Ihrem Gürtel und im nächsten Augenblick geht der Alarm los: „Dyspnoe und Thoraxschmerz, Campingplatz." Sie legen das Gemüse fürs erste zurück in die Kiste und gehen zur Fahrzeughalle. Sie steigen in den RTW und geben die „3". Wenige Augenblicke später steigt Ihre Kollegin auf den Beifahrersitz und Sie fahren los in Richtung Campingplatz. Aus früheren Einsätzen kennen Sie den kürzesten Weg zu den Stellplätzen der Dauercamper und erklären, während Sie fahren, die beste Anfahrt.

16.1 **Was verstehen Sie unter einer instabilen Angina pectoris?**

Als Sie den RTW parken, sehen Sie wenige Meter entfernt eine Frau aus einem Campingwagen winken. Jeder von Ihnen beiden trägt einen Rucksack, Sie tragen den Monitor und Ihre Kollegin die Absaugpumpe. Die Frau bittet Sie herein und führt Sie in den Wohnbereich, wo auf einem Campingstuhl ein adipöser und etwas schwer atmender Mann sitzt. Nachdem Sie sich vorgestellt haben, erfahren Sie, dass Ihr Patient Herr Weimar heißt. Er sagt zu Ihnen: „Keine Eile, mir geht es schon wieder besser, die Brustschmerzen sind weg und mit der Luft wird es auch wieder!" Die Frau schüttelt indessen den Kopf. Sonst habe er diese Schmerzen nur, wenn er Treppen steige, aber vorhin sei ihr Mann draußen beim Blumengießen gewesen und hätte dort Schmerzen bekommen – aber dieses Mal nicht nur in der Brust, sondern auch im Arm.

Antworten und Kommentar auf Seite 269

16.2 Welche Risikofaktoren für eine KHK kennen Sie?

Während Ihre Kollegin die Vitalparameter misst, beginnen Sie mit der strukturierten Untersuchung von Herrn Weimar nach dem ABCDE-Schema. Sie können weder bei A noch bei B Auffälligkeiten finden. Bei C auskultieren Sie normale Herztöne, Ihre Kollegin teilt Ihnen einen RR von 145/95 mmHg mit, bei einer Herzfrequenz von 98/min. Die SpO_2 beträgt 95 %. Die Rekapillarisierungszeit ist normal und die Halsvenen sind im Sitzen unauffällig. Die orientierende neurologische Untersuchung ist normal. Ihre Kollegin hat mit den Vorbereitungen zur Anlage eines i. v.-Zugangs begonnen, sodass Sie sich weiter der Anamnese nach dem SAMPLER-Schema widmen können. Sie erfahren, dass Herr Weimar vor 7 Jahren schon eine Bypass-Operation hatte, jetzt aber nur noch Medikamente „gegen den Blutdruck" nehmen müsse. Allergien gegen Medikamente seien keine bekannt und diese Brustschmerzen habe er immer schon mal beim Treppensteigen gehabt, aber dass er sie jetzt beim Blumengießen bekommen und auch der Arm geschmerzt habe, das sei neu.

16.3 An welche Differenzialdiagnosen müssen Sie bei Brustschmerzen denken?

Sie bitten Ihre Kollegin, ein 12-Kanal-EKG zu schreiben. Da Herr Weimar immer noch über ein Druckgefühl im Brustkorb klagt, möchten Sie ihm nun gerne Nitrospray geben. Vor der Medikamentengabe messen Sie noch einmal die Vitalparameter und erhalten einen RR von 140/95 mmHg bei einer Herzfrequenz von 90/min und einer peripheren Sauerstoffsättigung von 95 %. Als Ihre Kollegin den Ausdruck des 12-Kanal-EKGs starten möchte, sieht sie die aktuelle Sättigung von Herrn Weimar und fragt, ob sie ihm Sauerstoff geben soll.

Antworten und Kommentar auf Seite 269

16.4 **Wie gehen Sie mit der Sauerstoffgabe bei einem Patienten mit akutem Koronarsyndrom um?**

Sie erklären Ihrer Kollegin, dass Sauerstoff als Medikament verstanden werden sollte, das auch Nebenwirkungen hat und dass die Sauerstoffradikale zu Schäden am Epithel der Lunge, sowie an Nervensystem und Auge führen können. Bei Patienten, die wegen einer Lungenerkrankung an höhere CO_2-Werte im Blut angepasst sind, kann ein zu hohes Sauerstoffangebot den Atemantrieb reduzieren. Deshalb wird die Sauerstoffgabe von der jeweiligen peripheren Sättigung abhängig gemacht. Da der SpO_2 bei Herrn Weimar bei 95 % liegt, benötigt er derzeit keinen Sauerstoff.

16.5 **Nennen Sie Faktoren, die eine korrekte Messung der peripheren Sauerstoffsättigung mit dem Pulsoxymeter verhindern können!**

Ihre Kollegin nickt und schiebt die Sauerstoffmaske wieder in den Rucksack zurück. Sie bitten sie nun, Ihnen das Nitrospray aus ihrem Rucksack zu reichen.

16.6 **Welche Fragen müssen Sie Herrn Weimar vor der erstmaligen Gabe des Nitrosprays noch stellen?**

Antworten und Kommentar auf Seite 269

Nachdem der Patient Ihre Fragen beantwortet hat, geben Sie ihm einen Sprühstoß des Nitrosprays unter die Zunge. Sie legen Ihrem Patienten dann einen Venenzugang und stellen fest, dass er insgesamt deutlich entspannter wirkt. Auf Nachfragen sagt er Ihnen, dass die Druckschmerzen im Brustkorb weg seien und er auch viel leichter durchatmen könne. Sie schließen ein Reassessment an, um weitere Veränderungen, insbesondere bei der Kreislaufsituation nicht zu übersehen. Die klinische Untersuchung liefert ähnliche Ergebnisse wie bei der Erstuntersuchung, der Blutdruck liegt nun bei 110/90 mmHg, die Herzfrequenz bei 85/min, die Sauerstoffsättigung unverändert bei 95 %. Sie rechnen nun in jeder Minute mit dem Eintreffen des Notarztes und bitten Ihre Kollegin deshalb, schon mal 500 mg ASS und 5000 IE Heparin aufzuziehen.

Aufgrund der beengten Verhältnisse entscheiden Sie sich dann, Herrn Weimar mit dem Tragestuhl zu transportieren und dann auf die Trage umzulagern. Kurz darauf erscheint der Notarzt.

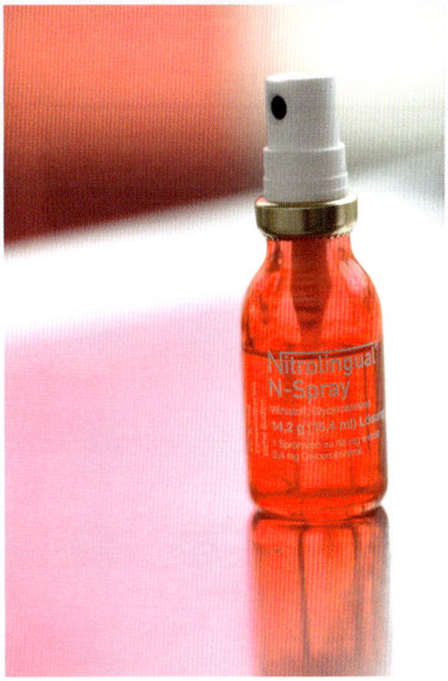

Abb. 16.3 (Foto von: A. Fischer, Thieme)

16.7 Übergeben Sie Herrn Weimar an den Notarzt!

Der Notarzt bedankt sich bei Ihnen und möchte – wie Sie richtig vermutet haben – vor dem Transport noch ASS und Heparin geben. Sie reichen ihm die vorbereiteten und beschrifteten Spritzen sowie die Glasampullen zur Sichtkontrolle. Nachdem sich der Notarzt versichert hat, dass auch gegen diese Medikamente keine Allergien bekannt sind und es weder einen Hinweis auf eine akute Blutungssituation noch auf einen akuten Schlaganfall oder eine Aortendissektion gibt, spritzt er beide Medikamente in den Zugang.

Antworten und Kommentar auf Seite 269

16.8 Geben Sie eine Kurzcharakteristik des Medikaments Acetylsalicylsäure!

Gemeinsam setzten Sie Herrn Weimar in den Tragestuhl um und befördern ihn so sicher zur Trage und von dort in den RTW. Nachdem der Notarzt dort das 12-Kanal-EKG betrachtet hat und Herr Weimar weiterhin beschwerdefrei ist, entscheidet er, Sie und Ihre Kollegin nicht zu begleiten. Er meldet Sie jedoch noch in der Ambulanz des aufnehmenden Krankenhauses an.

Nach einer komplikationslosen Fahrt mit einem zufriedenen Patienten erreichen Sie die Klinik. Nachdem Sie Ihren Patienten in der Ambulanz an den diensthabenden Arzt übergeben haben, desinfizieren Sie und Ihre Kollegin gemeinsam die Trage und Ihre Ausrüstung. Da stellt Ihnen Ihre Kollegin eine Frage, über die Sie einen Augenblick nachdenken müssen, bevor Sie ihr antworten.

16.9 Welche Gefäße enden oder beginnen direkt am Herzen und welche Herzklappen gibt es?

Antworten und Kommentar auf Seite 269

Zu wenig Zucker...

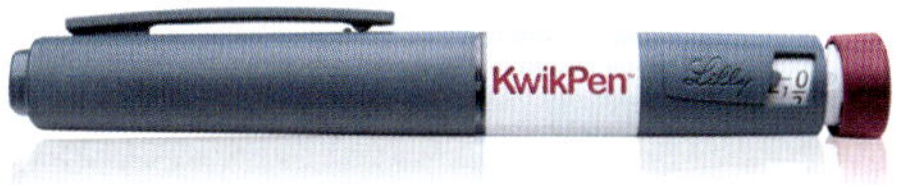

Abb. 17.1 (Foto von: Lilly Deutschland GmbH)

Mit einem gezielten Wurf befördern Sie den Einmalputzlappen mit der Desinfektionsflüssigkeit in den Mülleimer. „Fertig!“, rufen Sie Ihrer Kollegin zu, die Ihnen aber nicht antwortet. Stattdessen hören Sie sie in der Fahrerkabine sprechen und gleich darauf zu Ihnen nach hinten rufen: „Kommst du vor, wir haben einen Einsatz zu einer Unterzuckerung!“ – Da alarmiert auch schon Ihr Melder. Ihre Kollegin lenkt den RTW nicht weit weg von der Wache in ein Wohngebiet. Sie sagt, dass sie sich erinnert, schon mal bei dieser Adresse gewesen zu sein, auch wegen einer Unterzuckerung. Während Sie beide zum Haus gehen, sagt sie Ihnen über die Schulter hinweg, dass der Leitstellendisponent ihr übrigens eben noch am Funk gesagt habe, dass er den Notarzt aus dem Nachbarkreis schicken müsse.

An der Haustür wartet eine Jugendliche, die Ihnen den Weg in die Erdgeschosswohnung von Herrn Graulich zeigt. Sie sagt Ihnen, dass sie nicht wisse, ob es wieder eine Unterzuckerung sei, weil ihr Vater dieses Mal komische Bewegungen gemacht habe und nun weiterhin Geräusche mache. Sie betreten ein geräumiges Wohn-Esszimmer. Neben einem der Stühle des Esstischs liegt ein Mann mittleren Alters in Rückenlage auf dem Boden. Das dunkle T-Shirt hat große Schweißflecken unter den Achseln und an der Brust, die Haare des Mannes kleben an seinen Schläfen. Sie hören ein unregelmäßiges, lautes, schnarchendes Geräusch.

17.1 Was tun Sie als erstes?

Nachdem Sie mit Ihrer Kollegin abgesprochen haben, dass Sie weiterhin auf die Atemwege von Herrn Graulich achten, beginnt Ihre Kollegin mit der Untersuchung des Patienten nach dem ABCDE-Schema. Sie fasst im Anschluss ihre Untersuchungsbefunde für Sie zusammen und berichtet, dass kein B-Problem vorliege, der Thorax stabil sei und die Auskultation seitengleiche Atemgeräusche ergeben habe. Die Rekapillarisierungszeit sei mit 3 Sekunden etwas verlängert, die Herzfrequenz betrage 87/min. Sie habe keinen Hinweis auf Verletzungen finden können, die Pupillen reagierten verzögert und die GCS liege aktuell bei 3 Punkten. Das Pulsoxymeter leitet einen SpO_2-Wert von 93 % ab. Sie legen Ihrem Patienten einen Wendel-Tubus ein und setzen ihm eine Sauerstoffmaske auf. Danach legen Sie ihm einen i. v.-Zugang. Auf dem Handrücken gelingt Ihnen zwar die Venenpunktion, nicht jedoch die Etablierung des Zugangs. Aber immerhin haben Sie etwas Blut, damit Ihre Kollegin zunächst einen Blutzuckertest machen kann. Während die Messung läuft, gelingt Ihnen die Punktion im zweiten Versuch. Sie schließen die Infusion an und beauftragen die Jugendliche, die sich auf Nachfragen als Tochter Luisa vorstellt, die Infusionslösung hochzuhalten. In der Zwischenzeit zeigt das Blutzuckermessgerät einen Wert von 54 mg/dl an.

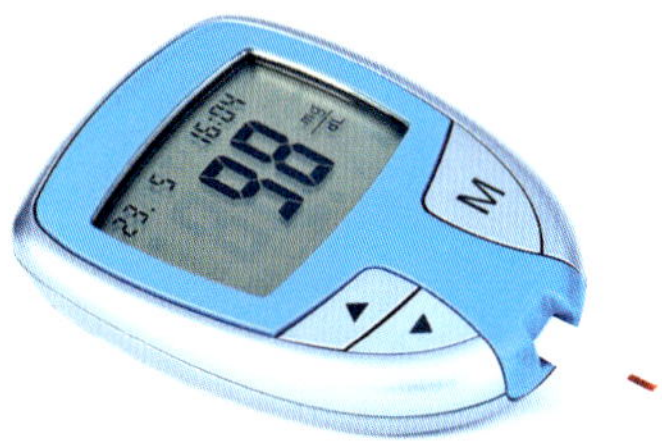

Abb. 17.2 (Foto von: Sport Moments – Marcel Paschertz, Fotolia)

17.2 Welche Fehlerquellen fallen Ihnen bei der Blutzuckermessung ein?

17.3 Gibt es Grenzwerte, ab denen man von einer Unterzuckerung spricht?

17.4 Wie kann es zu einer Unterzuckerung bei einem Diabetiker kommen?

Das Pulsoxymeter zeigt inzwischen einen SpO_2-Wert von 99% an und das schnarchende Atemgeräusch ist nicht mehr aufgetreten. Ihr Patient toleriert den Wendel-Tubus gut. Mit ein paar beruhigenden Worten loben Sie die Jugendliche für ihre gute Unterstützung bisher. Nun bitten Sie Ihre Kollegin, Ihnen das benötigte Medikament aufzuziehen.

17.5 Was und wieviel lassen Sie sich aufziehen? Worauf müssen Sie vor der Injektion achten?

Antworten und Kommentar auf Seite 271

17.6 **Nehmen Sie Stellung zu der Verwendung einer G5-Infusionslösung als Therapie der Hypoglykämie!**

Nachdem Sie Ihrem Patienten die Glukoselösung gegeben haben, dauert es nur einen kurzen Augenblick und er fängt an sich zu bewegen, öffnet die Augen, rollt sich zur Seite und stützt sich auf den Unterarm. Noch bevor Sie selbst den Wendeltubus entfernen können, muss Herr Graulich niesen und entfernt sich dann die Atemwegsschienung selbstständig. Luisa wirft sich ihrem Vater um den Hals und lässt dabei die Infusion fallen, die Sie aufheben und zudrehen. Sie tragen Ihrer Kollegin auf, das Monitoring zu vervollständigen und die Vitalparameter zu erheben. Als sich Luisa etwas beruhigt hat, bitten Sie sie, in die Küche zu gehen und etwas Orangensaft für ihren Vater zu holen. Sie machen in der Zwischenzeit ein Reassessment bei Herrn Graulich. Die Atemwege sind frei und die Belüftung der Lungen ist unauffällig. Bei der Untersuchung des Herz-Kreislauf-Systems fallen Ihnen keine Auffälligkeiten auf. Die Haut ist zwar noch feucht, aber nicht mehr kalt – Ihre Kollegin ergänzt normwertige Vitalparameter. Die neurologische Untersuchung gestalten Sie umfassender, da Sie sich an die Aussage der Tochter erinnern, ihr Vater habe „gezuckt".

17.7 **Welche Tests können Sie durchführen, um sich einen Überblick über die Neurologie des Patienten zu machen?**

Auf der Suche nach möglichen Sturzverletzungen inspizieren Sie den Schädel und bitten dann noch Herrn Graulich, das T-Shirt auszuziehen. Zum Glück finden Sie keine Auffälligkeiten. Luisa kommt aus der Küche mit einem großen Glas Orangensaft zurück und da Ihre Untersuchung in allen Bereichen unauffällig war, haben Sie nichts dagegen, dass Herr Graulich das Glas leertrinkt. Sie loben Luisa und bitten Sie dann zu erzählen, was genau sie gesehen hat.

Antworten und Kommentar auf Seite 271

17.8 **Erzählen Sie aus Luisas Sicht, was sie gesehen und wahrgenommen haben könnte: Herr Graulich bemerkt die Unterzuckerung, sagt es Luisa, fällt dann hin und hat einen kurzen epileptischen Anfall.**

17.9 **Fassen Sie noch einmal die Symptome einer Unterzuckerung zusammen! Warum kommt es zu diesen Beschwerden?**

Sie sind mit dem Verlauf zufrieden und bitten Ihre Kollegin, die Trage aus dem Auto zu holen. Sie erklären Herrn Graulich, dass Sie ihn nun ins Krankenhaus bringen. Er gibt zu, dass er nicht gut mit der Blutzuckermessung und der Einschätzung der Insulinmenge zurechtkomme. Meistens sei sein Blutzuckerspiegel zu hoch – und manchmal auch zu niedrig. Herr Graulich steigt mit etwas Hilfe auf Ihre Trage und Sie bringen ihn gemeinsam mit Luisa zum RTW.

17.10 **Welche Maßnahmen sollten Sie vor der Abfahrt wiederholen?**

Während Sie noch beschäftigt sind, hören Sie das Martinshorn des NEFs. Kurz darauf steigt der Notarzt zu Ihnen in den RTW. Sie stellen sich und Ihren Patienten vor und fassen den Einsatz für den Notarzt zusammen. Nach einem kurzen Blick auf den Patienten und ein paar Worte an ihn, entscheidet der Notarzt, dass hier keine weitergehende medizinische Hilfe notwendig ist und verlässt mit den Worten, dass er wenigstens noch die Anmeldung über die Leitstelle vornehmen werde, den RTW.

Vor der Abfahrt messen Sie noch einmal den Blutzuckerspiegel bei Ihrem Patienten. Mit dem Messergebnis von 98 mg/dl sind Sie zufrieden und geben Ihrer Kollegin das Signal zur Abfahrt.

Antworten und Kommentar auf Seite 271

Was wäre, wenn...

Sie und Ihr Kollege haben sich Ihr Abendessen verdient und sitzen nun gemeinsam im Aufenthaltsraum der kleinen Außenwache und warten auf den Lieferservice, der jeden Augenblick eintreffen sollte. Da es kurz vor 20 Uhr ist und Sie auch gerne die Tagesschau ansehen, machen Sie den Fernseher an. Durch die Fensterfront sehen Sie, dass das Auto des Lieferservice vorfährt und können so dem jungen Mann die Tür öffnen, bevor er geklingelt hat. Wenig später sitzen Sie am Tisch und freuen sich über Ihr Essen. Der Stress des heutigen Tages fällt von Ihnen ab und Sie lehnen sich entspannt zurück, um sich die Neuigkeiten des Tages anzuhören. Wie so oft in der letzten Zeit wird wieder über Bombenangriffe mit zivilen Opfern berichtet. Ihr Kollege legt die Gabel aus der Hand und schüttelt den Kopf: „Jeder Tag der gleiche Murks in der Welt, manchmal bin ich wirklich froh auf'm Dorf zu leben. Für uns hier interessiert sich wenigstens keiner von den Großen. Aber manchmal frage ich mich schon, was wäre denn, wenn sowas bei uns passieren würde?"

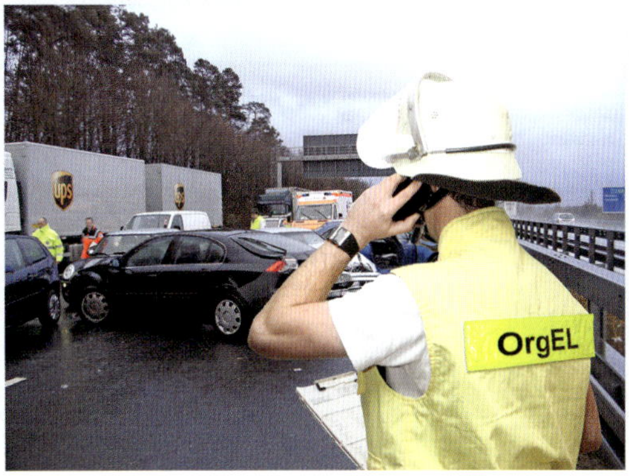

Abb. 18.1 (Foto von: R. Portenhauser, Thieme)

18.1 **Definieren Sie die Begriffe „Großschadenslage" und „Katastrophe"!**

Sie überlegen gemeinsam, ob es während Ihrer Dienstzeit schon mal so etwas wie eine Großschadenslage gab. Keiner von Ihnen beiden hat jedoch bisher einen Einsatz erlebt, bei dem die Einsatzkräfte des Regelrettungsdienstes nicht ausgereicht und der Katastrophenschutz eingegriffen hätte. Ihrem Kollegen fällt aber ein, dass er vor 2 oder 3 Jahren einmal in einen Bereitstellungsraum alarmiert worden sei, wiegt den Kopf und murmelt dabei etwas von MANV.

Antworten und Kommentar auf Seite 273

Fragen

18.2 Was bedeutet die Abkürzung MANV? Was ist ein „Bereitstellungsraum"?

Er erinnert sich nun und erzählt, dass damals wegen eines Feuers in einem großen holzverarbeitenden Betrieb alarmiert worden sei. Zunächst sei man damals davon ausgegangen, dass die ganze Belegschaft im Werk gewesen sei. Er habe auf jeden Fall den Vormittag im Bereitstellungsraum verbracht und nur 2 oder 3 RTWs seien zum Rettungsmittelhalteplatz abgerufen worden. Er habe den weiteren Verlauf dann nicht mehr verfolgt.

Sie müssen zugeben, bisher noch bei keiner Großschadenslage dabei gewesen zu sein. Sie bedauern das nicht, fühlen sich aber auch nicht unbedingt optimal vorbereitet. Sie stellen sich ein Szenario vor, bei dem ein Nahverkehrszug auf freier Strecke mit einem landwirtschaftlichen Fahrzeug kollidiert ist und bitten Ihren Kollegen, sich dann vorzustellen, dass er mit seinem Notarzt das ersteintreffende Rettungsmittel sei.

18.3 Was sind die Aufgaben des ersteintreffenden Rettungsmittels bei einem MANV?

18.4 Welche Gefahren sind am Einsatzort für die Einsatzkräfte denkbar?

Antworten und Kommentar auf Seite 273

Ihr Kollege hebt abwehrend die Hand und schiebt seinen Teller mit den Resten des Abendessens von sich weg – so etwas möchte er sich gar nicht vorstellen. „Theoretisch weiß ich das alles und ich habe auch schon an Lehrgängen teilgenommen. Wir haben das auch in der Ausbildung und bei Fortbildungen besprochen. Trotzdem würde ich wahrscheinlich beim ersten Patienten, auf den ich treffe, stehenbleiben und ihn behandeln wollen. Stell dir mal vor, da liegt ein Verletzter und du sollst einfach weitergehen! Ob ich das übers Herz bringen würde... Da müsste mich der Notarzt wahrscheinlich weiterziehen. Obwohl ich das alles weiß!"

18.5 Beschreiben Sie kurz die Problematik bei der Behandlung eines einzelnen Menschen im Rahmen eines MANV!

Zu Ihrem Kollegen gewandt nicken Sie: „Ich war mal bei einer Übung mit der Feuerwehr dabei. Es gab künstlichen Rauch, Sirenen, viel Getöse. Eine brennende Schule wurde simuliert. Die Schauspieler haben tolle Arbeit gemacht – ich sollte mit einem Kollegen zusammen die Vorsichtung machen. Aber als mich die erste Schauspielerin weinend und schreiend am Arm zu ihrem „Kind" gezogen hat, habe ich auch angefangen zu behandeln und nicht mehr gesichtet – das ist danach auch ziemlich kritisiert worden... Fallen dir die Sichtungskategorien noch ein?"

18.6 Nennen Sie die Sichtungskategorien bei einem MANV und geben Sie jeweils ein typisches Patientenbeispiel!

Sie beide sind sich einig, dass Großübungen notwendig und wichtig sind und dass sie meistens auch sehr realitätsnah gestaltet werden. Ihr Kollege wendet ein, dass es aber auch stark vom Notarzt abhänge, ob ein Einsatz mit einem Massenanfall an Verletzen gelinge. Denn dieser müsse bis zum Eintreffen des LNA dessen Aufgabe übernehmen. Sie entgegnen, dass der Notarzt aber im Team mit seinem NEF-Fahrer arbeite, der in dem Augenblick den OrgLRD stelle.

Antworten und Kommentar auf Seite 273

18.7 Welche Aufgaben hat der OrgLRD? Welche Westenfarbe trägt die Einsatzleitung?

Im Fernsehen wird in einer Sondersendung weiter über den Bombenangriff berichtet. Immer wieder werden ähnliche Aufnahmen gezeigt, auf denen gehfähige Leichtverletzte umherlaufen und von Passanten weggeführt werden. Eine andere Aufnahme zeigt dann die überfüllten Ambulanzen der Krankenhäuser. Sie drehen sich nochmal zu Ihrem Kollegen um, deuten auf den Fernsehbeitrag und stellen fest, dass Einsatztaktik und -organisation wirklich wichtig sind.

18.8 Erklären Sie, warum es wichtig ist, dass kein Patient ohne Rücksprache mit LNA/OrgLRD die Einsatzstelle verlässt!

Über die Berichterstattung und die Diskussion mit Ihrem Kollegen ist es spät geworden und Sie möchten gerne auf Ihr Zimmer gehen. Sie sind müde, aber auch etwas aufgewühlt und entschließen sich daher, noch einen Tee zu kochen und bieten auch Ihrem Kollegen einen an. Ihr Kollege möchte aber lieber noch eine Zigarette rauchen gehen, wünscht Ihnen aber schon mal eine gute Nacht.

Antworten und Kommentar auf Seite 273

Blass und kalt

Die Stimme an der Gegensprechanlage des Wohnhauses entschuldigt sich, dass der Aufzug defekt sei. Er funktioniere schon seit dem Morgen nicht mehr. In den 6. Stock sollten Sie bitte kommen. Also bleibt Ihnen und Ihrem Kollegen nichts weiter übrig, als die Koffer und den Monitor in die Hände zu nehmen und loszulaufen. Sie müssen unterwegs mehrmals kurz anhalten und Luft holen – es hilft ja auch nicht, oben anzukommen und selbst erst einmal Hilfe zu benötigen. Von weiter oben hören Sie Stimmen und hin und wieder auch so etwas wie einen unterdrückten Schmerzensschrei. Also geht es im Eiltempo weiter nach oben. An der geöffneten Wohnungstür empfängt Sie eine etwa 50-jährige Frau, die sich noch einmal umständlich entschuldigt und Sie dann ins Wohnzimmer führt.

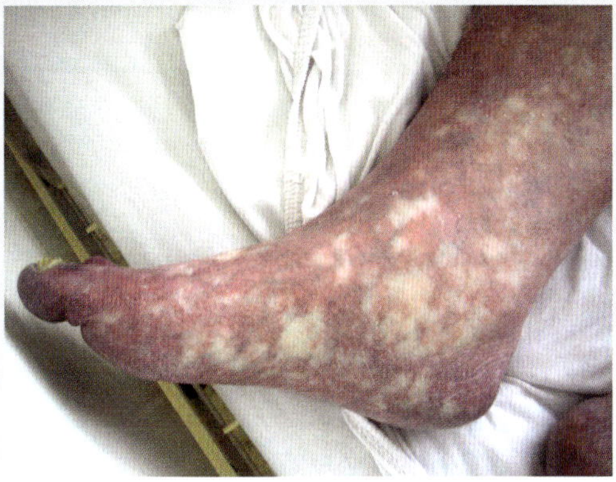

Abb. 19.1 (Foto aus: Tank et al. Anästhesie in der extrathorakalen Gefäßchirurgie – Teil 2: Anästhesiologisches Management. AINS – Anästhesiologie · Intensivmedizin · Notfallmedizin · Schmerztherapie 2014; 49(01): 12 – 23)

Dort sitzt ein Mann auf dem Sofa und bewegt unruhig die Beine hin und her, die unter einer Wolldecke stecken. In manchen Augenblicken scheint er weniger Schmerzen zu haben, in anderen Augenblicken wieder mehr. Sie stellen sich vor und fragen den Mann, was denn passiert sei. Er erzählt Ihnen, dass sein rechtes Bein seit etwa 2 Stunden ganz furchtbar weh tue. Es habe plötzlich angefangen und am Anfang seien die Schmerzen nicht so stark gewesen, nun sei es aber sehr schlimm. Die Frau, die Ihnen die Tür geöffnet hat, nickt: Sie wisse auch nicht mehr, was sie noch machen solle. Sie habe die Beine eingerieben, weil das eine Bein so kalt sei und dann habe sie es eingewickelt. Besser sei es davon aber nicht geworden.

In der Zwischenzeit hat Ihr Kollege schon begonnen, die Vitalparameter zu erheben und das EKG zu schreiben. Er reicht Ihnen einen Rhythmusstreifen und teilt Ihnen mit, der RR betrage 145/85 mmHg und die HF 96/min. In diesem Augenblick stöhnt Ihr Patient und schreit dann kurz auf. Sie sehen Ihren Kollegen an und bitten Ihn, die Leitstelle anzurufen und einen Notarzt nachzufordern.

19.1 **Beurteilen Sie den Rhythmusstreifen (Abb. 19.2)!**

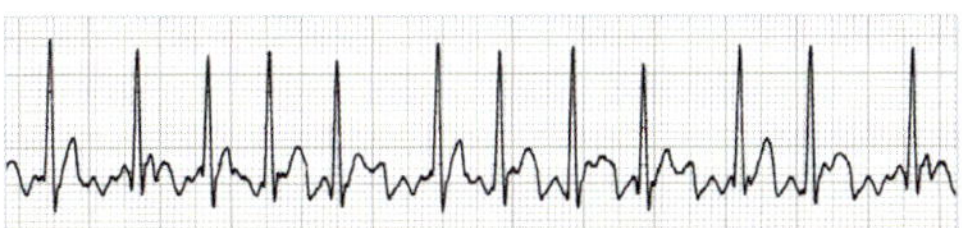

Abb. 19.2 Rhythmusstreifen des Patienten
(Abb. aus: Scholz et al. Notfallmedizin. Thieme; 2013)

Antworten und Kommentar auf Seite 276

Sie beginnen nun mit der strukturierten Untersuchung des Patienten: Die Atemwege sind frei und Ihr Patient hat kein B-Problem. Sie können an der A. radialis den peripheren Puls problemlos tasten, er ist unregelmäßig und tachykard. Die Haut ist etwas feucht, die Rekapillarisierungszeit ist normal. Bei der Untersuchung des Abdomens finden Sie keine Auffälligkeiten. Die Pupillen reagieren normal und Ihr Patient ist zu allen Qualitäten orientiert. Sie weisen den Mann nun darauf hin, dass Sie gerne einmal das schmerzende Bein untersuchen möchten. Er zieht das rechte Bein unter der Wolldecke hervor und knöpft die Sporthose an der Außenseite auf. Das Bein wirkt auf Sie sehr blass und Sie bitten den Patienten, zur besseren Vergleichbarkeit das andere Bein auch einmal unter der Wolldecke hervorzuholen. Das linke Bein ist warm und von normaler Hautfarbe, das rechte Bein hat ab einer Linie oberhalb des Kniegelenks eine blass-graue Farbe angenommen und ist kalt. Sie können weder am Fuß noch am Knie des rechten Beines einen Puls tasten, wobei er in der Leiste deutlich zu spüren ist. Sie fragen Ihren Patienten nach der Schmerzintensität: Er überlegt kurz und gibt den Schmerzen auf der NRS aktuell eine 7.

19.2 Welche Arbeitsdiagnose haben Sie aufgrund der erhobenen Befunde? Wie lagern Sie den Patienten?

19.3 Zählen Sie die klassischen klinischen Zeichen eines arteriellen Gefäßverschlusses auf!

Sie möchten Ihrem Patienten nun einen Venenzugang legen und bitten Ihren Kollegen, Ihnen das Set dazu aus dem Rucksack zu reichen. Sie klären den Mann über die Notwendigkeit des Venenzugangs für die durch den Notarzt vorzunehmende Schmerztherapie auf und erläutern ihm auch kurz die möglichen Nebenwirkungen. Er stimmt zu und es gelingt Ihnen ohne Probleme, auf dem Handrücken den Zugang zu legen. Just als Sie den Notarzt erwähnen, fällt Ihnen ein, dass es hilfreich wäre, wenn die NEF-Besatzung das Tragetuch aus dem RTW mitbringen könnte, damit Sie einmal weniger die 6 Stockwerke hoch- und runterlaufen müssen. Sie bitten daher Ihren Kollegen, noch einmal mit der Leitstelle Kontakt aufzunehmen.

Als Sie Ihren Patienten nach Allergien, Medikamenten und Vorerkrankungen fragen, berichtet er, dass er normalerweise Marcumar® einnehme, da er seit vielen Jahren „Herzflimmern“ habe. Die Tabletten habe er jedoch seit 4 Tagen nicht mehr eingenommen, da er noch keine Zeit gehabt habe, zum Hausarzt zu gehen, um sich ein neues Rezept zu holen. Auf Ihr Nachfragen berichtet der Patient, dass die letzte Mahlzeit das Frühstück gewesen sei und dann seien vormittags, vor etwa 2 Stunden, plötzlich die Schmerzen losgegangen.

Antworten und Kommentar auf Seite 276

19.4 **Erklären Sie den Zusammenhang zwischen dem Vorhofflimmern und dem Gefäßverschluss des Patienten!**

Der Mann scheint nun wieder stärkere Schmerzen zu haben und dreht sich unruhig auf dem Sofa hin und her. Zum Glück hören Sie Stimmen aus dem Treppenhaus und können so den Patienten und seine Frau beruhigen. Wenige Augenblicke später betritt der Notarzt das Wohnzimmer, gefolgt von seinem NEF-Fahrer, der das Tragetuch unter den Armen trägt. Sie sind erleichtert, dass die Kommunikation geklappt hat und Sie wegen des Tragetuchs nicht extra nach unten laufen müssen.

19.5 **Übergeben Sie Ihren Patienten an den nun anwesenden Notarzt!**

Der Notarzt macht sich im Anschluss an Ihre Übergabe einen kurzen Überblick über den Zustand des Patienten, der nun wegen der Schmerzen kontinuierlich stöhnt. Er stimmt mit Ihrer Verdachtsdiagnose überein, dass es sich wahrscheinlich um einen akuten Verschluss der A. femoralis handelt. Zur Analgesie möchte er dem Patienten gerne Morphin geben. Der NEF-Fahrer zieht dem Notarzt das Medikament auf und zeigt ihm die Ampulle zur Kontrolle. Währenddessen haben Sie dem Patienten eine Sauerstoffmaske aufgesetzt und wenden sich nun Ihrem Kollegen zu, um den Transport vorzubereiten.

19.6 **Nennen Sie mögliche Nebenwirkungen, mit denen Sie nach der Gabe von Morphin rechnen müssen!**

Antworten und Kommentar auf Seite 276

Sie und Ihr Kollege nutzen die Zeit und hüllen das betroffene Bein locker in die Wolldecke, die Sie mit einer Mullbinde und Pflasterstreifen fixieren. Der erstaunt zusehenden Ehefrau erklären Sie, dass die Abpolsterung eine Verletzung des Beins während des Transports im Tragetuch durch das Treppenhaus verhindern soll. Nach einigen Minuten fragt der Notarzt den Mann, ob es denn schon zu einer Besserung gekommen sei, was dieser jedoch verneint. Die Schmerzen seien immer noch unverändert stark. Erst nach der nächsten Dosis bemerken Sie, dass sich der Gesichtsausdruck des Mannes etwas entspannt. Vor dem Transport durch das Treppenhaus erhebt Ihr Kollege noch einmal die Vitalparameter und Sie machen ein Reassessment. Sie finden freie Atemwege und weiterhin kein B-Problem. Der Blutdruck beträgt nun 130/75 mmHg, die Herzfrequenz liegt bei 85/min, die SpO_2 bei 95 %. Ihr Patient ist weiterhin wach und orientiert. Zu viert lagern Sie den Mann auf das Tragetuch um und bitten die Ehefrau, den Monitor hinter Ihnen herzutragen. Langsam und mit mehreren kurzen Pausen manövrieren Sie den Patienten durch das Treppenhaus nach unten.

19.7 Welches Zielkrankenhaus halten Sie für diesen Patienten am geeignetsten?

Nach Rücksprache mit dem Notarzt und der Leitstelle bekommen Sie die Nachricht, dass die Uniklinik Ihren Patienten erwarte. Sie überschlagen kurz die Fahrtzeit im Kopf und rechnen dann mit etwa 40 Minuten Anfahrtszeit. Der Notarzt befragt den Mann erneut zu seinen aktuellen Schmerzen und erfährt von ihm, dass er diese nun auf der Skala bei 4 einordnen würde. Nach einer komplikationslosen Fahrt erreichen Sie die Ambulanz der Uniklinik und können Ihren Patienten dort an den gefäßchirurgischen Arzt übergeben.

Auf der Rückfahrt fragt Ihr Kollege Sie, ob der Mann denn auch einen Schlaganfall hätte erleiden können statt eines Gefäßverschlusses der Beine.

19.8 Nennen Sie die Gefäße, die das Blutgerinnsel passiert hätte, wenn es einen Schlaganfall mit einer linksseitigen Hemiparese ausgelöst hätte!

Antworten und Kommentar auf Seite 276

Rückenschmerzen ganz anders

Gerade waren Sie eingeschlafen, da bringt Ihr Melder Sie wieder zurück in die Realität. Sie setzen sich kurz auf die Bettkante und werfen einen Blick auf das Display: „Starke Rückenschmerzen" ist Ihr Stichwort. Ihre Kollegin ist schon im Auto und gibt das Ziel ins Navigationssystem ein, es geht ein gutes Stück raus aus der Stadt zu einer kleineren Siedlung.

Als Sie nach 12 Minuten eintreffen, sehen Sie, dass die Tür des Einfamilienhauses offensteht und drinnen Licht brennt. Mit Rucksack und Koffer gehen Sie zum Eingang und kündigen sich durch Rufen an. Aus einem der hinteren Räume hören Sie ein kurzes Rufen, gefolgt von Stöhnen. Etwas verunsichert nähern Sie sich.

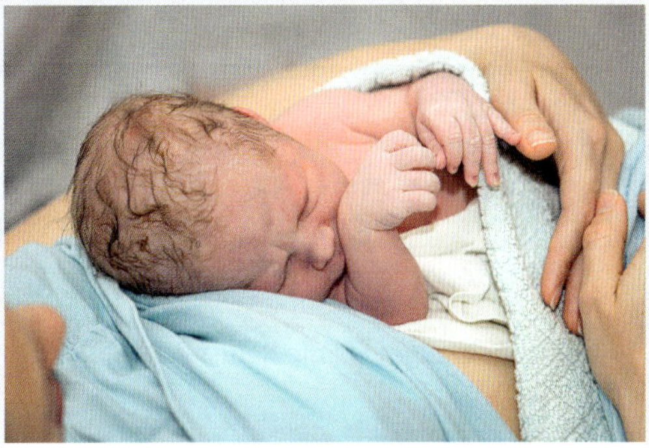

Abb. 20.1 (Foto von: freepeoplea, Fotolia)

20.1 **Mit welchen Gefahren müssen Sie generell während eines Einsatzes rechnen? Beschreiben Sie alle Aspekte, die Ihnen einfallen!**

Sie kommen in das Wohn-Esszimmer des Hauses. Dort auf den Fliesen finden Sie Ihre Patientin – die Frau sitzt auf dem Boden, die Beine sind angezogen, die Hose liegt neben ihr. Sie entbindet ein Kind: Sie können schon das komplette Köpfchen sehen und das lauter werdende Stöhnen der Frau kündigt die nächste Wehe an. Sie gehen die letzten Schritte auf die Frau zu.

20.2 **Beschreiben Sie den normalen Verlauf einer Geburt! Wie planen Sie Ihr Vorgehen?**

Antworten und Kommentar auf Seite 277

Mit der nächsten Wehe sind nun auch die Ärmchen des Babys da, Sie greifen vorsichtig hin und stützen das Baby. Sie merken, dass Ihre Kollegin immer noch bei den Koffern steht. Da Sie vermuten, dass es in der Küche irgendwo Handtücher gibt, bitten Sie sie, nach diesen zu suchen. In der kurzen Wehenpause kann Ihnen die werdende Mutter noch sagen, dass sie heute Morgen sogar noch bei der Frauenärztin gewesen sei, weil sie schon gestern so starke Rückenschmerzen gehabt habe. Aber Wehen habe sie nicht gehabt, nur Rückenschmerzen. Eigentlich habe sie jetzt auch nur Rückenschmerzen, zwar ziehend und seltsam ausstrahlend, aber Wehen habe sie sich anders vorgestellt. Ihre Kollegin reicht Ihnen gerade noch rechtzeitig ein Handtuch, als die nächste Wehenwelle das Baby nach draußen befördert und es auf dem Handtuch in Ihren Händen landet.

20.3 Beschreiben Sie die Reifezeichen eines Neugeborenen!

20.4 Wie verhält sich ein gesundes Neugeborenes?

Sie schauen das Baby an, es ist ziemlich blau, bewegt aber die Extremitäten und macht Thoraxbewegungen mit kleinen quäkenden Lauten. Ihre Kollegin fragt verunsichert, ob alles ok sei. Sie sind sich auch nicht ganz sicher – das Baby beginnt aber, lauter und aktiver zu werden.

20.5 Wie können Sie das Baby sanft stimulieren und ihm damit die Anpassung etwas erleichtern?

Antworten und Kommentar auf Seite 277

20.6 Was sagt Ihnen der APGAR-Score, welche Kriterien fließen ein?

Sie schlagen das Handtuch leicht über das Baby und beginnen damit, es vorsichtig abzureiben. Das ist nicht so einfach, da es ja noch an der Nabelschnur hängt. Aber das Baby quittiert Ihre Bemühungen sogleich mit kräftiger werdendem Schreien. Ihre Kollegin hat sich inzwischen neben die Mutter gesetzt und hält ihre Hand. Die Frau wiederholt immer wieder, dass sie damit nicht gerechnet und doch einfach nur Rückenschmerzen gehabt habe. Sie sei sogar noch baden gewesen und ihr Mann habe ihr am späten Nachmittag, bevor er wieder ins Geschäft zu einem wichtigen Abendtermin gehen musste, noch den Rücken massiert. Sie selbst sind mit der Hautfarbe des Babys weitgehend zufrieden, der Körperstamm wird rosiger und nur noch die Extremitäten sind etwas dunkler.

20.7 Was wäre Ihr nächster Eskalationsschritt gewesen, wenn das Baby nicht angefangen hätte, zu schreien?

Sie heben das Baby an und legen es auf den nackten Bauch der Mutter. Zugedeckt mit dem Handtuch liegt es dort erstmal gut. Ihre Kollegin hat der jungen Mutter die Sitzposition etwas angenehmer gemacht und nun können sich alle einen Augenblick sammeln. Da Ihre Kollegin noch unsicherer scheint als Sie selbst, erklären Sie Ihr zuerst genau, wie Sie gleich bei der Abnabelung vorgehen und bereiten die Utensilien gemeinsam vor.

20.8 Was erklären Sie der Kollegin zu dieser Maßnahme?

Antworten und Kommentar auf Seite 277

Als Sie sagen, dass die Abnabelung meistens vom Vater gemacht wird, schluchzt die junge Mutter auf – ihr Mann sei bei einem Geschäftsessen und habe diesen Moment nun einfach verpasst. Gemeinsam nehmen Sie und Ihre Kollegin die Abnabelung auf dem Bauch der Mutter vor. Dabei achten Sie darauf, dass Sie keinen Zug auf die Nabelschnur ausüben. Danach versuchen Sie, die Mutter zu beruhigen und zu trösten.

20.9 **Wie kommunizieren Sie mit der Mutter, welche verbalen und nonverbalen Mittel nutzen Sie?**

Während Sie mit der Mutter sprechen, hat Ihre Kollegin schon begonnen, mit der Leitstelle zu telefonieren. Mutter und Kind müssen noch gemeinsam in ein Krankenhaus gebracht werden. Als sich die Mutter etwas beruhigt hat, erklären Sie ihr, dass nun noch die Nachgeburt geboren werden müsse und dass es sein könne, dass sie dazu wieder Wehen oder Rückenschmerzen haben werde.

20.10 **Was müssen Sie mit der Nachgeburt tun?**

Sie bitten die junge Mutter nun um Erlaubnis, sie am Genitale reinigen zu dürfen, wischen am Ende das Blut rundherum auch weitgehend weg und legen dann eine saubere Vorlage zwischen die Beine der Frau. Als Ihre Kollegin das Telefonat mit der Leitstelle beendet hat, sagen Sie ihr, dass sie der jungen Mutter noch einen Zugang legen solle, während Sie selbst die Vitalwerte bestimmen.

Antworten und Kommentar auf Seite 277

20.11 Überlegen Sie, warum diese Maßnahmen vor dem Transport der Mutter wichtig sind!

Da Sie dies bisher noch nicht getan haben und nun alles etwas ruhiger geworden ist, bestimmen Sie die Vitalparameter der Mutter, die zu Ihrer Erleichterung alle im Normbereich liegen. Gerade als Sie die Messungen beendet haben, werden Sie vom Kindernotarzt angesprochen, der ohne zu klingeln die offene Haustür hereingekommen ist. Nach einer kurzen Übergabe beginnen Sie, Ihre Ausrüstung zusammenzusuchen, da der Notarzt in einem speziell ausgerüsteten RTW angerückt ist und Sie und Ihre Kollegin daher dieses Mal nicht transportieren müssen. Kurze Zeit später befinden Sie sich wieder auf dem Weg zurück zur Wache. Ihre Kollegin wendet sich Ihnen vom Beifahrersitz aus zu und sagt, dass Sie sehr souverän gewirkt hätten und fragt Sie, warum das Schreien für das Baby so wichtig sei.

20.12 Erklären Sie Ihrer Kollegin, was bei der Anpassung des Neugeborenen nach der Geburt passiert!

Antworten und Kommentar auf Seite 277

Schwindel an der Kaffeetafel

Es ist Sonntagnachmittag, 16:56 Uhr, und Sie werden zusammen mit Ihrem Kollegen mit dem Einsatzstichwort „Schwindel und Kopfschmerzen" alarmiert. Beim Eintreffen weist eine Frau Sie ein, die sich als Freundin der Patientin vorstellt. Während Sie gemeinsam zum Haus gehen, erzählt die Frau Ihnen, dass sie beim Kaffee gesessen seien, als ihre Freundin – Frau Schmidt – plötzlich über Schwindel und Übelkeit geklagt habe. Im Wohnzimmer angekommen, sehen Sie an der gedeckten Kaffeetafel die Betroffene noch bei Tisch sitzen. Sie stellen sich vor und erfahren dann, dass es ihr eigentlich gut gegangen sei, bis gerade eben plötzlich dieser Schwindel angefangen habe. Gerade sei der Schwindel zwar etwas weniger, aber immer noch da. Sie informieren die Patientin über Ihr Vorgehen, bitten Ihren Kollegen, mit der Erhebung der Vitalparameter zu beginnen und starten selbst mit der Untersuchung.

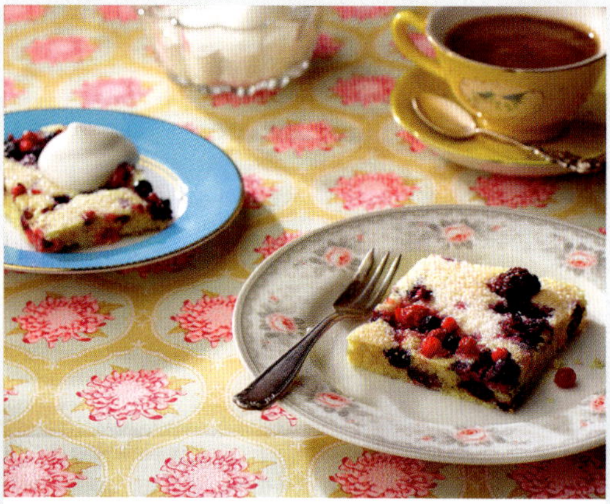

Abb. 21.1 (Foto von: M. Bergmann, Thieme)

21.1 **Beschreiben Sie, wie Sie Frau Schmidt strukturiert untersuchen!**

Sie haben die Patientin untersucht und weder bei den Atemwegen noch beim Herz-Kreislauf-System Auffälligkeiten gefunden, die Patientin hat keine Verletzungen. Inzwischen hat Ihr Kollege den Blutdruck gemessen und teilt Ihnen mit, dass die HF 52/min beträgt und der RR 225/108 mmHg. Auf dem Überwachungsmonitor sehen Sie einen bradykarden Sinusrhythmus mit hin und wieder auftretenden Extrasystolen. Die Patientin wendet sich besorgt an Sie und fragt, ob sie wohl einen Schlaganfall habe? Ihre Schwester habe nämlich gerade einen gehabt.

Antworten und Kommentar auf Seite 283

21.2 Sie möchten den neurologischen Zustand der Patientin genauer untersuchen. Wie gehen Sie vor?

21.3 Sie bemerken die Sorgen der Patientin, wie gehen Sie auf sie ein?

Zum Glück scheint neurologisch kein Problem vorzuliegen. Im FAST-Test finden Sie eine symmetrische Muskelfunktion im Gesicht sowie an Armen und Beinen. Ihre Patientin spricht Ihren vorgesprochenen Satz deutlich und ohne Zögern nach. Weder an den Beinen noch an den Armen besteht ein Sensibilitätsdefizit und die Patientin ist zu allen Qualitäten orientiert. Sie bitten Ihren Kollegen, den Blutdruck auch einmal am anderen Arm zu messen.

21.4 Wie legen Sie eine Blutdruckmanschette richtig an? Worauf müssen Sie achten?

Als Frau Schmidt etwas verwundert schaut, erklären Sie ihr, dass die Messung an beiden Armen bei ungewöhnlich hohen und niedrigen Blutdruckwerten notwendig sei, insbesondere wenn sie eine therapeutische Konsequenz hätten. Es gebe seltene Gefäßveränderungen, die einseitig an einem Arm einen sehr hohen Blutdruck auslösen könnten, obwohl der systemische Blutdruck niedriger sei. Und weil sie so interessiert ist, erklären Sie ihr auch gleich noch, wie die Methode nach Riva-Rocci funktioniert (auch Ihr Kollege hört interessiert zu).

Antworten und Kommentar auf Seite 283

21.5 **Erläutern Sie, wie die Messung des Blutdrucks nach Riva-Rocci funktioniert!**

Die Messung am anderen Arm ergibt einen RR von 231/102 mmHg. Die Symptome der Patientin sind unverändert. Sie entschließen sich daher zur medikamentösen Therapie. Sie klären die Patientin über den i. v.-Zugang auf und legen ihr, nachdem sie zugestimmt hat, einen Zugang am Handrücken. Nachdem die Patientin Ihre Fragen nach bekannten Allergien verneint hat, bitten Sie Ihren Kollegen, Ihnen Urapidil aufzuziehen.

21.6 **Geben Sie eine Kurzcharakterisierung des Medikaments Urapidil!**

21.7 **Welchen Zielblutdruck streben Sie an? Wäre Ihre Strategie anders, wenn Sie Hinweise auf einen ischämischen Insult gefunden hätten?**

Nachdem Sie die zweite Repetitionsdosis gegeben haben, sagt Ihnen die Patientin, dass der Schwindel und die Kopfschmerzen nun weg seien. Sie wirkt sehr erleichtert. Bei der RR-Kontrolle erheben Sie nun einen Wert von 190/98 mmHg, die HF liegt bei 54/min. Auch die Freundin der Patientin ist erleichtert und freut sich, dass nun dem Fortsetzen des Kaffeetrinkens sicher nichts mehr im Weg stehe. Als Sie der Patientin mitteilen, dass sie mit ins Krankenhaus kommen solle, schüttelt sie den Kopf: Es gehe ihr doch wieder gut, oder?

Antworten und Kommentar auf Seite 283

21.8 **Wie kann sich die Endorganbeteiligung bei einem hypertensiven Notfall noch zeigen?**

Nachdem Sie Frau Schmidt und ihre Freundin überzeugt haben, dass eine weitere Untersuchung im Krankenhaus notwendig sei, bitten Sie Ihre Patientin, auf der Trage Platz zu nehmen. Gemeinsam schieben Sie und Ihr Kollege die Trage nach draußen. Während der Fahrt erzählt Frau Schmidt, dass sie sich gar nicht erklären könne, wie es zu so einem hohen Blutdruck bei ihr habe kommen können, da sie ihren Blutdruck doch jeden Tag selbst kontrolliere.

21.9 **Beraten Sie Frau Schmidt, worauf sie bei der Blutdruckeigenmessung achten sollte!**

Frau Schmidt ist dankbar für diese Beratung und sagt, dass sie zwar regelmäßig in ihrer Apotheke das Blutdruckmessgerät kontrollieren lasse, aber selbst dort sei für Beratung inzwischen wenig Zeit. In der Klinik angekommen, bringen Sie Frau Schmidt in die Ambulanz und wünschen ihr erst einmal alles Gute.

21.10 **Übergeben Sie Ihre Patientin an den diensthabenden Internisten!**

Antworten und Kommentar auf Seite 283

Fall 22

Sherry und Blumenerde

An manchen Tagen scheinen sich bestimmte Notfälle zu häufen! Sie schütteln den Kopf: Ihr Melder alarmiert mit dem Einsatzstichwort „Kind, Übelkeit und Erbrechen" – das ist schon der zweite Kindernotfall heute. So selten, wie Kinder zu Ihren Patienten gehören, sind 2 Einsätze am Tag schon eine erstaunliche Häufung. Während der Anfahrt fragen Sie Ihren Kollegen, ob er etwas von Magen-Darm-Infektionen mitbekommen hätte und erinnern sich dabei, wie wichtig Hygienemaßnahmen in diesem Zusammenhang sind.

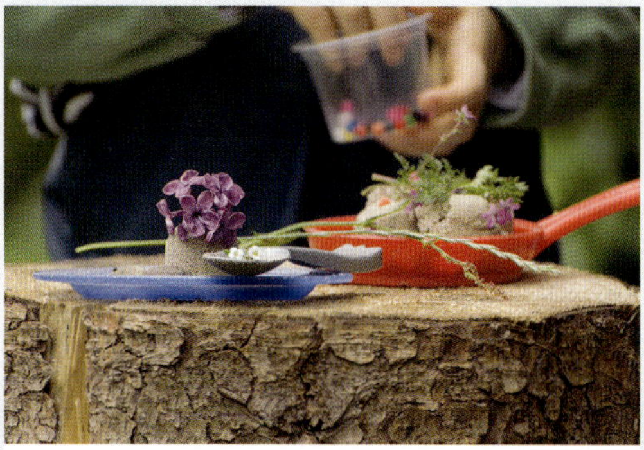

Abb. 22.1 (Foto von: FRÜH, Fotolia)

22.1 **Definieren Sie Desinfektion und Sterilisation!**

Ihr Kollege berichtet, dass er in der letzten Woche 2-mal Patienten mit dem Verdacht auf eine Norovirusinfektion ins Krankenhaus gefahren habe und am letzten Freitagabend seien er und ein weiterer RTW bei einer Feier gewesen, weil dort mehrere Teilnehmer über Übelkeit geklagt hatten. Ob das aber mehr Fälle seien als sonst, wisse er nicht, da er noch nicht so lange an dieser Wache arbeite. Vielleicht habe er auch einfach Pech gehabt, dass die Alarmierungen ihn getroffen hatten.

22.2 **Nennen Sie den Übertragungsweg und die notwendigen Hygienemaßnahmen für Salmonellen und Noroviren!**

Antworten und Kommentar auf Seite 286

Sie entscheiden sich, die notwendige Schutzausrüstung zu Ihrem Eigenschutz anzulegen. Ihr Einsatzort ist eine Wohnblocksiedlung in der Nähe des Sportzentrums. Als Sie den RTW geparkt haben, sehen Sie am Hauseingang einen Jugendlichen stehen, der offensichtlich auf Sie wartet. Sie winken ihm zu und laden Ihre Ausrüstung aus dem Wagen. Da Sie beide noch die Schutzausrüstung anlegen, vergeht ein weiterer Augenblick, bis Sie auf das Haus zugehen. Sie werden mit den Worten begrüßt: „Ich habe schon den Aufzug geholt, wir müssen in den 5. Stock."

Oben angekommen, lässt der Jugendliche Ihnen den Vortritt in die Wohnung und Sie betreten einen geräumigen, hellen Flur. Aus dem Wohnzimmer hören Sie eine Frauenstimme. Sie gehen hinein und finden eine Frau mittleren Alters mit einem etwa 5-jährigen Kind auf dem Schoß in einem Sessel sitzend vor.

22.3 Welche Vitalparameter erwarten Sie bei einem 5-jährigen Kind? Wie groß und wie schwer ist es etwa?

Sie stellen sich vor und erfahren von der Mutter, dass der kleine Martin der Patient sei. Martin habe gerade eben einmal erbrochen, es seien auch Stückchen von Blumenerde mit dabei gewesen. Sie mache sich große Sorgen und noch mehr Vorwürfe, dass so etwas habe passieren können. Sie schauen Ihren Kollegen an und bemerken in seine Richtung: „Die Schutzkleidung ist wohl überflüssig." Sie ziehen zügig Kittel und Mundschutz aus. Daraufhin beginnt Ihr Kollege, die Vitalparameter bei Martin zu messen, während Sie die Mutter bitten, nochmal von vorne zu erzählen, was passiert sei. Frau Schulz erzählt, dass Martin auf dem Balkon gespielt habe und sie nur zufällig gucken gegangen sei, weil er währenddessen auch so viel erzählt habe. Sie habe dann gesehen, dass er ein Whiskeyglas vom gestrigen Abend mit Dreck darin als Suppe auf 3 Förmchen verteilt und diese daraufhin mit imaginären Gästen geteilt habe. Sie habe mit ihm geschimpft und nach etwa 10 Minuten habe Martin dann erbrochen.

22.4 Wie wirkt Alkohol nach der oralen Einnahme?

Antworten und Kommentar auf Seite 286

Während Sie die Anamnese mit der Mutter erhoben haben, hat Ihr Kollege Martin das Pulsoxymeter auf den Finger gesteckt und ihm EKG-Elektroden auf die Brust geklebt. Er teilt Ihnen mit, dass Martins Vitalparameter alle normal seien. Sie haben sich neben Martin auf die Sessellehne gesetzt und möchten nun Kontakt mit ihm aufnehmen.

22.5 Überlegen Sie sich, wie Sie zu einem 5-Jährigen Kontakt aufnehmen können! Was ist für die nonverbale Kommunikation wichtig?

Auf Ihre Fragen hin hat Martin den Kopf abgewendet, aber die Taschentuch-Blume fand er gut und möchte gerne nochmal sehen, wie das weiße Tuch aus Ihrer Faust herausquillt. Als er danach greifen will, sehen Sie, dass er Schwierigkeiten hat, zu zielen. Nun haben Sie das Gefühl, dass Martin die strukturierte Untersuchung ohne Aufregung tolerieren wird. Ihr Vorgehen funktioniert und mit der „Blume" in der Hand protestiert Martin nicht. Für Ihren Kollegen fassen Sie zusammen: Sie haben kein A-, B- oder C-Problem festgestellt. Bei D haben sie leichte Koordinationsstörungen gefunden, die Pupillenfunktion ist regelrecht. Nun, am Ende der Untersuchung bitten Sie Ihren Kollegen, noch einen Blutzucker-Test bei Martin zu machen. Wie erwartet, ist Martin über den Stich in den Finger sehr verärgert und beginnt heftig zu weinen. Trotzdem müssen Sie die Mutter bitten, Martin einmal das Hemd und die Hose auszuziehen, da Sie gerne noch die Haut von Martin betrachten möchten, um sicherzugehen, dass er sich beim Spielen aufgrund der Koordinationsstörungen nicht verletzt hat. Dass Sie bei Martin nach Hinweisen auf eine stattgehabte Kindesmisshandlung suchen, die zu seinen neurologischen Symptomen geführt haben könnte, sagen Sie der Mutter dagegen nicht.

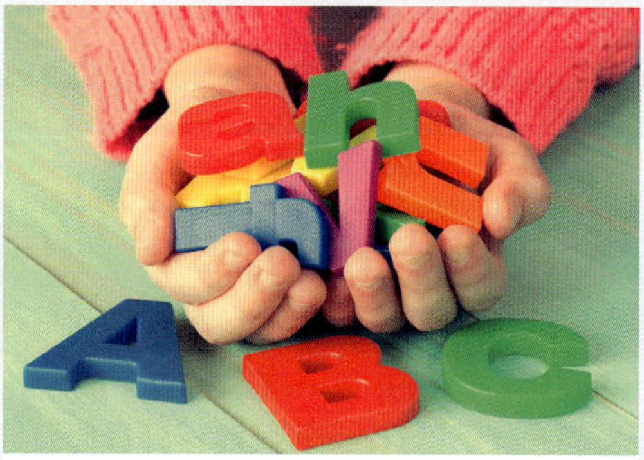

Abb. 22.2 (Foto von: graja, Fotolia)

22.6 Welche Hinweise lassen Sie an Kindesmisshandlung denken?

Antworten und Kommentar auf Seite 286

Zum Glück finden Sie bei Martin keinerlei Auffälligkeiten und so erlauben Sie der Mutter, ihren Sohn schnell wieder anzuziehen. Zusammen mit Ihrem Kollegen entscheiden Sie, dass keine Notarztalarmierung notwendig ist und dass Martin zur nächsten Kinderklinik gebracht werden soll. Ihr Kollege geht nach unten, um die Trage mit dem Kinderrückhaltesystem zu holen.

Sie nutzen die Zeit und erklären der Mutter, dass Martin wohl Glück gehabt und beim Erbrechen einen Großteil des Alkohols eliminiert habe. Bei der Untersuchung sei Ihnen nichts Schwerwiegendes aufgefallen. Trotzdem solle Martin zur Überwachung ins Krankenhaus gebracht werden, da manchmal mit der zunehmenden Aufnahme des Alkohols aus dem Magen-Darm-Trakt auch die Symptome wieder zunähmen. Die Mutter stimmt dem Transport ins Krankenhaus zu.

22.7 Wenn Sie an Vergiftungsnotfälle allgemein denken, welche Punkte müssen Sie beachten?

Der Transport von Martin und seiner Mutter ins Krankenhaus verläuft komplikationslos. Martin ist etwas schläfrig, bei jedoch weiterhin stabilen Vitalparametern. Die aufnehmende Ärztin ist insbesondere darüber erfreut, dass Sie etwas von der Whiskey-Blumenerde-Mischung zur Untersuchung mitgebracht haben. Sie bedankt sich mit dem Hinweis, dass nicht sehr viele Rettungsdienstmitarbeiter an die Asservierung von verdächtigen Substanzen denken würden. Nach der Übergabe verlassen Sie mit Ihrem Kollegen die Ambulanz und machen sich wieder auf den Heimweg – nicht ohne die Hoffnung, dass dies für heute Ihr letzter Kindernotfall war!

Antworten und Kommentar auf Seite 286

Unbekömmlicher Kuchen

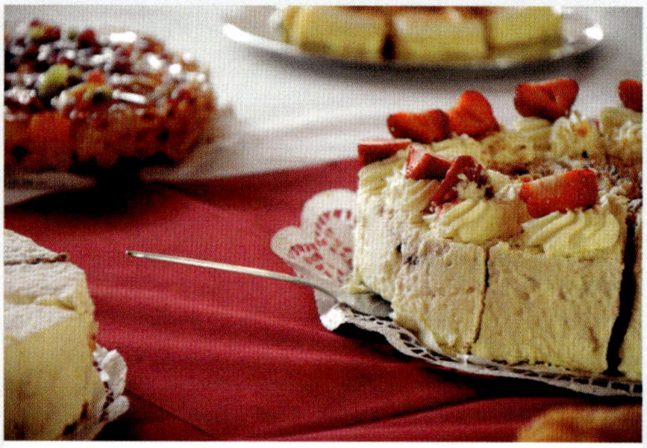

Abb. 23.1 (Foto von: FotoDesignPP, Fotolia)

Manchmal muss man eben auch an seinem Geburtstag arbeiten... Was für das Geburtstagskind nicht so schön ist, bringt für die weiteren diensthabenden Kollegen Vorteile. Diese Vorteile genießen Sie gerade in Form eines großen Apfel-Streuselkuchens. Die Streusel sind hervorragend und es sind sehr viele auf dem Kuchen drauf. Die Stimmung am Tisch ist gut, bis sich der Melder der KTW-Mannschaft meldet und sich die beiden betroffenen Kollegen mit Bedauern verabschieden. Sie lachen den beiden hinterher: „Um den Kuchen braucht ihr euch nicht zu sorgen, um den kümmere ich mich." Sie überlegen sich, ob Sie den Kuchen der beiden wirklich zu Ende essen sollten – als auch Ihr Melder geht. Nun haben Sie den Spott auf Ihrer Seite und verlassen mit Ihrem Kollegen Rainer unter Gelächter die Wache. Sie steigen in den Wagen und fahren vom Hof, während Sie noch das Navigationsgerät programmieren. Sie werden über Funk angesprochen: „1/83–1 von Leitstelle Kalden – kommen!"

23.1 Wie lautet Ihre korrekte Antwort? Welche Verkehrsarten werden beim Funkverkehr unterschieden?

„Sie werden an der Einsatzstelle eingewiesen, es handelt sich um eine Feier in einem Hinterhof. – Ende." Sie sind froh für diesen Hinweis, da dann meistens das Einweisen vor Ort auch funktioniert. Und wie Sie feststellen müssen, hätten Sie den Einsatzort ohne den Einweisenden wahrscheinlich erst mit Verzögerung gefunden. Als Sie mit Ihren Koffern um die Ecke kommen, sehen Sie, dass es sich bei der Feier um einen großen Geburtstag handelt. Erwachsene und Jugendliche sitzen und stehen um Bierbänke herum, ein großes Kuchenbuffet ist an der Hauswand aufgestellt. Eine aufgeregte jüngere Frau, die sich als die Freundin des Patienten vorstellt, führt Sie zu einem jungen Mann, der mit dem Rücken zur Hauswand gelehnt dasitzt und unruhig wirkt. Sie stellen sich vor und erfahren von der Frau, dass bis zum dritten Stück Kuchen alles in Ordnung gewesen sei, dann habe ihr Freund Jürgen ein Kribbeln im Mund bekommen. Sie drehen sich zu Ihrem Kollegen und sagen: „Rainer, wir haben einen potenziell kritischen Patienten. Gib ihm 15 l Sauerstoff und leg das Monitoring an!"

Antworten und Kommentar auf Seite 287

23.2 **Welche Befunde erwarten Sie bei einer anaphylaktischen Reaktion 2. Grades?**

Bei der orientierenden Untersuchung nach dem ABCDE-Schema finden Sie einen freien Atemweg, die Mundschleimhaut ist jedoch deutlich gerötet. Ihr Patient ist orientiert und antwortet ohne Mühe, die Auskultation ist unauffällig, SpO_2 und Atemfrequenz sind normal. Sie messen eine tachykarde Herzfrequenz mit einem niedrig-normalen Blutdruck. Im EKG sehen Sie einen Sinusrhythmus. Diese Befunde fassen Sie für Ihren Kollegen zusammen und bitten ihn, nun einen großlumigen Zugang zu legen. Sie selbst wenden sich nochmal Ihrem Patienten zu und fragen nach bekannten Allergien. Er setzt zum Sprechen an, räuspert sich und sagt Ihnen, dass bisher nichts bekannt sei. Sie stutzen, da die Stimme eben noch weniger heiser geklungen hat. Auch der Freundin scheint die Veränderung aufgefallen zu sein, da sie sich besorgt zu Ihnen dreht. „Rainer, lass alles liegen und zieh' mir 0,5 mg Adrenalin pur in eine 2-ml-Spitze auf!" Ihr Kollege schaut zu Ihnen, nickt und legt die gerade gespülte Infusion zurück in den Koffer.

23.3 **Welche Befunde lassen Sie an das Fortschreiten der anaphylaktischen Reaktion denken?**

Während Ihr Kollege das Adrenalin vorbereitet, greifen Sie sich das Set mit dem Zubehör für den i. v.-Zugang und erklären Ihrem Patienten, dass er eine allergische Reaktion habe, die nun schnell behandelt werden müsse. Dieser ist nun ziemlich rot im Gesicht und versucht, die Sauerstoffmaske vom Gesicht zu nehmen, greift aber daneben. Gemeinsam mit einem anderen Gast legen Sie Ihren Patienten schnell flach auf den Boden und übertragen diesem unfreiwilligen Helfer die Aufgabe, die Beine anzuheben. Zum Glück hat Jürgen ausgesprochen gute Venen, sodass es Ihnen ohne Probleme und schnell gelingt, einen großvolumigen Zugang zu legen und zu sichern. Als Sie hochschauen, hält Ihr Kollege Ihnen eine Ampulle vors Gesicht, Sie lesen „Epinephrin 1 mg/ml" und übernehmen die Spritze.

Antworten und Kommentar auf Seite 287

23.4 **Wie wählen Sie den Injektionsort und wie führen Sie die Injektion durch?**

Nachdem Sie Ihrem Patienten die Injektion gegeben haben, wenden Sie sich an die Freundin und bitten sie, die Infusion, die Sie an den Zugang angeschlossen haben, in die Hand zu nehmen und kräftig zu drücken. Dabei solle sie darauf achten, die Infusionsflasche nicht komplett leer zu drücken, sondern Ihnen unbedingt rechtzeitig Bescheid geben, wenn die Flasche fast leer ist.

Nun ist endlich Zeit, die Leitstelle anzurufen und einen Notarzt bei schwerer anaphylaktischer Reaktion nachalarmieren zu lassen. Während Ihr Kollege telefoniert, führen Sie ein Reassessment bei Jürgen durch. Er reagiert auf Ansprache und öffnet dann auch die Augen. Der Atemweg ist wieder frei (die Heiserkeit ist wieder weg) und Sie sind sich sicher, dass auch die Rötung nicht weiter zugenommen hat. Bei der Auskultation hören Sie ein ganz leises Giemen, die SpO_2 mit Sauerstoff beträgt 100 %. Die Herzfrequenz ist tachykard, Sie messen einen Blutdruck von 95/65 mmHg, die Rekapillarisierungszeit beträgt 3 Sekunden.

Nach dem Telefonat teilt Ihnen Ihr Kollege mit, dass der Notarzt in wenigen Minuten eintreffen werde. Da der Hinterhof so versteckt liegt, schicken Sie eine jüngere Frau, die bisher interessiert zugesehen hat, zum Einweisen an die Straße.

23.5 **Welche weiteren Medikamente können Sie noch geben, bis der Notarzt eintrifft?**

Während Ihr Kollege noch die Medikamente aufzieht, wendet sich die Freundin des Patienten an Sie und sagt, dass die Infusion nun fast leer sei. Sie danken ihr für den Hinweis und sehen sich auf dem Monitor den Verlauf der 3-minütigen Blutdruckmessungen an. Der letzte Wert lag bei 115/85 mmHg. Sie sagen ihr, dass sich der Blutdruck schon gebessert habe und dass die zweite Infusionsflasche nun langsamer laufen könne. Sie nehmen eine zweite Flasche kristalloider Lösung aus dem Rucksack und bitten die Freundin, diese nur noch hochzuhalten, ohne zu drücken. Etwas unsicher schaut die junge Frau Sie an und fragt, was denn nun eigentlich los sei.

Antworten und Kommentar auf Seite 287

23.6 **Erklären Sie Jürgens Freundin, was passiert ist und was bei einer allergischen Reaktion abläuft!**

Sie können Ihre Ausführung zur allergischen Reaktion nicht fortsetzen, da Ihr Kollege Ihnen ankündigt, dass er die Medikamente fertig aufgezogen habe. Nacheinander hält er Ihnen die beschrifteten Spritzen und die leeren Ampullen vor. Sie vergleichen Wirkstoff und Dosierung und nehmen dann die Spritzen entgegen. Nacheinander injizieren Sie langsam Dimetinden, Ranitidin und Kortison. Jürgen hat nun schon spontan die Augen geöffnet und wendet sich seiner Freundin zu. Er versucht, etwas zu fragen, hat aber einen so trockenen Mund, dass es ihm kaum gelingt. Trotzdem sind Sie erleichtert, da die Heiserkeit verschwunden ist und der trockene Mund lediglich eine anticholinerge Nebenwirkung von Dimetinden ist. In der Ferne hören Sie das Martinshorn des NEFs. Ihr Kollege kniet neben den Taschen und räumt schon etwas den Müll zusammen. Sie möchten die Zeit bis zum Eintreffen des Notarztes noch nutzen, um die Anamnese zu vervollständigen und wenden sich daher an Jürgens Freundin.

23.7 **Welche Fragen stellen Sie Jürgens Freundin, um die Anamnese zu vervollständigen?**

Die Freundin kann die Fragen schnell beantworten. Die Symptome bei Ihrem Eintreffen waren offensichtlich, vorher sei es Jürgen gut gegangen. Allergien seien bisher keine bei ihm bekannt. Medikamente nehme Jürgen keine ein und andere Erkrankungen habe er auch nicht. Die letzte Mahlzeit sei dieser Kuchen mit dem Zitronenguss gewesen. Die Mutter von Jürgen sei allergisch auf Bienenstiche, aber sie wisse nicht, ob das das Risiko für Jürgen erhöhe. Endlich erreicht dann auch der Notarzt Ihre kleine Gruppe an der Wand. Jürgen versucht gerade, sich auf die Unterarme zu stützen und schaut etwas verwirrt zum Notarzt auf, der nun neben ihm steht.

Antworten und Kommentar auf Seite 287

23.8 Übergeben Sie den Patienten an den Notarzt!

Antworten und Kommentar auf Seite 287

Frau mit zunehmender Luftnot nach Sturz

Die Alarmierung auf Ihrem Melder lautet: „Kopfplatzwunde". Sie erreichen die ruhige Wohngegend um 14:02 Uhr, beim Eintreffen in der Wohnung ist der Hausarzt vor Ort: Er schreibt gerade eine Einweisung ins örtliche Krankenhaus der Grundversorgung. Er berichtet, dass die zu behandelnde Frau gegen 11 Uhr aus Unachtsamkeit gefallen sei und sich die offensichtliche Kopfplatzwunde an der Stirn zugezogen habe. Sie klage nun über leichte Kopfschmerzen und habe sich daher die Stoffhalskrause selbst angezogen. Sonst sei alles gut und Sie könnten die Patientin ja gleich zum RTW gehen lassen. Mit diesen Worten und dem Hinweis auf eine volle Praxis verlässt der Hausarzt die Wohnung. Sie betrachten die Einweisung in Ihrer Hand und zögern, die Anweisungen des Arztes sofort umzusetzen. Stattdessen entschließen Sie sich, sich zunächst selbst ein Bild von der Patientin zu machen.

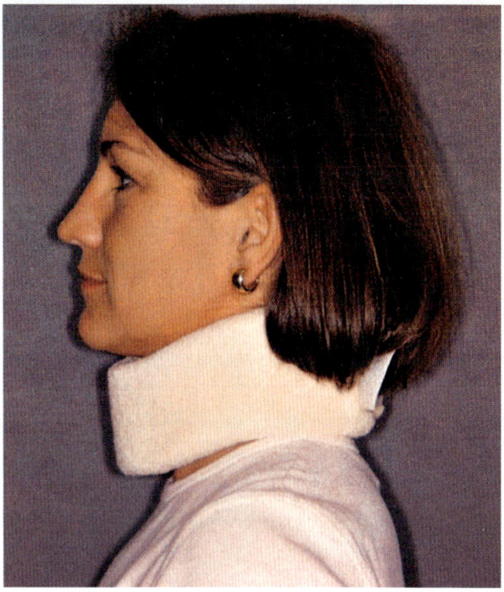

Abb. 24.1 (Abb. aus: Hirner, Weiser. Chirurgie. Thieme; 2008)

24.1 **Beschreiben Sie Ihren Untersuchungsablauf!**

Sie stellen sich der Frau vor und fragen, was passiert ist. Die Frau kann Ihre Fragen mit etwas Mühe und in kurzen Sätzen beantworten. Als Sie den Mundraum inspizieren, sehen Sie keine Auffälligkeiten. Bei der Auskultation fällt Ihnen ein leiser, aber deutlicher inspiratorischer Stridor auf. Zudem klagt die Frau nicht nur über Kopfschmerzen, sondern auch über starke Schmerzen beim Einatmen am Hals-Thorax-Übergang (NRS 8). Diese Schmerzen habe sie eben nicht berichtet, weil der Hausarzt schon bei den erwähnten Kopfschmerzen so unwirsch reagiert habe. Eigentlich sei dieser Doktor auch gar nicht ihr Arzt, sondern nur die Vertretung gewesen. Als Sie die Stoffhalskrause öffnen, fällt Ihnen eine Schwellung an der rechten Halsseite auf. Die Sauerstoffsättigung beträgt bei Raumluft 87 %, die AF 21/min, die HF 106/min und der RR 164/85 mmHg. Die Auskultation des Herzens ist unauffällig, die Rekapillarisierungszeit ist normal. Die großen Blutungsräume sind unauffällig, der Bauch ist weich. Neurologisch finden Sie eine normale Pupillenreaktion, Ihre Patientin erreicht 15 Punkte auf der GCS und ist zu allen Qualitäten orientiert.

Antworten und Kommentar auf Seite 289

24.2 Wie beurteilen Sie die Beschwerden und die von Ihnen erhobenen Befunde?

Die Frau schaut ängstlich und hält die Hand ihres Ehemanns fest umklammert. Das Sprechen fällt ihr zunehmend schwer. Sie bitten Ihren Kollegen, der Frau eine Sauerstoffmaske mit 12 l/min anzulegen.

24.3 Was möchten Sie vom Ehemann der Frau wissen?

Auf Nachfragen erfahren Sie vom Ehemann, dass seine Frau eigentlich gesund sei: Sie habe keine Allergien und als Medikament nehme sie nur ASS ein, da sie vor 5 Jahren mal eine Durchblutungsstörung im Gehirn gehabt habe. Die letzte Mahlzeit sei das gemeinsame Frühstück gewesen, da seine Frau sich nach dem Sturz gegen 11 Uhr nicht mehr richtig wohl gefühlt und kein Mittagessen gemacht habe. Nach kurzem Überlegen ergänzt der Ehemann noch, dass seine Frau auch noch an einer leichten Osteoporose leide – aber gestürzt sei sie bisher noch nicht.

24.4 Der Ehemann wirkt verunsichert und ängstlich. Wie kommunizieren Sie mit ihm?

Antworten und Kommentar auf Seite 289

Die Zeit bis zum Eintreffen des Notarztes nutzen Sie, um die Anamnese bezüglich des Sturzereignisses zu vervollständigen. Der Ehemann berichtet, dass er auf dem Sofa gesessen sei, als seine Frau das Wohnzimmer betreten habe und über eine Teppichkante gestolpert sei. Zunächst habe er gedacht, sie werde nicht fallen, dann sei sie aber doch gestürzt. Die Frau ergänzt mit offensichtlicher Mühe, sie sei einfach nur aus Unachtsamkeit gestolpert und dann mit der Stirn irgendwo aufgeschlagen.

24.5 **Übergeben Sie Ihre Patientin an den nun eintreffenden Notarzt!**

Zusammen mit dem eingetroffenen Notarzt bringen Sie die Frau in den RTW. Dort untersucht der Notarzt die Frau. Er fasst folgende Befunde zusammen: Die Schwellung am Hals ist deutlich, der Stridor nun auch ohne Stethoskop zu hören, die Schmerzen sind unverändert stark. Neu aufgetreten seien Kribbelparästhesien beider Hände. Der Notarzt formuliert seine Arbeitsdiagnose: Verletzung der HWS oder der Halsweichteile nach Sturzereignis vor 3 Stunden mit zunehmender Atemnot und drohender Verlegung der Luftwege. Während der Notarzt mit der Leitstelle die Kapazität der umliegenden Schockräume klärt, wirken Sie auf die Patientin ein, die Sauerstoffmaske im Gesicht zu lassen, da sie in der Zwischenzeit immer wieder versucht, diese abzusetzen.

24.6 Warum ist die Sauerstoffzufuhr für diese Patientin wichtig?

24.7 Diskutieren Sie die Befunde, die für bzw. gegen die Immobilisation der Halswirbelsäule im RTW sprechen!

Antworten und Kommentar auf Seite 289

Von der Leitstelle bekommen Sie die Information, dass ein Krankenhaus der Maximalversorgung aufnahmebereit sei. Die Fahrtzeit dorthin beträgt 30 min. Die Patientin erhält vom Notarzt 2 mg Morphin zur Schmerztherapie. Inzwischen toleriert sie die Sauerstoffmaske, die Sauerstoffsättigung liegt bei 94 % unter 10 l Sauerstoff via Gesichtsmaske mit Reservoirbeutel. Der Notarzt wirkt etwas nervös, er beobachtet die Patientin genau, spricht sie immer wieder an und prüft ihre Orientierung. Er auskultiert ihre Lungen und teilt Ihnen mit, dass die Belüftung der Lunge weiterhin seitengleich und normal sei. Sie teilen dem Notarzt mit, dass Sie den Eindruck hätten, er sei besorgt und fragen ihn, ob Sie noch etwas tun/vorbereiten können. Der Notarzt sagt, dass er sich mit dem richtigen Zeitpunkt der Atemwegssicherung beschäftige.

24.8 Sammeln Sie Argumente für oder gegen eine Intubation! Diskutieren Sie auch eine überbrückende CPAP-Beatmung unter der o. g. Arbeitsdiagnose!

Schließlich erreichen Sie mit der Patientin und dem Notarzt den Schockraum. Der Stridor ist inzwischen gut hörbar, aber die Patienten hat die Fahrt bis zum Ende gut toleriert. Nach der Übergabe bleiben Sie noch kurz zu einer Team-Nachbesprechung im Vorraum des Schockraums. Dort teilt der Oberarzt der Aufnahme Ihnen, kurz bevor Sie gehen, mit, dass die Patientin eine Verletzung der Halswirbelsäule habe, mit einem großen Hämatom ventral der Wirbelsäule, das die Trachea komprimiere. Der Oberarzt vermutet, dass das Hämatom hinter den Halsfaszien und Muskeln liegt und es deshalb präklinisch noch nicht nach außen sichtbar war. Die Patientin werde nun in Tracheotomiebereitschaft intubiert und dann operiert.

Antworten und Kommentar auf Seite 289

Dem Kind geht es schlecht

Ihr Melder macht Sie mit einem lauten Klingeln darauf aufmerksam, dass Sie zum nächsten Einsatz müssen: „Allgemeinzustandsverschlechterung, Fieber, 3 Jahre" lesen Sie beim Hinausgehen auf dem Display Ihres Melders. Sie geben die Statusmeldung durch und müssen noch einen Augenblick auf Ihre Kollegin warten, bevor Sie den RTW in den Nieselregen lenken. Das Navigationssystem hat 6 Minuten bis zu Ihrer Zielankunft errechnet. Da Kindernotfälle selten sind, rufen Sie sich gemeinsam mit Ihrer Kollegin auf der Fahrt die Normalwerte für ein 3-Jähriges Kind ins Gedächtnis.

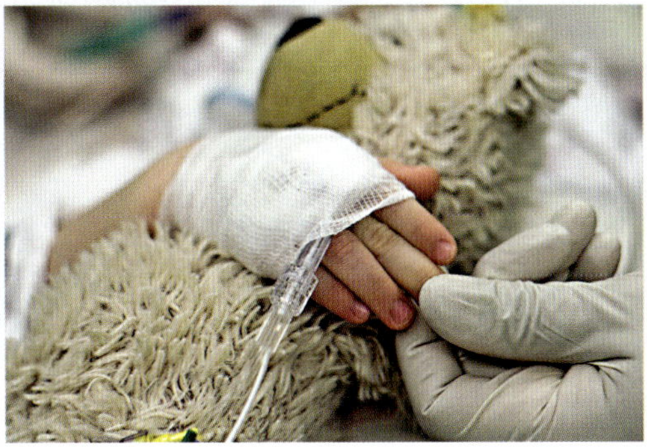

Abb. 25.1 (Foto von: Stephan Morrosch, Fotolia)

25.1 Welche Normalwerte erwarten Sie für ein 3-jähriges Kind für die Herzfrequenz, den Blutdruck und die Atemfrequenz? Wie schwer ist ein Kind in diesem Alter?

Nach zügiger Fahrt erreichen Sie Ihr Ziel schnell und problemlos. Nachdem Sie den RTW sicher geparkt haben, nehmen Sie Ihre Ausrüstung und nähern sich dem Wohnhaus. Noch bevor Sie klingeln können, öffnet sich die Tür und ein kleines Mädchen kommt heraus. Es schaut Sie mit großen Augen an, eine Stimme ertönt aus dem Wohnzimmer und bittet Sie herein. Sie beugen sich kurz zu dem Mädchen und sagen: „Schön, dass du uns die Tür aufgemacht hast. Das hast du gut gemacht!" Dann schieben Sie sich an dem immer noch staunenden Kind vorbei in den Flur und ins Wohnzimmer. Dort liegt auf einer Spielmatratze ein jüngeres Kind. Die Augen, die tief in den Augenhöhlen liegen, sind fast geschlossen, es reagiert nicht, als Sie den Raum betreten. Die Mutter sitzt daneben und streichelt seinen Kopf. Sie stellen sich vor und bitten die Mutter, zu erzählen. Sie berichtet, dass Marie seit mehreren Tagen Durchfall habe und auch Fieber. Seit heute Morgen habe sie nicht mehr gespielt und auch nicht mehr richtig getrunken. Sonst sei keiner in der Familie erkrankt.

Antworten und Kommentar auf Seite 292

25.2 **Welche Verdachtsdiagnose können Sie anhand Ihres Ersteindrucks und der kurzen Geschichte der Mutter stellen?**

25.3 **Welche Symptome erwarten Sie im ABCDE-Schema passend zu Ihrer Arbeitsdiagnose Exsikkose?**

Ihre Kollegin hat in der Zwischenzeit mit der Überwachung der Vitalfunktionen begonnen: Im EKG erkennen Sie einen tachykarden Sinusrhythmus mit einer HF von 128/min, die SpO_2 beträgt 94 %, den Blutdruck konnte Ihre Kollegin im ersten Versuch nicht bestimmen. Die Temperatur von Marie beträgt 39,6 °C. Sie wenden sich der besorgten Mutter zu und teilen ihr mit, dass es richtig gewesen sei, den Rettungsdienst zu rufen. Da es Marie nicht so gut gehe, werde nun auch gleich noch ein Notarzt dazukommen. Die Mutter von Marie beginnt zu weinen und Marie wimmert ein bisschen. Die Mutter fragt Sie schluchzend: „Geht es Marie wirklich so schlecht?"

25.4 **Was beachten Sie bei der Behandlung von Kindern? Haben Sie eine Idee, wie Sie die konkrete Situation noch verbessern können?**

Antworten und Kommentar auf Seite 292

Bevor Sie Marie in eine leichte Decke einschlagen, möchten Sie Ihre Untersuchung im Sinne eines Secondary Surveys erweitern. Sie haben der Kleinen erklärt, dass Sie gerne mal unter ihr T-Shirt gucken möchten. Marie hat Sie weiterhin nur angeschaut und sich nicht gewehrt. Sie inspizieren die Haut des Mädchens, finden aber keine Auffälligkeiten. Dann nehmen Sie vorsichtig das Köpfchen in die Hände und tasten einmal rundherum. Auch dort scheint alles in Ordnung zu sein. Ihr Überwachsungsgerät zeigt unveränderte Vitalparameter an. Um die Wartezeit für alle etwas entspannter zu gestalten, bitten Sie die Mutter, sich mit dem Rücken an die Couch zu lehnen und Marie auf dem Schoß zu halten. So könne sie helfen, Marie warm zu halten. Nach kurzer Zeit wirken beide etwas entspannter. Während Sie mit der erweiterten Untersuchung beschäftigt waren, hat Ihre Kollegin schon über die Leitstelle den Notarzt nachalarmieren lassen. Sie vermuten, dass dieser gleich einen Zugang zur Infusionstherapie und Medikamentengabe legen möchte.

25.5 **Warum ist es wichtig, Marie im Secondary Survey detaillierter zu untersuchen? Welche Befunde hätten Sie entdecken können?**

25.6 **Welche Informationen benötigen Sie noch von der Mutter, bevor Marie Medikamente erhalten kann?**

Die Mutter erklärt Ihnen, dass sie Marie auf 15 kg schätze und ihr seit gestern nur ein paar Globuli zur Immununterstützung gegeben habe. Sonst sei Marie gesund und habe auch keine Allergien. Sie sind erleichtert, als Sie das Martinshorn des NEFs hören. Ihre Kollegin schaut zu Ihnen, versichert sich, dass Sie kurz auf ihre Anwesenheit verzichten können und geht zur Haustür, um diese zu öffnen. Kurze Zeit später steht der Notarzt vor Ihnen.

Antworten und Kommentar auf Seite 292

25.7 **Übergeben Sie Marie strukturiert an den Notarzt, sodass dieser sofort mit der Therapie beginnen kann!**

Nachdem der Notarzt Ihnen konzentriert zugehört hat, nickt er Ihnen zu und stellt sich der Mutter und Marie vor. Er erklärt, dass es notwendig sei, Marie nun einen Venenzugang zu legen, um ihr Flüssigkeit zu geben, damit sich der Kreislauf stabilisieren könne. Er bittet die Mutter, Ihnen dabei zu helfen und Marie auf ihrem Schoß zu halten, während der Zugang gelegt wird. Da es Marie wahrscheinlich weh tun werde, müsse sie wirklich gut festgehalten werden. Die Mutter stimmt zu und erklärt Marie, dass sie nun kurz ganz tapfer sein müsse.

25.8 **Wieviel kristalloide Lösung erhält ein Kind am Anfang einer Infusionstherapie?**

Nachdem Marie ihren Venenzugang am Handrücken erhalten hat, appliziert der Notarzt den Volumenbolus. Aufgrund des hohen Fiebers bittet er zudem um Paracetamol zur Fiebersenkung. Ihre Kollegin bereitet die korrekte Wirkstoffmenge für den Notarzt vor.

25.9 **Bei welchen Patienten darf Paracetamol nicht eingesetzt werden? Was passiert bei einer Überdosierung?**

Antworten und Kommentar auf Seite 292

Nachdem Marie auch das Paracetamol erhalten hat, beurteilen Sie zusammen mit dem Notarzt erneut ihre Kreislaufsituation. Sie kommen gemeinsam zu dem Schluss, dass sich klinisch noch keine Besserung ergeben hat. Daher entscheidet sich der Notarzt, einen zweiten Volumenbolus zu geben. Währenddessen klären Sie mit Ihrer Kollegin die Transportlogistik und beauftragen Ihre Kollegin, das Kinderrückhaltesystem vorzubereiten und den RTW vorzuwärmen. Sie bringen Marie daraufhin gemeinsam nach draußen in den Rettungswagen, wo Sie noch einmal die Vitalparameter bestimmen. Erfreut stellen Sie fest, dass die Rekapillarisierungszeit nun mit 2 Sekunden besser geworden ist, auch die Herzfrequenz ist langsamer geworden. Der NEF-Fahrer hat inzwischen eine aufnahmebereite Kinderklinik gefunden. Da der Notarzt die Situation von Marie als nicht mehr kritisch einstuft, entscheiden Sie sich, ohne Sonder- und Wegerechte zu fahren, um die Gefährdung für Ihre Patientin nicht zu erhöhen.

Nachdem Sie Marie sicher in die Kinderklinik gebracht haben, befinden Sie sich nun auf dem Rückweg zur Wache. Sie denken laut über den Fall nach. Ihre Kollegin stimmt zu, dass sie bisher ebenfalls kein so stark exsikkiertes Kind gesehen habe.

25.10 **Welche klinischen Zeichen der Exsikkose fallen Ihn ein?**

Ein Hammerschlag zu viel...

Sie müssen heute wirklich nicht weit fahren und mit ein bisschen Glück erwartet Sie und Ihre Kollegin Simone, die erst seit kurzem als Rettungssanitäterin arbeitet, ein ruhiger Sanitätswachdienst auf der örtlichen Gewerbeschau. Sie waren im letzten Jahr schon mal dabei und hatten bis auf mehrere Personen mit beginnendem Sonnenbrand und ein paar Schürfwunden keine schwerwiegenden Ereignisse. Ihr Wohnwagen war damals am Randbereich der Veranstaltungsfläche positioniert, was hinterher von den Besuchern der Veranstaltung kritisiert worden war. Daher ist Ihr Standort heute im Mittelpunkt der Gewerbeschau. Da Sie mit dem RTW einfahren, bevor die ersten Besucher eintreffen, haben Sie zum Rangieren genügend Platz. Sie parken den RTW und bauen dann den kleinen Tisch und den Aufsteller auf, der immer beim Sanitätsdienst mit dabei ist. „Lass uns mal eine Sichtung der Umgebung machen“, schlagen Sie Ihrer Kollegin vor – immerhin ist der Standort neu. In direkter Nachbarschaft haben Sie 2 Solarbetriebe, die ausstellen, einen Getränkestand und ein Spiel, bei dem mit einem großen Hammer auf eine Unterlage geschlagen werden muss, um die Sicherheit von Fahrradschlössern zu demonstrieren.

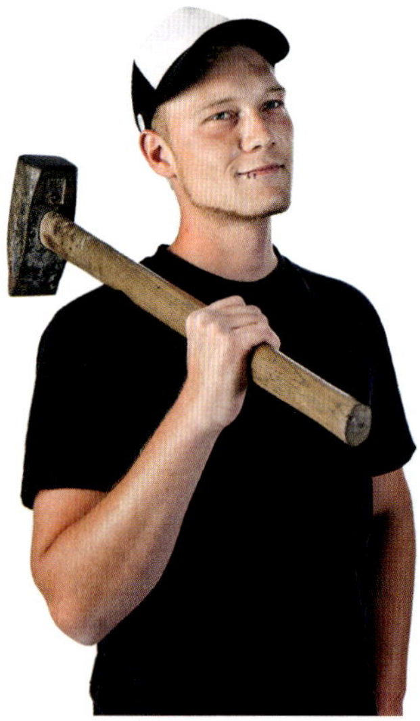

Abb. 26.1 (Foto von: Edler von Rabenstein, Fotolia)

Sie kaufen für sich und Ihre Kollegin einen Kaffee und setzten sich dann an Ihren Klapptisch, um den Zulieferern zuzusehen, die die letzten Vorbereitungen treffen. Simone erzählt von einem Einsatz in der letzten Woche bei einem Patienten mit sehr starker Atemnot und fragt Sie:

26.1 **„Auf der Intensivstation hat der Arzt gleich eine BGA haben wollen – weißt du, was das ist und warum das so wichtig war?“**

Antworten und Kommentar auf Seite 294

Simone freut sich, dass Sie ihr so ausführlich geantwortet haben und sagt, dass es manchmal eben schwierig sei, im Einsatz eine Frage zu beantworten – sie wolle sich vor den Patienten auch nicht so gerne die Blöße geben und etwas fragen. Sie nicken ihr zu und fragen, ob es denn sonst noch etwas gegeben habe, das sie bei dem Einsatz letzte Woche nicht verstanden habe. Und tatsächlich fällt Simone noch eine Frage ein, die sich auf die Vorerkrankung des Patienten aus dem Einsatz von letzter Woche bezieht:

26.2 „Wie hängt denn die Pleura mit der Lunge zusammen? Und was genau ist denn ein Pleuraerguss?“

Während Sie Simone die komplexen Zusammenhänge der Lungenanatomie und -physiologie erklären, schlendern die ersten Besucher zwischen den Ausstellungsständen umher. Insbesondere der Stand, an dem die Schlagfestigkeit von Fahrradschlössern demonstriert werden soll, lockt die Besucher an. Die ersten Versuche, ein Schloss mit wuchtigen Hammerschlägen zu zertrümmern, misslingen und der mutige Hammerschläger zeigt sich erstaunt. Sie sehen das Treiben an dem Stand mit ein wenig Unwohlsein, obwohl die Besucher dort scheinbar viel Spaß haben. Einige kaufen im Anschluss eines der ausgestellten Fahrradschlossmodelle. Nun nähert sich eine Gruppe jüngerer Männer, die vor dem Stand stehen bleiben und sich noch nicht einig sind, wer auf das Fahrradschloss schlagen soll. Schließlich fällt die Entscheidung auf einen sehr schlanken, hochgewachsenen Mann. Der erste Schlag ist noch verhalten, doch die anderen feuern ihn kräftig an und so holt er für den zweiten Schlag weit aus und „RUMS“ saust der Hammer auf das Schloss. Die Gruppe jubelt, denn das Fahrradschloss ist durchgebrochen. Sie trinken Ihren Kaffee zu Ende, als Simone Sie anstößt und rüber zur Männergruppe deutet. Der junge Mann, der geschlagen hat, hat sich auf einen Stuhl gesetzt und sieht nicht mehr so entspannt aus, sondern hält sich den Brustkorb fest. Simone springt auf und sagt: „Komm, ich glaube, da stimmt was nicht!“ Sie greifen sich Ihren Rucksack und folgen Simone, die schon hinübergelaufen ist.

26.3 Sie möchten den jungen Mann strukturiert untersuchen. Wie gehen Sie vor?

Antworten und Kommentar auf Seite 294

Sie erheben bei Ihrem Patienten folgende Befunde, die Sie zusammenfassen, damit auch Simone weiß, was Sie festgestellt haben: Der junge Mann, Herr Witten, hat kein A-Problem. Bei B klagt er über plötzliche Atemnot, er hat vesikuläre Atemgeräusche, auf der rechten Seite scheinen diese jedoch schwächer zu sein, die SpO_2 beträgt 95 %. Er hat kein C- und kein D-Problem. Simone nickt. Herr Witten klagt weiterhin über Atemnot und wird etwas unruhig. Er betont nochmal, dass die Schmerzen genau mit dem Hammerschlag angefangen hätten und dann auch gleich die Atemnot eingesetzt habe. Sie erklären Herrn Witten, dass er sich wahrscheinlich bei dem Schlag die Lunge verletzt habe. „Wahrscheinlich haben Sie sich einen Pneumothorax zugezogen", ergänzen Sie und sehen aus dem Augenwinkel, dass Simone beeindruckt schaut.

26.4 Was ist ein Pneumothorax? Wovon hängt es ab, ob der Patient starke Beschwerden bekommt?

„Es ist nun notwendig, dass wir Ihnen ein EKG zur Überwachung anlegen und auch die Blutdruckmanschette wird in kurzen Zeitabständen Ihren Blutdruck messen. Wenn Sie stärkere Atemnot bekommen, Ihnen schwindelig, schwarz vor Augen oder schlecht wird, sagen Sie bitte direkt Bescheid", sagen Sie zu Herrn Witten. Da nun das Monitoring komplett ist, bitten Sie Simone, Ihnen noch das Set zum Legen eines i. v.-Zugangs zu reichen und dann zum RTW zu gehen, um die Trage zu holen. Da sich Simone die ganze Zeit in Rufreichweite befindet, halten Sie das Risiko, alleine bei Herrn Witten zu bleiben, für vertretbar.

26.5 Warum sind die komplette Kreislaufüberwachung und die Beobachtung der Symptome so wichtig? Welche Komplikation möchten Sie damit so früh wie möglich erkennen?

Antworten und Kommentar auf Seite 294

Nach kurzer Zeit kommt Simone mit der Trage herübergefahren und Herr Witten kann sich mit etwas Hilfe selbst auf die Trage setzen. Sie fahren ihn zu Ihrem RTW und laden ihn in den Patientenraum. Dort machen Sie zunächst ein Reassessment. Die Atemwege sind weiterhin frei, bei der Auskultation stellen Sie fest, dass Sie nun in der leiseren Umgebung das Fehlen der Atemgeräusche auf der rechten Seite deutlicher wahrnehmen. Die Halsvenen sind nicht gestaut und die Rippen weiterhin stabil. Die Kreislaufparameter liegen unverändert im Normalbereich. Herr Witten ist wach, zu allen Qualitäten orientiert und hat eine normale Pupillenfunktion. Um die Anamnese zu vervollständigen, nutzen Sie das SAMPLER-Schema und erfahren, dass Ihr Patient bis auf ein seit der Kindheit bekanntes Anstrengungsasthma keine Vorerkrankungen habe.

In der Ferne hören Sie das Martinshorn des NEFs und des RTWs, der für den Abtransport des Patienten alarmiert wurde, da Sie und Simone weiter für den Sanitätsdienst vor Ort bleiben müssen. Sie erklären Ihrem Patienten, dass er nun gleich in einen anderen Rettungswagen gebracht werde, der ihn ins Krankenhaus bringen werde.

26.6 Übergeben Sie Herrn Witten an den eintreffenden Notarzt!

Nachdem die Kollegen mit Herrn Witten losgefahren sind, nehmen Sie und Simone wieder an Ihrem Tisch Platz und beobachten weiter die Besucher der Gewebeschau. Der Anbieter der Fahrradschlösser hat den Vorschlaghammer gegen ein kleineres Modell ausgetauscht und berät wieder einige Besucher an seinem Stand. Sie wenden sich zu Simone und sagen: „Wenn unser Patient nun plötzlich Kreislaufprobleme bekommen hätte – was hättest du getan, um den sich entwickelnden Spannungspneumothorax zu entlasten?“ Simone schüttelt den Kopf.

26.7 Erklären Sie, wie Sie im Falle eines Spannungspneumothorax vorgegangen wären, um diesen zu entlasten!

Simone ist nun wirklich beeindruckt, bedankt sich bei Ihnen und sagt, dass sie heute schon sehr viel Neues gesehen und gelernt habe. Sie sind der Meinung, dass das für heute auch reicht und hoffen auf einen ruhigeren weiteren Verlauf der Gewerbeschau.

Antworten und Kommentar auf Seite 294

Kindernotfall

„Bewusstlose Person, 2 Jahre, Einweiser auf der Straße"– so schnell Ihre Hausschuhe Sie tragen, laufen Sie die Treppe hinunter in die Fahrzeughalle. Es ist kurz vor der morgendlichen Übergabe und Ihr Kollege wartet schon im Auto auf Sie. Kaum haben Sie auf dem Beifahrersitz Platz genommen, rollen Sie auch schon auf den Hof der Wache. Aus dem Augenwinkel sehen Sie noch, dass gerade die NEF-Besatzung die Fahrzeughalle betritt. Ihr Kollege zuckt mit den Schultern und sagt: „Morgen. Ich war dort schon zweimal, das Kind ist schwerbehindert und hat immer wieder Atemaussetzer – mal sehen, was dieses Mal los ist." Sie nicken und hoffen, dass das Kind einfach wieder bei Bewusstsein ist, wenn Sie eintreffen.

Nach einer kurzen und eher zügigen Fahrt erreichen Sie zeitgleich mit dem NEF den Einsatzort und werden dort tatsächlich von einer hektisch winkenden Person eingewiesen. Da Sie die Koffer und Monitore tragen müssen und daher etwas langsamer sind, betritt der Notarzt zuerst das einfache, aber gepflegte Reihenhaus. Wenige Schritte dahinter folgen Sie und sehen, dass vor dem Kinderbett ein aschgraues, kleines Mädchen auf dem Boden liegt und von einer Frau in einem weißen Kasak mit einem Beutel an einem Tracheostoma beatmet wird, während eine weitere Person Thoraxkompressionen durchführt. Vom Notarzt kommt die Anweisung: „Wir haben eine Kinderreanimation!" Mit klarer Ansage verteilt er daraufhin die Aufgaben. Ihren Kollegen bittet er, das Monitoring anzulegen, seine NEF-Fahrerin weist er an, die Thoraxkompressionen auszuführen und Sie fordert er auf, die Beatmung zu übernehmen.

27.1 Wie verhält sich das Verhältnis von Thoraxkompressionen und Beatmungen bei Kindern und bei Neugeborenen? Wie werden die Thoraxkompressionen durchgeführt?

Sie knien sich an den Kopf des Kindes und halten mit einer Hand die winzige Trachealkanüle fest. Neben Ihnen kniet noch die Frau mit dem weißen Kasak, die sich nun kurz als Intensivpflegerin in der Heimbetreuung vorstellt. Das Kind hat Schaum an den Mundwinkeln und sieht sehr grau aus. Sie übernehmen den Beatmungsbeutel und setzen die Beatmung passend zum Rhythmus der Kompressionen fort. Sie bemerken sofort, dass das Beatmungsgefühl ungewöhnlich ist. Außerdem würden Sie gerne das Volumen Ihres Atemhubs von einer sichtbaren Thoraxbewegung abhängig machen, um das Kind nicht zu überblähen. Aktuell können Sie aber nichts sehen, da das Kind noch ein Hemdchen trägt. Umgehend kommunizieren Sie Ihr Problem dem Notarzt: „Ich kann den Thorax nicht sehen und die Beatmung fühlt sich komisch an!" Sofort unterbricht der Notarzt die Vorbereitungen zum Legen eines Zugangs und ist neben Ihnen.

Antworten und Kommentar auf Seite 296

27.2 Wie berechnen Sie das Tidalvolumen bei der Beatmung? Welche Normalwerte hat ein 2-jähriges Kind in Bezug auf Herzfrequenz und Blutdruck?

Ihr Kollege beginnt nun damit, die EKG-Elektroden auf den kleinen Oberkörper zu kleben und schiebt dazu zunächst das Hemdchen nach oben. Als er merkt, dass er damit einen Textilwust über das Tracheostoma schiebt, entscheidet er sich, das Hemdchen aufzuschneiden. Der Notarzt ist nun neben Ihnen und Sie erkennen beide, dass die Beatmung keine Thoraxbewegungen auslöst. Der Notarzt bedankt sich kurz für Ihren Hinweis und übernimmt die Beatmung. Sie sollen sich nun selbstständig mit der NEF-Fahrerin bei den Thoraxkompressionen abwechseln.

27.3 Probleme bei der Beatmung kommen vor. Wie gehen Sie vor, um die Ursache zu finden?

Der Notarzt beatmet nochmal, wieder ohne sichtbare Thoraxbewegung. Er bittet, die Kompressionen kurz zu unterbrechen und auskultiert den Thorax. Er sagt, dass er auch keine Atemgeräusche hören könne und bittet Sie, nun kontinuierlich zu drücken. Er diskonnektiert den Beatmungsbeutel, löst das Befestigungsbändchen der winzigen Trachealkanüle am Hals des Kindes und entfernt das Verbandsmaterial. Dort erkennt der Notarzt das Problem: „Die Trachealkanüle ist draußen und klemmt unter dem Trachealkanülenbändchen!“ Zunächst versucht der Notarzt, die Trachealkanüle ohne Hilfsmittel wieder einzuführen. Als dies nicht gelingt, bittet er um Gleitgel, das ihm die Intensivpflegeschwester umgehend anreicht: „Drin!“ Erleichtert konnektiert er wieder den Beatmungsbeutel und reevaluiert die Situation: Sowohl Auskultation als auch Thoraxbewegung zeigen den Erfolg der Maßnahme. Er schiebt die kleine Beatmungsmaske, die Ihr Kollege zur Sicherheit vorbereitet hatte, zur Seite und sagt: „Info für alle: Die Beatmung klappt nun, ich bleibe zunächst am Atemweg und als nächstes machen wir eine Rhythmusanalyse – auf mein Kommando Kompressionen STOP.......... und START!“

Antworten und Kommentar auf Seite 296

27.4 Welche Rhythmusstörungen werden im Reanimationsalgorithmus unterschieden? Welche Störung ist im Kindesalter die häufigste?

Der Notarzt hebt den Blick vom Monitor und spricht laut in die Runde: „Wir haben eine Asystolie, wir sind im Nicht-Defibrillationsschenkel der Reanimation." Er trägt Ihnen auf, nun einen i.o.-Zugang bei dem Kind zu legen und bittet Sie, umgehend Bescheid zu sagen, falls es dabei Probleme geben sollte. Sie nicken und gehen einmal um das ausgebreitete Equipment herum, zu den Füßen des Mädchens. Dort hat der Notarzt schon die kleine Bohrmaschine mit der passenden Nadel versehen und auch das Zwischenstück schon gespült. Sie ziehen sich noch eine 10-ml-Spritze mit NaCl auf und suchen dann den Punktionsort unterhalb des Knies auf, den Sie vor der Punktion gründlich desinfizieren.

27.5 Beschreiben Sie, wie Sie den Punktionsort auffinden! Welche alternativen Punktionsorte gibt es?

Obwohl Sie sich bei der Lokalisation des Punktionsortes sicher sind, spüren Sie, dass Ihre Hand nicht so ruhig ist wie bei der Anwendung dieser Technik bei einem Erwachsenen. Dass das Bein durch die Reanimationsbewegungen rhythmisch wackelt, macht die Sache nicht einfacher. Sie entscheiden, dass Sie Hilfe brauchen und sehen sich nach einer passenden Hilfsperson um. Schräg hinter Ihnen entdecken Sie die Frau, die sich als Intensivpflegeschwester aus dem Nachtdienst vorgestellt hatte. Sie bitten sie, das Beinchen des Mädchens für Sie zu fixieren. Mit dieser Unterstützung gelingt Ihnen die Anlage des i.o.-Zugangs problemlos.

Antworten und Kommentar auf Seite 296

27.6 **Beschreiben Sie die einzelnen Schritte bei der Durchführung einer intraossären Punktion!**

Nachdem die Infusion ordnungsgemäß angeschlossen ist, geben Sie dem Notarzt Bescheid. Er bittet Sie, die Infusion zu stoppen und nur zum Spülen nach erfolgter Medikamentengabe zu benutzen. Als er Sie fragt, ob Sie an den Blutzuckertest aus der Punktionsnadel gedacht haben, müssen Sie dies verneinen. Sie sichern zu, dies aber umgehend mit einem Blutzuckertest nachzuholen. Der Notarzt bittet Sie, dies zu tun, möchte aber, dass Sie zuerst das Adrenalin für das Mädchen vorbereiten. Das Mädchen wiegt etwa 10 kg und soll nun die erste Adrenalingabe im Reanimationsalgorithmus erhalten.

27.7 **Wie berechnen Sie die Dosis für das Mädchen? Wie bereiten Sie das Medikament vor?**

Als Sie die Vorbereitungen beendet haben, teilen Sie dem Notarzt mit, dass Sie in der 2-ml-Spritze eine 1:10 000-Verdünnung von Adrenalin haben und halten ihm die leere Adrenalinampulle vors Gesicht. Der Notarzt nickt und weist Sie an, dem Mädchen 100 µg Adrenalin, also 1 ml aus der Verdünnung, zu geben und mit der Druckinfusion nachzuspülen. Sie tun, wie Ihnen aufgetragen wurde und geben über den 3-Wege-Hahn die angeordnete Menge Adrenalin. Noch während Sie mit der Infusion nachspülen, sagen Sie laut und deutlich: „100 µg Adrenalin sind drin.“ Der Notarzt schaut daraufhin auf den Monitor, wendet sich wieder Ihnen zu und sagt: „Um 7:34 Uhr haben Sie 100 µg Adrenalin gegeben, die nächste Gabe erfolgt um 7:38 Uhr – falls wir uns dann immer noch im nicht-defibrillierbaren Schenkel der Reanimation befinden. Es ist Ihre Aufgabe, daran zu denken!“ „Das habe ich verstanden, um 7:38 Uhr erinnere ich Sie“, antworten Sie.

Antworten und Kommentar auf Seite 296

27.8 Welche Kommunikationsmittel des Crisis Ressource Management können Sie insbesondere im vorherigen Abschnitt erkennen? Fallen Ihnen noch weitere Punkte ein, die die Kommunikation in kritischen Situationen sicherer machen?

Da Sie sich nun dem Blutzuckertest zugewendet haben, können Sie die restlichen Teammitglieder ein wenig beobachten. Ihre beiden Kollegen wechseln sich routiniert bei den Thoraxkompressionen ab und der Notarzt ventiliert das Mädchen über die nun wieder sicher einliegende Trachealkanüle. Die Kapnografie auf dem Monitor zeigt atemzyklusabhägige Schwankungen bei relativ niedrigen Werten. Der Notarzt kündigt die nächste Rhythmuskontrolle an und sagt laut „STOP – START“, um die No-Flow-Time für das Mädchen so gering wie möglich zu halten. „Wir befinden uns immer noch im nicht-schockbaren Zweig des Reanimationszyklus bei nun PEA.“ Sie sind froh über diese deutliche Ansage. So wissen Sie immer, wie Sie als Team zusammenarbeiten müssen. Wie geplant, geben Sie um 7:38 Uhr das zweite Mal Adrenalin, nachdem Sie sich vorher beim Notarzt rückversichert haben.

27.9 Wie erkennen Sie einen rückkehrenden Spontankreislauf (ROSC)? Wie geht der Einsatz ab diesem Zeitpunkt weiter?

 Antworten und Kommentar auf Seite 296

Ein bisschen zu viel Sonnenschein...

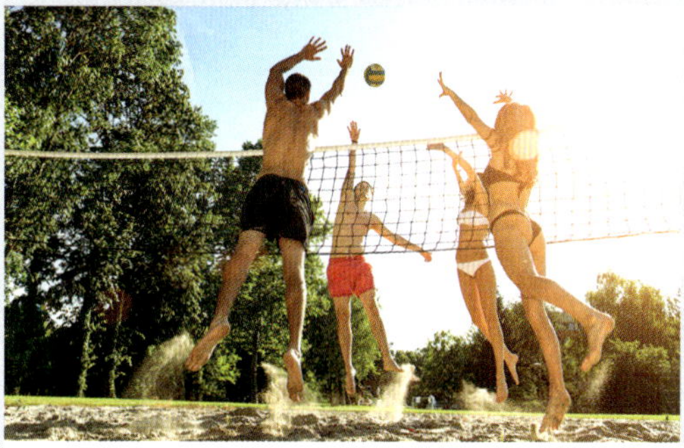
Abb. 28.1 (Foto von: Zsolnai Gergely, Fotolia)

Es ist ein herrlicher Hochsommertag. Die Sonne scheint, seit Sie heute Morgen um kurz vor 5 Uhr zuhause aufgestanden sind. Ihre Frau hat Ihnen gerade ein Foto von Ihren spielenden Kindern im Planschbecken auf Ihr Handy geschickt. Sie schreibt, dass es aber sogar im Schatten fast zu heiß sei, um sich längere Zeit draußen aufzuhalten. Sie und Ihre Kollegin waren heute auch schon ein paar Mal unterwegs. Sie nehmen sich noch ein Glas Wasser aus dem neu installierten Wasserspender und schaffen es gerade so, leer zu trinken, als Ihr Melder alarmiert: „Starke Kopfschmerzen, Einweiser an der Kasse." In der Fahrzeughalle treffen Sie auf Ihre Kollegin, die Sie beim Einsteigen verwundert fragt: „Hast du eine Idee, was der Einweiser an der Kasse soll?" Sie lachen, Ortskenntnis hilft manchmal. Sie sagen, dass Ihr Einsatzort der Adresse nach das Freibad sein müsse. Wahrscheinlich warte dort jemand an der Kasse, der Sie hoffentlich zu Ihrem Patienten bringen werde.

Tatsächlich ist es so: An der Kasse steht eine junge Frau, die aufgeregt erzählt, dass sie und 3 Freundinnen den Tag im Freibad verbringen wollten. Während Sie sich Ihren Weg über die Liegewiese bahnen, erzählt die Frau, dass sie gemeinsam Beachvolleyball gespielt hätten. Zwar habe nur die betroffene Freundin später noch mit ein paar Jungs weitergespielt, aber das sei ja nicht schlimm. Sie erreichen das Lager der Freundinnen, das mitten in der Sonne liegt. Sie knien sich neben eine junge Frau, die in Rückenlage auf dem Handtuch liegt. Sie stellen sich vor und wollen wissen, was passiert sei. Sie sagt Ihnen, dass sie Erika heiße und starke Kopfschmerzen habe. Ihr sei auch seit 1 Stunde ziemlich schlecht. Wenn sie sich aufsetze, werde ihr schwindelig und ihr Nacken tue weh.

28.1 **Welche Verdachtsdiagnose haben Sie aufgrund der Schilderungen von Erika und der Gesamtsituation?**

Während Sie mit Erika sprechen, bringt Ihre Kollegin das Monitoring an und sagt Ihnen die Werte. Die Sättigung beträgt 97 %, der Blutdruck ist normal, die Herzfrequenz mit 105/min etwas tachykard.

Sie nicken und sagen dann, dass es sich um eine nicht-kritische Patientin handele, weshalb Sie erst einmal in den Schatten umziehen möchten. In der Sonne finden Sie es unerträglich. Ihre Kollegin bittet eine Gruppe Jugendlicher, den Platz unter einem Baum freizumachen und zusammen mit ihren Freundinnen tragen Sie Erika dorthin. Sie greifen ein Handtuch und schicken eine der Freundinnen los, um das Handtuch nass zu machen und es Erika um den Nacken zu legen.

Antworten und Kommentar auf Seite 299

28.2 Nennen Sie die Schritte der nun folgenden Untersuchung nach dem ABCDE-Schema!

Sie stellen bei Erika kein A-, B- oder C-Problem fest. Bei D können Sie die Lichtreaktion der Pupillen wegen der hellen Umgebung nicht beurteilen, Ihnen fällt jedoch eine ausgeprägte Nackensteifigkeit auf. Kurz nachdem Sie diesen Test gemacht haben, dreht sich Erika zur Seite und übergibt sich – sie weint danach, vielleicht weil die Übelkeit noch stärker ist, als sie sagt, vielleicht aber auch, weil es ihr unangenehm ist. Sie entschließen sich, Erika einen Zugang zu legen, um ihr etwas gegen die Übelkeit geben zu können.

28.3 Erklären Sie, wie es zu einem Sonnenstich kommt! Wie lässt sich dieser Notfall vermeiden?

28.4 Nennen Sie weitere Krankheitsbilder, die zu Übelkeit und Erbrechen führen können!

Antworten und Kommentar auf Seite 299

Sie erklären Erika, dass Sie ihr nun einen Venenzugang legen möchten, um ihr Flüssigkeit und Medikamente gegen die Übelkeit zu geben. Dann erläutern Sie ihr auch kurz die möglichen Komplikationen. Erika stimmt dem Venenzugang zu und Sie punktieren eine Vene auf dem Handrücken. Als der Venenzugang fixiert ist, reicht Ihnen Ihre Kollegin die Infusion, die Sie gleich an eine der Freundinnen weitergeben, mit dem Auftrag, die Infusionsflasche hochzuhalten und darauf zu achten, dass die Tropfen gleichmäßig fallen. Aus dem Blut der Punktionskanüle bestimmen Sie den Blutzuckerwert, der im Normalbereich liegt.

28.5 Geben Sie eine Kurzbeschreibung des Medikaments Dimenhydrinat!

Ihre Kollegin zieht Ihnen Dimenhydrinat aus der Ampulle auf und injiziert es in eine Kurzinfusion. Zusammen mit der beschrifteten 100-ml-NaCl-Flasche reicht sie Ihnen auch die leere Ampulle, damit Sie sich überzeugen können, dass sie das richtige Medikament verwendet hat. Sie fragen nun Erika noch generell nach bekannten Allergien und insbesondere nach Allergien auf Vomex®. Erika sagt, dass sie keine Allergien habe und Vomex® nicht kenne. Sie konnektieren nun die Kurzinfusion an den Infusionsschlauch und lassen sie zügig tropfen. Die Vitalwerte von Erika sind weiterhin stabil und so bitten Sie Ihre Kollegin, für den Transport zum RTW die Trage holen zu gehen. Im Schatten und mit dem kühlen Handtuch im Nacken scheint es Erika langsam etwas besser zu gehen.

28.6 Welche anderen Erkrankungen fallen Ihnen ein, die im Zusammenhang mit zu intensiver Sonneneinstrahlung entstehen können?

In der Zwischenzeit ist die Kurzinfusion durchgelaufen und Sie bestücken den Infusionsschlauch wieder mit einer Vollelektrolytlösung. Entlang der Betonplattenwege, die durch die Liegewiese laufen, sehen Sie Ihre Kollegin mit der Trage langsam auf Sie zukommen. Der Rasen ist trocken und eben, sodass sie die Trage bis direkt neben Erika fahren kann. Mit Ihrer Hilfe gelingt es Ihrer Patientin, sich etwas aufzurichten und sich dann auf die Trage zu setzen. Sie schnallen sie an und, da sie nur einen Bikini trägt, legen ihr auch eine Decke über – zumindest solange, bis Sie im RTW eingetroffen sind.

Antworten und Kommentar auf Seite 299

28.7 Mit welchen Komplikationen müssen Sie bei einem Sonnenstich rechnen?

Im RTW führen Sie bei Erika ein Reassessment durch: Ihre Atemwege sind frei, die Auskultation ist normal, die Halsvenen sind kollabiert und die Kreislaufparameter sind normwertig, insbesondere die initial vorhandene Tachykardie hat sich normalisiert. Sie prüfen ihre Orientierung und können jetzt auch ihre Pupillenfunktion untersuchen. Um die Anamnese zu vervollständigen, nutzen Sie das SAMPLER-Schema. Erika nimmt keine Medikamente ein und hat bis auf eine Blinddarmentfernung als Kind keine Vorerkrankungen.

Schließlich geben Sie Ihrer Kollegin das Zeichen für die Abfahrt und bringen Erika in die Ambulanz des örtlichen Krankenhauses. Dort übergeben Sie sie an den diensthabenden Internisten. Während Sie und Ihre Kollegin die Einsatzbereitschaft Ihres RTWs wiederherstellen, vereinbaren Sie, dass Sie auf dem Rückweg zur Wache aus prophylaktischen Gründen dringend an der Eisdiele vorbeifahren müssen.

Antworten und Kommentar auf Seite 299

Kopfschmerzen

Ihr Melder schickt Sie zu Ihrem nächsten Einsatz. Während Sie zur Garderobe gehen, lesen Sie auf dem Display: „Bewusstlose Person, zuhause." Ihre Schritte werden etwas schneller und Sie erreichen zusammen mit Ihrer Kollegin den RTW. Heute ist das schon die dritte Meldung einer bewusstlosen Person, obwohl es erst früher Nachmittag ist – allerdings waren die anderen beiden Personen beim Eintreffen schon wieder bei Bewusstsein. Sie erreichen ein Wohngebiet in Stadtrandlage und fahren langsam an den Einfamilienhäusern vorbei auf Ihr Ziel zu. Sie können es nicht verfehlen: Mitten auf der Straße steht ein Halbwüchsiger, winkt sehr aufgeregt und deutet auf ein Haus auf der linken Seite. Sie parken, nehmen die Koffer und nähern sich. Der Halbwüchsige rennt schon vorneweg zur Haustür.

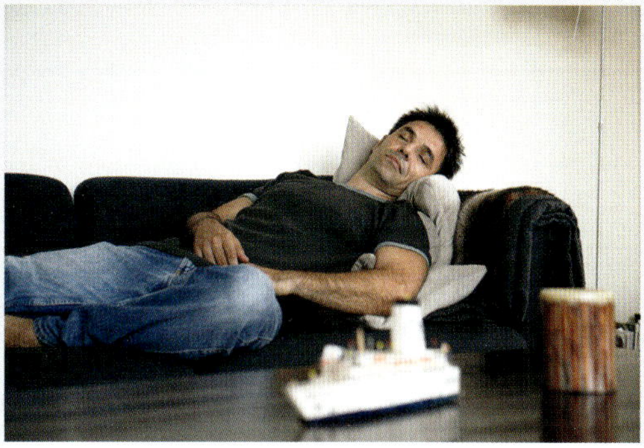

Abb. 29.1 (Foto von: K. Mellenthin, Thieme)

29.1 **Trotz oder gerade wegen der stressgeladenen Situation: Worauf achten Sie generell, wenn Sie sich einem Einsatzort nähern?**

Am Klingelschild lesen Sie „Familie Kolding", im Wohnungsflur steht eine Frau – Sie vermuten, es ist Frau Kolding – die sofort beginnt, auf Sie einzureden: Kopfschmerzen und irgendwie einen verspannten Nacken habe ihr Mann schon den ganzen Tag gehabt, Paracetamol nehme er manchmal, aber eben habe er gesagt, er würde sich gerne hinlegen, bis die Tabletten wirkten. Sie sei nur ganz kurz unten gewesen, so was habe er noch nie gehabt... und dann habe sie zuerst gedacht, er schlafe und schnarche, weil es ja auch gestern so anstrengend gewesen sei. Aber auf der Couch schlafe er sonst nie... Und dann habe er nicht geantwortet, als sie etwas gerufen habe... und dann liege er einfach so da!

Sie betreten das Wohnzimmer des Hauses: Herr Kolding liegt auf der Couch und schnarcht, aber schläft er nur?

Antworten und Kommentar auf Seite 301

29.2 **Wie prüfen Sie sein Bewusstsein? Wie objektivieren Sie Ihren Befund?**

29.3 **Ihr Patient schnarcht noch immer. Was tun Sie direkt als Nächstes?**

Ihre Kollegin hat begonnen, das Monitoring anzulegen. Sie teilen ihr mit, dass Sie einen kritischen Patienten haben und bitten sie, Ihnen als nächstes eine Sauerstoffmaske mit Reservoirbeutel anzureichen und die Schienung der Atemwege zu übernehmen. Sie selbst möchten gerne die Untersuchung von Herrn Kolding fortsetzen.

29.4 **Beschreiben Sie detailliert, wie Sie vorgehen!**

Antworten und Kommentar auf Seite 301

Gerade als Sie mit der Untersuchung fertig sind, hören Sie Schritte im Flur und der Notarzt kommt dazu. Sie berichten ihm, dass es sich bei dem Patienten um Herrn Kolding handle, der über Kopfschmerzen geklagt habe und dann auf der Couch bewusstlos geworden sei. Er habe Probleme mit den Atemwegen, die Belüftung sei aber in Ordnung. Der RR betrage 195/90 mmHg, der Patient erreiche 3 Punkte auf der GCS, die Pupillen seien seitengleich und lichtreagibel. Der Notarzt nickt und sagt Ihnen, dass Sie für ihn die Atemwegssicherung des Patienten vorbereiten sollen, während er dem NEF-Fahrer aufträgt, die Narkosemedikamente aufzuziehen und sich selbst dann der Etablierung eines i.v.-Zugangs zuwendet.

29.5 Welche Hilfsmittel stehen Ihnen zur Atemwegssicherung zur Verfügung? Kommentieren Sie die verschiedenen Möglichkeiten in Bezug auf ihre Vor- und Nachteile!

29.6 Was bereiten Sie konkret für eine Intubation mit einem Endotrachealtubus vor?

Bevor Sie sich über Ihre Koffer beugen und sich auf die Vorbereitung der Intubation konzentrieren, vergewissern Sie sich, dass bei Ihrer Kollegin alles in Ordnung ist. Sie bestätigt zuversichtlich, dass die Vitalparameter stabil seien und sie kein Problem habe, den Atemweg offen zu halten. Das freut Sie, denn Ihre Kollegin ist noch nicht sehr lange als Rettungssanitäterin auf dem RTW dabei. Sie finden, dass es nicht gut wäre, wenn sie sich überfordert fühlen und sich vielleicht nicht trauen würde, das bei so vielen anderen Menschen rundherum zuzugeben. Als Frau Kolding sieht, was Sie alles aus Ihrem Koffer auspacken, kommt sie ein Stückchen näher: Sie registrieren das und weisen sie darauf hin, dass gleich alle sehr konzentriert arbeiten müssten, um ihrem Mann beim Atmen zu helfen. Hinterher sei aber wieder mehr Zeit für Fragen.

Auf dem Couchtisch haben Sie auf einer sterilen Unterlage alle notwendigen Dinge für die Intubation vorbereitet. Der Notarzt hat inzwischen den i.v.-Zugang gelegt und der NEF-Fahrer die Narkosemedikamente aufgezogen. Nun tauscht der Notarzt mit Ihrer Kollegin den Platz, öffnet den Mund des Patienten und schaut hinein. Dann sieht er sich suchend um.

Antworten und Kommentar auf Seite 301

29.7 Wie können Sie bei einem Patienten die zu erwartenden Intubationsverhältnisse abschätzen?

29.8 Wie gestalten Sie die Lagerung eines zu intubierenden Patienten optimal? Erklären Sie, warum!

Als der Notarzt mit der Lagerung zufrieden ist, bittet er Ihre Kollegin, den aktuellen Blutdruck des Patienten zu messen. Blutdruck und Herzfrequenz sind weitgehend unverändert geblieben, die Sauerstoffsättigung ist dank der guten Präoxygenierung bei 100 %. Er wendet sich Frau Kolding zu und fragt: „Gibt es Allergien bei Ihrem Mann?“ Als die Ehefrau das verneint, bekommt der NEF-Fahrer die Anweisung, die Narkosemedikamente zu spritzen. Die Intubation gelingt beim ersten Versuch.

29.9 Wie können Sie die richtige Tubuslage überprüfen?

Antworten und Kommentar auf Seite 301

Da der Weg zum RTW nur kurz ist und die Trage bis an die Couch herangefahren werden kann, entscheidet sich der Notarzt, den Patienten erst im RTW an das Beatmungsgerät anzuschließen und den Weg bis zum RTW mit dem Beatmungsbeutel zu überbrücken. Während Ihre Kollegin zusammen mit dem Notarzt zum RTW geht, räumen Sie im Wohnzimmer Ihre Koffer zusammen. Sie nutzen die Zeit, um noch ein paar beruhigende Worte an die Ehefrau zu richten. Während Sie dann nach draußen gehen, überlegen Sie sich, welche Diagnose bei dem Patienten am wahrscheinlichsten ist.

29.10 Welche Diagnose halten Sie aufgrund der Klinik und der Anamnese des Patienten für am wahrscheinlichsten?

Als Sie alle Sachen verstaut haben, steigen Sie in den RTW und sehen dort, dass der Notarzt dabei ist, ein Reassessment zu machen. Dabei leuchtet er Herrn Kolding gerade in die Augen, wiederholt den Untersuchungsschritt, tritt zur Seite und bittet Sie, sich einmal die Augen anzusehen. Sie leuchten hinein und sehen, dass die rechte Pupille etwas größer ist als die linke. Sie bestätigen den Befund des Notarztes und sagen, dass dieser Befund bei Ihrem Primary Survey ganz sicher noch nicht bestanden habe. Mit dieser neuen Information telefoniert der Notarzt umgehend mit der Leitstelle und bittet um ein Bett in einem Haus der Maximalversorgung und um die Herstellung eines direkten Gesprächs mit dem diensthabenden Neurochirurgen.

Antworten und Kommentar auf Seite 301

Schluckbeschwerden

Sie sitzen mit einer Praktikantin der Rettungsdienstschule am Tisch im Aufenthaltsraum und sprechen mit ihr über die bevorstehende Prüfung zur Notfallsanitäterin. Es sind zwar noch 8 Wochen Zeit bis zur Prüfungswoche, aber sie ist wirklich schon sehr aufgeregt. Insbesondere die vielen Medikamente, mit denen sie im Rettungsdienst konfrontiert ist, kann sie sich schlecht merken. Sie versuchen, zu helfen und erklären ihr die Wirkungsweise von Morphin.

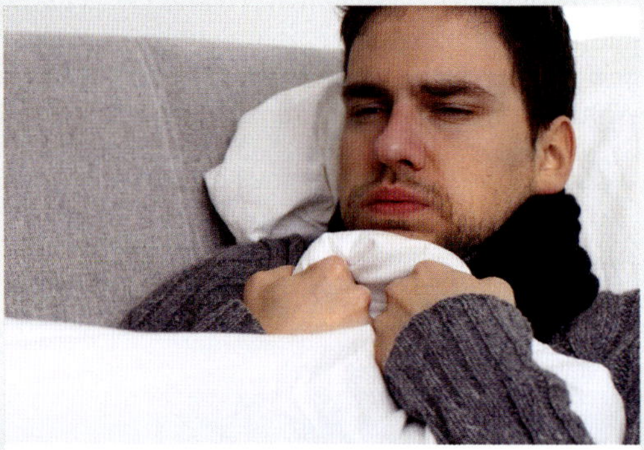

Abb. 30.1 (Foto von: detailblick, Fotolia)

30.1 **Geben Sie der Praktikantin eine kurze Beschreibung von Morphin mit Wirkungsweise, Nebenwirkungen und Dosierungen!**

Gerade wollen Sie noch eine Patientengeschichte aus der letzten Woche beitragen, da alarmiert Ihr Melder und der nächste Einsatz wartet auf Sie. Beim Hinausgehen tragen Sie der Praktikantin noch auf, sich Gedanken zu machen, was sie tun würde, wenn ein Patient zu viel Morphin erhalten habe. Auf dem Display des Melders lesen Sie das Einsatzstichwort: „Schmerzen, Schluckbeschwerden, Pat. Schulz, 7. Etage."

In der Fahrzeughalle treffen Sie Ihre Kollegin, die sich gerade die Schuhe anzieht und die Jacke vom Haken nimmt. Ihre Fahrt führt Sie zu den Studentenwohnheimen des Universitätsgeländes. Vor einem der Hochhäuser halten Sie an und nähern sich mit Ihrer Ausrüstung dem Gebäude. Es hat etwa 20 Stockwerke, weshalb Sie hoffen, dass der Aufzug in Betrieb ist. Da Sie sich nicht sicher sind, ob die Klingel funktioniert, entscheiden Sie sich, in den 7. Stock zu fahren und dort direkt an der Tür zu klopfen. Oben angekommen, öffnet Ihnen ein junger Mann die Tür und bittet Sie mit einer Geste hinein. In der 1-Zimmerwohnung setzt sich Ihr Patient auf das Sofa, wo noch Bettzeug herumliegt und schiebt für den Überwachungsmonitor ein paar Bücher zur Seite. Mit offensichtlicher Mühe berichtet er in kurzen Sätzen, dass er seit mehreren Tagen Halsschmerzen habe. Etwas Speichel läuft beim Sprechen aus seinem Mund, den er mit einem Taschentuch wegwischt. Seit gestern Abend habe er starke Schmerzen und deutet an seine rechte Halsseite. Dort sehen Sie eine große Schwellung unterhalb des Unterkiefers.

 Antworten und Kommentar auf Seite 305

30.2 Welche Differenzialdiagnosen fallen Ihnen zum Leitsymptom „Schmerzen im Hals“ ein?

Während Ihre Kollegin das Monitoring anlegt, beginnen Sie mit der Untersuchung des jungen Mannes. Obwohl ihm das Sprechen Mühe macht, beurteilen Sie die Atemwege als frei. Sie möchten gerne die Mundhöhle inspizieren, ihr Patient kann jedoch den Mund nicht öffnen. Bei der Auskultation der Lunge finden Sie keine Auffälligkeiten. Ebenso sind Ihre Untersuchungsbefunde bei C und D unauffällig. Die Schleimhäute erscheinen Ihnen etwas trocken, die Haut wirkt insgesamt warm auf Sie. Ihre Kollegin hat inzwischen die Vitalwerte erhoben und die Temperatur gemessen. Alle Werte liegen im Normalbereich, bis auf die tympanale Temperatur, die 38,9 °C beträgt.

30.3 Wie wird das Symptom des jungen Mannes bezeichnet, den Mund nicht richtig öffnen zu können?

Sie möchten Ihrem Patienten gerne die Symptome etwas erträglicher machen und denken daher über eine Schmerztherapie nach. Als Sie den Patienten fragen, ob er schon etwas gegen die Schmerzen eingenommen habe, schiebt er Ihnen eine Packung Hals-Lutschtabletten zu. Sie möchten nun noch von ihm wissen, ob er jemals ein Medikament nicht vertragen habe und ob generell Allergien bekannt seien. Er schüttelt nach beiden Fragen eindeutig den Kopf.

Antworten und Kommentar auf Seite 305

30.4 Welches Analgetikum könnte gegen die Schmerzen und die erhöhte Temperatur des Patienten wirksam sein?

30.5 Nennen Sie mögliche Nebenwirkungen von Metamizol! Welche Nebenwirkung halten Sie bei diesem Patienten für am wahrscheinlichsten?

30.6 Wann können Sie damit rechnen, dass die Wirkung von Metamizol eintritt?

Sie erklären Ihrem Patienten, dass Sie ihm gerne etwas gegen seine Schmerzen geben würden und dass es dazu notwendig sei, dass Sie ihm einen Zugang legen. Sie klären ihn über mögliche Nebenwirkungen eines i. v.-Zugangs auf und tragen ihm auf, Ihnen durch Nicken die Erlaubnis dazu zu erteilen. Nachdem es Ihnen problemlos gelungen ist, einen sicheren Zugang auf dem Handrücken zu etablieren, bitten Sie Ihre Kollegin, Ihnen 1 g Novalgin® als Kurzinfusion vorzubereiten.

30.7 Was können Sie tun, um einen Blutdruckabfall bei Ihrem Patienten im Rahmen der Metamizol-Applikation zu verhindern?

Antworten und Kommentar auf Seite 305

Während Sie die Kurzinfusion starten, bitten Sie Ihre Kollegin, den Tragestuhl aus dem RTW zu holen und die Trage möglichst nahe zum Wohnheim zu bringen. Anschließend möchten Sie den jungen Mann gerne mit dem Tragestuhl zur Trage bringen. Sie selbst bleiben bei Ihrem Patienten stehen und kontrollieren in regelmäßigen Abständen die Vitalparameter. Zunächst versuchen Sie, ein paar Sätze mit ihm zu wechseln. Da Sie jedoch merken, dass das Sprechen keine Freude für ihn ist, informieren Sie ihn, dass Sie bei ihm bleiben und ihm die nächsten Schritte rechtzeitig ankündigen würden. Es dauert eine Weile, bis Ihre Kollegin mit dem Tragestuhl wieder im Zimmer eintrifft. Mit etwas Unterstützung setzt sich Ihr Patient in den Tragestuhl und lässt sich anschnallen. Dank des Aufzugs bleibt Ihnen das tatsächliche Tragen erspart und Sie erreichen barrierefrei die vor dem Wohnblock positionierte Trage.

30.8 Welcher Fachabteilung würden Sie Ihren Patienten gerne zuteilen?

Während Ihre Kollegin ein Reassessment durchführt und den Patienten sicher anschnallt, telefonieren Sie mit der Leitstelle. Sie erfahren, dass Sie die zentrale Aufnahme der Uniklinik anfahren sollen. Ihre Fahrtzeit dorthin wird etwa 35 Minuten betragen. Nach einer zunächst ruhigen Fahrt beginnt der junge Mann plötzlich zu würgen und stöhnt dabei vor Schmerzen auf. Ihre Kollegin ruft Ihnen nach vorne in die Fahrerkabine zu, dass Sie bei der nächsten Gelegenheit den RTW stoppen sollen. Sie verlangsamen Ihre Fahrt und können schließlich anhalten. Ihre Kollegin hat inzwischen herausgefunden, dass der junge Mann die schwankende Fahrt nicht gut vertragen und starke Übelkeit bekommen hat.

30.9 Charakterisieren Sie das Medikament Dimenhydrinat bezüglich Wirkmechanismus, Kontraindikationen und Nebenwirkungen!

Antworten und Kommentar auf Seite 305

Nachdem Ihre Kollegin die Kurzinfusion mit Dimenhydrinat vorbereitet und gegen die Infusionslösung getauscht hat, setzen Sie Ihre Fahrt möglichst ruhig und gleichmäßig fort. Ohne weitere Zwischenfälle erreichen Sie die zentrale Aufnahme der Uniklinik. Dort dauert es zwar einen Augenblick, bis der diensthabende HNO-ärztliche Kollege seinen Weg zu Ihnen gefunden hat, dafür bekommen Sie schon bei der Anmeldung einen Transportschein gereicht. Erleichtert darüber stecken Sie diesen erstmal ein.

30.10 Übergeben Sie Ihren Patienten an den HNO-Arzt!

Nachdem Sie die Übergabe gemacht und Ihre Sachen zusammengesucht haben, verlassen Sie die Ambulanz und beginnen in der Fahrzeughalle der Uniklinik schon mal, Ihre Geräte zu sortieren und die Trage zu reinigen. Sie ziehen den Fahrzeugschein wieder hervor und stellen fest, dass zwar der Stempel der Uniklinik da ist, jedoch die Unterschrift fehlt. Kurzerhand nimmt Ihnen Ihre Kollegin den Transportschein aus der Hand und setzt zu einer eigenhändigen Unterschrift an.

30.11 Wie beurteilen Sie diesen Plan Ihrer Kollegin?

Sie erklären Ihrer Kollegin den Sachverhalt, nehmen den Transportschein wieder an sich und tragen ihn zurück in die Ambulanz. Dort müssen Sie dann zwar fast 15 Minuten warten, bis jemand gefunden ist, der Zeit für Ihren Transportschein hat – aber was sind 15 Minuten gegenüber 5 Jahren? Als Sie zum RTW zurückkommen, hat Ihre Kollegin alle Geräte sortiert und geputzt und so können Sie gemeinsam die Rückfahrt in Ihr Einsatzgebiet antreten.

Antworten und Kommentar auf Seite 305

Kollaps beim Tanzen

Am frühen Samstagmorgen werden Sie zu einem Club an einer viel befahrenen Straße alarmiert. Die Einsatzmeldung lautet „Kreislaufkollaps". Nach kurzer Anfahrt erreichen Sie mit Ihrem Kollegen Ihren Einsatzort. Trotz der frühen Uhrzeit herrscht schon wieder viel Verkehr.

Nachdem Ihr Kollege den RTW ohne Behinderung für den fließenden Verkehr geparkt hat, steigen Sie aus und nähren sich dem Eingangsbereich des Clubs. Dort sehen Sie eine Gruppe junger Erwachsener, die um die Eingangsstufen des Clubs herumstehen. Auf den Stufen sitzt eine junge Frau – Ihre Patientin. Ein Mann redet laut auf sie ein, sie weint. Die anderen jungen Erwachsenen wirken aufgeregt. Die Situation ist unklar, die Stimmung gereizt.

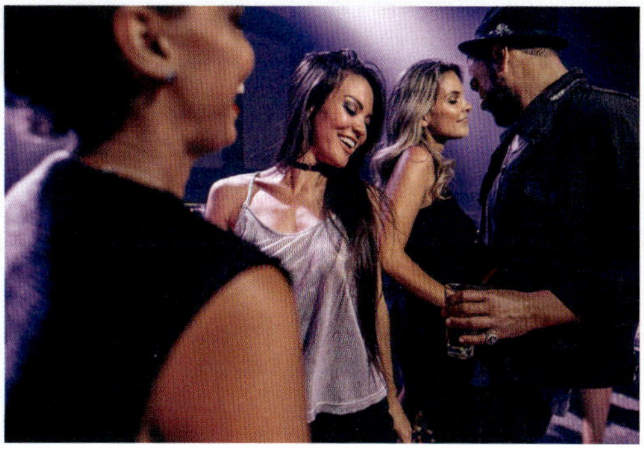

Abb. 31.1 (Foto von: Jacob Lund, Fotolia)

31.1 **Welche Gefährdungspotenziale sollten Sie in Bezug auf Ihre eigene Sicherheit und die Sicherheit der Patientin beachten?**

31.2 **Wie nutzen Sie verbale und nonverbale Kommunikationsmittel in einem beginnend aggressiven Umfeld?**

Als Ersteintreffende haben Sie eine besondere Verantwortung, da Sie noch die Originalsituation antreffen. Durch Ihre Anamnese erfahren Sie, dass die junge Frau tatsächlich Ihre Patientin und auch die einzige Betroffene ist. Sie sind froh, dass es keine weiteren Betroffenen gibt, da die Einsatzsituation Sie an einen Einsatz mit Reizgas vor ein paar Jahren erinnert, bei dem plötzlich deutlich mehr Patienten zu betreuen waren. Der junge Mann, der eben noch laut auf die Patientin eingeredet hatte, streichelt nun ihre Haare und wirkt unsicherer. Er sei ihr Freund und mache sich Sorgen, was passiert sei.

Antworten und Kommentar auf Seite 307

31.3 Warum trägt ein kompetentes, selbstsicheres Auftreten zum Gelingen des Einsatzes bei? Was können Sie dazu beitragen?

Sie beginnen nun, die Anamnese der jungen Frau zu erheben. Sie erzählt Ihnen, dass ihr beim Tanzen plötzlich sehr schwindlig geworden sei, woraufhin ihr schwarz vor den Augen geworden und sie auf dem Boden liegend wieder zu sich gekommen sei. Der Freund ergänzt, dass sie einfach zusammengesackt sei. Er sei froh gewesen, dass er sie noch habe abfangen können. Er habe sie dann auf den Boden gelegt, wo sie dann sofort die Augen wieder aufgemacht habe und habe aufstehen wollen. Daraufhin habe er sie dann aber zunächst an die frische Luft getragen, was ihr nicht gefallen habe.

31.4 Beschreiben Sie, wie Sie die strukturierte Untersuchung der jungen Frau vornehmen!

Bei der Untersuchung haben Sie keine Auffälligkeiten entdeckt. Im Mund sehen Sie rosige und feuchte Schleimhäute ohne Schwellungen. Das Hautkolorit ist normal. Die Atemwege der jungen Frau sind frei, Lunge und Herz klingen auskultatorisch normal. Der Puls ist normofrequent, rhythmisch und gut tastbar, die Rekapillarisierungszeit ist ebenfalls normal. Hinweise auf Verletzungen, insbesondere am Schädel finden Sie nicht.

31.5 Sie möchten herausfinden, ob die Frau Orientierungsprobleme oder eine Amnesie hat. Was fragen Sie sie?

Antworten und Kommentar auf Seite 307

Die junge Frau ist zu allen Qualitäten orientiert und kann sich sowohl an die Sekunden vor der Bewusstlosigkeit als auch an die Geschehnisse direkt danach erinnern. Während Sie sie untersuchen und befragen, hat Ihr Kollege schon begonnen, die Vitalparameter zu erheben und teilt Ihnen nun folgende Werte mit: Atemfrequenz 14/min, Herzfrequenz 109/min, RR 92/76 mmHg. Das angelegte EKG zeigt einen tachykarden Sinusrhythmus, der SpO_2-Sensor misst 95 %, leitet aber den Messwert nur mit häufigen Unterbrechungen ab.

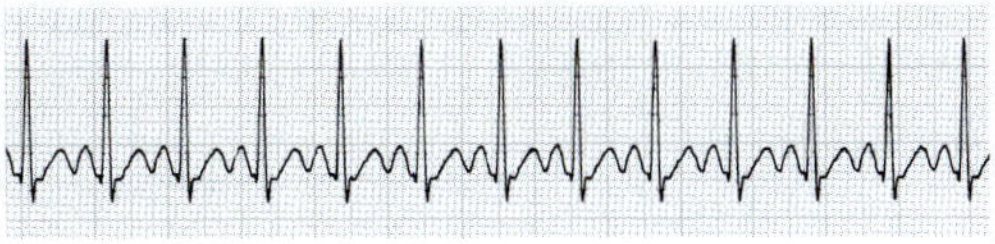

Abb. 31.2 EKG der Patientin (Abb. aus: Scholz et al. Notfallmedizin. Thieme; 2013)

31.6 Welche Ursachen für eine Bewusstlosigkeit kommen Ihnen bei diesem Setting in den Sinn? Wie können Sie durch Ihre Anamnese die Diagnosen eingrenzen?

Als Sie den Fingersensor auf einen anderen Finger setzen wollen, fällt Ihnen der Blau-Metallic-Nagellack der Patientin auf. Sie sind froh, eine hinreichende Erklärung für die Probleme mit dem SpO_2-Sensor gefunden zu haben. Da Sie wissen, dass die Pulsoxymetrie mit zu den wichtigsten Überwachungsmaßnahmen gehört, tragen Sie Ihrem Kollegen auf, der Patientin im RTW eine Oxymetrie per Ohrclip anzulegen. Sie entscheiden sich dann dafür, die junge Frau in Ihren RTW zu bringen.

Dort angekommen, erhält die junge Frau zunächst den Ohrclip, anschließend führen Sie einen Secondary Survey durch und stellen fest, dass der Blutdruck immer noch sehr niedrig ist. Sie möchten daher einen Venenzugang legen, was Sie der Patientin erklären. Sie stimmt zwar zu, sagt aber, dass sie immer gedacht habe, dass das nur Ärzten erlaubt sei.

31.7 Wie erklären Sie der Patientin, dass Sie den Venenzugang legen dürfen?

Antworten und Kommentar auf Seite 307

Es gelingt Ihnen ohne Probleme, den Venenzugang zu legen, obwohl sich Ihre Patientin über die Schmerzen beim Einstich der absichtlich dünn gewählten Kanüle beschwert. Obwohl Sie etwas genervt sind über die Beschwerden der jungen Frau, bleiben Sie ruhig, loben sie für ihre Mitarbeit und zeigen Verständnis für die Schmerzäußerungen. Ihr Kollege hat die Infusion mit einer kristalloiden Lösung vorbereitet, so dass Sie diese sofort anschließen können. Der Blutzuckertest ergibt eine Normoglykämie bei der jungen Frau und Sie lassen die Infusion zunächst so schnell laufen, wie es der Venenzugang zulässt. Bevor Sie losfahren, bitten Sie die Leitstelle um Anmeldung Ihrer Patientin im örtlichen Krankenhaus der Grundversorgung.

31.8 **Was beachten Sie beim Funkverkehr? Beschreiben Sie den Aufbau Ihrer Funknachricht!**

Während der Fahrt ins Krankenhaus unterhalten Sie sich mit Ihrer Patientin. Sie hören Ihr aktiv zu und finden schnell ein Thema, über das die junge Frau gerne spricht. Als sie Ihnen von den letzten Dressurturniererfolgen ihres Pferdes erzählt, scheint sie die aktuelle Situation fast zu vergessen. Sie haben die automatische Blutdruckmessung auf ein 5-Minuten-Intervall eingestellt und sind erfreut, als Ihnen der aktuelle Wert von 102/75 mmHg angezeigt wird. Daraufhin reduzieren Sie die Laufrate der Infusion. Nach einer unproblematischen Fahrt erreichen Sie die Ambulanz.

31.9 **Übergeben Sie Ihre Patientin an den diensthabenden Internisten in der Notfallambulanz!**

Antworten und Kommentar auf Seite 307

Erbrechen bei einem älteren Herrn

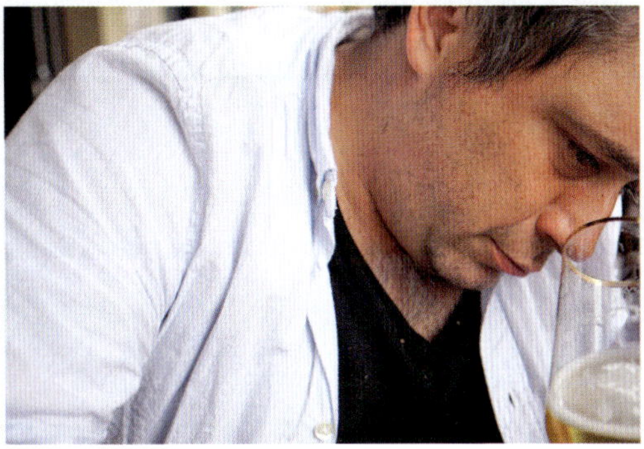

Abb. 32.1 (Foto von: cineberg, Fotolia)

An einem Donnerstagabend werden Sie und Ihr Kollege zu einem Mehrfamilienhaus gerufen. Das Einsatzstichwort auf Ihrem Melder lautet: „Übelkeit + Erbrechen." Aus einem Fenster winkt eine Frau von oben herab, teilt Ihnen mit, dass Sie ins 2. OG kommen sollen und betätigt den elektronischen Türöffner. Zum Glück haben Sie heute einen Praktikanten dabei, sodass die Koffer und Geräte zu dritt gut nach oben zu tragen sind und Sie daher erst einmal darauf verzichten, den Aufzug zu rufen. Oben angekommen, treffen Sie auf der Wohnzimmercouch Ihren Patienten. Er hält eine Rührschüssel in der Hand, die halbvoll mit schwarzem Erbrochenem ist. Die Lebensgefährtin des Mannes erzählt, sie habe die Schüssel schon zweimal leeren müssen. Eigentlich hätten sie schon früh zu Bett gehen wollen, aber als ihr Mann dann über Schwindel beim Aufstehen geklagt habe, habe sie Angst bekommen – ihr Mann sei ja auch nicht mehr der Jüngste.

Sie stellen sich bei dem Mann vor und erfahren, dass er Herr Klettmann heißt und 66 Jahre alt ist. Er berichtet, dass er am Nachmittag das erste Mal erbrochen habe. Zunächst habe er sich keine Sorgen gemacht. Das wäre schon ab und zu mal vorgekommen. Aber nun höre es gar nicht mehr auf und er fühle sich inzwischen auch ziemlich schwach.

Sie hören sich die Schilderungen Ihres Patienten aufmerksam an und erklären ihm dann, dass Sie ihn nun untersuchen möchten, um noch weitere Hinweise auf die Ursache seines Problems zu erhalten. Er gibt Ihnen sein Einverständnis.

32.1 Sie vermuten bei dem Patienten eine Hypovolämie, beschreiben Sie Ihre strukturierte Untersuchung! Nennen Sie Befunde, die zu Ihrer Arbeitsdiagnose passen würden!

Während Sie Ihre Untersuchung durchführen, bemerken Sie eindrückliche Veränderungen am Abdomen und an der Haut des Patienten: Sie sehen eine deutliche Venenzeichnung der Bauchhaut, einen ausgeprägten Brustansatz und rote, oberflächliche Gefäßnetze. Als Sie die Rekapillarisierung testen, fällt Ihnen die dünne, verletzliche Haut auf, beim Tasten des schwachen Radialispulses registrieren Sie eine moderate Tachykardie. Sie erinnern sich, dass Sie im Flur mehrere Kisten mit leeren Bierflaschen gesehen haben. Sie möchten gerne genauer wissen, wie es sich mit dem Alkoholkonsum Ihres Patienten verhält und binden die Frage in das SAMPLER-Schema ein. Zuvor bitten Sie jedoch Frau Klettmann, die Versichertenkarte und ein paar Arztbriefe suchen zu gehen. Sie hoffen durch die Abwesenheit der Ehefrau auf eine ehrlichere Antwort bezüglich des Alkoholkonsums. Herr Klettmann verneint zwar Ihre Frage nach Allergien und Medikamenteneinnahmen, berichtet jedoch über eine schwache Leber und dass er schon hin und wieder ein Bier trinke.

Antworten und Kommentar auf Seite 309

32.2 Formulieren Sie Ihre Verdachtsdiagnose!

Die Blutdruckmessung verzögert sich etwas, da die Manschette für Ihren Patienten zu groß ist und Ihr Kollege erst „umbauen" muss. Da Sie den Radialispuls nur schwach tasten konnten, warten Sie nicht auf den exakten Wert. Mit dem Wissen um die Tachykardie und die verzögerte Rekapillarisierung fassen Sie die Situation des Patienten für Ihren Kollegen und den Praktikanten zusammen: „Herr Klettmann ist ein potenziell kritischer Patient, meine Arbeitsdiagnose ist eine obere gastrointestinale Blutung mit Hypovolämie. Ich lege ihm nun einen Venenzugang." Sie möchten zur Flüssigkeitssubstitution gerne einen größeren Zugang legen, schaffen es aber aufgrund der filigranen Venen im ersten Versuch nicht und entscheiden sich dann für einen kleineren Durchmesser. Ihr Kollege konnektiert die Infusionslösung und Sie bitten den Praktikanten, diese festzuhalten.

32.3 Welche 2 Arten von Infusionslösungen zur Volumentherapie gibt es prinzipiell?

Herr Klettmann erbricht erneut eine größere Menge schwarzer und dunkelroter Blutkoagel und sagt, dass ihm nun auch etwas schwindelig sei. Ihnen ist klar, dass Sie hier vor Ort nicht viel für ihn tun können. Daher schicken Sie Ihren Kollegen nach unten zum RTW und tragen ihm auf, mit der Trage heraufzukommen, während Sie mit dem Praktikanten hier oben bleiben. Sie haben den Eindruck, dass sich die Klinik Ihres Patienten noch nicht stabilisiert hat, und möchten daher die Volumensubstitution beschleunigen – Sie schauen auf den kleinlumigen Venenzugang und hätten lieber ein „großes Rohr" dort platziert. Zur Beschleunigung der Volumengabe nehmen Sie eine Druckmanschette aus dem Notfallrucksack.

Antworten und Kommentar auf Seite 309

32.4 **Was müssen Sie bei der Anwendung einer Druckmanschette beachten?**

Sie vergewissern sich, dass das Infusionssystem und der Infusionsbeutel komplett entlüftet sind, umwickeln die Infusion mit der Druckmanschette und starten die Infusion. Nachdem die halbe Infusion eingelaufen ist, fordern Sie den Praktikanten auf, den Blutdruck bei Herrn Klettmann zu bestimmen. Dieser hat wieder Probleme mit der Manschette und fragt Sie, ob die Größe der Blutdruckmanschette nicht egal sei.

32.5 **Welcher Zusammenhang besteht zwischen der Größe der Blutdruckmanschette und dem Messergebnis?**

Nachdem Sie dem Praktikanten den Zusammenhang zwischen Manschettengröße und Messgenauigkeit erläutert haben, helfen Sie ihm, die Manschette korrekt anzulegen. Herr Klettmann hat nun einen Blutdruck von 110/85 mmHg und berichtet, dass auch der Schwindel nun wieder besser sei. Als Ihr Kollege mit der Trage über den Flur ins Wohnzimmer einfährt, bietet Herr Klettmann an, das Stückchen bis zur Trage zu laufen – Sie lehnen das jedoch ab und positionieren die Trage so, dass Ihr Patient sich nur übersetzen muss. Auf der Trage angekommen, muss Herr Klettmann wieder würgen, erbricht aber nicht.

32.6 **Wie lagern Sie Herrn Klettmann auf der Trage?**

Antworten und Kommentar auf Seite 309

Herr Klettmann sitzt nun gut angeschnallt auf der Trage und Sie fahren ihn gemeinsam in Richtung der Haustür. Seine Lebensgefährtin kommt Ihnen mit eiligen Schritten nachgelaufen und entschuldigt sich, dass es so lange gedauert habe, aber sie habe die Arztbriefe einfach nicht finden können. Sie seien zwar schon etwas älter – ihr Mann sei in den letzten Jahren nicht mehr zum Arzt gegangen – aber vielleicht seien sie trotzdem hilfreich. Sie bedanken sich und nehmen die Briefe mit nach unten.

Gerade als Sie unten mit der Trage das Haus verlassen, werden Sie von einem Mann aus einem Erdgeschossfenster angesprochen. Mit besorgter Stimme möchte er wissen, was denn mit „Kletti" los sei.

32.7 Wie gehen Sie mit der neugierigen Frage des Hausbewohners um? Begründen Sie!

Da Ihr Patient auf die Rufe des Mannes am Fenster nicht reagiert, nehmen Sie an, dass es sich nicht um eine Vertrauensperson handelt und weisen den Mann freundlich darauf hin, dass Sie ihm keine Informationen geben können.

Endlich sind Sie drei und Herr Klettmann im RTW angekommen. Sie erneuern die Druckinfusion und bitten dann Ihren Kollegen um eine zügige Fahrt zum Krankenhaus. Sie überfliegen die Diagnosen auf den Arztbriefen, die alle älter als 6 Jahre sind. Schon damals hatte Herr Klettmann eine diagnostizierte Leberzirrhose und schon mehrere erfolglose Entziehungskuren wegen einer Alkoholabhängigkeit hinter sich.

32.8 Erklären Sie den Zusammenhang zwischen der Leberzirrhose und der oberen gastrointestinalen Blutung!

Nachdem auch die zweite Infusionsflasche leergelaufen ist, beenden Sie die Druckinfusion und applizieren die nächste Infusionsflasche als Schwerkraftinfusion. Sie erreichen das Krankenhaus, noch während Sie die Infusion wechseln. Ihr Überwachungsmonitor zeigt Ihnen nun eine HF von 95/min. Der Praktikant hat gerade nochmal den Blutdruck mit RR 120/75 mmHg bestimmt. Sie laden Ihren Patienten gemeinsam aus und bringen ihn in die – wie üblich – volle Ambulanz.

Antworten und Kommentar auf Seite 309

32.9 **Übergeben Sie Ihren Patienten an den Internisten!**

Nachdem Sie Ihre Übergabe gemacht haben, bedankt sich Herr Klettmann bei Ihnen und Sie gehen nach unten zum Auto, um zu dritt zu putzen und so Ihre Einsatzbereitschaft wiederherzustellen.

Antworten und Kommentar auf Seite 309

Schmerzen im Bein

„Schmerzen im Bein" lesen Sie auf dem Display Ihres Melders. Sie denken, dass daraus nicht einmal ersichtlich ist, ob es sich um einen internistischen oder einen chirurgischen Notfall handelt. Ein bisschen ärgern Sie sich darüber. Aber vor gar nicht so langer Zeit haben Sie eine ganze Woche an Ihrer Rettungsleitstelle hospitiert und dabei mitbekommen, wie schwierig es manchmal ist, mit den Anrufern gut zu kommunizieren: Manche versteht man einfach schlecht, andere legen viel zu früh auf oder können sich vor Aufregung nicht richtig äußern. Daher stecken Sie den Melder weg und lassen sich von Ihrem Kollegen zum „Bein-Notfall" fahren.

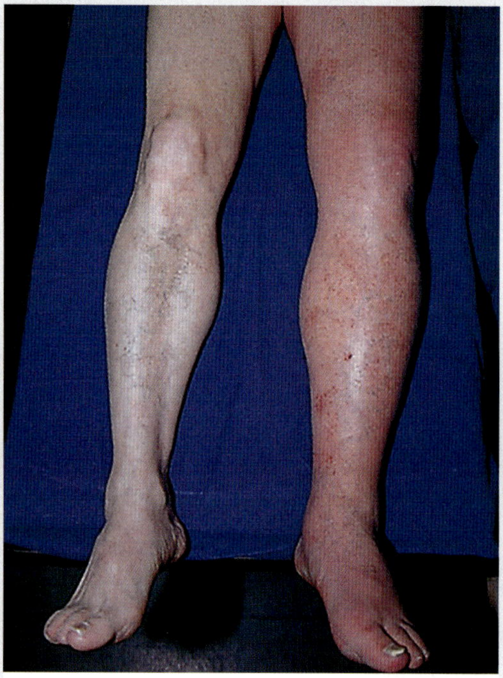

Abb. 33.1 (Abb. aus: Lexikon der Krankheiten und Untersuchungen. Thieme; 2008)

33.1 **Was ist der Unterschied zwischen einer Rettungsleitstelle und einer integrierten Leitstelle?**

Da Sie ohne Sonderrechte alarmiert wurden, nehmen Sie an, dass die Schmerzen im Bein nicht so dramatisch geschildert wurden. Daher dauert Ihre Anfahrt durch den Stadtverkehr etwas länger. Nach guten 10 Minuten erreichen Sie die Zielstraße in einem Wohngebiet im Stadtzentrum. Die Wohnhäuser sehen gepflegt aus und es gibt auf der Straße genug Platz, sodass Ihr Kollege den RTW ohne Behinderung abstellen kann. Noch bevor Sie auf die Klingel drücken können, öffnet Ihnen ein Mann Ende 30 die Tür. Er stellt sich als Herr Glück vor, was mit dem Namen auf dem Klingelschild übereinstimmt. Er führt Sie ins Wohnzimmer, wo eine Frau auf dem Sofa sitzt.

Antworten und Kommentar auf Seite 312

Sie erfahren von Frau Glück, dass sie heute Morgen nach dem Aufstehen starke Schmerzen in der rechten Wade verspürt habe, ihr Bein sei ihr auch dicker vorgekommen. Sie habe das erst ignoriert, aber die Schmerzen seien dann v. a. beim Gehen stärker geworden und auch die Farbe des Beins habe sich ins Bläuliche verändert. Bei Ihrer Untersuchung nach dem ABCDE-Schema finden Sie keine Auffälligkeiten. Nun untersuchen Sie das Bein von Frau Glück und finden die beschriebenen Symptome bestätigt: Das rechte Bein ist livide geschwollen und v. a. entlang der Wade schmerzhaft.

33.2 **An welchen Stellen können Sie gut die Durchblutung des Beins überprüfen?**

Als Sie die Untersuchung abgeschlossen haben und Frau Glück mitteilen, dass die Durchblutung im Bein in Ordnung ist, hat Ihr Kollege schon das Monitoring angelegt und bereitet nun den i. v.-Zugang vor. Der SpO_2-Sensor zeigt eine periphere Sättigung von 97 %, Ihr Kollege hat einen Blutdruck von 145/95 mmHg gemessen. Die EKG-Elektroden leiten ein EKG im Sinusrhythmus auf Ihren Überwachungsmonitor ab.

33.3 **Erläutern Sie die Bedeutung der einzelnen Wellen, die Sie auf einem EKG erkennen können!**

Herr und Frau Glück wirken sichtlich erleichtert und aus der Küche schaut nun auch ein kleines Mädchen zu Ihnen ins Wohnzimmer. Sie erklären Frau Glück, dass ihre Werte momentan zwar in Ordnung seien, dass sie aber trotzdem mit ins Krankenhaus kommen sollte. Frau Glück scheint mit diesem Vorschlag nicht gerechnet zu haben und fragt, ob Sie ihr nicht einfach etwas gegen die Schmerzen im Bein geben könnten. Sie erzählt, dass sie in der 9. Woche schwanger sei und dass sie, ihr Mann und die kleine Tochter übermorgen so gerne nochmal als kleine Familie ans Meer gefahren wären.

Antworten und Kommentar auf Seite 312

33.4 Erklären Sie Frau Glück, unter welchem Krankheitsbild sie leidet! Warum kann dies für sie gefährlich werden? Warum reicht es nicht, nur die Schmerzen im Bein zu behandeln?

Frau Glück ist wirklich überrascht: Sie habe doch nur seit heute Morgen leichte Schmerzen im Bein. Sie machen nun bei ihr die erweiterte Anamnese nach dem SAMPLER-Schema und erfahren, dass sie keine Allergien habe, aber bis vor 3 Tagen die „Pille" eingenommen habe, da sie die Schwangerschaft nicht bemerkt habe. Sonst nehme sie keine weiteren Medikamente ein, gesund sei sie bisher auch immer gewesen. Herr Glück ergänzt noch, dass seine Frau jeden Morgen Folsäure einnehme, das sei wohl gut für das ungeborene Kind.

33.5 Welche Faktoren begünstigen die Entstehung einer tiefen Venenthrombose?

33.6 Wie lagern Sie Ihre Patientin auf der Trage und warum?

Antworten und Kommentar auf Seite 312

Den Transport möchten Sie gerne besonders schonend gestalten. Gemeinsam mit Ihrem Kollegen entscheiden Sie sich zunächst für die Umlagerung von der Couch auf das Tragetuch. Danach heben Sie Frau Glück gemeinsam auf die Trage. Sie erklären Ihrer Patientin, was Sie nun vorhaben und bitten sie, möglichst wenig aktiv mitzuhelfen, da jede weitere Bewegung oder Anstrengung mit der Gefahr verbunden sei, dass sich das Blutgerinnsel löst. Zunächst ist Frau Glück sehr überrascht über den großen Aufwand, dann jedoch einsichtig und kooperativ. Als Sie mit ihr im RTW angekommen sind, machen Sie bei Frau Glück ein Reassessment. Zu Ihrer Beruhigung finden Sie weiterhin alle Vitalparameter im Normalbereich.

33.7 Mit welchen Symptomen müssten Sie rechnen, wenn Frau Glück eine Lungenembolie bekommt?

Während der Fahrt ins Krankenhaus beobachtet Frau Glück die Monitore. Sie haben das Gefühl, dass sie sich unwohl fühlt, wenn geschwiegen wird, weshalb Sie sie nach ihrem beruflichen Hintergrund fragen. Frau Glück wirkt erleichtert, dass das Schweigen durchbrochen ist und erzählt von ihrer Tätigkeit als Anwaltsfachangestellte in einer Kanzlei. Sie sagt, dass sie froh sei, dort zu arbeiten, weil sie dort auch während ihrer Schwangerschaft weiterarbeiten könne. Sie unterbricht sich dann selbst und sagt, dass sie eben zwar verstanden habe, dass sie aktuell zwar nicht sehr krank sei, möchte aber von Ihnen nochmals erklärt bekommen, weshalb es trotzdem gefährlich sei, ein Blutgerinnsel zu haben.

33.8 Erklären Sie die Mechanismen, die bei einer Lungenembolie ablaufen!

Frau Glück nickt und stellt fest, dass das wirklich bedrohlich klinge und dass es besser sei, in so einem Fall im Krankenhaus zu sein. Als Sie am Krankenhaus angekommen sind, bedankt sich Ihre Patientin für Ihre Geduld. Nachdem Sie Frau Glück an den diensthabenden Internisten übergeben haben, fahren Sie gemeinsam mit Ihrem Kollegen zurück zur Wache.

Antworten und Kommentar auf Seite 312

Fragen

Atemnot im Altenheim

Es ist ein grauer Herbstnachmittag und es scheint Ihnen, als sei die Sonne heute noch gar nicht aufgegangen. Im nächsten Augenblick alarmiert Ihr Melder. Während Sie zur Garderobe gehen, lesen Sie die Einsatzmeldung: „Atemnot im Altenheim Stadtmitte." Im genannten Altenheim sind Sie regelmäßig. Häufig sind die Einsätze dort weniger dramatisch, als die Einsatzmeldungen vermuten lassen. Eine Bekannte arbeitet dort in der Leitung und hat Ihnen erzählt, dass die Fluktuation bei der Belegschaft sehr hoch sei und daher häufig Berufsanfänger nach kurzer Einarbeitung alleine arbeiten müssten – da sei dann die Verunsicherung schnell groß, wenn es einem Bewohner nicht so gut gehe. Trotzdem wissen Sie, dass Ihre Aufmerksamkeit bei jedem Einsatz hoch sein muss.

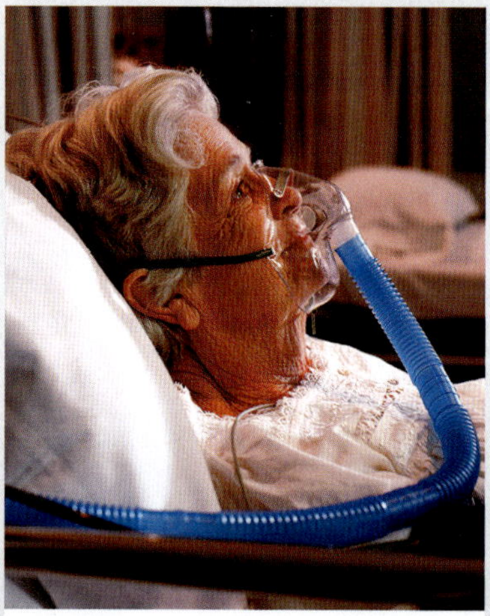

Abb. 34.1 (Foto von: Dynamic Graphics)

34.1 Worauf achten Sie bei der Kommunikation mit älteren Menschen?

Mit diesen Gedanken lassen Sie sich von Ihrem Kollegen im RTW zum Einsatzort fahren. Im Eingangsbereich des Altenheims wartet bereits eine Stationspflegerin und begleitet Sie zum Zimmer der Patientin. Sie sagt, dass sie eigentlich nicht zuständig sei, weil sie sonst in einem anderen Heimbereich arbeite. Sie kenne die Bewohnerin auch erst seit dem Nachmittag, aber bei der Übergabe habe die Kollegin vom Frühdienst erzählt, dass am Vormittag der hausärztliche Notdienst schon mal dagewesen sei: Die alte Dame habe seit ein paar Tagen Husten und müsse sich beim Atmen etwas anstrengen.

Antworten und Kommentar auf Seite 315

34.2 Wie funktioniert die Ruheatmung? Welche Muskeln helfen bei der Atmung?

Die Pflegerin bemerkt wohl, dass Sie mit dem Informationsfluss nicht zufrieden sind, beeilt sich, Ihnen mitzuteilen, dass sie das Stammdatenblatt schon herausgesucht habe und überreicht Ihnen zeitgleich einen kleinen Stapel Papier. Sie betreten das Zimmer und finden im Pflegebett am Fenster eine alte Dame. Sie liegt mit erhöhtem Oberkörper, der Mund ist geöffnet und Sie sehen, dass sie beim Einatmen die Schultern hochzieht. Sie werfen einen kurzen Blick auf das Datenblatt und lesen dort: „Gudrun Schräder – 14.08.1927“
Während Sie sich einen ersten Eindruck von Ihrer Patientin machen, beginnt Ihr Kollege, das Überwachungsmonitoring anzulegen.

34.3 Wie gestalten Sie die erste Kontaktaufnahme mit Frau Schräder? Wie prüfen Sie Vigilanz und Orientierung?

34.4 Was wünschen Sie sich generell als erste Überwachungsmaßnahme an einem Patienten und warum?

Antworten und Kommentar auf Seite 315

Sie wissen nun, dass Frau Schräder noch wach ist, einfachen Aufforderungen langsam nachkommt, aber offensichtlich größere Schwierigkeiten mit der Atmung hat. Auch ohne Stethoskop haben Sie ein Rasseln gehört und die Atemfrequenz erscheint Ihnen zu hoch. Sie teilen Ihrem Kollegen mit, dass Frau Schräder eine potenziell kritische Patientin sei und beginnen nun Ihre standardisierte Untersuchung nach dem ABCDE-Schema. Ihr Kollege weist Sie darauf hin, dass die Sauerstoffsättigung unter Raumluft nur 91 % betrage und beginnt, die Sauerstoffgabe vorzubereiten.

34.5 **Über welche Applikationswege kann Sauerstoff verabreicht werden? Welche Sauerstoffkonzentrationen können Sie damit jeweils erreichen?**

34.6 **Betrachten Sie Sauerstoff als Medikament: Wie wird es gelagert? Welche Nebenwirkungen, Indikationen und Kontraindikationen fallen Ihnen ein?**

Nachdem Sie Ihre Untersuchung beendet haben, fassen Sie Ihre Befunde zusammen: Die Atemwege von Frau Schräder sind frei, die Schleimhäute sind etwas blass und die Lippen haben eine bläuliche Farbe. Bei der Auskultation der Lungen haben Sie auf der rechten Seite ein deutliches Rasselgeräusch gehört und die Atemgeräusche waren weniger deutlich. Auf der linken Seite war der Befund normal. Die Atemfrequenz liegt bei 21/min, der Thorax bewegt sich seitengleich. Ein paar Mal hat Frau Schräder versucht, sich zu räuspern, aber nicht gehustet. Die Herzfrequenz liegt bei 74/min, laut Ihrem Kollegen beträgt der Blutdruck 112/65 mmHg und die Rekapillarisierungszeit 3 Sekunden. Bei Punkt D ist Ihnen eine verlangsamte Reaktionszeit und eine Desorientiertheit aufgefallen, der Blutzucker beträgt 186 mg/dl. Ihre Untersuchungsschritte für Punkt E haben keine zusätzlichen Veränderungen gezeigt. Aktuell müsste noch die Körpertemperatur bestimmt werden.

 Antworten und Kommentar auf Seite 315

34.7 Welche Erkrankungen fallen Ihnen zu diesen Befunden ein?

Nachdem Frau Schräder ein paar Minuten Sauerstoff geatmet hat, hat sich die Sauerstoffsättigung auf 96 % verbessert und die blass-bläuliche Farbe der Lippen ist verschwunden. Sie machen ein Reassessment bei Ihrer Patientin, um zu entscheiden, ob sie für den Transport einen Notarzt benötigen. Sie stellen fest, dass die Atemfrequenz nun bei 18/min liegt. Frau Schräder befolgt Ihre Aufforderungen immer noch langsam, hat aber die Augen nun geöffnet. Sie entscheiden gemeinsam, Frau Schräder ohne Notarzt zu transportieren. Ihr Kollege geht daher zum RTW, um die Trage zu holen. Sie beobachten Ihre Patientin und sind froh, dass die einfache Sauerstoffgabe ausgereicht hat, ihren Zustand zu bessern.

34.8 Welche Maßnahmen hätten Sie zusätzlich ergreifen können, wenn die Sauerstoffgabe alleine nicht ausgereicht hätte?

Dann fällt Ihnen ein, dass Sie bisher noch gar nicht die Temperatur von Frau Schräder gemessen haben, und holen das noch nach. Ihr Ohrthermometer zeigt Ihnen 38,8 °C an. Nun trifft Ihr Kollege mit der Trage ein. Sie lagern die Patientin gemeinsam um, befestigen die Sicherheitsgurte und decken sie mit einer Einmaldecke zu. Fast hätten Sie die Papiere vergessen, aber zum Glück hat die Altenpflegerin von vorhin Ihnen diese noch hinterher gebracht. Als Sie die Unterlagen entgegennehmen, fällt ein Allergiepass aus dem Stapel auf den Boden: „Allergie gegen Novalgin" lesen Sie dort. Wie gut, dass Sie das noch gesehen haben! Von der Fiebersenkung durch eine Novalgin®-Infusion nehmen Sie erst mal Abstand.

Antworten und Kommentar auf Seite 315

34.9 **Übergeben Sie Frau Schräder an den diensthabenden Internisten in der Ambulanz! Bemühen Sie sich dabei um eine strukturierte Darstellung!**

Antworten und Kommentar auf Seite 315

Qualm aus dem Flüchtlingswohnheim

Es hat den ganzen Tag geregnet und Sie sind froh, dass Sie Ihre Ruhezeit in Ihrem Zimmer auf der Wache verbringen können. Mehrfach waren Sie heute unterwegs und nicht immer konnten Sie Ihren Einsatz trocken beenden, sodass Sie nun tatsächlich auch ein bisschen frieren. Sie schließen die Augen und freuen sich über Ihre wärmer werdenden Füße.

Sie wissen nicht, wie lange Sie geschlafen haben, aber es war auf jeden Fall nicht lange genug. Ihr Melder piepst sehr laut und Sie versuchen, im Dunkeln die Alarmierung zu bestätigen, damit das Geräusch aufhört. Der Melder fällt Ihnen aus der Hand und runter auf den Boden. Sie ärgern sich, jetzt sind bestimmt alle Kollegen wach. Schnell ziehen Sie Hose und T-Shirt an, nehmen Ihre Jacke vom Haken und treffen im RTW Ihren Kollegen, der auch müde aussieht. „Was liegt an?", fragen Sie ihn und, während er das Auto startet, sagt er: „Es brennt wohl, drüben im Wohnheim der Flüchtlinge." Die Fahrt ist nicht weit und schon aus einiger Entfernung sehen Sie die Gruppe der Bungalows, die vor ein paar Monaten als feste Unterkünfte errichtet wurden und von Einzelpersonen oder kleinen Gruppen bewohnt werden.

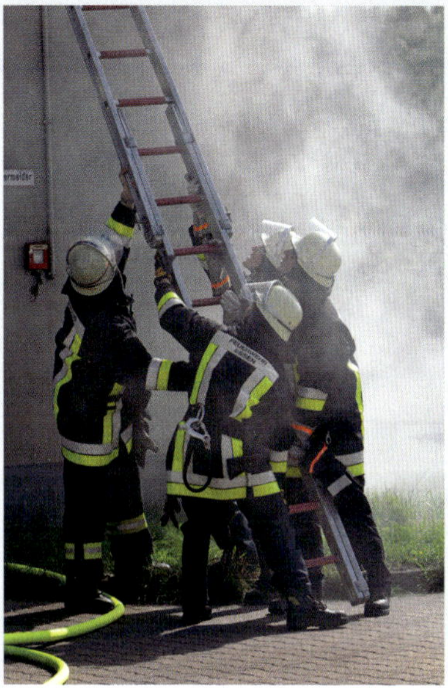

Abb. 35.1 (Foto von: Sport Moments, Fotolia)

35.1 Was fällt Ihnen ein, wenn Sie an „Brandgase" denken?

Ihr Kollege parkt den RTW so, dass die schon eingetroffenen Löschfahrzeuge nicht behindert werden und Sie selbst gleichzeitig eine freie Abfahrt haben. Sie steigen aus, greifen sich Ihre Helme, die Rucksäcke und den Monitor. Aus einem der Bungalows steigt dichter Qualm. Sie nähern sich diesem Haus und sehen dort auch den Einsatzleiter der Feuerwehr stehen. Als er Sie sieht, kommt er auf Sie zu und berichtet, dass dort drüben – er deutet zwischen 2 Löschfahrzeuge – der Bewohner des Hauses sitze. Seine Leute hätten ihn direkt hinter der Wohnungstür orientierungslos umherirrend gefunden. Zwei Feuerwehrleute seien jetzt noch mit Atemschutz im Haus, um die Räume zu durchsuchen. Bisher sei nicht klar, ob es weitere Betroffene gebe, da die Kommunikation mit dem Patienten wegen der Sprachbarriere schwierig sei. Eilig gehen Sie beide hinüber.

Sie sehen einen jungen Mann auf einer Wolldecke sitzen und ununterbrochen husten, ein Feuerwehrmann steht daneben. Als er Sie sieht, justiert er die Lampe so, dass Sie im Hellen arbeiten können. Ihr Kollege beginnt, das Monitoring anzubringen.

Antworten und Kommentar auf Seite 317

35.2 **Wie gestalten Sie die Sauerstofftherapie bei diesem Patienten? Worauf müssen Sie speziell achten?**

Nachdem Sie Ihrem Patienten die Sauerstoffmaske aufgesetzt haben, beginnen Sie mit Ihrer Untersuchung nach dem ABCDE-Schema. Ihr Patient ist unruhig, schaut desorientiert umher und Sie beobachten, dass er ein paarmal neben seine eigene Hand greift, so als ob er Probleme mit der Zielmotorik habe. Seine Atemwege sind jedoch frei. Im Mund finden Sie keine Rußspuren, Wimpern und Augenbrauen sind nicht verbrannt. Wegen des Hustens können Sie die Atemgeräusche nicht beurteilen. Die SpO_2 beträgt 93 %, die Atemfrequenz liegt bei 21/min. Der Kreislauf ist stabil mit tachykarder Herzfrequenz. Die Pupillen sind isokor, die weitere Orientierung können Sie wegen einer fehlenden gemeinsamen Sprache mit dem jungen Mann nicht prüfen. Sie stellen fest, dass er eine flächige Verbrennung der rechten Hand hat, die an einigen Stellen zumindest zweitgradig ist. Dem nun eingetroffenen Notarzt berichten Sie Ihre Untersuchungsbefunde. Der Notarzt bittet darum, den Patienten zur weiteren Versorgung umgehend in den RTW zu bringen.

35.3 **Was ist Ihrer Meinung nach jetzt die größte Bedrohung für den Patienten?**

Kurz bevor Sie den RTW erreichen, teilt der Einsatzleiter der Feuerwehr dem Notarzt mit, dass keine weiteren Personen in dem Haus gefunden wurden. Der Brand ging vermutlich von einer Wärmelampe aus, die auf das Bett des Betroffenen gefallen war. Der Notarzt nickt und teilt Ihnen und Ihrem Kollegen im RTW mit, dass aufgrund der Kunststoffverbrennung sicherlich Zyanide im Rauchgas enthalten waren und er daher dem Patienten Cyanokit® geben möchte. Ihren Kollegen fordert er auf, ihm beim Legen des i. v.-Zugangs behilflich zu sei. Den NEF-Fahrer schickt er los, um Cyanokit® aus dem NEF-Kühlschrank zu holen. Währenddessen haben Sie die Verneblermaske mit Salbutamol vorbereitet und sie auf Anweisung des Notarztes Ihrem Patienten aufgesetzt.

Antworten und Kommentar auf Seite 317

35.4 **Beschreiben Sie den Weg, den Zyanidmoleküle während des Brandes von der Raumluft bis in die Blutbahn Ihres Patienten genommen haben! Warum ist Blausäure giftig?**

Nun wenden Sie sich der Handverletzung des jungen Mannes zu. Er hält immer noch eine sterile Kompresse in der halb-geschlossenen Hand, die Sie nun vorsichtig entfernen. Die Handinnenfläche der rechten Hand ist verbrannt, Sie sehen einen weißen und trockenen Wundgrund, an den Rändern imponieren einige Blasen. Betroffen sind v. a. die Finger 2–4 und der Daumenballen.

35.5 Wie unterscheiden Sie Verbrennungen unterschiedlichen Grades?

35.6 Wie groß schätzen Sie die verbrannte Körperoberfläche ein? Wie gehen Sie mit der Verbrennungswunde um?

Antworten und Kommentar auf Seite 317

Während Sie noch mit der Wundversorgung beschäftigt sind, infundiert der Notarzt das Cyanokit® und telefoniert danach mit der Leitstelle, um das nächste Brandverletzten-Bett zu erfragen. Ihre Kollegin hilft Ihnen bei der Versorgung der Hand. Wenige Minuten später kommt der Notarzt zurück und teilt Ihnen mit, dass das Transportziel nun feststehe und das Brandverletzten-Zentrum Sie erwarte. Vor der Abfahrt macht er noch ein Reassessment: Er teilt Ihnen mit, dass die Atemwege weiter frei seien, der Husten deutlich weniger geworden sei und die Atemfrequenz nun bei 16/min liege. Ein C-Problem bestehe nicht, die Herzfrequenz sei jedoch weiter tachykard und die Pupillen seien weiterhin isokor. Zum Wärmeerhalt decken Sie Ihren Patienten mit einer leichten Decke zu und schnallen ihn sicher an.

35.7 **Welche Patienten würden Sie in ein Brandverletzten-Zentrum bringen?**

Ihre Fahrt in das von der Leitstelle vorgegebene Zentrum dauert 30 Minuten. In dieser Zeit erfahren Sie noch durch den Notarzt, dass Cyanokit® inzwischen eine dankbare Option zur Behandlung der Rauchgasintoxikation sei: Der Wirkstoff ist Vitamin B_{12}, das Kobalt enthält. Das Zyanid wird an Kobalt gebunden und als Komplex im Urin ausgeschieden. Bis vor wenigen Jahren stand nur 4-DMAP zur Behandlung zur Verfügung, das Hämoglobin zu Methämoglobin überführt, das Fe^{3+} enthält. Dieses bildet mit Zyanid einen Komplex. Dabei muss jedoch berücksichtigt werden, dass Methämoglobin nicht zum Sauerstofftransport zur Verfügung steht und bei einer begleitenden CO-Vergiftung schon große Mengen des funktionsfähigen Hämoglobins durch CO außer Gefecht gesetzt sind. Daher ist die Gefahr einer zusätzlichen Hypoxie hoch.

Vor Ort angekommen bringen Sie den Patienten gemeinsam zur Aufnahmestation. Dort übergibt der Notarzt den Patienten an das Schockraumteam.

Antworten und Kommentar auf Seite 317

Dyspnoe und Rückenschmerzen

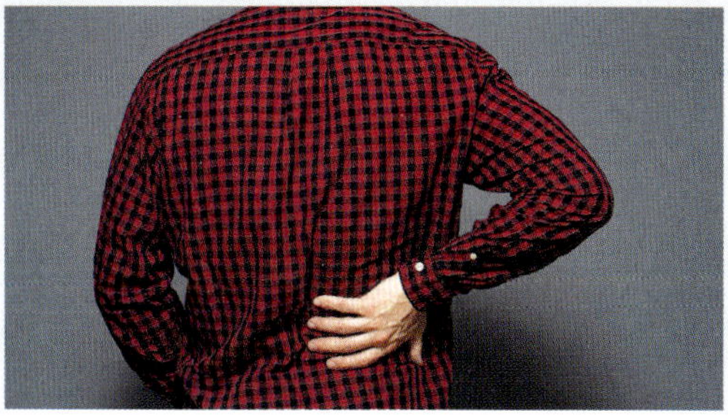

Abb. 36.1 (Foto von: pavel_shishkin, Fotolia)

An einem Donnerstagabend werden Sie und Ihre Kollegin zu einem Mehrfamilienhaus gerufen. Ihr Einsatzstichwort auf dem Melder lautet: „Dyspnoe." Aus einem Fenster im 2. Obergeschoss winkt eine Frau herab, teilt Ihnen mit, dass Sie reinkommen sollten, und betätigt den elektronischen Türöffner. Zum Glück haben Sie heute einen Praktikanten dabei, sodass die Koffer und Geräte zu dritt gut nach oben zu tragen sind. Oben angekommen, werden Sie von der Frau, die Sie am Fenster gesehen haben, empfangen. Sie stellt sich als Ehefrau von Herrn Walter vor und führt Sie ins Wohnzimmer. Dort sitzt Ihr Patient auf dem Sofa, gestützt durch je einen Kissenstapel rechts und links. Er berichtet, dass es ihm seit ein paar Tagen nicht mehr so richtig gut gehe, er habe Schwierigkeiten mit der Luft. Außerdem schlafe er schlecht, aber das sei wahrscheinlich normal, er habe sich gerade mit einem Umzugsunternehmen selbstständig gemacht und da werde es abends schon mal spät. Wenn dann noch der Rücken weh tue, was immer mal wieder der Fall sei, dann sei der Schlaf auch nicht so erholsam. Während Sie anfangen, Herrn Walter nach dem ABCDE-Schema zu untersuchen, geben Sie dem Praktikanten die Aufgabe, sich mögliche Krankheitsbilder zum Leitsymptom „Dyspnoe" zu überlegen.

36.1 Welche Differenzialdiagnosen zum Leitsymptom „Dyspnoe" fallen Ihnen ein?

Während Ihre Kollegin die Monitorüberwachung angelegt hat, haben Sie die Untersuchung beendet und fassen Ihre Ergebnisse nun zusammen: „Mir ist kein A-Problem aufgefallen, bei B habe ich eine seitengleiche Belüftung der Lunge festgestellt und vesikuläre Atemgeräusche auskultiert. Bei Punkt C habe ich einen regelmäßigen, aber tachykarden Herzschlag getastet und eine auf 3 Sekunden verlängerte Rekapillarisierung festgestellt. Das Hautkolorit wirkt auf mich blass-livide, die Haut ist trocken. Ödeme, gestaute Halsvenen oder neurologische Auffälligkeiten konnte ich nicht feststellen." Ihre Kollegin ergänzt nun den von ihr gemessenen Blutdruck von 110/75 mmHg bei einer Herzfrequenz von 111/min. Die SpO_2 beträgt 95 %. Zudem habe sie auch schon den BZ mit einem kapillären Blutzuckertest bestimmt, er liege bei 187 mg/dl.

Antworten und Kommentar auf Seite 320

36.2 **Sie möchten die Anamnese vervollständigen. Wie gehen Sie strukturiert vor? Welche Fragen stellen Sie Herrn Walter?**

Herr Walter meint, so richtig krank sei er bisher noch nicht gewesen. Bis auf die Rückenschmerzen, aber das sei ja keine richtige Krankheit, die habe er schon, seit er zurückdenken kann. Seine Frau ergänzt: „Vor ein paar Jahren war es aber noch nicht so schlimm mit deinem Rücken..." Immer wenn die Schmerzen ihn störten, nehme er einfach die Kopfschmerztabletten „IbuHexal" seiner Frau ein, davon seien immer genug im Apothekenschrank. Herr Walter lacht, vorgestern habe sie deshalb mit ihm geschimpft, weil sie nachmittags nochmal in die Apotheke haben gehen müssen, um neue zu kaufen.

Sie vermuten richtig, dass Herr Walter Ibuprofen gegen seine Rückenschmerzen einnimmt.

36.3 **Was ist der Wirkmechanismus von Ibuprofen? Welche Indikationen, Nebenwirkungen und Kontraindikationen dieser Medikamentenklasse kennen Sie?**

36.4 **Nehmen wir an, Herr Walter hätte Sie wegen stärkster Rückenschmerzen gerufen und Sie hätten ihm deswegen Metamizol geben wollen. Beschreiben Sie dieses Medikament!**

Antworten und Kommentar auf Seite 320

Sie fragen Herrn Walter nun gezielt zu den Schmerzmedikamenten und er erzählt Ihnen, dass er seit etwa 1 Woche mehrmals täglich Tabletten einnehme. Aber gerade könne er es sich wirklich nicht leisten, einen Auftrag für einen Umzug abzulehnen – gerade jetzt, wo er sich gegen die Konkurrenz der anderen Umzugsunternehmen etablieren müsse. Bisher habe er die Tabletten auch immer gut vertragen. Aber mit dem Essen scheine irgendwas anders zu sein: Er vermute, weil er so oft auswärts essen müsse, habe sich sein Stuhlgang verändert. Seit etwa 1 Woche sei sein Stuhlgang dunkel, sehr dunkel – eigentlich ziemlich schwarz.

Sie vermuten einen Zusammenhang zwischen dem „Teerstuhl" von Herrn Walter und den Ibuprofen-Tabletten seiner Frau, die er regelmäßig wegen seiner Rückenschmerzen einnimmt. Eine typische Nebenwirkung der nicht-steroidalen Antirheumatika, zu denen Ibuprofen gehört, ist die Entwicklung von Magengeschwüren.

36.5 Wie erklären Sie Herrn Walter den Zusammenhang zwischen seinem schwarzen Stuhlgang und den Schmerztabletten seiner Frau?

Nachdem Sie Ihre Erklärung beendet haben, nickt Herr Walter langsam. Er scheint über das Gesagte nachzudenken. Schließlich sagt er, dass er diesen Zusammenhang verstanden habe – aber woher die Atemnot komme, könne er sich immer noch nicht erklären.

36.6 Erklären Sie Ihrem Patienten, wieso er Atemnot hat!

In der Zwischenzeit hat Ihre Kollegin ein EKG abgeleitet und reicht es Ihnen. Es zeigt eine milde Sinustachykardie ohne sonstige Auffälligkeiten. Auch einen Venenzugang hat Ihre Kollegin inzwischen etabliert und lässt eine Infusion langsam tropfen. Sie erklären Herrn Walter nun, dass es dringend notwendig sei, ihn im Krankenhaus genau zu untersuchen und dass dies nur in seinem Sinn sein könne, da er für sein neues Unternehmen ja voll einsatzfähig sein wolle. Nach kurzer Diskussion zwischen den Eheleuten Walter sind sich alle einig und Herr Walter stimmt dem Transport ins Krankenhaus zu. Ihre Kollegin ist nach draußen zum RTW gegangen, um mit der Leitstelle wegen eines internistischen Bettes zu telefonieren. Sie hat versprochen, auf dem Rückweg die Trage mit nach oben zu bringen.

Sie möchten Ihrem Praktikanten einmal eine „Karriere" als Rückenschmerz-Patient ersparen.

Antworten und Kommentar auf Seite 320

36.7 **Erklären Sie ihm die Grundregeln des rückenschonenden Arbeitens!**

Als Ihre Kollegin kurze Zeit später mit der Trage wieder im Wohnzimmer ankommt, bitten Sie Herrn Walter, sich etwas aufrechter an die Sofakante zu setzen. Dort bestimmen Sie noch einmal den Blutdruck, der weiterhin bei 110/75 mmHg liegt. Gestützt von Ihnen und seiner Ehefrau setzt sich Herr Walter auf die Trage. Gemeinsam bringen Sie ihn in den RTW, wo Sie noch einmal die Vitalparameter bestimmen: Sie finden weiterhin eine milde Tachykardie und eine Hypotonie. Schließlich erreichen Sie nach kurzer Fahrt die Ambulanz des örtlichen Krankenhauses.

36.8 **Übergeben Sie Herrn Walter an den diensthabenden Internisten!**

Als Sie im weiteren Tagesverlauf einen anderen Patienten in die Ambulanz bringen, teilt Ihnen der Internist mit, dass inzwischen die Blutuntersuchung von Herrn Walter fertig sei und er sicher für einige Tage im Krankenhaus bleiben werde: Sein Hb-Wert sei nur noch 4,7 mg/dl gewesen!

Antworten und Kommentar auf Seite 320

Im 2. Stock – unser Kind!

Nach einer mehr als zügigen Anfahrt sind dies die Worte, mit denen Sie an der Haustür begrüßt werden. Kurz bevor Ihr Melder Sie auf die Reise zu dieser hübschen Wohngegend geschickt hatte, waren Sie und Ihre Kollegin mit der wichtigen Frage des geplanten Abendessens beschäftigt. Als Sie nun den Mann an der Tür stehen sehen, der hektisch mit den Armen fuchtelt, können Sie sich nicht mehr an Ihren Hunger erinnern. Ein Kindernotfall stand für heute nicht auf Ihrer Wunschliste und da Ihre Kollegin mit der Alarmierung auch große Augen bekommen hatte, haben Sie die kurze Anfahrt genutzt, um gemeinsam die Vitalwerte zu wiederholen.

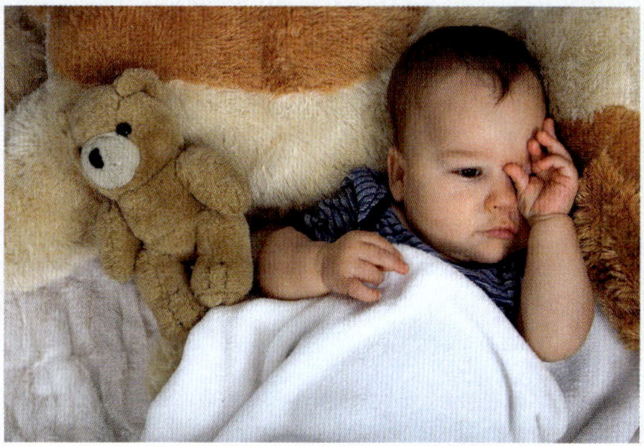

Abb. 37.1 (Foto von: st-fotograf, Fotolia)

37.1 Welche Vitalparameter erwarten Sie bei einem 8 Monate alten Säugling? Wie schwer ist dieses Kind?

Sie und Ihre Kollegin sind beide schon einige Jahre im Rettungsdienst tätig, aber Notfälle mit Kindern mussten Sie beide noch nicht sehr viele bewältigen. Bevor Sie aus dem Auto springen, vereinbaren Sie, auch mit Blick auf den wild winkenden Mann, möglichst ruhig aufzutreten. Mit Ihrer Ausrüstung beladen, beeilen Sie sich hinter dem vorauseilenden Mann – Sie nehmen an, er ist der Vater des betroffenen Kindes – die Treppen nach oben zu laufen. Im Obergeschoss angekommen, stehen Sie beide kurz etwas orientierungslos im Flur, da der Vater so schnell in eines der Zimmer verschwunden ist, dass Sie nicht schnell genug hinterhergekommen sind. Erst als sich eine der hinteren Türen wieder etwas bewegt, wissen Sie, wo Sie hineingehen müssen.

37.2 Schildern Sie Einsatzsituationen, die für Rettungsdienstmitarbeiter potenziell traumatisierend sein können!

Antworten und Kommentar auf Seite 322

Mit der Fußspitze schubsen Sie die Tür komplett auf und betreten ein Kinderzimmer mit Wickelkommode, Gitterbettchen und schön dekorierten Wänden. An eine Wand des Zimmers angelehnt sitzt eine junge Frau auf einer Wolldecke und wiegt ein Baby in einem Strampelanzug. Das Gesicht der Frau ist tränenüberströmt, in ihren Augen liegt große Angst. Aus der Entfernung sind bei dem Kind keine Bewegungen zu erkennen. Mit 2 weiteren großen Schritten knien Sie neben der Frau. In einem ersten Reflex dreht diese das Kind von Ihnen weg. Sie sind überrascht, legen der Frau dann beruhigend die Hand auf die Schulter, stellen sich sehr kurz vor und nehmen ihr mit den Worten „Wir kümmern uns um Ihr Baby“ das Kind vorsichtig aus den Armen. Als das Kind in Ihren Armen liegt, gewinnen Sie einen ersten Eindruck.

Das Baby lässt den Kopf schlaff auf Ihren Arm hängen, es hält die Augen geschlossen und reagiert nicht, als Sie es vorsichtig an den kleinen Oberarmen kneifen. Aber es atmet und hat eine rosige Hautfarbe. Es fühlt sich sehr warm an.

37.3 Sagt Ihnen das Schlagwort „Closing-Loop-Strategie“ etwas?

Diese Befunde Ihres Ersteindrucks teilen Sie Ihrer Kollegin mit, die erleichtert ausatmet. Sie erklären der Mutter, dass nun das Herz des Kindes überwacht werden müsse und dass Sie ihr Baby dazu gerne auf die Wolldecke legen möchten. Sie stellen fest, dass der Vater wortlos in der Tür steht und schockiert wirkt. Sie bitten ihn herein und erklären auch ihm, was Sie als Nächstes tun werden. Während Ihre Kollegin die Elektroden auf das Baby klebt, bitten Sie die Mutter, zu erzählen, was passiert ist.

37.4 Das Baby hat kurz vor der Alarmierung einen Krampfanfall erlitten. Erzählen Sie, was die Mutter dabei beobachtet haben könnte!

Die Mutter hat Ihnen die klassischen, selbstlimitierenden Symptome eines Fieberkrampfs beschrieben. Sie wissen, dass das eigentliche Krampfereignis meistens noch vor Eintreffen des Rettungsdienstes wieder vorüber ist. Sie fragen die Mutter, ob es das erste Mal passiert sei oder ob sie bei Jonathan schon mal einen Krampfanfall beobachtet habe. Sie sagt Ihnen, dass sie vorher noch nie so etwas gesehen habe.

Antworten und Kommentar auf Seite 322

37.5 **Welche Ursachen fallen Ihnen für einen Krampfanfall bei einem Kind ein?**

Sie untersuchen das Baby nun nach dem ABCDE-Schema. Sie finden freie Atemwege bei trockenen Schleimhäuten. Die Atemfrequenz zählt Ihre Kollegin mit 28/min, die Herzfrequenz liegt bei 132/min und die SpO_2 bei 97 %. Die Rekapillarisierungszeit beträgt 3 Sekunden. Sie sehen an der Haut keine Veränderungen und keine Hämatome. Die Pupillen reagieren normal.

Nun erklären Sie der immer noch nervösen Mutter, dass noch eine wichtige Untersuchung bei Jonathan gemacht werden müsse und dass Sie dazu gerne seine Schläfrigkeit ausnutzen würden. Nach Desinfektion gewinnen Sie einen kleinen Tropfen Blut aus Jonathans Finger und können so den Blutzuckerwert bestimmen. Jonathan scheint wacher zu werden, da er nach dem Stich mit der Lanzette das Gesicht verzieht und anfängt zu quengeln. Ihre Kollegin liest auf dem Display „105 mg/dl“ ab und teilt Ihnen diesen Wert mit. Erleichtert können Sie der Mutter sagen, dass auch mit dem Blutzucker alles in Ordnung sei. Da Jonathan nun deutlich wacher wird, entscheiden Sie sich gegen die Lagerung in der stabilen Seitenlage und belassen ihn auf dem Arm der Mutter. Sie sagen der Mutter, dass Sie nun noch die Temperatur von Jonathan kontrollieren möchten, da er sich immer noch sehr warm anfühle. Und tatsächlich messen Sie mit dem Ohrthermometer 39,4 °C.

37.6 **Welche Medikation könnte Jonathan noch helfen? Wie schätzen Sie seinen Flüssigkeitshaushalt ein?**

Nur einen Augenblick später hören Sie es an der Haustür klopfen, der Notarzt hat auch den Weg zur Einsatzstelle gefunden und betritt kurze Zeit später das Kinderzimmer.

Antworten und Kommentar auf Seite 322

37.7 **Übergeben Sie Jonathan strukturiert an den Notarzt!**

Sie berichten, was Sie bisher in Erfahrung gebracht haben und fassen Ihre Untersuchungsbefunde zusammen. Insbesondere weisen Sie auf die immer noch erhöhte Temperatur von 39,4 °C hin. Der Notarzt bittet daraufhin die Mutter, Jonathan ein Paracetamol-Zäpfchen zu geben. Jonathan hat zwar noch die Augen geschlossen, wehrt sich aber nun schon deutlich gegen die Absicht der Mutter, ihn aus der Wolldecke zu wickeln. Bei weiterhin stabilen Vitalwerten scheint er wacher zu werden, sodass der Notarzt damit beginnt, den Transport in die Kinderklinik vorzubereiten.

37.8 **Beschreiben Sie das pharmakologische Profil von Paracetamol!**

Jonathan wird von seiner Mutter zum RTW getragen. Im Auto legen Sie ihn auf das vorbereitete Kinderrückhaltesystem, was der Kleine gut toleriert. Die Mutter nimmt auf der einen Seite Platz und Sie, gegenüber dem Notarzt, auf der anderen Seite. Mit der Priorität auf einen sicheren und schonenden Transport entscheidet sich der Notarzt bei fehlender vitaler Gefährdung für eine Fahrt ohne Sonder- und Wegerechte. Nach knapp 20 Minuten erreichen Sie mit einem wachen Kind die Aufnahme der Kinderklinik.

Antworten und Kommentar auf Seite 322

Unterschätzte Krampfadern

Sie haben einen sehr lebhaften Dienst an einer kleinen Außenwache fast hinter sich, als um 6:05 Uhr am Samstagmorgen Ihr Melder erneut geht. Sie sind nicht so begeistert – Sie sind müde und hätten lieber Kaffee gekocht. Die Meldung lautet: „Blutet aus Krampfader." Sie nicken Ihrem Kollegen zu, der scheinbar besser gelaunt ist als Sie. Er drückt das Gaspedal durch, knufft Sie an der Schulter und plaudert los: „Als ich ein kleiner Junge war, hat mir meine Oma sehr oft gesagt, ich solle ihr sofort ein 5-DM-Stück aufs Bein drücken, wenn sie jemals aus den Krampfadern bluten sollte! Ich fand das sehr beeindruckend und dachte mir, dass das ‚Aus-den-Krampfadern-Bluten' was ganz schön Schlimmes sein muss. Vor ein paar Wochen hat ein Kollege einer anderen Wache mir was erzählt zu einem solchen Fall… Das glaubst du nicht!" Sie werden sich langsam bewusst, dass dieser Einsatz vielleicht doch Ihre gesamte Aufmerksamkeit brauchen könnte. Sie tun weiter müde und gelangweilt, gehen im Kopf aber schon mal ein paar Dinge durch.

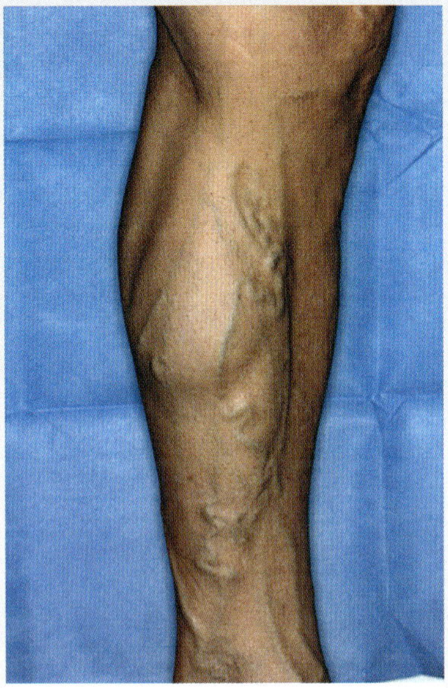

Abb. 38.1 (Abb. aus: Sterry. Kurzlehrbuch Dermatologie. Thieme; 2018)

38.1 **Wie berechnen Sie das Blutvolumen eines Menschen? Ab welchem Verlust rechnen Sie mit Kreislaufreaktionen?**

38.2 **Wie verteilt sich das Blut auf das arterielle und auf das venöse System? Was unterscheidet Arterien und Venen im Aufbau und in der Funktion?**

Antworten und Kommentar auf Seite 324

Kurz bevor Sie eintreffen, meldet sich die Leitstelle via Funk bei Ihnen und teilt Ihnen mit, dass aufgrund eines zweiten Anrufs von Angehörigen nun auch der Notarzt mitalarmiert sei. Sie parken, greifen Ihr Equipment und eilen auf die geöffnete Haustür zu. Direkt im Hausflur steht ein jüngerer Mann, der einen älteren, noch stehenden Mann stützt. Ein dicker Strom Blut läuft an dessen Unterschenkel herab und hat ein heruntergefallenes Handtuch rot gefärbt. Der Teppich ist blutgetränkt und im Hintergrund sehen Sie ausgedehnte, zusammenlaufende Blutpfützen. Das Kinn des älteren Mannes ist auf seine Brust gefallen.

38.3 Was ist in dieser Situation Ihre erste Maßnahme? Wie schätzen Sie die Situation ein?

Sie bitten den jüngeren Mann, der sich als der Enkelsohn des Patienten vorstellt, den Patienten auf den Boden abzulegen und greifen das Handtuch, um es auf den blutenden Unterschenkel zu drücken. Es gelingt Ihnen, die Blutung zum Stillstand zu bringen. Während Ihr Kollege Überwachungsmaßnahmen ergreift, ersetzen Sie das Handtuch durch 2 gedoppelte Kompressen und befestigen diese direkt auf der flächigen Blutungsquelle mit einem Stauschlauch. Während Sie mit der akuten Blutstillung beschäftigt sind, redet der Enkelsohn auf Sie ein und obwohl Sie nicht alles ganz genau mitbekommen, erfahren Sie, dass sich Ihr Patient eben bei der Morgentoilette gestoßen habe und seitdem seien alle Maßnahmen missglückt, die Blutung am Bein zum Stoppen zu bringen. Nun beginnen Sie mit Ihrer standardisierten Untersuchung.

38.4 Schildern Sie Ihren Untersuchungsweg! Welche Befunde erwarten Sie jeweils?

Antworten und Kommentar auf Seite 324

Sie schauen hoch und fassen Ihr Untersuchungsergebnis für Ihren Kollegen zusammen. Dabei stellen Sie fest, dass inzwischen 5 Personen um Sie herumstehen und Ihnen mit unterschiedlichem Ausprägungsgrad der Fassungslosigkeit zusehen. Gleichzeitig ist Ihnen klar, dass es Ihrem Patienten nicht gut geht. Er ist zwar noch wach, reagiert aber verzögert auf Ansprache. Die Rekapillarisierungszeit beträgt fast 4 Sekunden und er ist sehr blass. Da Ihr Patient an den Unterarmen noch erstaunlich kräftige Venen hat, vereinbaren Sie mit Ihrem Kollegen, dass er einen Zugang legt und Sie selbst zunächst die Infusion vorbereiten und kurz mit den Angehörigen sprechen, während er im Anschluss die Trage aus dem RTW holen soll.

Das Gespräch mit den Angehörigen nutzen Sie, um diese einerseits zu beruhigen und andererseits Ihre Anamnese nach dem SAMPLER-Schema zu ergänzen. Sie erfahren, dass Ihr Patient rüstig und aktiv und bis auf eine künstliche Herzklappe, die er vor 8 Jahren erhalten habe, gesund sei. Das einzige Medikament, das er einnehme, sei Marcumar®. Passend dazu bekommen Sie den Marcumar®-Ausweis und die Versichertenkarte gereicht.

38.5 **Welche Infusionslösung möchten Sie verwenden und warum?**

38.6 **Versetzen Sie sich in die Angehörigen – wie würden Sie sich fühlen? Was können Sie für die Angehörigen tun?**

Als Ihr Kollege die Trage im Flur direkt neben Ihrem Patienten zu Boden lässt, hören Sie das Martinshorn des NEFs. Sie weisen 3 Angehörige an, Ihnen zu helfen und können zu fünft den älteren Mann problemlos auf die Trage heben. Nachdem Sie noch schnell die Gurte befestigt haben, erreichen Sie zeitgleich mit dem Notarzt den RTW.

Antworten und Kommentar auf Seite 324

38.7 Welche Maßnahmen sind jetzt noch vorzunehmen? Wie gestalten Sie die weitere Einsatztaktik?

Während des Transports in das Krankenhaus beobachten Sie Ihren Patienten. Er ist immer noch sehr blass, hat aber auf die Infusionstherapie gut angesprochen: Sein Blutdruck ist nicht weiter gefallen und er hat nun die Augen geöffnet. Auch der Druckverband ist trocken geblieben. Sie denken über die Kreislaufmechanismen nach, die es möglich machen, solch eine Situation zu überleben.

38.8 Welche Mechanismen greifen bei einem hypovolämischen Geschehen und ermöglichen die Kreislaufstabilisierung über einen bestimmten Zeitraum?

Nach einer zügigen Fahrt ins Krankenhaus erreichen Sie die Notaufnahme. Gerade als Sie gemeinsam die Trage aus dem RTW holen, wird der Notarzt über Funk gerufen. Nach kurzer Rücksprache mit Ihnen entscheidet er, dass er nun abkömmlich sei und überträgt Ihnen die Aufgabe, den Patienten an den schon per Telefon informierten Aufnahmearzt zu übergeben. Sie sind mit diesem Prozedere einverstanden und winken dem Notarzt und seinem Fahrer einen Gruß hinterher.

Antworten und Kommentar auf Seite 324

38.9 Übergeben Sie Ihren Patienten an den chirurgischen Aufnahmearzt!

Antworten und Kommentar auf Seite 324

Fragen

Fahrradsturz

Sie stehen mit Ihrer Kollegin in der Schlange vor der Eisdiele. Die Schlange war sehr lang, aber nun haben Sie es fast geschafft: Sie können die Eissorten immerhin schon lesen. Obwohl das nicht nötig wäre, Sie kaufen sich sowieso immer dieselben Sorten – 2 Kugeln Vanille und 1 Kugel Schokolade, ganz selten mal andersrum. Sie finden, dass das nur Vorteile hat. Diese Sorten gibt es immer und Sie müssen sich nicht jedes Mal neu entscheiden. Obwohl fast vorne angekommen, werden Sie dieses Mal kein Eis bekommen, da Ihr Melder alarmiert und Sie auf den nächsten Einsatz schickt. Ihr Einsatzstichwort lautet: „Fahrradsturz mit Kopfplatzwunde, Mönchstraße." Mit wenigen Schritten erreichen Sie den RTW und fahren los. Ihr Einsatzort liegt nur wenige Straßenzüge von der Innenstadt entfernt, sodass Sie schnell vor Ort sind. Schon aus einiger Entfernung entdecken Sie die gestürzte Radfahrerin, die auf dem Bürgersteig sitzt. Ihre Kollegin parkt den RTW am Straßenrand und steigt zusammen mit Ihnen aus.

Vor Ihnen auf dem Boden, mit dem Rücken an eine niedrige Gartenmauer gelehnt, sitzt Ihre Patientin, eine ältere Frau, und schimpft mit sich selbst. An der linken Schläfenseite hat sie eine Platzwunde, die etwas blutet.

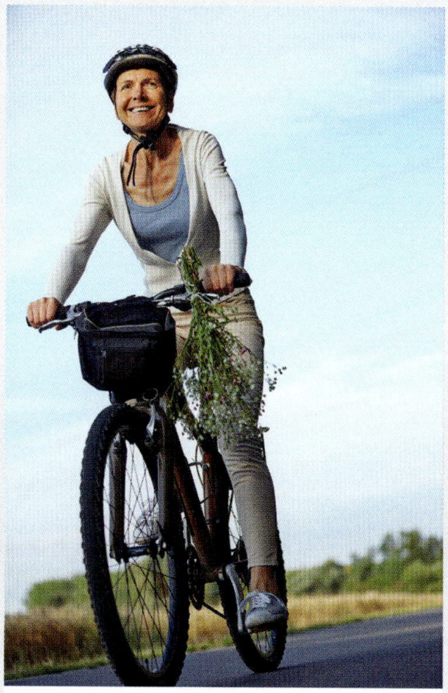

Abb. 39.1 (Foto von: Robert Kneschke, Fotolia)

39.1 Beschreiben Sie Ihr Vorgehen!

Bei Ihrer Untersuchung stellen Sie fest, dass die Patientin voll orientiert ist und einen GCS-Wert von 15 Punkten hat. Sie hat keine Schmerzen im Nacken und palpatorisch dort auch keinen Hartspann. Bei der Prüfung der Motorik und Sensibilität an den Armen finden Sie keine Auffälligkeiten. Sie klagt über leichte Schmerzen am rechten Unterarm, die aber nicht der Rede wert seien. Alkohol oder Drogen habe sie nicht konsumiert – sagt sie und lacht bei dieser Frage.

Antworten und Kommentar auf Seite 327

39.2 **Wie entscheiden Sie sich bezüglich der HWS-Stabilisierung? Begründen Sie Ihre Entscheidung!**

Nachdem Sie sich entschieden haben, bitten Sie Ihre Kollegin, das Basismonitoring anzulegen und Ihnen die Messwerte mitzuteilen. Währenddessen erfahren Sie von der älteren Frau, dass sie mit ihrem Vorderrad in eine Rille geraten sei, die dort vorne im Bürgersteig verlaufe. Sie habe daraufhin das Gleichgewicht verloren und sei zuerst mit dem rechten Unterarm gegen die Laterne geprallt und dann hingefallen. Auf Ihr Nachfragen erklärt Ihnen die Dame, dass sie natürlich einen Helm getragen habe und sich nicht erklären könne, wieso sie sich trotzdem am Kopf verletzt habe. Ihre Kollegin ist noch mit den Messungen beschäftigt und so nutzen Sie die Zeit, um die Anamnese nach dem SAMPLER-Schema zu vervollständigen. Sie erfahren, dass Ihre Patientin keine Allergien habe und bis auf ASS und einen ACE-Hemmer keine Medikamente einnehme. Beides nehme sie, weil ihr Hausarzt ihr gesagt habe, dass diese Medikamente gut für die Gefäße seien.
Ihre Kollegin hat inzwischen die Vitalparameter erhoben und teilt Ihnen mit, dass der RR bei 140/70 mmHg liegt, die Herzfrequenz bei 96/min und die SpO_2 bei 97 %.

39.3 **Denken Sie an den rechten Unterarm der Patientin. Was sollten Sie noch unternehmen?**

Bei der Untersuchung des rechten Unterarms sehen Sie etwas unterhalb des Ellbogens eine kleine, oberflächliche Schürfverletzung, die von einer Prellmarke umgeben ist. Ihre Patientin sagt, dass der Unterarm etwas schmerzen würde, eingeordnet auf der NRS entsprächen ihre Schmerzen einer „3". Die Durchblutung der rechten Hand ist unbeeinträchtigt und auch bei der Sensibilität und Motorik von Hand und Fingern finden Sie keine Auffälligkeiten. Sie entschließen sich daher, den Arm der älteren Dame in einem Dreieckstuch an ihrem Körper ruhigzustellen.

Gerade als Sie das Dreieckstuch angelegt haben, hält ein Mann mit einem Fahrrad neben Ihnen und wird von der älteren Dame freudig begrüßt. Sie erfahren, dass er der Ehemann der Dame ist. Ihnen zugewandt, äußert die ältere Dame, dass es doch sicherlich in Ordnung sei, wenn sie nun mit ihrem Ehemann nach Hause gehe. Sie könne ihr Fahrrad ja nach Hause schieben.

Antworten und Kommentar auf Seite 327

39.4 Warum ist eine Überwachung bei dieser Patientin notwendig?

In Anwesenheit des Ehemannes erläutern Sie der Patientin den Grund für eine Untersuchung und ggf. auch eine Überwachung im Krankenhaus. Die ältere Dame zögert zunächst noch etwas. Als ihr Ehemann aber an ihre Vernunft appelliert und sie bittet, sich nicht so stur anzustellen, stimmt sie schließlich zu. Sie sind erleichtert, da Sie kein gutes Gefühl dabei gehabt hätten, diese Patientin nicht zu transportieren.

39.5 Was hätten Sie getan, wenn sie den Transport verweigert hätte?

Im RTW lagern Sie die ältere Dame mit etwas erhöhtem Oberkörper und erklären ihr, dass Sie sie nun noch einmal untersuchen und die Kollegin in der Zwischenzeit ein EKG schreibt. Bei Ihrem Reassessment finden Sie bei A, B und C keine Auffälligkeiten. Ihre Patientin ist immer noch voll orientiert, hat keine retrograde Amnesie und der GCS-Wert beträgt 15 Punkte. Da die Patientin findet, dass ein Venenzugang zu weit gehen würde und ihre Zustimmung dazu auch nach gutem Zureden durch den Ehemann nicht gibt, bestimmen Sie den Blutzucker aus einer Blutprobe aus der Fingerbeere der Patientin. Der Blutzucker liegt im oberen Normalbereich und auf dem EKG erkennen Sie keine Auffälligkeiten. Sie bitten Ihre Kollegin, mit der Leitstelle die chirurgische Aufnahmekapazität des Kreiskrankenhauses zu klären und dann loszufahren.

Antworten und Kommentar auf Seite 327

39.6 **Bei welchen Verletzungsmustern hätten Sie Ihre Patientin über den Schockraum angemeldet?**

Nach dem Funkkontakt mit der Leitstelle teilt Ihnen Ihre Kollegin am Steuer mit, dass das Kreiskrankenhaus chirurgisch aufnahmebereit sei. Sie freuen sich darüber und sagen Ihrer Patientin und ihrem Ehemann, dass die Fahrt nur noch wenige Minuten dauern werde, da das örtliche Krankenhaus sie erwarte. Die ältere Dame wirkt erfreut und drückt die Hand ihres Mannes.

39.7 **Mit welchen Symptomen rechnen Sie, falls sich die ältere Dame bei ihrem Sturz doch eine intrakranielle Blutung zugezogen haben sollte?**

Antworten und Kommentar auf Seite 327

Fragen

Übelkeit in der Nacht

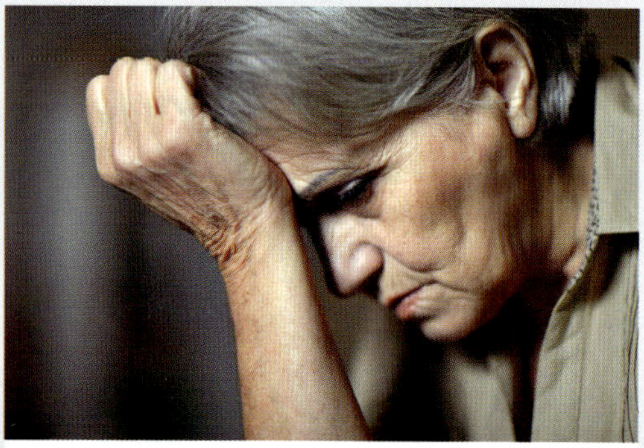

Abb. 40.1 (Foto von: aletia2011, Fotolia)

Sie kennen Frau Holz gut: Seit mehreren Jahren schon ist sie regelmäßige „Kundin" bei Ihrem Rettungsdienst. So kommt es, dass Sie Frau Holz schon mehrere Male betreut haben. Da Ihr Begleiter auf dem RTW neu an Ihrer Wache ist, erzählen Sie ihm während der Anfahrt die Ihnen bekannten Ausschnitte aus der Krankengeschichte der Patientin: Am Anfang wurde sie regelmäßig von den Kollegen des Krankentransports zu ihrer Chemotherapie gefahren. Sie erinnern sich daran, weil es so ungewöhnliche Zeiten waren – entweder sehr spät am Abend oder sehr früh am Morgen. Dann war es eine Weile ruhig, bis die Fahrten zur Chemotherapie wiedereinsetzten und zeitgleich auch immer wieder Notfallalarmierungen stattfanden. Sie haben gemerkt, dass die Abstände der Alarmierungen deutlich kürzer werden. Immer wieder waren Sie bei der betroffenen Rettungsmannschaft dabei und haben festgestellt, dass Frau Holz von Mal zu Mal dünner und kränker auf Sie wirkte. Da Sie die Anfahrt gut kennen, fahren Sie ohne Navigationshilfe und erreichen sicher das Wohnhaus der Patientin.

Es ist Freitagabend und beginnt gerade, dunkel zu werden. Mit einer seitlichen Armbewegung aktivieren Sie den Bewegungssensor der Gartenbeleuchtung und grinsen Ihrem erstaunten Kollegen zu. An der Eingangstür steht eine ältere Dame, die sich als die Nachbarin vorstellt und Ihnen die Tür aufhält. Im Wohnzimmer steht inzwischen ein Pflegebett, in dem Frau Holz aufrecht, aber in Kissen gebettet liegt. Als Sie das Zimmer betreten, lächelt Frau Holz Ihnen zu. Als Sie ihre Hand zur Begrüßung nehmen, sagt sie: „Es ist immer schön, bekannte Gesichter zu sehen, wenn man sonst den ganzen Tag alleine ist!"

40.1 Was verstehen Sie unter Empathie? Welche Bedeutung hat sie für Sie in Ihrem Beruf?

Sie sehen, dass Ihr Kollege etwas verunsichert auf Ihre Ausrüstungsgegenstände schaut, die um das Fußende des Bettes gruppiert stehen, da Sie Ihre Sachen einfach dort abgestellt haben. Offensichtlich möchte er gerne die strukturierte Untersuchung beginnen und die Vitalparameter der Patientin erheben. Sie drehen sich zu ihm und versichern, dass Frau Holz nicht-kritisch sei und dass Sie eben noch ein paar Worte mit ihr wechseln würden, um anschließend mit den Vitalparametern zu beginnen.

Antworten und Kommentar auf Seite 329

40.2 Sie möchten Frau Holz „aktiv zuhören". Welche sprachlichen und nicht-sprachlichen Mittel haben Sie dazu?

Ihr Kollege hat sich mit dem EKG-Gerät schräg hinter Sie gestellt und hört Ihnen und Frau Holz zu. Zunächst haben Sie den Eindruck, dass Frau Holz eigentlich gar nicht viel reden will. Erst als Sie den Stuhl, der unbenutzt an der Wand stand, heranziehen und sich neben sie setzen, beginnt Frau Holz zu erzählen: Es gehe ihr zunehmend schlechter in den letzten Tagen. Sie denke immer wieder an die abgebrochene letzte Chemotherapie vor 4 Monaten und ob sie nicht doch weiter hätte durchhalten sollen. Weil sie so viel grüble, schlafe sie auch schlecht und dann seien die Tage so lange, wenn nicht gerade der Pflegedienst da sei und sie alleine hier liege. Sie fragen, ob sie denn Schmerzen habe. Nein, meint Frau Holz, nur Übelkeit. Es sei mal mehr und mal weniger und heute Abend sei ihr wieder sehr übel und sie wäre sehr erleichtert, wenn wenigstens über Nacht einmal der Brechreiz weg wäre.

Während Frau Holz noch über den Besuch der Nichte am letzten Wochenende erzählt, überlegen Sie sich, ihr Dimenhydrinat gegen die Übelkeit zu geben. Insbesondere, da sie sich eine Erleichterung für die Nachtruhe wünscht, könnte sie eine bestimmte Nebenwirkung des Präparats gut tolerieren.

40.3 Beschreiben Sie die pharmakologischen Eigenschaften von Dimenhydrinat!

Sie haben das Gefühl, dass Frau Holz sich ihre Sorgen etwas von der Seele reden konnte. Nun erklären Sie ihr, dass sie ein Medikament gegen Übelkeit haben könne, Ihr Kollege jedoch zuvor noch die Vitalparameter erheben und eine standardisierte Untersuchung durchführen müsse. Frau Holz stimmt diesem Vorgehen zu. Ihr Kollege beginnt daraufhin, die EKG-Elektroden anzulegen. Sie denken über die Übelkeit von Frau Holz nach und finden, dass ihre Tumorerkrankung im Endstadium die Übelkeit ausreichend erklärt. Ihnen ist jedoch auch bewusst, dass es noch eine Vielzahl anderer Erkrankungen gibt, die Übelkeit auslösen können.

Antworten und Kommentar auf Seite 329

40.4 **Nennen Sie Differenzialdiagnosen zum Leitsymptom „Übelkeit"!**

Während Sie sich diese Gedanken gemacht haben, hat Ihr Kollege die Untersuchung abgeschlossen und berichtet nun, dass er bei Frau Holz kein A-, B-, C- oder D-Problem feststellen konnte. Er habe jedoch eine etwas verlängerte Rekapillarisierungszeit und eher trockene Schleimhäute sowie eine geringgradige Hypotonie bei einem RR von 108/75 mmHg festgestellt. Sie bedanken sich bei Ihrem Kollegen und bitten ihn, Ihnen nun beim Legen eines i. v.-Zugangs zu assistieren. In der Zwischenzeit erklären Sie Frau Holz, dass sie wohl durch die Übelkeit etwas zu wenig Flüssigkeit im Körper habe und dass Sie ihr – ihre Zustimmung vorausgesetzt – gerne eine Infusion mit einem Medikament gegen Übelkeit geben würden.

40.5 **Welche „Nebenwirkungen" kann ein i. v.-Zugang haben?**

Im zweiten Versuch gelingt es Ihnen, einen i. v.-Zugang am Handrücken von Frau Holz zu etablieren. Nachdem Sie sich von der sicheren intravasalen Lage überzeugt haben, lassen Sie die Infusion, der Sie Dimenhydrinat zugesetzt haben, zügig tropfen. Frau Holz wendet sich Ihnen zu und sagt, dass sie heute Abend nicht mit ins Krankenhaus gehen möchte, da sie sich sicher sei, dass die Infusion gut helfen werde. Außerdem bleibe ihre Nachbarin heute Nacht bei ihr und könne helfen. Wie jedes Mal, wenn ein von Ihnen betreuter Patient den Transport ablehnt, haben Sie ein mulmiges Gefühl. Immerhin war die Nachbarin vorhin noch der Meinung, Hilfe durch den Rettungsdienst zu brauchen.

 Antworten und Kommentar auf Seite 329

40.6 **Aufgrund welcher Rechte kann Frau Holz den Transport verweigern? Wie gehen Sie damit um?**

Sie bitten die Nachbarin von Frau Holz als zweite Zeugin zusätzlich zu Ihrem Kollegen an das Bett und erläutern Frau Holz dann die Folgen einer Transportverweigerung. Sie achten darauf, möglichst keine Fachbegriffe zu verwenden und bieten ihr am Ende an, dass sie natürlich jederzeit erneut den Notruf wählen könne, falls es ihr schlechter gehe oder sie ihre Meinung ändere. Sie lächeln und sagen: „Sie wissen ja, dass ich dann wieder vorbeikomme und Sie dann wirklich ins Krankenhaus fahre." Frau Holz unterschreibt auf Ihrem Einsatzprotokoll das rückseitige Dokumentationsformular zur Transportverweigerung und lehnt sich erleichtert in ihre Kissen zurück. Sie bedankt sich bei Ihnen und sagt, dass die Übelkeit endlich weg sei und – mit dem Blick zu ihrer Nachbarin gewandt – dass sie gerne noch eine Kleinigkeit essen würde. Sie entfernen die Infusion, versorgen die Einstichstelle des Venenzugangs mit einem Pflaster und verabschieden sich von Frau Holz. Sie fahren zusammen mit Ihrem Kollegen still zurück zur Wache und denken darüber nach, wie sehr Frau Holz abgebaut hat und fragen sich, wie oft Sie sie wohl noch sehen werden.

40.7 **Was fällt Ihnen zum Sterbeprozess nach dem Modell von Kübler-Ross ein?**

Husten und Atemnot

Es ist ein nieseliger Herbstnachmittag und dem Wetter entsprechend haben Sie und Ihr Kollege heute schon einige Einsätze wegen Erkältungserkrankungen gehabt. Seit vorgestern haben auch Sie ein leichtes Kratzen im Hals. Zusammen rüsten Sie den RTW wieder auf. Sie schreiben die Artikel auf einen Zettel, die Sie aus dem Lager holen möchten und vereinbaren, dass Sie ins Lager gehen, während Ihr Kollege mit dem RTW zur Tankanlage hinter der Wache fahren soll. Kurze Zeit später sortieren Sie gemeinsam die Artikel aus dem Lager in die vorgesehenen Fächer des RTW. Ihr Kollege erzählt Ihnen stolz, dass er nun schon seit 4 Wochen Nichtraucher sei und aus diesem Grund für später einen Kuchen dabei habe, den seine Frau gebacken habe. Er klopft sich selbst auf die Schulter und sagt, dass er hofft, damit etwas Gutes für seine Gefäße getan zu haben.

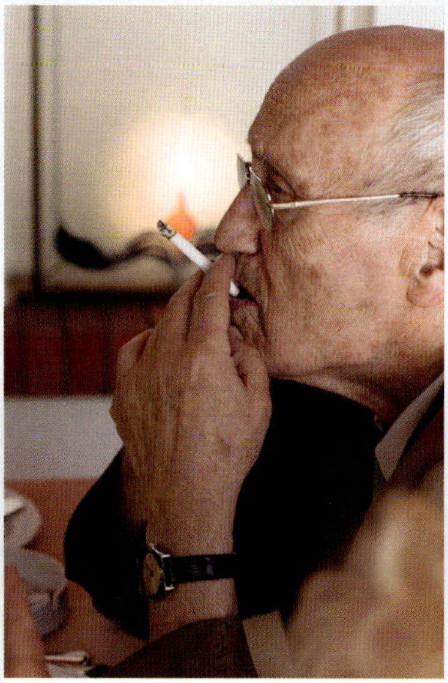

Abb. 41.1 (Foto von: ccvision)

41.1 **Nennen Sie Risikofaktoren für die Arteriosklerose!**

Sie sind sich dessen sicher und klopfen Ihrem Kollegen ebenfalls auf die Schulter. Der Alarm Ihrer beiden Melder unterbricht Sie bei der Erörterung, ob Kuchen der passende Ersatz für das Rauchen sei und mit dem Einsatzstichwort „Atemnot und Husten, Pat. Trietz“ fahren Sie eine Adresse in einer nahegelegenen Wohnhaussiedlung an. An der Zieladresse angekommen, parken Sie den RTW vor der Hauseinfahrt des viergeschossigen Wohnhauses und eilen gemeinsam mit Ihrem Kollegen zur geöffneten Haustür. Um sich anzukündigen, drücken Sie trotzdem auf die Klingel mit dem Namen „Trietz“ und prompt ertönt eine Stimme aus dem Treppenhaus, die Sie ins Erdgeschoss bittet.

Antworten und Kommentar auf Seite 331

Im dunklen Flur der kleinen Wohnung schlängelt sich ein Sauerstoffschlauch ins Wohnzimmer, ausgehend von einem Konzentrator, der direkt an der Eingangstür steht. Dort finden Sie auf einem Ohrensessel sitzend Herrn Trietz vor. Er hat die Arme auf seine Oberschenkel gestützt und hat offensichtlich Mühe beim Atmen. Sie stellen sich und Ihren Kollegen vor und bitten Ihren Patienten, kurz sein Problem zu schildern. Während Ihr Kollege beginnt, das Monitoring anzulegen, hören Sie Herrn Trietz zu. Er habe eine COPD, normalerweise aber wenig Husten. Er deutet auf den Sauerstoffschlauch und sagt, dass er sonst 2 l/min Sauerstoff bekomme. Aber seit 3 Tagen habe er mehr Husten und Atemnot und da habe er schon heute Morgen auf 5 l/min erhöht. Er versucht, zu lachen, hat aber wegen der Atemnot nun noch mehr Mühe beim Sprechen.

41.2 Wie schätzen Sie die selbstständige Erhöhung der Sauerstoffdosis durch den Patienten ein?

Ihr Kollege hat inzwischen die Vitalparameter erhoben und berichtet Ihnen von einer HF von 95/min und einem Blutdruck von 176/85 mmHg. Er habe jedoch große Schwierigkeiten, die Sauerstoffsättigung kontinuierlich abzuleiten. Da Herr Trietz angestrengt atmet und immer wieder hustet, jedoch noch weitgehend flüssig – wenn auch in kurzen Sätzen – mit Ihnen sprechen kann, schätzen Sie ihn als potenziell kritisch ein und kommunizieren Ihren Eindruck auch Ihrem Kollegen. Sie kontrollieren zunächst den SpO_2-Sensor an Ihrem eigenen Finger und erhalten prompt eine gute und störungsfreie Ableitung, sodass Sie einen Gerätedefekt für unwahrscheinlich halten.

41.3 Welche Faktoren können eine störungsfreie Ableitung der Sauerstoffsättigung verhindern?

Als Sie den Sensor bei Herrn Trietz auf einen Finger der anderen Hand stecken wollen, fallen Ihnen die deutlichen Verfärbungen der Fingernägel auf. Sie sprechen Ihren Patienten auf seine Rauchgewohnheiten an und erfahren, dass er seit fast 60 Jahren 1½ Päckchen pro Tag rauche – ein erneuter Hustenstoß unterbricht die Erläuterung seiner Beweggründe. Da Sie eine Überwachung der Sauerstoffsättigung für notwendig halten, bitten Sie Ihren Kollegen zum RTW zu laufen und ein Sensorpflaster für Kinder zu holen, da Sie hoffen, mit diesem Pflaster am Ohr eine Ableitung zu bekommen. Während Sie auf die Rückkehr Ihres Kollegen warten, legen Sie Herrn Trietz einen Zugang, schließen eine Infusion an und untersuchen ihn nach dem ABCDE-Schema.

Antworten und Kommentar auf Seite 331

41.4 **Welche typischen Befunde erwarten Sie bei einem Patienten mit COPD bei Punkt B des ABCDE-Schemas?**

Mit dem Sensorpflaster, das Ihr Kollege aus dem RTW geholt hat, gelingt es Ihnen mit etwas Geschick, eine zuverlässige Ableitung vom Ohrläppchen zu generieren. Die Sauerstoffsättigung liegt bei 93 %. Ihr Kollege sagt Ihnen, dass er die Trage an den Hauseingang gestellt habe, wegen der 4 Stufen im Treppenhaus habe er aber noch den Tragestuhl mitgebracht. Sie nicken und bitten ihn, den Tragestuhl aufzubauen. Nun kommt die Ehefrau des Patienten mit einem Ordner voller Arztbriefe auf Sie zu und erzählt, dass ihr Mann doch erst vor 3 Wochen im Krankenhaus gewesen sei. Sie könne nicht verstehen, warum es ihm jetzt schon wieder so schlecht gehe.

41.5 **Erklären Sie Frau Trietz, welche Veränderungen bei einer COPD in der Lunge passieren!**

Inzwischen ist der Tragestuhl fertig und Herr Trietz hat sich auch schon, mit etwas Unterstützung durch Ihren Kollegen, vom Ohrensessel in den Tragestuhl umgesetzt. Sie schließen Ihre mobile Sauerstoffversorgung an die Nasenbrille des Patienten an und stellen so die Versorgung mit 2 l/min während des Transports in den RTW sicher. Nun geben Sie Ihrem Patienten noch die Infusionsflasche auf den Schoß und bitten ihn, nur diese Flasche festzuhalten und auf keinen Fall nach außen an das Geländer zu greifen. Gemeinsam überwinden Sie die 4 Stufen im Flur problemlos. Sie stellen den Tragestuhl neben der Trage ab und können Herrn Trietz so mit etwas Hilfe auf die vorbereitete Trage überwechseln lassen. Im RTW führen Sie ein Reassessment durch und stellen fest, dass die Atemarbeit immer noch erhöht ist und sich auch die Atemfrequenz nicht verändert hat. Subjektiv hat Herr Trietz weiterhin Luftnot.

Antworten und Kommentar auf Seite 331

41.6 **Welche beiden, sich ergänzenden Medikamente können Sie Ihrem Patienten inhalativ geben? Charakterisieren Sie diese kurz!**

Für die Inhalation müssen Sie die Nasenbrille des Patienten gegen eine möglichst gut schließende Sauerstoffmaske tauschen. Herr Trietz hat zunächst das Gefühl, dass er unter der dichten Maske nicht genug Luft bekommt und möchte „den Nebel" nicht einatmen. Als Sie ihm jedoch erklären, dass dort nun 10 l Sauerstoff/min herauskommen, fällt es ihm schon viel leichter. Sie beobachten, wie sich der fassförmige Thorax von Herrn Trietz mit jedem Atemzug hebt und senkt und stellen fest, dass sich die Atemfrequenz beim Auszählen tatsächlich verringert hat.

41.7 **Nennen Sie Normalwerte für folgende Lungenvolumina bei Erwachsenen: AZV, IRV, VC!**

Sie sind mit der Entwicklung zufrieden und vereinbaren mit Ihrem Kollegen, nun den Transport zu beginnen. Nach Anmeldung über die Leitstelle fahren Sie die internistische Aufnahme Ihres Kreiskrankenhauses an. Nachdem Sie Ihren Patienten dort an den internistischen Aufnahmearzt übergeben haben, schlendern Sie gemeinsam zurück zum RTW. Ihr Kollege klopft nun Ihnen auf die Schultern und sagt: „Gut gemacht! Hätte er eine NIV-Therapie gebraucht, wären wir länger unterwegs gewesen und hätten meinen Kuchen erst zum Abendessen essen können."

41.8 **Wann hätten Sie bei Herrn Trietz eine NIV-Therapie gestartet?**

Antworten und Kommentar auf Seite 331

Im Skaterpark

Ihr Melder gibt eine Folge heller Töne von sich. Der nächste Einsatz! Neugierig klappen Sie die Lederhülle herunter, um das Einsatzstichwort auf dem Display zu lesen: „Skaterpark Altes Schwimmbad, Paulstraße, Fußverletzung." Da Sie gerade in Ruhe telefonieren wollten und das am besten im RTW geht, müssen Sie nur noch auf Ihren Kollegen warten. Als Ihr Kollege die Fahrzeughalle betritt, sehen Sie, dass er schon wieder tiefe Augenringe hat. Manchmal fragen Sie sich, ob es tatsächlich nur das neugeborene Baby ist, das ihn nachts nicht richtig schlafen lässt. Aber was sollen Sie mehr tun, als fragen und Ihre Hilfe anbieten?

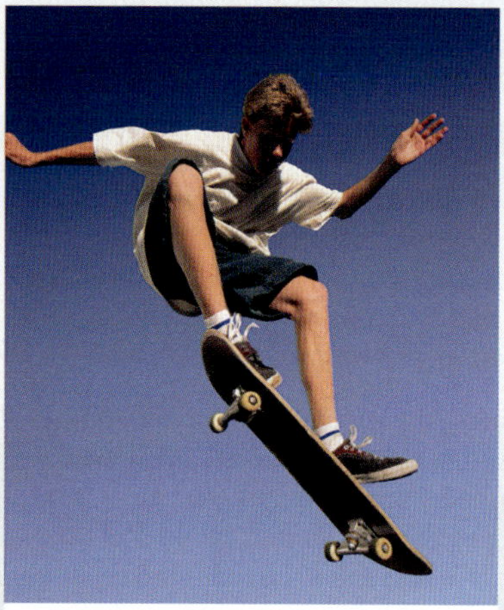

Abb. 42.1 (Foto von: PhotoDisc)

42.1 Ihr Kollege könnte auch den Stress, den die Einsätze verursachen, als sehr stark empfinden. Welche einsatzbedingten Stressoren kennen Sie?

Während Ihr Kollege sich ans Steuer des RTW setzt, erzählen Sie ihm, dass die Fahrt Sie zum neuen Skaterpark führt. Sie erinnern sich noch an die Eröffnung des Parks vor etwa 6 Monaten – es war eine richtig große Feier, zusammen mit dem Jugendamt und der städtischen Jugendhilfe. Seitdem ist der Rettungsdienst regelmäßig dort, meistens wegen Kleinigkeiten. Sie hoffen, dass es dieses Mal auch so sein wird.

Als Sie am Skaterpark eintreffen, sehen Sie eine Gruppe Jugendlicher auf ein paar Stufen sitzen und Ihnen zuwinken. Als Sie sich nähern, erkennen Sie, dass sich einer der Jungen den rechten Fuß hält. Noch bevor Sie sich vorstellen können, werden Sie von einem etwas älteren Jugendlichen mit einem Redeschwall in Empfang genommen: „Das mit dem Flip war zu früh, Switch ist eben noch zu schwierig. Wenn's Fakie noch nicht mal klappt. Ich hab' ihm gleich gesagt, dass er das noch seinlassen soll und besser den Ollie weiter übt..." Zwar wissen Sie nun immer noch nicht, was los ist, aber der verletzte Junge hat Schmerzen am Fuß – das sehen Sie. Also schieben Sie und Ihr Kollege sich an dem weitererzählenden Jugendlichen vorbei und knien sich neben Ihren Patienten. Er sagt zu Ihnen, dass er beim Landen nach einem Sprung abgerutscht sei und nun sein Fußgelenk sehr weh tue. Sie bitten Ihren Kollegen, die Vitalparameter zu bestimmen und erklären dann dem Jungen, dass Sie ihn einmal untersuchen möchten und sich dann sofort um seinen Fuß kümmern würden. Bei der Untersuchung nach dem ABCDE-Schema finden Sie keine Auffälligkeiten und versuchen nun, den Fuß zur Untersuchung aus dem linken Schuh herauszubekommen. Obwohl die Skaterschuhe sehr groß ausfallen, können Sie den Fuß auch bei offenen Schnürsenkeln nicht herausziehen. Der Junge sagt: „Stopp, stopp, das tut weh!" und schiebt Ihre Hand weg, sobald Sie den Fuß greifen.

Antworten und Kommentar auf Seite 333

42.2 **Welche Bedingungen müssen erfüllt sein, damit bei einer medizinischen Maßnahme die Strafbarkeit wegen Körperverletzung entfällt? Wie beurteilen Sie die beschriebene Situation?**

Ihr Kollege hat inzwischen die Vitalparameter erhoben und teilt Ihnen mit, dass der Blutdruck 125/85 mmHg beträgt und die Herzfrequenz 95/min, der SpO_2-Sensor leitet eine Sättigung von 97 % ab. Sie fragen nun den verletzten Jugendlichen nach seinem Alter und Gewicht. Er antwortet, er wiege 75 kg und sei 16 Jahre alt. Das überrascht Sie, da Sie ihn jünger eingeschätzt hätten. Nun beginnt er zu wimmern und hält sich sein Sprunggelenk fest. Sie blicken zu Ihrem Kollegen und teilen ihm mit, dass Sie einen Venenzugang zur anschließenden Analgesie legen möchten.

42.3 **Über welche Komplikationen sollten Sie Ihren Patienten in dieser Situation bezüglich der Venenpunktion aufklären?**

Nachdem Sie Ihrem Patienten die Anlage der Venenkanüle erklärt haben, stimmt er dieser Maßnahme zu. Die Punktion einer Vene am Handrücken gelingt Ihnen im ersten Versuch. Nun ergänzen Sie die Anamnese nach dem SAMPLER-Schema. Der Jugendliche sagt, dass er immer noch starke Schmerzen an der Knöchelaußenseite habe. Allergien seien nicht bekannt, sonst habe er keine Erkrankungen und Medikamente nehme er auch keine ein. Als letzte Mahlzeit habe er das Frühstück gehabt und bei Ihrer Frage nach Besonderheiten direkt vor dem Sturz schüttelt er den Kopf. Ihm sei weder schwindelig gewesen noch schwarz vor Augen, der Sprung mit dem Skateboard habe einfach nicht funktioniert.

Zur Analgesie möchten Sie Ihrem Patienten S-Ketamin und Midazolam geben.

Antworten und Kommentar auf Seite 333

42.4 **Damit Sie auf Nebenwirkungen vorbereitet sind, überlegen Sie sich diese vor der Applikation noch einmal für beide Medikamente!**

Ihr Kollege hat Ihnen beide Medikamente aufgezogen, die Spritzen mit den entsprechenden DIVI-Aufklebern beschriftet und reicht Ihnen nun die Ampullen zur Kontrolle. Sie überzeugen sich von der richtigen Dosierung und der richtigen Substanz und geben Ihrem Patienten die errechnete Dosierung. Nach kurzer Zeit lässt er sein Sprunggelenk los und lehnt sich deutlich entspannter an die rückwärtige Wand an. Sie warten noch einen Augenblick und lockern dann die Schnürsenkel des Sneakers, um dann Schuh und Socke problemlos auszuziehen. Bevor Sie sich im Detail um den verletzten Fuß kümmern, machen Sie ein Reassessment, um Änderungen des Patientenzustandes ggf. frühzeitig festzustellen.

Als Sie sich dann der Untersuchung des Fußes widmen, sehen Sie einen großen Bluterguss um den Außenknöchel und eine beeindruckende Schwellung. Sie tasten entlang des Knöchels und betrachten sich die Fußachse: Eine deutliche Achsabweichung können Sie nicht feststellen.

42.5 **Welche Untersuchung führen Sie als Nächstes durch?**

Sie bitten nun Ihren Kollegen, die Trage aus dem RTW zu holen und eine Schiene mitzubringen, um den Unterschenkel und den Fuß zu schienen. Mit etwas Verbandswatte polstern Sie die Knöchel ab, modellieren dann die Schiene an und sichern sie mit elastischen Binden. Gemeinsam mit 2 anderen Skatern heben Sie den Verletzten von dem Treppenabsatz auf die Trage. Bei diesem Manöver stöhnt der Verletzte etwas, entspannt sich aber sofort wieder, als er auf der Trage liegt. Sie schieben die Trage in den RTW und bitten Ihren Kollegen, vor der Abfahrt noch kurz Kontakt mit der Leitstelle aufzunehmen, um die chirurgische Aufnahmekapazität des Kreiskrankenhauses zu prüfen. Ihr Kollege nickt und steigt hinter das Lenkrad. Gerade wollen Sie die Tür des RTW schließen, als eine Frau auf dem Fahrrad um die Ecke biegt und sich völlig aufgelöst als die Mutter des Jungen vorstellt. Sie bitten die Frau, sich zu beruhigen und teilen Ihr mit, in welches Krankenhaus ihr Sohn gebracht wird, um die Fußverletzung zu untersuchen. Sie bieten ihr an, mitzufahren. Dies kann sie jedoch nicht, da gerade nur die Nachbarin auf die kleine Tochter zuhause aufpasst. Sie verspricht aber, gleich nachzukommen. Nun schließen Sie die Tür, setzen sich und schnallen sich an.

Nach knapp 10 Minuten Fahrtzeit erreichen Sie das Krankenhaus. Beim Ausladen der Trage stellen Sie erschrocken fest, dass Sie vergessen haben, Ihren Patienten anzuschnallen. Ihnen wird kalt und Sie müssen kurz innehalten.

 Antworten und Kommentar auf Seite 333

42.6 Falls Ihr Patient bei einem Unfall zu Schaden gekommen wäre, was hätte das für Sie bedeutet?

Gemeinsam mit Ihrem Kollegen schieben Sie die Trage mit dem nun gesicherten Patienten in die Ambulanz. Es ist viel los und so müssen Sie einen Augenblick warten, bis der diensthabende Chirurg Zeit für Ihre Übergabe hat.

42.7 Übergeben Sie Ihren Patienten an den Chirurgen!

Fragen

Die Wunde am Fuß

Nein, die Desinfektion eines Autos macht keinen Spaß. Aber Sie wissen, dass diese Maßnahme für die Sicherheit der Mitarbeiter und Patienten wichtig ist. Und insgesamt geht es auch relativ zügig. Sie und Ihr Kollege kommen gerade von einer Infektionsfahrt zurück und deshalb gehört der Desinfektionsplatz in der Fahrzeughalle Ihnen beiden und Ihrem Auto. Die Geräte haben Sie schon gesäubert, nun sind Sie gemeinsam an der Schlussdesinfektion des Patientenraums. Ausgerüstet mit Schutzbrille, Schutzkittel und speziellen Handschuhen, die der Hygienebeauftragte Ihrer Wache für die Schlussdesinfektion empfiehlt, machen Sie sich an die Arbeit. Sie rüsten die Geräte wieder auf und Ihr Kollege steigt in den RTW und wischt.

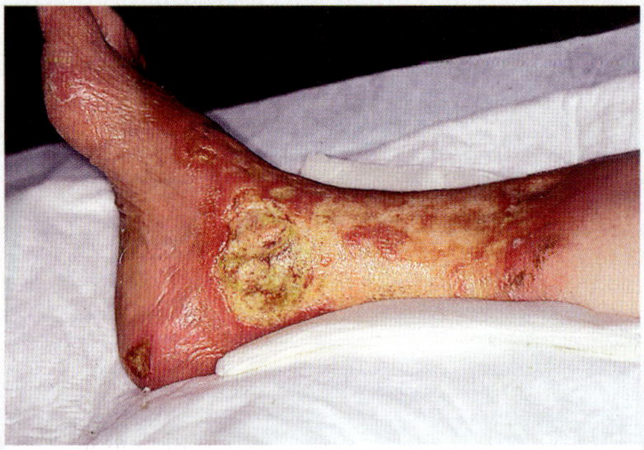

Abb. 43.1 (Abb. aus: Füeßl, Middeke. Duale Reihe Anamnese und Klinische Untersuchung. Thieme; 2018)

43.1 Welche Regeln müssen Sie generell bei der Wischdesinfektion beachten? Kennen Sie die 2-Eimer-Methode?

Sie sind ein wenig früher fertig als Ihr Kollege im Wageninneren. Da er auch nicht mehr viel Fläche zu reinigen hat, entscheiden Sie, dass es keinen Unterschied macht, ob Sie nun auch noch ins Wageninnere steigen oder nicht. Sie bieten an, stattdessen die Pausenverpflegung vorzubereiten und frischen Kaffee für Sie beide zu kochen. Mit dieser Aufgabenverteilung ist Ihr Kollege einverstanden. Sie ziehen Schutzkittel, Schutzbrille und Handschuhe aus und desinfizieren sich die Hände.

43.2 Welche Regeln zur persönlichen Hygiene fallen Ihnen ein?

Antworten und Kommentar auf Seite 335

Der Kaffee ist noch nicht ganz fertig, da kommt Ihr Kollege schon in den Aufenthaltsraum. Gemeinsam warten Sie nun die Einwirkzeit ab. Sie wundern sich wieder einmal, wie schnell die Zeit im Aufenthaltsraum vergeht. Mit einem Blick auf die Uhr sagt Ihr Kollege, dass er nun der Leitstelle die Einsatzbereitschaft bekanntgebe und gleich wieder zurück sei. Als ob die Leitstelle auf Ihre Statusänderung gewartet hätte, alarmiert auch schon Ihr Melder, noch bevor Ihr Kollege wieder zurückkommt. Sie laufen zur Fahrzeughalle und steigen in den glänzenden RTW. Mit dem Einsatzstichwort „Allgemeinzustandsverschlechterung, Kurzzeitpflege" machen Sie sich auf den Weg.

Die Fahrt ist nicht weit und Sie erreichen das vor wenigen Jahren neu errichtete Kurzzeitpflegezentrum. Der Anfahrtsbereich für den RTW ist geräumig und bietet ausreichend Platz zum Ein- und Ausladen. An der Eingangspforte erwartet Sie eine Mitarbeiterin, die Sie in ein Zimmer im Erdgeschoss führt. Sie berichtet, dass Herr Ulmer seit 3 Tagen bei ihnen sei und sie ihn vorgestern als noch weitgehend selbstständigen älteren Herrn kennengelernt habe. Heute habe sie die Spätschicht begonnen und ihn fast nicht wiedererkannt. Die Kollegin aus der Frühschicht habe gesagt, dass er morgens schon nicht gut gegessen habe.

Als Sie Herrn Ulmer sehen, macht er keinen guten Eindruck auf Sie. Sie bitten Ihren Kollegen, das Monitoring anzulegen und beginnen mit der Untersuchung nach dem ABCDE-Schema.

43.3 Nennen Sie die einzelnen Aspekte, die Sie bei Ihrem Untersuchungsgang nach dem ABCDE-Schema jeweils beurteilen!

Damit Ihr Kollege auf dem gleichen Informationsstand ist wie Sie, fassen Sie Ihre Untersuchungsbefunde zusammen: Herr Ulmer hatte initial die Augen geschlossen, reagierte jedoch auf Ansprache. Er hat kein A-Problem. Die SpO_2 liegt ohne Sauerstoff bei 94 %, die Atemfrequenz ist mit 23/min erhöht. Die Auskultation ist unauffällig. C: Der Blutdruck beträgt 95/60 mmHg, bei einer Herzfrequenz von 96/min, die Rekapillarisierungszeit ist mit 3 Sekunden verzögert. Die großen Blutungsräume sind unauffällig, der Bauch ist weich. Bei D gibt es keinen Hinweis auf ein neurologisches Defizit, Herr Ulmer ist aber weder zum Ort noch zur Zeit orientiert. Ihr Kollege ergänzt einen Blutzuckerwert von 465 mg/dl, den er in der Zwischenzeit aus etwas Kapillarblut der Fingerbeere des Patienten bestimmt hat.

Sie bitten nochmal die Pflegerin aus dem Spätdienst herüber. Sie bestätigt, dass Herr Ulmer vor 2 Tagen die Grundpflege am Waschbecken mit etwas Hilfe alleine durchgeführt habe und auch selbstständig kleingeschnittenes Brot habe essen können. An Vorerkrankungen seien nur ein Diabetes mellitus und ein Bluthochdruck bekannt.

Während Ihres Gesprächs hat Ihr Kollege bei Herrn Ulmer schon einen i. v.-Zugang gelegt und lässt nun eine Infusion mit Ringer-Acetat zügig laufen. Sie sind ein bisschen ratlos und finden aktuell keine bessere Arbeitsdiagnose als „Allgemeinzustandsverschlechterung". Ihr Kollege bietet an, die Trage holen zu gehen. Sie stimmen zu und danken der Pflegerin, die noch auf die Papiere hinweist und den Raum mit einem sehr kurzen Stopp am Desinfektionsmittelspender verlässt.

Antworten und Kommentar auf Seite 335

43.4 **Wie hätten Sie sich die korrekte Händedesinfektion der Pflegerin gewünscht?**

Sie sehen Herrn Ulmer nochmal an und sind sich sicher, dass es ihm aktuell wirklich nicht gut geht. Sie nehmen das Fieberthermometer aus dem Rucksack und bestimmen die Temperatur im Ohr: 35,8 °C. Sie stutzen, denken, dass es im Zimmer doch gar nicht kühl ist, und messen im anderen Ohr. Dort zeigt das Thermometer 35,7 °C. Sie gehen im Kopf nochmal die bisher gesammelten Befunde durch und entschließen sich für ein Secondary Assessment bei Herrn Ulmer zur Suche nach einem potenziellen Infektionsherd.

43.5 **Nennen Sie die Kriterien des qSOFA-Scores zur Diagnose einer Sepsis!**

Häufige Infektionsherde, von denen eine Sepsis ausgehen kann, sind Harnwegsinfektionen, eine verschleppte Bronchitis, die zur Lungenentzündung geworden ist, oder Entzündungen der Gallenwege. Bei Diabetikern spielen zusätzlich Infektionen der Füße eine Rolle, da durch krankheitsbedingte Nervenschädigungen (Polyneuropathie) kleine Verletzungen zunächst nicht registriert werden.

Sie beginnen am Kopf von Herrn Ulmer, sehen sich die Ohren an und bitten ihn, den Mund zu öffnen. Obwohl Sie hineinleuchten, sehen Sie weder an den Zähnen noch im Rachen etwas Auffälliges. Sie wiederholen die Auskultation, ohne einen pathologischen Befund erheben zu können. Nun palpieren Sie den Bauch.

 Antworten und Kommentar auf Seite 335

43.6 **Beschreiben Sie, wie Sie palpieren, um Hinweise auf eine Gallenblasenentzündung, eine Blinddarmentzündung oder eine Nierenbeckenentzündung zu erhalten!**

Herr Ulmer lässt die Untersuchungen geduldig über sich ergehen. Nun schlagen Sie die Decke auch von den Beinen ganz zurück und sehen am rechten Unterschenkel einen Verband, der am Knöchel beginnt. Der Verband ist schon etwas verrutscht und sieht nicht aus, als ob er von gestern oder heute sei. Er lässt sich leicht lösen und Sie beginnen, ihn abzuwickeln. Als Sie die ersten Schichten abgewickelt haben, fällt Ihnen auf, dass sich der Unterschenkel in Ihrer Hand immer wärmer anfühlt. Herrn Ulmer gefällt Ihr Vorhaben nicht und er versucht, Ihnen das Bein zu entziehen. Da Sie auf dem Gang schon die Räder der Trage hören, warten Sie auf die Hilfe Ihres Kollegen.

Als Ihr Kollege wieder das Zimmer betritt, erklären Sie ihm kurz, was Sie vorhaben. Gemeinsam gelingt das Abwickeln des Verbandes zügig. Als Sie die letzte Schicht Verbandsmaterial abnehmen, bemerken Sie einen süßlichen, ungesunden Geruch.

Sie sind sich sicher, nun die Ursache für die „Allgemeinzustandsverschlechterung" von Herrn Ulmer gefunden zu haben und entschließen sich, für den Transport einfach einen frischen Verband anzulegen. Während Sie das Bein von Herrn Ulmer halten, sucht Ihr Kollege die passenden Verbandspäckchen aus Ihrem Rucksack heraus. Nachdem der Verband wieder sitzt, packen Sie gemeinsam Ihre Ausrüstung zusammen und erzählen Ihrem Kollegen noch von dem Ergebnis der Temperaturmessung. Ihr Kollege nickt und sagt: „Dann passt das doch auch mit der Wesensveränderung und dem niedrigen Blutdruck von Herrn Ulmer, wenn unsere Arbeitsdiagnose nun eine Sepsis ist."

43.7 **Erklären Sie, warum Ihr Kollege den niedrigen Blutdruck und die Wesensveränderung mit der Sepsis in Verbindung bringt!**

Antworten und Kommentar auf Seite 335

Sie nicken und stimmen zu. Inzwischen liegt Herr Ulmer auf Ihrer Trage und ist sicher angeschnallt. Aufgrund des immer noch niedrigen Blutdrucks von 98/80 mmHg bei einer Herzfrequenz von 91/min lagern Sie die Beine etwas erhöht und den Oberkörper nur minimal höher als die Waagerechte. Gemeinsam rollen Sie den kurzen Weg im Erdgeschoss bis ins Foyer und von dort zum RTW. Nachdem Herr Ulmer gut im Inneren des Wagens angekommen ist, erneuern Sie die Infusion und lassen auch diese Flasche zügig laufen. Sie bitten Ihren Kollegen, vor der Abfahrt über die Leitstelle zu erfragen, ob das Kreiskrankenhaus im Ort freie Intensivkapazität hat, da Sie das Gefühl haben, dass Herr Ulmer auf einer peripheren Station nicht gut aufgehoben wäre.

Nach kurzer Zeit beginnt Ihr Kollege die Fahrt und teilt Ihnen mit, dass Sie in der Aufnahme des Kreiskrankenhauses erwartet würden und dass auch freie Intensivkapazität bestehe.

43.8 Übergeben Sie Herrn Ulmer an den aufnehmenden Internisten, der Sie in der zentralen Aufnahme erwartet!

Antworten und Kommentar auf Seite 335

Deutlich zu langsam

Es ist Sonntagmorgen und Sie haben an der Rettungswache gerade Ihr Fahrzeug übernommen, als Ihr Melder alarmiert. Dem Display entnehmen Sie das Stichwort „Kreislaufschwäche“, die Adresse kennen Sie – es ist das betreute Wohnen im Stadtzentrum. Sie fahren heute zu dritt, da noch ein Praktikant der Rettungsdienstschule mit dabei ist.

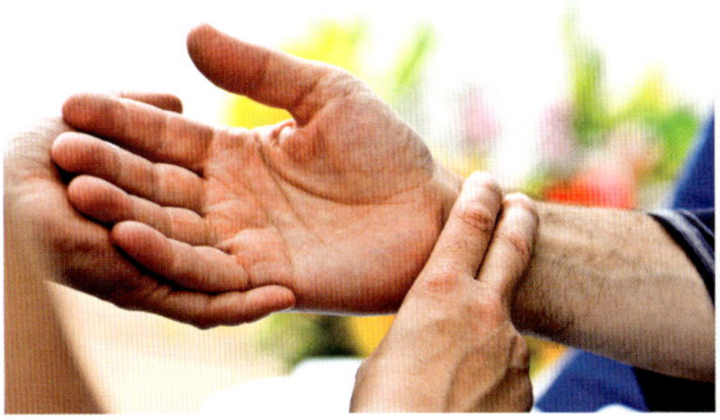

Abb. 44.1 (Foto von: Frank Kleinbach, Thieme)

Beim Eintreffen wartet an der Haustür eine ältere Frau und begleitet Sie ins 2. Obergeschoss. Sie erzählt, dass ihr Mann, Klaus Holtkötter, gerade im Bad gewesen sei, um sich für den Kirchenbesuch fertig zu machen, als er sie gerufen und über Schwindel geklagt habe. Frau Holtkötter führt Sie zu ihrem Mann ins Wohnzimmer, der auf einem Sessel sitzt und den Kopf auf die Brust gesenkt hat. Sie stellen sich vor und fragen den Patienten nach seinem Namen und seinem Geburtsdatum. Herr Holtkötter kann Ihre Fragen richtig beantworten, klagt jedoch über Schwindel, Müdigkeit und Konzentrationsschwierigkeiten, manchmal kribbelten auch seine Finger. Sie wollen den Puls an der A. radialis überprüfen.

44.1 **Welche Informationen erhalten Sie beim Tasten des Pulsschlags am Handgelenk?**

Ihr Kollege reicht Ihnen das Pulsoxymeter und Sie beginnen, das Monitoring anzulegen. Gleichzeitig teilen Sie Ihrem Kollegen mit, dass Sie den Puls am Handgelenk nicht tasten konnten und Sie daher umgehend eine EKG-Überwachung anlegen möchten.

Zwar zeigt Ihnen das Pulsoxymeter eine gute Sättigung an, es meldet aber eine sehr niedrige, wenn auch regelmäßige Frequenz. Das schnell angelegte EKG bestätigt dies mit einer Frequenz von nur 29/min.

44.2 **Welche Symptome und Befunde zeigen Ihnen, dass der Patient aufgrund der Bradykardie instabil ist?**

Antworten und Kommentar auf Seite 338

44.3 **Welche nicht-medikamentösen Maßnahmen können Sie bei einer Bradykardie versuchen?**

So gut es geht, versucht Herr Holtkötter Ihren Erklärungen zu den Manövern zu folgen, die seine Herzfrequenz wieder beschleunigen sollen. Wegen seiner zittrigen Hände fällt ihm der Spritzenkolben, in den er hineinpusten soll, zunächst aus der Hand. Beim zweiten Versuch gelingt es ihm zwar, die Herzfrequenz bleibt von dem Versuch jedoch unbeeindruckt. Zwischenzeitlich hat Ihr Kollege einen Zugang am Handrücken etabliert und der Praktikant fragt Sie, ob er schon mal die Infusion vorbereiten soll. Da Sie wissen, dass diese Verrichtung zum Lernziel seines Rettungswachen-Praktikums gehört, finden Sie die Idee gut.

44.4 **Wie sollte Ihr Kollege den Praktikanten anleiten, damit dieser die Infusion – auch hygienisch einwandfrei – vorbereitet?**

Sie untersuchen Ihren Patienten nach dem ABCDE-Schema. Gerade haben Sie die Lunge auskultiert und betrachten nun die Halsvenen Ihres Patienten: Diese zeichnen sich direkt oberhalb des Schlüsselbeins etwas unter der Haut ab. Nun klagt Herr Holtkötter über zunehmende Müdigkeit. Mit zittrigen Händen versucht er, sein Hemd etwas aufzumachen, da er zudem auch das Gefühl habe, schlechter Luft zu bekommen als eben. Er sagt Ihnen noch, dass er bisher keine Probleme mit der Gesundheit gehabt und auch noch gut im Haushalt mitgeholfen habe. Seine Frau nickt dazu und reicht Ihnen eine Tablettenschachtel mit „Magentabletten" – dies seien die einzigen Tabletten, die er einnehme.

44.5 **Welches Medikament ist geeignet, die Bradykardie zu unterbrechen? Welche Nebenwirkungen und Kontraindikationen müssen Sie beachten?**

Antworten und Kommentar auf Seite 338

44.6 **Wie gehen Sie vor, um generell Medikamentenverwechselungen oder Dosierungsfehler zu vermeiden?**

Ihr Kollege hat Ihnen das Medikament aufgezogen und Sie haben sich überzeugt, dass Substanz und Dosierung korrekt sind. Auch die Infusion, die der Praktikant stolz hochhält, läuft gut. Da Ihr Patient auf die erste Gabe von 0,5 mg Atropin keine Reaktion im EKG zeigt, geben Sie weitere 0,5 mg nach, die jedoch ebenfalls keinen Anstieg der Herzfrequenz zur Folge haben.

Ihr Kollege fragt Sie dann, ob er einen Notarzt nachalarmieren soll. Nach einem weiteren Blick auf's EKG halten Sie dies bei einer Frequenz von 31/min für eine gute Idee. Die Leitstelle sagt Ihnen das Eintreffen des Notarztes in etwa 6 Minuten voraus. Sie nutzen die Zeit, um ein 12-Kanal-EKG anzulegen und die Anamnese mithilfe der Ehefrau zu vervollständigen. Als die Ehefrau Ihnen alle notwendigen Informationen gegeben hat, schicken Sie sie nach unten, um die Tür für die erwartete NEF-Besatzung zu öffnen.

Auf dem EKG-Ausdruck sehen Sie weiterhin einen sehr langsamen, aber regelmäßigen Herzrhythmus. Einen Streifen legen Sie für den Notarzt auf den Tisch. Da hören Sie auch schon die Schritte im Wohnungsflur und Frau Holtkötter kommt mit Notarzt und NEF-Fahrer herein.

44.7 **Übergeben Sie Herrn Holtkötter an den Notarzt!**

Nachdem Sie dem Notarzt Ihre Übergabe gemacht haben und er selbst einige Worte mit dem Patienten gewechselt hat, sind Sie auf die EKG-Analyse des Notarztes gespannt. Sie beobachten, wie der Notarzt mit einem Stück Papier zunächst die Abstände der P-Wellen prüft und dann die Abstände der breiten und deformierten QRS-Komplexe betrachtet. Sie denken, dass es sich um einen AV-Block III° handelt und sind ein bisschen stolz auf sich, als der Notarzt eben diese Diagnose äußert.

Antworten und Kommentar auf Seite 338

44.8 **Welche Einteilung kennen Sie für AV-Blockierungen? Charakterisieren Sie kurz die unterschiedlichen Typen!**

Der Notarzt macht sich nach der Übergabe nochmal einen kurzen eigenen Eindruck von Herrn Holtkötter, dessen Schwindelbeschwerden noch nicht besser geworden sind und der weiterhin sagt, dass er schwer Luft bekomme. Die Messwerte sind unverändert geblieben. Der Notarzt gibt ihm daraufhin fraktioniert Adrenalin, das Sie vorher verdünnt aufgezogen und beschriftet haben. Während des Transports nach unten zum Auto stellen Sie fest, dass die Herzfrequenz angestiegen ist und Herr Holtkötter deutlich mehr Farbe im Gesicht hat. Da die Fahrt ruhig verläuft, nutzen Sie die Gelegenheit, sich nochmal die Pharmakologie von Adrenalin ins Gedächtnis zu rufen.

44.9 **Wie wirkt Adrenalin auf der Rezeptorebene, welche Wirkungen auf den Kreislauf erwarten Sie?**

Nachdem Sie den Patienten in die zentrale Aufnahme gebracht haben und der Notarzt ihn an den diensthabenden Internisten übergeben hat, verlassen Sie gemeinsam das Krankenhaus und machen sich auf den Weg zurück zur Rettungswache. Die Fahrt zur Wache nutzen Sie, um Ihrem Praktikant Ihre Verdünnungsschritte bei der Herstellung der Adrenalinlösung zu erläutern.

44.10 **Erklären Sie, wie Sie das Adrenalin für den Notarzt verdünnt haben und wie dieses dann dosiert wird!**

Antworten und Kommentar auf Seite 338

Springturnier

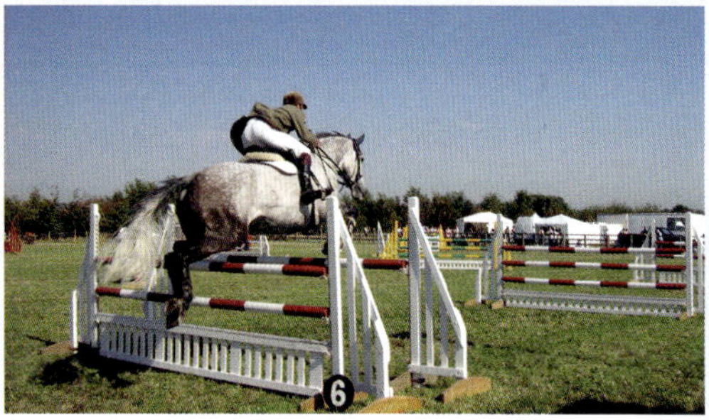

Abb. 45.1 (Foto von: L. Shat, Fotolia)

„Besonders das Springen um 15:30 Uhr ist spannend; schau mal, da startet der Landesverbandsmeister vom letzten Jahr…" Ihre Kollegin redet munter und gut gelaunt auf Sie ein. So ganz können Sie ihre Begeisterung nicht teilen. Dass Sie gemeinsam beim Finale des Springreiterwanderpokals zum Sanitätsdienst eingeteilt wurden, haben Sie bei Dienstbeginn erfahren – mit Ihrer pferdebegeisterten Kollegin verbringen Sie zwar gerne Zeit, aber das Springturnier ist nicht Ihre Sache. Naja, der Vormittag war ruhig und bis auf einmal Blutzuckermessen hatten Sie nicht viel zu tun. Plötzlich hören Sie es laut krachen, Holz bricht und ein Aufschrei geht durch die Zuschauer auf den Tribünen und Stehplätzen. Sie und Ihre Kollegin sind sofort auf den Beinen und greifen die beiden Rucksäcke.

Auf dem Springplatz erkennen Sie, dass ein Reiter in einer Folge von 2 Hindernissen mit seinem Pferd in das zweite Hindernis hineingefallen ist. Das Pferd hat sich mit den Zügeln verfangen und steht neben dem Trümmerhaufen. Als Sie näherkommen, sehen Sie, dass der Reiter zwischen den Stangen auf der Seite liegt. Ein Teil einer Stange liegt unter seinem linken Brustkorb.

45.1 Wie schätzen Sie die Situation ein, auch bezüglich der Sicherheit?

Ein Parcourhelfer ist vor Ihnen da und nähert sich dem Pferd. Es gelingt ihm, das Tier am Zügel zu halten. Ein anderer Helfer erreicht den Reiter und beginnt, an ihm herumzuziehen.

45.2 Wie strukturieren Sie die Einsatzstelle?

Antworten und Kommentar auf Seite 341

Ihre Kollegin kniet sich an den Kopf des Reiters und stabilisiert die HWS. Sie sind froh, dass endlich jemand das Pferd außer Reichweite gebracht hat und die Stangen nun vorsichtig um den Reiter herum entfernt werden, so dass Sie mit Ihrer Erstuntersuchung starten können. Als Sie den Verunfallten ansprechen, schaut er Sie an und nennt seinen Namen. Er stöhnt, greift in Richtung seiner Schulter und lässt den Arm dann fallen. Zwei weitere Sanitäter sind nun eingetroffen, haben ihre Rucksäcke geöffnet und beginnen, die Überwachung anzulegen.

45.3 Wie gehen Sie bei der Untersuchung vor?

Zunächst möchten Sie den Reiter in Rückenlage bringen. Sie sprechen sich ab und drehen ihn achsengerecht und unter Schutz der HWS. Nachdem Sie den Reiter orientierend untersucht haben, fassen Sie für Ihre Kollegin und die beiden anderen Sanitäter Folgendes zusammen: „Wir haben einen kritischen Patienten: Die Atemwege sind frei, bei der Auskultation höre ich links kein Atemgeräusch, die Sättigung ist mit 87 % nicht gut. Der Puls liegt bei 105/min, der Blutdruck ist palpatorisch gut tastbar, die Rekapillarisierungszeit ist normal. Die großen Blutungsräume Abdomen und Oberschenkel sind unauffällig. Der Unterschenkel rechts steht nicht achsengerecht. Wir brauchen dringend einen Notarzt."

Während der eine Sanitäter dem Reiter Sauerstoff gibt und die restlichen Vitalparameter erhebt, tragen Sie dem anderen Kollegen auf, die Leitstelle anzurufen und einen Notarzt nachzufordern. Danach solle er umgehend zurückzukommen und einen Zugang legen.

45.4 Wie wünschen Sie sich die Sauerstoffapplikation? Benennen Sie die Vor- und Nachteile der unterschiedlichen Möglichkeiten, Sauerstoff zu geben!

Sie sehen, dass die Sauerstoffsättigung auch nach Sauerstoffgabe nicht wesentlich ansteigt: Sie messen gerade einmal 91 % und der Patient hat immer noch eine deutliche Lippenzyanose. In diesem Augenblick alarmiert Ihr Überwachungsmonitor – Sie lesen dort den Hinweis „Herzfrequenz hoch". Der Reiter versucht, die Sauerstoffmaske vom Gesicht zu ziehen, schafft es jedoch nicht. Sie hören, dass er „Luft" haucht. Da Sie den Eindruck haben, dass sich der Zustand Ihres Patienten verschlechtert hat, beginnen Sie mit einer erneuten Untersuchung nach dem ABCDE-Schema.

 Antworten und Kommentar auf Seite 341

45.5 **Ihr Patient hat einen Spannungspneumothorax. Schildern Sie die Befunde, die Sie passend zu dieser Verletzung bei Ihrer Untersuchung und bei den Vitalparametern erwarten!**

Als Sie bei Ihrer Untersuchung bei Punkt C ankommen und feststellen, dass sich die Kreislaufsituation Ihres Patienten deutlich verschlechtert hat, gehen Sie von einem Spannungspneumothorax aus und beginnen – zunächst ohne die Untersuchung fortzusetzen – mit der Therapie. Da Ihre Kollegin die Halswirbelsäule schon mit einer Zervikalstütze geschützt hat, fordern Sie sie nun auf, Ihnen zu assistieren.

45.6 Welche Maßnahme ist nun notwendig? Wie weisen Sie Ihre Kollegin an, Ihnen zu helfen? Welches Material brauchen Sie?

45.7 Wie finden Sie die richtige Punktionsstelle am Verunfallten? Welche Komplikationen können auftreten?

Ihre Kollegin assistiert Ihnen fachkundig und schnell, so dass Sie nach entsprechender Hautdesinfektion die Maßnahme zügig durchführen können – und schon nach wenigen Augenblicken können Sie eine klinische Verbesserung bei Ihrem Patienten feststellen: Die Atemfrequenz wird deutlich langsamer, die Lippenzyanose verschwindet weitgehend. Sie sind froh, dass sich die Situation so entwickelt, werden jedoch von Ihrer Kollegin mit der Frage nach dem Transport zurück in die Einsatzrealität geholt. Sie überlegen sich gemeinsam das weitere Vorgehen.

45.8 **Begründen Sie, für welche Möglichkeit der Bergung und des Transports Sie sich entscheiden!**

45.9 **In welchen Fällen können Sie auf die Immobilisation der Wirbelsäule verzichten?**

Da die Kreislaufparameter Ihres Patienten nun wieder stabilisiert sind und er auch beginnt, über starke Schmerzen im Unterschenkel zu klagen, entschließen Sie sich, mit der Umlagerung und Bergung noch auf den Notarzt zu warten, bereiten jedoch Ihr Material vor. Gerade rechtzeitig trifft das NEF-Team ein, sodass Sie zum Umlagern noch 4 weitere Hände haben. Da der Notarzt den Patienten in ein überregionales Traumazentrum fahren möchte, entscheiden Sie sich wegen des höheren Patientenkomforts und wegen der besseren Schienungsmöglichkeiten der Extremitäten für die Vakuummatratze als Transportmedium. Bevor der Notarzt die Analgesie vornimmt, dokumentiert er Durchblutung, Motorik und Sensibilität distal des frakturierten Unterschenkels. Mit so vielen helfenden Händen gelingt es Ihnen problemlos, den Patienten achsengerecht auf die Seite zu, drehen, so dass der Notarzt noch vor der Umlagerung auf die Schaufeltrage den Rücken des Patienten untersuchen kann. Mit der Schaufeltrage heben Sie zusammen den Patienten sicher auf die mit der Vakuummatratze vorbereitete Trage und bringen ihn so sicher in den vorgeheizten RTW. Dort möchten Sie den Patienten gerne nochmal selbst komplett untersuchen.

 Antworten und Kommentar auf Seite 341

45.10 Wodurch unterscheidet sich die nun folgende Untersuchung von der Untersuchung beim ersten Kontakt? Welche Maßnahmen sollten vor Abfahrt noch ergriffen werden?

Nachdem Sie Ihre Untersuchung abgeschlossen haben, berichten Sie dem Notarzt und fragen, ob er vor der Abfahrt die von Ihnen gelegte Punktionskanüle durch eine Thoraxdrainage ersetzen möchte. Der Notarzt verneint dies mit Hinweis auf die nun stabilen Kreislaufparameter und so geben Sie Ihrer Kollegin das OK zur Abfahrt. Nach insgesamt 20 Minuten Fahrt können Sie Ihren weiterhin kreislaufstabilen und wachen Patienten im Schockraum des überregionalen Traumazentrums abgeben. Auf der Rückfahrt plaudert Ihre Kollegin nicht mehr so ausgelassen und Sie sehen Ihre Meinung zum Pferdesport bestätigt.

Antworten und Kommentar auf Seite 341

Fall 46

Kind mit ungewöhnlicher Verbrühung

Eigentlich hätten Sie dringend bei der Wache vorbeikommen müssen, um endlich die Verbrauchsmaterialien in Ihrem RTW aufzufüllen. Dazu wird es aber auch jetzt nicht kommen, da Ihr Melder Sie von einem Folgeeinsatz in Kenntnis setzt. „Das ist ja ungewöhnlich... Wir sind in den Nachbarkreis alarmiert – zu einem Kindernotfall. Ich tippe dir das mal ins Navigationsgerät ein“, sagen Sie zu Ihrem Kollegen hinter dem Steuer. Auch er schaut ziemlich erstaunt, zudem soll Ihre Anfahrtszeit satte 16 Minuten betragen. Ihr Kollege stoppt den RTW, nutzt eine breite Einfahrt zum Wenden und setzt die Fahrt mit Sonder- und Wegerechten fort. Nach kurzer Zeit ruft die Leitstelle Sie über Funk und teilt Ihnen mit, dass das NEF schon vor Ort, aber gerade kein anderer RTW verfügbar sei.

46.1 Nach dem Motto „Kinder sind keine kleinen Erwachsenen“: Wie unterscheiden sich Kinder und Erwachsene bezüglich des Blutvolumens? Wann ist bei Kindern ein intraossärer Zugang indiziert? Wie regulieren sie ihr Herzzeitvolumen?

Während Sie sich von Ihrem Kollegen fahren lassen, überlegen Sie, wann Sie den letzten Kindernotfall hatten. Es ist schon eine ganze Weile her – Sie meinen, dass es wohl im letzten Jahr ein Kind war, das beim Schaukeln gestürzt war. Sie waren ersteintreffend und die Mutter war panisch auf Sie zu gerannt, während ihr Kind im Sand lag. Eine seltsame Reaktion war das gewesen. Kindernotfälle stressen Sie immer und Sie sind sich sicher, dass auch Ihr Kollege gestresst ist – er hat ein paar rote Punkte am Hals bekommen.

46.2 Beschreiben Sie den Zusammenhang zwischen Stress und Leistungsfähigkeit!

Antworten und Kommentar auf Seite 344

Nach einer problemlosen, aber sehr langen Anfahrt erreichen Sie die Zielstraße und haben kein Problem, das richtige Haus zu finden. Das NEF ist nicht zu übersehen. Da Sie nicht genau wissen, was Sie vor Ort erwartet, nehmen Sie einfach Ihre Koffer und den Rucksack mit, nur das Monitoring lassen Sie im RTW. Sie sind sich sicher, dass der Kollege des NEFs die Überwachung schon angelegt hat. Sie finden die Haustür nur angelehnt und kündigen sich durch lautes Rufen im Flur an. Aus dem hinteren Bereich hören Sie Stimmen und kommen, diesen Stimmen folgend, in eine offene Wohnküche. Auf dem Sofa sehen Sie Ihre kleine Patientin schlafend liegen, die Füße mit sterilen Kompressen verbunden. Als der Notarzt Sie sieht, kommt er auf Sie zu und berichtet: „Die Patientin ist Anna, 3 Jahre alt. Bei unserem Eintreffen saß sie weinend auf dem Sofa, ihre Füßchen in einer Wasserschale. Sie hatte kein A-, B-, C- oder D-Problem. Sie zeigte zirkuläre Verbrühungen beider Füße. Sie war alleine mit dem Freund der Mutter hier, die Mutter war wohl einkaufen. Zur Analgesie hat sie…" Die Übergabe wird durch lautes Schlagen gegen die Glastür der Veranda unterbrochen.

46.3 Welche Maßnahmen kommen bei einem 3-jährigen Kind mit einer Verbrühung zur Analgesie in Frage? Nehmen Sie auch Stellung zur Wasserkühlung!

Als Sie die Verandatür öffnen, wirbelt eine junge Frau ins Wohnzimmer und ruft: „Anna, Anna, was ist mit Anna?" Die junge Frau kniet sich vor dem Sofa auf den Boden und der Notarzt erklärt ihr, dass Anna schlafe, weil sie ein starkes Schmerzmedikament erhalten habe. Sie müsse nun in eine Spezialklinik, damit die Verbrennungen optimal versorgt werden könnten. Die Mutter schaut sprachlos auf und schreit den im Hintergrund stehenden Mann an: „Was hast du mit ihr gemacht? Ich war nur um die Ecke und jetzt liegt sie da…" Der Mutter laufen die Tränen die Wangen hinunter, bei dem Mann registrieren Sie jedoch kaum eine Regung. Er bleibt in einigem Abstand stehen und Sie meinen sogar, ein Schulterzucken zu sehen: „Sie ist selbst schuld, sie wollte nicht aufhören, nach dir zu rufen…!" Die Mutter wendet sich wieder Anna zu und streichelt ihr den Kopf.

Der Notarzt beendet seine unterbrochene Übergabe mit dem Hinweis, dass er Anna S-Ketamin gegeben habe und dass er sich nun um ein passendes Verbrennungsbett kümmern werde. Er bittet Sie, ein Reassessment zu machen und bei Bedarf S-Ketamin nachzugeben.

46.4 Wie wird S-Ketamin zur Analgesie dosiert? Wie wirkt es und mit welchen Nebenwirkungen müssen Sie rechnen?

Antworten und Kommentar auf Seite 344

Sie bitten die Mutter, sich kurz an das Kopfende des Sofas zu setzen, da Sie Anna noch einmal untersuchen möchten. Alternativ könne sie auch kurz zu ihrem Mann gehen. Die junge Frau rutscht etwas Richtung Sofaende, zischt Ihnen dabei aber zu: „Er ist mein Freund, nicht mein Mann!" Sie sind etwas überrascht über die heftige Reaktion, beginnen dann aber konzentriert mit der Untersuchung von Anna. Die Atemwege sind frei, Anna erhält Sauerstoff über eine Maske und hat vesikuläre Atemgeräusche über beiden Lungen. Der Blutdruck beträgt 102/68 mmHg, die Herzfrequenz 122/min, die Rekapillarisierungszeit ist unauffällig. Die Pupillen sind etwas erweitert und als Sie die Augenlieder anheben, blinzelt Anna etwas. Die Füßchen sind mit trockenen Kompressen bedeckt. Sie schauen darunter und sehen zirkuläre, bis an die Knöchel reichende Verbrühungen mit Ablösung der Haut.

Der Mutter erklären Sie, dass mit den Werten ihrer Tochter erstmal alles in Ordnung sei, sie schlafe und habe keine Schmerzen. Ihre weiteren Fragen nach dem SAMPLER-Schema liefern keine Besonderheiten. Sie decken Anna mit einer dünnen Decke zu und warten nun auf den im Flur telefonierenden Notarzt.

46.5 Bei Verbrennungen und Verbrühungen ist die Flüssigkeitsgabe ein wichtiger Bestandteil der Therapie. Wie berechnen Sie die zu gebende Flüssigkeitsmenge?

Kurze Zeit später betritt der Notarzt wieder das Wohnzimmer. Inzwischen ist auch Ihr Kollege mit der vorbereiteten Trage zugegen. Sie berichten über die Untersuchungsergebnisse Ihres Reassessments, der Notarzt bedankt sich und teilt der Mutter mit, dass Anna nun in eine Spezialklinik gebracht werde und dass sie gerne mitkommen könne. Die Mutter nickt und beginnt umgehend, einige notwendige Dinge zusammenzusuchen. Vor der Umlagerung gibt der Notarzt Anna noch eine Repetitionsdosis S-Ketamin. Wenige Minuten später befördern Sie gemeinsam das Mädchen sicher angeschnallt im Kinderrückhaltesystem auf der Trage in den RTW. Der Notarzt verschließt die Tür und bittet Sie, sich nochmal die Verbrühung genau anzusehen. Sie heben nochmal die Kompresse des rechten Fußes an. Die Verbrühung ist sehr scharf begrenzt und reicht rundherum gleich hoch. Sie sehen den Notarzt an und sagen: „Das war kein Versehen, oder?" Der Notarzt schüttelt den Kopf.

46.6 Welche Verletzungsmuster fallen Ihnen noch ein, die Sie an Kindesmisshandlung denken lassen?

Antworten und Kommentar auf Seite 344

In der Zwischenzeit ist die Mutter in die Fahrerkabine zugestiegen und hat sich angeschnallt. Der Notarzt überprüft nochmal die Monitoreinstellungen und passt die Alarmgrenzen an die altersentsprechenden Vitalwerte des Kindes an. Dann setzt er sich Ihnen gegenüber auf den Stuhl und gibt Ihrem Kollegen das Zeichen zur Abfahrt. Während der Fahrt hängen Sie Ihren Gedanken nach. Von geschüttelten Kindern haben Sie schon häufiger gehört, aber dass jemand absichtlich einem Kind Verbrühungen zufügt, davon hatten Sie bisher zum Glück noch nichts mitbekommen.

46.7 Beschreiben Sie, was beim Schütteltrauma passiert und welche Altersgruppe davon am häufigsten betroffen ist!

Nach einer fast 40-minütigen Fahrt erreichen Sie das Brandverletztenzentrum. Von unterwegs hat der Notarzt mit der aufnehmenden Kinderintensivstation gesprochen, um den Anfahrtsweg zu klären, da bisher noch keiner von Ihnen an dieser Klinik gewesen ist. So erreichen Sie zügig die richtige Station und können Anna und ihre Mutter dort in die Hände der Kollegen geben. Während Sie und Ihr Kollege die Monitore des NEFs putzen und die Trage wieder einsatzbereit machen, sehen Sie, dass der Notarzt den ärztlichen Kollegen zur Seite nimmt und im Gespräch auf die Knöchel von Anna deutet. Ob der Freund der Mutter noch Konsequenzen zu befürchten hat, wissen Sie nicht, aber zumindest wurde die Information weitergegeben.

Fragen

Taucher mit Problemen

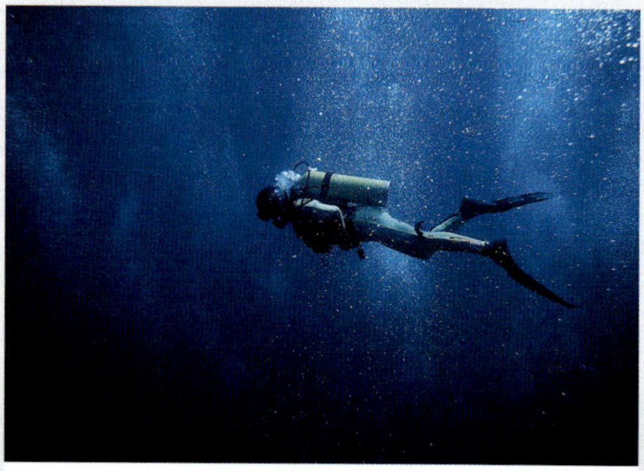
Abb. 47.1 (Foto von: MEV)

Seit Tagen herrschen tropische Temperaturen. Was Eisdielenbesitzer freut und den öffentlichen Schwimmbädern Rekordumsätze beschert, ist für Sie und Ihre Kollegen an der Rettungswache kein Spaß. Während der ersten heißen Tage war es in den Räumen noch nicht ganz so schlimm, aber nun haben Sie das Gefühl, dass die Innenwände die gleiche Temperatur wie die Außenwände angenommen haben. Sehnsüchtig denken Sie an Ihren gestrigen Ausflug zum Badesee. Auf der Suche nach einem kühleren Ort verbringen Sie zunächst etwas Zeit in der schattigen Fahrzeughalle und überlegen sich dann, dass Sie vielleicht einen Stuhl in den Keller tragen könnten, oder vielleicht gleich Ihre Matratze. Ihre Überlegungen werden durch das schrille Signal Ihres Melders unterbrochen – die Einsatzmeldung lautet: „Taucher blutet aus dem Ohr, Fährhaus, Blaue Adria."

Mit wenigen Schritten sind Sie wieder in der Fahrzeughalle und freuen sich tatsächlich ein bisschen auf die Klimaanlage im RTW. In der Fahrerkabine werden Sie von Ihrem Kollegen begrüßt: „Auf zur ‚Blauen Adria' – dort war ich schon ewig nicht mehr. Ich glaube, nicht mehr seit ich mit dem Tauchen aufgehört habe. Warst du dort schon mal wegen eines Einsatzes?" Sie erzählen, dass Sie letztes Jahr zweimal wegen Insektenstichen im Fuß dort waren. Daher kennen Sie auch die aktuelle Anfahrt zum Badebereich. Während der Anfahrt erzählt Ihr Kollege, dass er viele Jahre selbst aktiver Taucher gewesen sei, bis ein Unfall seinen Tauchpartner fast das Leben gekostet habe.

47.1 **Beschreiben Sie den physikalischen Zusammenhang zwischen Druck und Volumen eines Gases (Boyle-Mariott-Gesetz)!**

Die Anfahrt zur „Blauen Adria" dauert nicht lange und der Zugangsweg zum Fährhaus und dem angrenzenden Badestrand ist offen, jedoch mit hunderten Badegästen und wohl auch Schaulustigen bevölkert, sodass Sie nur noch langsam vorwärtskommen. Nachdem Ihr Kollege den RTW neben dem Fährhaus abgestellt hat, erkennen Sie aus der Distanz eine kleine Gruppe Personen, die nun durch Winken auf sich aufmerksam macht. Beim Näherkommen sehen Sie 2 Männer mit halb ausgezogenen Taucheranzügen. Einer von beiden drückt sich Taschentücher auf das rechte Ohr.

Antworten und Kommentar auf Seite 347

47.2 Offensichtlich handelt es sich um einen Tauchunfall. Welches sind die beiden wichtigsten spezifischen Maßnahmen bei jedem Tauchunfall? Begründen Sie!

47.3 Welche beiden Mechanismen werden bei der Entstehung eines Dekompressionsunfalls unterschieden?

In dieser Situation überlassen Sie gerne Ihrem „tauchkundigen" Kollegen die Anamnese und Untersuchung des verunfallten Tauchers, eines Herrn Winter. Sie reichen Herrn Winter eine Sauerstoffmaske mit Reservoirbeutel und bemühen sich dann, das Monitoring anzulegen. Wegen des Neoprenanzugs kommen Sie schnell an Ihre Grenzen und müssen Ihre Arbeit unterbrechen. Alleine schaffen Sie es auch nicht, den Neoprenanzug des Tauchers auszuziehen, so dass Ihr Kollege die Anamnese unterbrechen muss, um Ihnen behilflich zu sein. Schließlich können Sie das Monitoring und Ihr Kollege die Anamnese vervollständigen.

Kurz darauf wendet sich Ihr Kollege Ihnen zu und berichtet: Herr Winter habe seit ein paar Tagen etwas Schnupfen, der Hausarzt habe dagegen ein Nasenspray empfohlen, das er auch heute Morgen benutzt habe. Der Tauchgang mit seinem Tauchpartner sei schon lange verabredet gewesen. Nach dem Gerätecheck sei er ohne Probleme mit dem Druckausgleich abgetaucht und auch bei seinem Tauchpartner sei alles gut gewesen. Der Tauchgang sei knapp 30 m tief gewesen. Zu Beginn des Auftauchens habe er dann jedoch stärkste Ohrenschmerzen bekommen und als dann plötzlich Schwindel dazugekommen sei, habe er die Orientierung verloren und sei – wie sein Tauchpartner ihm gesagt habe – sehr schnell aufgetaucht. Der Tauchpartner von Herrn Winter nickt und ergänzt: „Wie ein Luftballon ist er nach oben geschossen. Ich bin natürlich schnell hinterher, um zu sehen, ob alles ok ist mit ihm. Als wir beide dann an der Oberfläche waren, habe ich gesehen, dass sein Ohr blutet." Sonst sei aber alles in Ordnung gewesen.

47.4 Welchem Luftdruck war Herr Winter an der Oberfläche ausgesetzt und welchem Druck in 30 m Tiefe? Welchen Einfluss hatte dies auf die Luft in seinem Mittelohr?

Antworten und Kommentar auf Seite 347

Ihnen ist noch nicht ganz klar, warum Ihr Patient nun aus dem Ohr blutet und Sie überlegen sich, ob er beim Auftauchen mit dem Kopf irgendwo dagegen geschlagen ist und nun eine Schädelbasisfraktur hat. Ihr Kollege unterbricht Ihren Gedankengang, in dem er Ihnen berichtet, dass seine Untersuchung nach dem ABCDE-Schema bei A, B und C keine Auffälligkeiten erbracht habe. Bei Punkt D klage Herr Winter jedoch immer noch über Schwindel, wenn er sich bewege. Außerdem sei das Hörvermögen auf der blutenden Seite eingeschränkt. Der FAST-Test sei negativ und es gebe auch keinen Hinweis auf eine Gewalteinwirkung gegen den Schädel. Sie berichten die Vitalparameter von Herrn Winter: Seine Herzfrequenz liegt bei 91/min, der RR beträgt 136/86 mmHg und die SpO_2 liegt mit 15 l Sauerstoff bei 100 %.

47.5 Wie ist es zu dem Blutaustritt aus dem Ohr des Patienten gekommen?

47.6 Zum Glück hat Ihr Patient kein B-Problem. Welche Verletzungen der Lunge sind bei einem unkontrollierten Auftauchen aus 30 m Tiefe denkbar?

Ihr Kollege deckt das betroffene Ohr mit einer sterilen Kompresse ab und lässt Sie noch einmal die Vitalparameter von Herrn Winter bestimmen. In der Zwischenzeit wendet er sich dem Tauchpartner von Herrn Winter zu und spricht kurz mit ihm. Als Sie ihm dann die weiterhin stabilen Werte von Herrn Winter mitgeteilt haben, nickt Ihr Kollege und sagt: „Ruf bitte die Leitstelle an und bestelle einen zweiten RTW zur Einsatzstelle. Der Tauchpartner benötigt ebenfalls eine weitergehende medizinische Überwachung – er hat milde Symptome einer Dekompressionskrankheit." Auf dem Weg zum RTW denken Sie über die Pathophysiologie der Dekompressionskrankheit nach und erinnern sich, dass die Symptome durch winzige Stickstoffbläschen entstehen, die aufgrund des atmosphärischen Normaldrucks (im Vergleich zum Druck unter Wasser) nur noch mit einer geringeren Löslichkeit im Körper gelöst sein können und daher ausperlen. Sie lagern sich in der Haut, der Muskulatur und in Knochen/Gelenken ab. Nachdem Sie die Leitstelle informiert haben, bringen Sie gleich auf dem Rückweg auch die Trage und die Ersatz-Sauerstoffflasche für den zweiten Patienten mit.

Antworten und Kommentar auf Seite 347

47.7 **Was hat der Tauchpartner zu Ihrem Kollegen gesagt, sodass dieser von einer milden Dekompressionskrankheit ausgeht? Welche Symptome deuten auf eine schwere Dekompressionskrankheit hin?**

Kurze Zeit später stellen Sie die Trage neben Herrn Winter ab und reichen Ihrem Kollegen die Ersatzsauerstoffflasche – nun kann auch der Tauchpartner von Herrn Winter mit Sauerstoff versorgt werden. Sie sprechen zwei der umherstehenden Schaulustigen direkt an und tragen Ihnen auf, den nachgeforderten RTW einzuweisen. Nun stehen wenigstens nicht mehr ganz so viele Menschen um Sie herum. Herrn Winter bitten Sie, langsam aufzustehen und auf der Trage Platz zu nehmen. Das Umlagerungsmanöver nutzen Sie, um den Taucheranzug komplett zu entfernen. Noch bevor Sie Ihren Patienten fertig angeschnallt haben, erreicht der nachgeforderte RTW den Einsatzort. Sie erläutern den beiden Kollegen die aktuelle Lage und übergeben den Tauchpartner von Herrn Winter in deren weitere Versorgung.

Während Sie gemeinsam Herrn Winter mit der Trage zu Ihrem RTW rollen, hören Sie, wie einer der Schaulustigen sagt: „Das haben die nun vom Tief-Tauchen. Ich sage ja immer, bis 10 m Tiefe reicht vollkommen und da kann ja sowas nicht passieren."

47.8 **Ist Gerätetauchen in flachem Wasser gefahrlos?**

Antworten und Kommentar auf Seite 347

Nachdem Sie im RTW ein Reassessment bei Herrn Winter durchgeführt haben, besprechen Sie sich untereinander und entscheiden sich für einen Transport zu einem Krankenhaus mit HNO-fachärztlicher Abteilung. Die Leitstelle teilt Ihnen das nächstgelegene aufnahmebereite Krankenhaus mit und Sie machen sich auf die 35-minütige Fahrt. Sie erreichen Ihr Ziel ohne Zwischenfälle und können Herrn Winter in der Zentralambulanz zur Weiterbehandlung übergeben. Auf der Rückfahrt denken Sie über das Gerätetauchen nach und kommen zu dem Schluss, dass es ein Sport mit recht hohem Gefahrenpotenzial ist. Sie fragen Ihren Kollegen, ob er denkt, dass Tauchen ohne Sauerstoffflasche weniger gefährlich sei. Er erwidert, dass es dabei zwar weniger druckbedingte Verletzungen gebe, es aber häufiger zu Bewusstlosigkeiten komme, weil die Leute vor dem Abtauchen hyperventilierten. Als Sie weiterhin fragend schauen, erklärt er Ihnen den Zusammenhang.

47.9 Warum ist es nicht ratsam, vor dem Tauchen ohne Hilfsmittel zu hyperventilieren?

Antworten und Kommentar auf Seite 347

Tragische Festtage

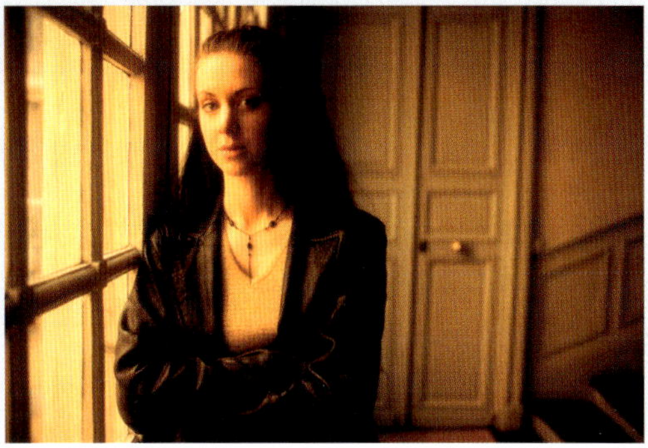
Abb. 48.1 (Foto von: PhotoDisc)

Zum Glück haben Sie heute Morgen nochmal einen ganzen Stapel leerer Protokolle in Ihre Dokumentationsmappe nachgefüllt – so haben Sie nun wenigstens genug Papier dabei, auch wenn Sie sich den zweiten Weihnachtsfeiertag ruhiger erhofft hätten: Kaum haben Sie und Ihr Kollege nach dem letzten Transport wieder Einsatzbereitschaft hergestellt, geht es schon weiter. Sie sitzen wieder auf dem Beifahrerplatz in der Fahrerkabine des RTWs und informieren Ihren zusteigenden Kollegen: „Ist es nicht so, dass sich an Feiertagen mehr Menschen streiten? Wir müssen zu einem Suizid und ich hoffe, es ist nur ein Versuch gewesen." Ihr Kollege nickt zustimmend und drückt aufs Gas. Es ist reger Nachmittagsverkehr und so müssen Sie trotz Martinshorn und Blaulicht umständlich durch den Verkehr manövrieren. Ihr Einsatzort ist eine kleinere Ansiedelung von Mehrfamilienhäusern am Ortsrand. Als Sie in die Zielstraße einbiegen, sehen Sie direkt am Eingang des Eckhauses einen jungen Mann aufgeregt winken. „Hier scheinen wir richtig zu sein", sagt Ihr Kollege, parkt den RTW und springt aus dem Fahrerhaus. Routiniert greifen Sie Ihren Rucksack, den Monitor und die beiden Koffer und eilen auf das Haus zu.

48.1 Was bedeutet „Hilfsfrist"?

Der junge Mann führt Sie in eine Wohnung im 2. Obergeschoss, dort sitzt eine junge Frau weinend vor einer verschlossenen Zimmertür. Sie schluchzt so heftig, dass weder Sie noch Ihr Kollege etwas verstehen können. Sie nehmen an, dass die Frau die Patientin ist und bitten daher Ihren Kollegen, zunächst die Sauerstoffsättigung anzulegen, während Sie sich neben die Frau knien und sich vorstellen.

48.2 Was sollten Sie beim Umgang mit suizidgefährdeten Patienten beachten?

Antworten und Kommentar auf Seite 349

Die junge Frau schüttelt heftig den Kopf und streift sich das Pulsoxymeter vom Finger. Sie schluchzt weiter – und deutet auf die verschlossene Tür neben sich. Der junge Mann, der Sie hochbegleitet hat, ergreift nun das Wort und erzählt hastig, dass sie und ihr Freund Johann sich vor ein paar Stunden heftig gestritten hätten, dann habe sich Johann im Badezimmer eingeschlossen und sei seitdem nicht mehr herausgekommen. Die junge Frau schluchzt wieder und sagt, dass er schon mal versucht habe, sich etwas anzutun und dass sie nach dem Streit erstmal etwas an die frische Luft gegangen sei und sich kurz mit einer Freundin getroffen habe. Als sie wieder zurückgekommen sei, habe sie festgestellt, dass die Badezimmertür immer noch von innen verschlossen ist.

48.3 Welche Patientengruppen sind besonders von Suizidversuchen bedroht?

Sie bitten Ihren Kollegen, über die Leitstelle einen Notarzt nachzualarmieren. Sie selbst ziehen die junge Frau auf die Beine und bitten Sie, Abstand zu halten. Sie rufen noch einmal laut nach Johann und klopfen fest an die ältere Holztür. Die Tür ist abgeschlossen, durch das Schlüsselloch können Sie die Beine von Johann sehen, die reglos auf dem Badvorleger liegen. Sie gehen einen Schritt zurück, nehmen etwas Schwung, zielen mit dem Absatz Ihrer Einsatzstiefel auf das Schloss der Tür und treten fest zu. Die Holztür fliegt mit einem lauten Krach auf und gibt den Blick in das Bad frei. Schnell erfassen Sie die Situation, drehen sich um und weisen den jungen Mann an, sich mit der Frau auf den Boden zu setzen. Sie und Ihr Kollege betreten das gut geheizte Bad. „Schnell, gib mir die Rettungsschere aus dem Rucksack", sagen Sie zu Ihrem Kollegen, während Sie versuchen, den leblosen Oberkörper des Mannes so zu stützen, dass kein Zug mehr von der Schlinge auf den Hals ausgeübt wird.

48.4 Beschreiben Sie, welche Verletzungen beim Erhängen zum Tod führen können!

Antworten und Kommentar auf Seite 349

Gemeinsam mit Ihrem Kollegen schneiden Sie den für den Suizid verwendeten Bademantelgürtel von der Heizung los und legen Johann auf den Boden. Ihr Kollege hat die Schere noch in der Hand und zerschneidet das Hemd von Johann – mit der Idee, umgehend die Reanimation zu beginnen. Ihnen fallen bläuliche Verfärbungen an den Händen von Johann auf und als Sie die Atmung überprüfen möchten, können Sie den Mund von Johann nicht öffnen. „Wir fangen nicht an zu reanimieren, Johann hat sichere Todeszeichen."

48.5 Welche sicheren Todeszeichen kennen Sie? Beschreiben Sie diese kurz!

Sie zeigen Ihrem Kollegen die bläulichen Verfärbungen der Hände und Unterarme und erklären, dass die Hände durch den halbaufrechten Sitz nach unten gehangen und dadurch diese Flecken dort entstanden seien. Dann demonstrieren Sie, dass es fast unmöglich ist, wegen der beginnenden Leichenstarre bei Johann den Esmarch-Handgriff anzuwenden. Sie decken den Toten mit einem Duschhandtuch zu und verlassen gemeinsam das Bad. Aus dem angrenzenden Wohnzimmer hören Sie das Schluchzen der Freundin. Während Ihr Kollege schon beginnt, die Ausrüstungsgegenstände zusammenzusuchen und wieder zum Auto zu bringen, wenden Sie sich der jungen Frau zu. Sie sitzt weinend auf dem Sofa, der Mann, der Sie nach oben gebracht hat, hat ihr etwas hilflos den Arm um die Schulter gelegt. Sie knien sich neben die junge Frau und überbringen ihr so auf Augenhöhe die Todesnachricht ihres Freundes. Sie schlägt die Hände vor das Gesicht und weint bitterlich.

48.6 Was können Sie weiter für die weinende Frau tun?

Sie knien noch einen Augenblick länger bei den beiden und möchten ihnen so zu verstehen geben, dass Sie nun auch etwas Zeit für sie haben. Nach kurzer Zeit hebt die Frau den Kopf und sagt: „Johann ist tot, richtig?" Sie nicken und sagen: „Ja, Johann ist tot. Wir konnten nichts mehr für ihn tun. Wenn Sie sich verabschieden möchten, können Sie ins Bad gehen. Wir haben ihn nur etwas zugedeckt." Immer noch weinend steht sie auf und geht ins Bad.

Auf den Treppenstufen hören Sie Schritte und kurz darauf erblicken Sie den Notarzt. Sie gehen auf ihn zu und berichten vom bisherigen Verlauf des Einsatzes. Der Notarzt nickt und bedankt sich. Er entschließt sich, mit der Leichenschau noch zu warten, bis die junge Frau sich von ihrem Freund verabschiedet hat.

Antworten und Kommentar auf Seite 349

48.7 Welche Aufgaben hat der Notarzt bei der Durchführung der Leichenschau?

Wenig später trifft auch Ihr Kollege wieder im Flur vor dem Bad ein und berichtet, dass ein Kriseninterventionsteam von der Leitstelle aus informiert werde und in 30 Minuten vor Ort sein könne. Da der Notarzt immer noch nicht mit der Leichenschau begonnen hat und im Anschluss auch noch die Kriminalpolizei hinzugezogen werden muss, wird die Freundin des Toten in der Zeit, bis das Kriseninterventionsteam eintrifft, sicher nicht alleine sein. Da Ihre Aufgabe erledigt erscheint, verabschieden Sie sich von ihr, dem jungen Mann und dem Notarzt und steigen etwas betreten gemeinsam die Stufen zum Hauseingang hinunter.

Wortlos setzt Ihr Kollege den RTW zurück und sagt dann zu Ihnen: „Gehen wir noch einen Kaffee holen?" Sie stimmen zu und zum Glück bekommen Sie in der nächsten halben Stunde keinen Einsatz, sodass Sie bei ein paar übrig gebliebenen Plätzchen und einem Coffee-to-go über diesen Einsatz sprechen können und auch über die anderen Eindrücke von diesem bisher sehr anstrengenden zweiten Weihnachtsfeiertag.

Antworten und Kommentar auf Seite 349

Notfall hinter verschlossener Tür

Mit diesem Einsatzstichwort werden Sie zusammen mit dem NEF alarmiert. Auf dem Display Ihres Melders bekommen Sie noch die Adresse angezeigt, jedoch zunächst keine weiteren Informationen. Es ist Mitte April und gegen 21:10 Uhr fahren Sie mit Ihrem Kollegen kurz hinter dem NEF aus der Fahrzeughalle. Über Funk teilt Ihnen die Leitstelle noch mit, dass Polizei und Feuerwehr ebenfalls alarmiert seien. Die Adresse Ihres Einsatzortes ist Ihrem Kollegen bekannt, sodass Sie auf die Programmierung des Navigationsgerätes verzichten. Über eine der Hauptverkehrsstraßen verlassen Sie die Stadt und kurz nachdem Sie das Ortsschild hinter sich gelassen haben, sehen Sie schon die Lichter der Einsatzfahrzeuge von Polizei und Feuerwehr im Innenhof des alten Bauernhofs. Vorsichtig manövriert Ihr Kollege den RTW in den Hof und parkt ihn so, dass die anderen Einsatzkräfte nicht behindert werden. Als der RTW steht, drückt er für die Statusmeldung am Bedienfeld die „4“.

49.1 **Erklären Sie die Funktion der Statusmeldungen!**

Beim Aussteigen greifen Sie sich Einsatzrucksack und Monitor und eilen mit Ihrem Kollegen auf die Haustür zu. Dort steht der Einsatzleiter der Feuerwehr und berichtet gerade dem Notarzt: „...und weil seit Mittag das Telefon nicht mehr beantwortet wird, hat sich der Sohn Sorgen gemacht und bei der Leitstelle angerufen.“ Sie sehen, dass ein Kollege der Feuerwehr gerade dabei ist, das Türschloss aufzubohren. Der Notarzt ergänzt, dass morgens der Pflegedienst noch im Haus gewesen sei, aber seitdem kein Kontakt mehr mit der alleine lebenden, 87-jährigen Frau Schneider möglich gewesen sei. Der Sohn von Frau Schneider berichtet besorgt, dass seine Mutter zwar betagt, aber rüstig sei. Bis auf eine künstliche Hüfte, die sie vor 4 Jahren erhalten habe, sei sie eigentlich gesund.

Mit einem kräftigen Hammerschlag löst der Feuerwehrmann den Zylinder aus der Tür und diese schwingt auf. Sie blicken durch den großzügigen Flur und sehen im Wohnzimmer Licht brennen. Sie rufen und betreten dann, gefolgt von Ihrem Kollegen und der Polizei, das Haus. Im Wohnzimmer, zwischen Esstisch und Couch, sehen Sie eine ältere Dame, die halb auf dem Rücken auf dem Boden liegt.

49.2 **Beschreiben Sie im Detail, wie der Notarzt das Bewusstsein und die Atmung überprüft!**

Antworten und Kommentar auf Seite 351

Der Notarzt kann ungerichtete Abwehrbewegungen provozieren und berichtet, dass Frau Schneider atme, wenn auch etwas schwach. Nach seinem Ersteindruck sei sie eine kritische Patientin. Gemeinsam mit Ihrem Kollegen legen Sie das Monitoring an und können die Befunde des Notarztes nach kurzer Zeit um eine Herzfrequenz von 56/min und einen RR von 125/90 mmHg ergänzen; die Sauerstoffsättigung können Sie an den Fingern nicht ableiten, da die Hände sehr kalt sind. Auf dem Monitor sehen Sie einen Sinusrhythmus, dem immer wieder einzelne Schläge zu fehlen scheinen. Sie weisen den Notarzt auf diesen Umstand hin. Mit einem Blick auf den Monitor bestätigt er Ihre Vermutung und bittet Sie, ein 12-Kanal-EKG und einen Rhythmusstreifen zu schreiben. Während der Notarzt noch die Untersuchung nach dem ABCDE-Schema beendet, bereitet Ihr Kollege den i. v.-Zugang vor.

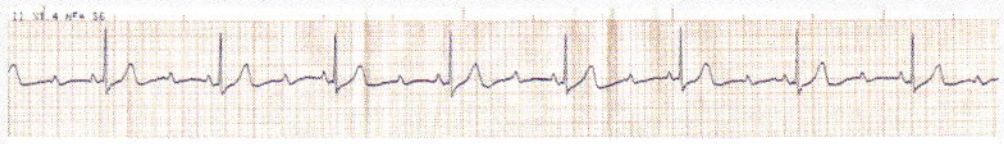

Abb. 49.1 Rhythmusstreifen der Patientin (Abb. aus: Wetsch, Hinkelbein, Spöhr. Kurzlehrbuch Anästhesie, Intensivmedizin, Notfallmedizin und Schmerztherapie. Thieme; 2014)

49.3 Befunden Sie den Rhythmusstreifen (Abb. 49.1)!

Ihr Kollege hat Probleme, den i. v.-Zugang am Handrücken von Frau Schneider zu legen, und bittet nach erfolgloser Punktion den Notarzt um Hilfe. Er teilt diesem auch noch mit, dass sich die Hand der Patientin sehr kalt anfühle. Während der Notarzt die Venenpunktion vornimmt, reichen Sie Ihrem Kollegen das Ohrthermometer. Er misst an einem Ohr, schaut auf das Display und misst am anderen Ohr. Nach der Messung spricht Ihr Kollege den Notarzt direkt an und teilt ihm mit, dass die Temperatur – in beiden Ohren gemessen – 31,5 °C betrage.

Der Notarzt wiederholt: „31,5 °C! Ich fasse jetzt mal für alle zusammen: Frau Schneider ist eine kritische Patientin mit einem GCS-Wert von 9 Punkten. Sie hat kein A- oder B-Problem, bei C jedoch etwas hypotone Kreislaufwerte und einen AV-Block II°. D: Die Pupillen reagieren seitengleich, aber träge, sie ist deutlich hypotherm." Sie selbst ergänzen dann noch einen Blutzuckerwert von 146 mg/dl, den Sie gerade nach der erfolgreichen Venenpunktion aus dem Blut bestimmt haben.

49.4 Welche Gefahren drohen Frau Schneider aufgrund ihrer Hypothermie?

Antworten und Kommentar auf Seite 351

Gemeinsam diskutieren Sie kurz über die bestmögliche Rettung von Frau Schneider aus dem Wohnzimmer. Da die präklinische Messung mit dem Ohrthermometer die Körperkerntemperatur eher überschätzt, entscheiden Sie sich für eine vorsichtige Bergung mit der Schaufeltrage und eine Lagerung auf der Vakuummatratze. Sie gehen gemeinsam mit Ihrem Kollegen nach draußen, um die Trage mit der Vakuummatratze auszustatten. Draußen fragt dann Ihr Kollege:

49.5 „Kannst du mir sagen, warum wir die Vakuummatratze nehmen? Sie hat sich doch gar nichts gebrochen."

Ihr Kollege nickt, startet noch die Standheizung des RTWs und gemeinsam schieben Sie die Trage mit aufliegender Vakuummatratze Richtung Haustür, wo ein anderer Feuerwehrmann gerade dabei ist, einen neuen Schließzylinder zu montieren. Außer einer einzelnen Stufe direkt an der Haustür haben Sie keine Hindernisse zu überwinden und so können Sie die Trage direkt neben Frau Schneider platzieren. Mit der Schaufeltrage heben Sie die schmächtige Patientin problemlos an. Mit einer Decke verhindern Sie, dass Frau Schneider weiter auskühlt und modellieren dann die Vakuummatratze eng an, bevor die Absaugpumpe die Luft herauszieht. Gut gesichert fahren Sie Frau Schneider nach draußen zum RTW.

49.6 Welche Ursachen und Risikofaktoren für eine Hypothermie fallen Ihnen ein, auch über diesen Fall hinausgehend?

Sie sehen, dass der Notarzt draußen beim Sohn von Frau Schneider stehen geblieben ist und auch noch mit den anderen Einsatzkräften spricht. Daher machen Sie bei Ihrer Patientin nun das Reassessment. Sie stellen fest, dass Frau Schneider auf laute Ansprache nun die Augen öffnet, die Atemwege sind immer noch frei, die Atemfrequenz ist normal. Die Sauerstoffsättigung leiten Sie über einen Ohrclip ab: Die SpO_2 beträgt mit Sauerstoff 100 %, Frau Schneider hat eine Herzfrequenz von 54/min, das Rhythmusbild auf dem Monitor ist unverändert, der Blutdruck ist gleichbleibend grenzwertig hypoton. Die Rekapillarisierung ist an den Extremitäten nicht zu beurteilen, die Pupillen sind weiterhin seitengleich und reagieren träge auf Licht.

Sie fassen diese Befunde für Ihren Kollegen und den nun wieder anwesenden Notarzt zusammen. In der Zwischenzeit hat die Heizung des RTW eine warme Umgebung für Ihre Patientin hergestellt und eine vorgewärmte Infusion aus dem Wärmeschrank läuft. Da sich der klinische Zustand von Frau Schneider etwas gebessert hat und sie trotz der Bradykardie stabile Blutdruckwerte hat, entscheidet sich der Notarzt, keine weiteren Maßnahmen zu ergreifen, sondern mit schonender, aber zügiger Fahrt den Transport zur Intensivstation des städtischen Krankenhauses zu beginnen.

49.7 Was müssen Sie beachten, falls Frau Schneider während der Fahrt reanimationspflichtig wird?

Nach einer problemlosen Fahrt erreichen Sie das städtische Krankenhaus. Gemeinsam laden Sie die Trage vorsichtig aus dem RTW aus und fahren zur internistischen Intensivstation. Dort übergibt der Notarzt Frau Schneider an den Internisten.

Antworten und Kommentar auf Seite 351

Mein Kind war krank

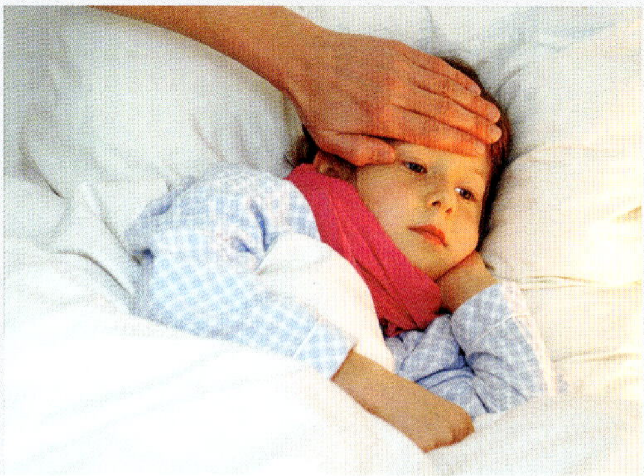

Abb. 50.1 (Foto von: photophonie, Fotolia)

Ja, Sie sind ein paar Minuten zu spät und normalerweise passiert Ihnen das nicht. Als Sie den Aufenthaltsraum betreten, fällt Ihnen ein Teil der Einsatzkleidung, die Sie gerade im Wäschelager geholt haben, herunter und die Tür schlägt Ihnen an die Ferse. Sie fluchen und als Begrüßung kommt es von irgendwoher: „Hey, der Spätaufsteher ist auch angekommen – oder kommt deine Autobatterie nicht mit den Herbsttemperaturen klar?" Sie ignorieren das und begrüßen den Kollegen, den Sie ablösen. Er gibt Ihnen den Melder und Sie gehen das Übergabeprotokoll gemeinsam durch. Anschließend murmeln Sie nochmal eine Entschuldigung für Ihr Zuspätkommen und wollen in Richtung Umkleide verschwinden, als Ihr heutiger Kollege auf dem RTW Sie an den Schultern festhält: „Mein Gott, ich hätte dich fast nicht erkannt, wie siehst du denn aus?" – „Erzähl ich dir später, ich muss mich erstmal umziehen, ziehst du mir einen Kaffee?"

Als Sie kurz darauf umgezogen neben Ihrem Kollegen im Aufenthaltsraum sitzen, er Ihnen einen Kaffee mit viel Milch zuschiebt und von irgendwoher auch noch einen Keks zaubert, geht es Ihnen schon deutlich besser.

50.1 Ihr Kollege hat richtig erkannt, dass Sie Stress hatten. Stress kann auch in einem Einsatz aufkommen. Welche körperlichen Anzeichen kennen Sie, um Stress bei sich oder anderen im Einsatz zu erkennen?

Nachdem Sie die halbe Tasse Kaffee getrunken haben, beginnen Sie zu erzählen: „Heute Morgen um kurz nach 4 haben meine Frau und ich unsere Tochter Julia ins Krankenhaus bringen müssen. Seit ihrem 4. Geburtstag vor 3 Tagen ist sie erkältet. Eigentlich war es nichts Schlimmes – halt das, was Kinder andauernd haben, die Nase läuft und sie hatte etwas Husten. Gestern Abend hat sie etwas mehr gehustet und vielleicht auch etwas Temperatur gehabt. Gemessen haben wir nicht, sie ist aber ohne Probleme eingeschlafen. Meine Frau und ich haben dann noch auf der Terrasse gesessen und konnten über das Babyphon hören, dass Julia ziemlich viel gehustet hat. Hin und wieder ist sie davon auch nochmal wach geworden. Irgendwann nach Mitternacht hat sie dann so heftig gehustet, dass sie geweint hat und meine Frau ist zu ihr ins Zimmer gegangen. Ich habe Julia wieder husten hören und nach kurzer Zeit hat meine Frau gerufen. Als ich zu den beiden ins Zimmer gekommen bin, saß Julia in ihrem Schlafsack auf dem Schoß meiner Frau und hat gehustet, Geräusche beim Atmen gemacht und sie wirkte dabei richtig angestrengt. Ihre Atemfrequenz war erhöht und beim Einatmen machte sie pfeifende Töne."

Antworten und Kommentar auf Seite 353

50.2 Welche Krankheit hat das Mädchen wahrscheinlich? Fassen Sie die typischen Punkte zusammen!

„Ich hatte mir zwar schon gedacht, was Julia hat, und ich weiß, dass das normalerweise weitgehend harmlos ist. Aber wenn dein eigenes Kind bei dir auf dem Schoß sitzt und bei jeder Einatmung pfeifende Geräusche macht, ist das was anderes. Weil ich mir nicht sicher war, ob die Kleine auch Fieber hatte, habe ich meine Frau gebeten, mit dem Ohrthermometer zu messen. Aber als sie im Bad war, um es aus dem Schrank zu holen, hat sie es fallen lassen und der Messkopf war kaputt. Naja, ich habe unserer Tochter dann auf Verdacht ein Paracetamol-Zäpfchen gegeben und danach das Fenster aufgemacht, damit sie die kühle Luft von draußen einatmen kann.“

50.3 Charakterisieren Sie das Medikament Paracetamol!

„Zunächst hatte ich auch das Gefühl, dass es ihr etwas besser geht. Aber dann hat meine Frau angefangen, zu weinen und daraufhin hat die Kleine auch angefangen, zu weinen. Als beide dann geweint haben, hat Julia wieder so heftig husten müssen, dass sie danach sehr üble Einatemgeräusche gemacht hat. Ich konnte meine Frau dann zwar wieder beruhigen, aber ich habe auch angefangen, mir Sorgen zu machen, ob bei Julia nicht doch etwas Schlimmeres los ist.“

50.4 Welche Erkrankung macht ähnliche Symptome wie ein Pseudokrupp, ist jedoch lebensgefährlich und verläuft hochdramatisch? Worauf müssen Sie bei diesen Kindern achten?

Antworten und Kommentar auf Seite 353

„Meine Frau hat auch gemerkt, dass ich begonnen habe, mir Sorgen über Julias Zustand zu machen. Wenn ich nicht zuhause gesessen, sondern auf einem Einsatz gewesen wäre, hätte ich gewusst, was ich mit einem Kind wie unserer Kleinen tun müsste. Aber zuhause hatte ich nicht mehr als die Paracetamol-Zäpfchen. Also habe ich mich entschlossen, dann doch den Rettungsdienst zu rufen. Ich kann dir sagen, das ist eine komische Situation, mal auf der anderen Seite zu stehen und Angehöriger eines Patienten zu sein!"

50.5 **Welche Maßnahmen hat die Besatzung des dann eintreffenden RTWs wahrscheinlich getroffen, um zu helfen?**

„Nachdem die Kollegen der RTW-Besatzung sich vorgestellt hatten, hat unsere Tochter als Überwachung das Pulsoxymeter bekommen. Trotz des immer noch bestehenden Stridors hatte sie eine Sauerstoffsättigung von 98 %, was mich schon sehr beruhigt hat. Dann durfte zunächst ihr Teddy und dann sie selbst mit der Sauerstoffmaske und dem Vernebler inhalieren. Sie hat das so lange gut mitgemacht, bis der Stridor fast vollständig weg war. Dann ist es ihr wohl zu langweilig geworden und sie wollte die Maske nicht mehr haben. Da meine Frau weiterhin sehr aufgeregt war und sich große Sorgen gemacht hat, ob das gleiche nicht wieder passieren würde, sobald die Inhalation zu Ende sei, haben wir uns entschlossen, dass die Kleine die Nacht zusammen mit meiner Frau in der Kinderklinik verbringen solle. Deshalb sind beide dann mit dem RTW in die Kinderklinik gefahren. Weil ich vor Dienstbeginn noch ein paar Sachen dorthin bringen wollte, war ich dann halt heute Morgen etwas knapp hier."

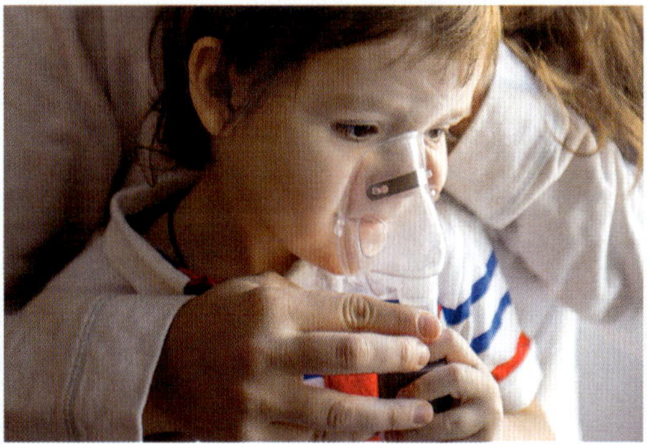

Abb. 50.2 (Foto von: sushytska, Fotolia)

50.6 **Wie können Sie bei einem Kind erkennen, dass es unter einer potenziell lebensbedrohlichen Atemnot leidet?**

Antworten und Kommentar auf Seite 353

50.7 **Welche Gefahr droht einem Kind, falls eine schwere Atemnot nicht erkannt wird?**

Sie haben Ihren Keks gegessen, den Kaffee getrunken und Ihre Geschichte von heute Nacht erzählt. Ihr Kollege hat Ihnen ruhig zugehört und hin und wieder bestätigend genickt oder zustimmend gemurmelt. Er hat Ihnen das Gefühl gegeben, dass er weiter bei der Sache ist und sich für Ihre Geschichte interessiert. Insgesamt fühlen Sie sich wesentlich besser als noch vor 15 Minuten und nun haben Sie auch das Gefühl, dass Sie in den nächsten 24 Stunden auch wieder anderen Personen helfen können.

50.8 **Welche Merkmale fallen Ihnen zum Stichwort „aktives Zuhören“ ein?**

Antworten und Kommentar auf Seite 353

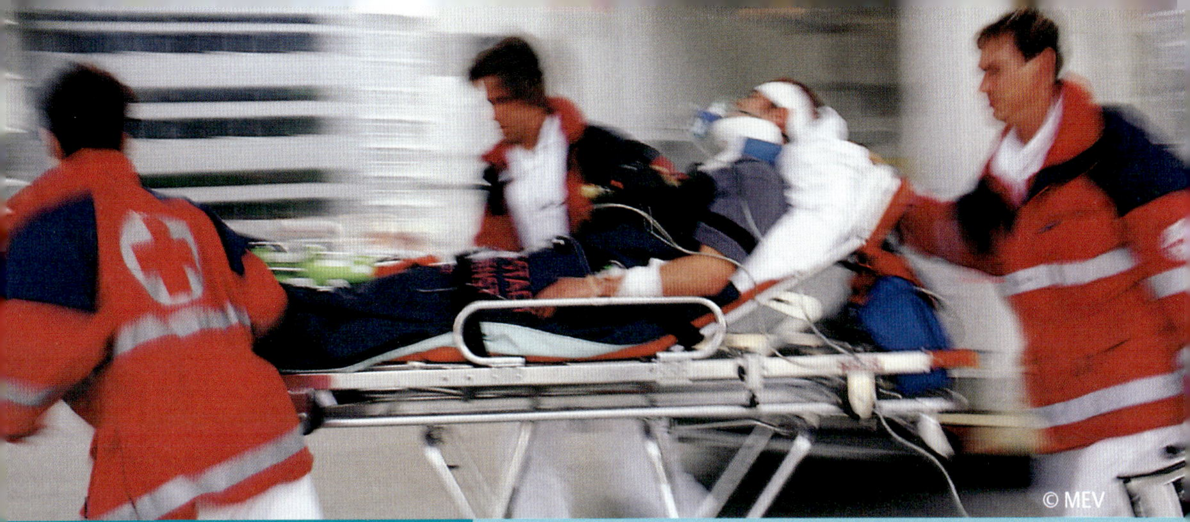

Antworten und Kommentare

Fall 1 Akutes Koronarsyndrom

1.1 Um Missverständnissen vorzubeugen, können schwierige Wörter nach der Buchstabiertafel im Rettungsdienst buchstabiert werden. Buchstabieren Sie „HELVETIA“!

Helvetia wie Heinrich – Emil – Ludwig – Viktor – Emil – Theodor – Ida – Anton

1.2 Sie schreiben dieses 12-Kanal-EKG (Abb. 1.2) und werfen einen Blick darauf, bevor Sie es dem Notarzt geben. Wie beurteilen Sie es?

Das EKG zeigt einen regelmäßigen Sinusrhythmus. Die PQ-Zeit ist normal. Vor jedem QRS-Komplex sehe ich eine P-Welle. Die QRS-Komplexe sind schmal. Die ST-Strecken zeigen in den Ableitungen II, aVL und V1–V6 **infarkttypische Veränderungen** im Sinne einer beginnenden ST-Hebung. In den Brustwandableitungen erkenne ich zudem in V2–V5 sehr hohe T-Wellen.

Es kann sich um ein **sehr frühes Infarktstadium** handeln, mit dem dafür typischen Erstickungs-T.

1.3 Auf dem Überwachungsmonitor sehen Sie diesen Rhythmus (Abb. 1.3). Wie beurteilen Sie ihn?

Bei diesem Rhythmus handelt es sich um ein **Kammerflimmern**. Die Bewusstlosigkeit des Patienten passt dazu.

1.4 Was müssen Sie nun, nachdem Ihr Patient wieder bei Bewusstsein ist, als nächstes tun?

Zunächst muss ich ein **Reassessment** durchführen, da sich die Situation bei dem Patienten grundlegend geändert hat. Herr Veller wird also wieder komplett nach dem ABCDE-Schema untersucht.

1.5 Welchen GCS-Punktewert geben Sie Herrn Veller nach Ihrer Untersuchung?

Die **Glasgow Coma Scale** (GCS), Tab. 11.1, S. 258, ist ein etablierter Score zur Ersteinschätzung und Verlaufskontrolle der Bewusstseinslage.

- Herr Veller öffnet die Augen auf Ansprache: 3 Punkte
- Er spricht unverständliche Laute: 2 Punkte
- Er zeigt eine gezielte motorische Reaktion auf einen Schmerzreiz: 5 Punkte

Damit hat Herr Veller einen GCS-Wert von **10 Punkten**.

1.6 Beschreiben Sie den Wirkmechanismus von Aspirin® und geben Sie eine kurze Charakterisierung dieses Medikaments!

Siehe Tab. 1.1.

1.7 Was meint der Notarzt mit „4Hs und HITS“? Können Sie bei der Aufzählung helfen?

Mit „4Hs und HITS“ sind **reversible Ursachen eines Herz-Kreislauf-Stillstandes** gemeint:

- **4Hs:**
  - **H**ypoxie
  - **H**ypovolämie
  - **H**ypo-/Hyperkaliämie
  - **H**ypothermie
- **HITS:**
  - **H**erzbeuteltamponade
  - **I**ntoxikation
  - **T**hrombembolie
  - **S**pannungspneumothorax

1.8 Welche Möglichkeiten haben Sie, während und nach dem Einsatz, Frau Veller zu helfen?

Akute Notfallsituationen sind auch für Angehörige belastende Ereignisse. Sie erleben dabei Angst um eine nahestehende Person und Hilflosigkeit. Manchmal kommen noch Zweifel dazu, ob richtig gehandelt wurde.

In der direkten Notfallsituation können **Angehörige** mit **in die Versorgung eingebunden** werden, dies hilft ihnen aus der Hilflosigkeit heraus. **Kurze Erklärungen** über die durchgeführten Tätigkeiten helfen, Verständnis zu erzeugen.

Nach einem Einsatz ist es jedoch nicht die primäre Aufgabe des Rettungsdienstes, sich um eine Akutkrisenintervention bei den Angehörigen zu kümmern – sehr wohl aber sollte man **Angehörigen eine adäquate Versorgung ermöglichen**. Dies kann ein Kriseninterventionsteam sein, eine psychosoziale Notfallversorgung oder der örtliche Notfallseelsorger. Die Regelungen unterscheiden sich jedoch je nach Rettungsdienstbereich.

1.9 Welche Komplikationen können im Rahmen einer akuten Myokardischämie auftreten?

Komplikationen im Rahmen einer akuten Myokardischämie:

- Herzrhythmusstörungen jeglicher Art, z. B. Kammerflimmern

Tab. 1.1 **Kurzprofil Acetylsalicylsäure** (ASS).

Freiname (Handelsnamen)	**Acetylsalicylsäure (z. B. Aspisol®, Aspirin®)**
Darreichungsform	1 Amp. à 500 mg, Auflösung mit 5 ml H_2O für Injektionszwecke
Wirkmodus	**schmerzlindernd, fiebersenkend, entzündungshemmend** durch Hemmung der Cyclooxygenase (COX) → Hemmung der Prostaglandinsynthese; zudem irreversible **Hemmung der Thrombozytenaggregation** ▪ Wirkeintritt: nach 2–3 min ▪ Wirkdauer: variabel, Thrombozytenhemmung hält bis zu deren Neubildung 6–8 d ▪ Halbwertszeit: 20–30 min
Indikationen	Schmerzen, Fieber, KHK, Herzinfarkt, Embolieprophylaxe
Kontraindikationen	Magen-Duodenal-Ulzera, aktive Blutungen, erhebliche Blutungsneigung, schwere Nierenfunktionsstörung, bekannte Unverträglichkeit von Salizylaten, Kinder mit Virusinfekten, Schwangerschaft im letzten Trimenon
unerwünschte Wirkungen	Bronchokonstriktion bis hin zum Asthmaanfall, Blutungen (aus Magen-Darm-Ulzera!), Übelkeit, Ohrensausen, Schwindel, vorzeitiger Schluss des Ductus arteriosus Botalli bei Feten, Hemmung der Gebärmutterkontraktionen, verminderte Nierendurchblutung; Kinder mit Virusinfekt können ein lebensbedrohliches Reye-Syndrom entwickeln.
Wechselwirkungen	Bei gleichzeitiger bzw. vorbestehender Gabe von Substanzen zur Hemmung der Blutgerinnung (Heparin/Fibrinolytika/Antikoagulanzien) Verstärkung der Blutungsneigung, Wirkverstärkung von bestimmten Antibiotika und Antidiabetika (Hypoglykämiegefahr ↑)
Bemerkungen	ASS findet weniger als Analgetikum Verwendung, dafür als Substanz der ersten Wahl bei akutem Koronarsyndrom bzw. Myokardinfarkt.
Dosierung (Erwachsene)	Myokardinfarkt: 300–500 mg i. v. Schmerzzustände: 500–1000 mg i. v./oral

- AV-Blöcke
- akute Herzinsuffizienz bis hin zu kardialem Schock
- Ruptur des geschädigten Myokards mit folgender Herzbeuteltamponade

Kommentar

Der Symptomkomplex „**Akutes Koronarsyndrom**“ (ACS, Abb. 1.5) umfasst die instabile Angina pectoris, den NSTEMI (Myokardinfarkt ohne ST-Hebung) und den STEMI (Myokardinfarkt mit ST-Hebung) und gehört zu den häufigsten Einsatzstichworten überhaupt. Dies bedeutet, dass im Team bezüglich der Versorgung eine hohe Sicherheit besteht und der Einsatz schnell abgearbeitet werden kann. Als Kehrseite der Routine kann jedoch die Aufmerksamkeit reduziert sein: Dadurch können eher Fehler passieren und die Situation kann unterschätzt werden.

Bei der Auswahl der Zielklinik sollte ein Krankenhaus mit einer 24-stündigen Herzkatheterbereitschaft und freier Kapazität auf der Intensivstation ausgewählt werden. Die Rücksprache mit der Leitstelle – und je nach örtlicher Organisation auch direkt mit der Zielklinik – ist unbedingt erforderlich.

> **Merke**
>
> Das ACS ist ein **potenziell lebensbedrohliches Krankheitsbild**, das bei jedem erneuten Alarm volle Aufmerksamkeit, Wachsamkeit und Vorsicht verlangt!

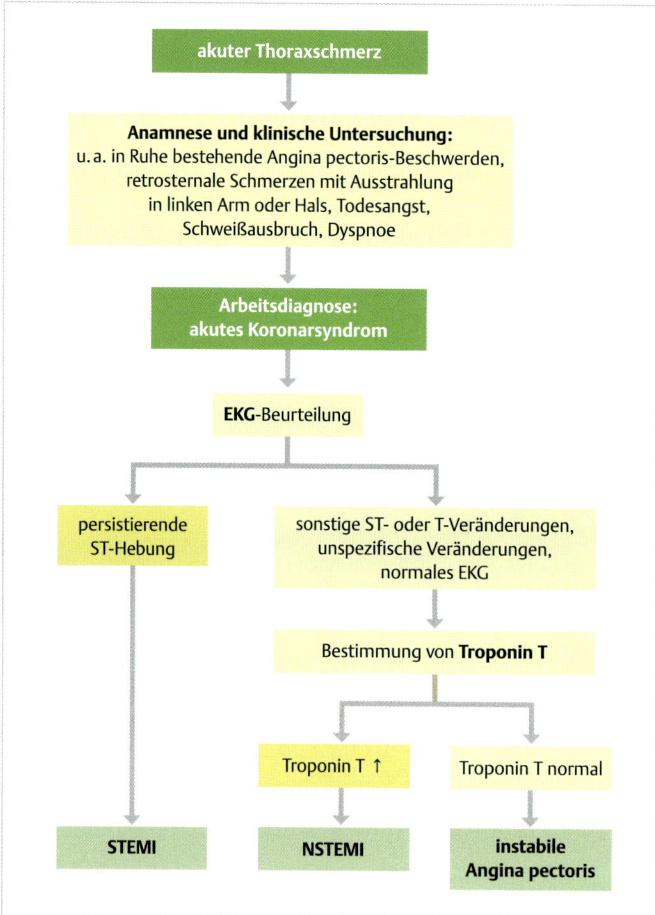

Abb. 1.5 Differenzierung des akuten Koronarsyndroms

Fall 2 Apoplex

2.1 Nennen Sie die Besatzung folgender Rettungsmittel aktuell und ab 2021: KTW, RTW, NAW, NEF, RTH!

- **Krankentransportwagen** (KTW): Besatzung 1 Rettungssanitäter (RS) + 1 Rettungshelfer (RH)/RS
- **Rettungswagen** (RTW): Besatzung 1 Rettungsassistent (RA) (ab 2021: 1 Notfallsanitäter [NFS]) + 1 RS
- **Notarztwagen** (NAW): Besatzung 1 RA (ab 2021: 1 NFS) + 1 RS + 1 Notarzt (NA)
- **Notarzteinsatzfahrzeug** (NEF): Besatzung 1 RA (ab 2021: 1 NFS) + 1 NA
- **Rettungshubschrauber** (RTH): Besatzung 1 RA (ab 2021: 1 NFS) + 1 NA + 1 Pilot

2.2 Was verstehen Sie unter „Hilfsfrist"? In welchem Gesetz finden Sie Richtlinien dazu?

Die „**Hilfsfrist**" ist die Zeitspanne zwischen der Alarmierung der Rettungsfachkräfte und der Ankunft beim Patienten. Die Länge der Hilfsfrist beträgt je nach Bundesland 8–15 min und ist im jeweiligen **Landesrettungsdienstgesetz** geregelt. Die Hilfsfrist muss **bei 95 % der Einsätze/Jahr eingehalten** werden. Ist dies nicht möglich, weil sich die Anzahl der Einsätze geändert oder die Bevölkerungsdichte zu- oder abgenommen hat, sind Anpassungen in den Rettungsdienstbereichen notwendig.

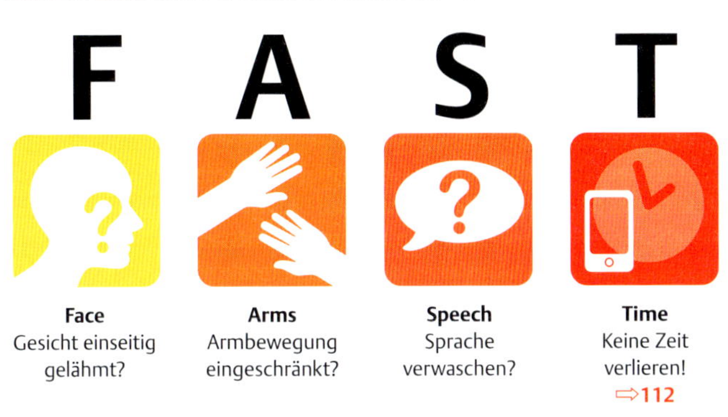
F A S T
Face
Gesicht einseitig gelähmt?
Arms
Armbewegung eingeschränkt?
Speech
Sprache verwaschen?
Time
Keine Zeit verlieren!
⇨112

Abb. 2.2 FAST-Test bei Verdacht auf Schlaganfall (Abb. nach: Müller. Memorix Notfallmedizin. Thieme; 2017)

2.3 Frau Schulz scheint sehr aufgeregt zu sein. Was sollten Sie bei der Kommunikation mit Angehörigen beachten?

Die Frau hat direkt an der Tür angefangen, auf mich einzureden. Sie hat mir dabei zwar schon einige wichtige Informationen genannt, ist jedoch sehr aufgeregt. Bei der Kommunikation mit ihr beachte ich folgende Punkte:

- Angehörige fühlen sich oft ähnlich hilflos wie die Patienten selbst. Ein **sicheres, souveränes Auftreten** ist daher wichtig, um Sicherheit zu geben.
- Angehörige geraten in Notsituationen auch an ihre physischen und psychischen Belastungsgrenzen. Ich **nehme Vorwürfe** daher **nicht persönlich**.
- Haben Angehörige das Gefühl, die Kontrolle über eine Situation verloren zu haben, kann ich versuchen, sie in die Notfallversorgung **miteinzubinden**.
- Angehörige machen sich manchmal Vorwürfe, nicht schnell genug den Rettungsdienst gerufen zu haben, und **beschweren sich** deshalb **über zu lange Wartezeiten**.
- Ich bleibe sachlich, professionell und korrekt und **lasse mich nicht provozieren**.

2.4 Welche Arbeitsdiagnose haben Sie nach Ihrem Ersteindruck, ohne bisher weiter untersucht zu haben? Warum schätzen Sie Ihren Patienten als potenziell kritisch ein?

Bisher habe ich folgende Informationen von dem Patienten: Er hat die Augen offen, produziert unverständliche Laute und hat eine Seitenasymmetrie in der Zielmotorik. Er scheint den rechten Arm nicht bewegen zu können. Meine Arbeitsdiagnose lautet daher „**Apoplex mit Halbseitenlähmung**".

Der Beginn der Symptome ist unklar, da der Patient das letzte Mal am Vorabend gesehen wurde. Ich schätze den Patienten als kritisch ein: Sollte sich die Vigilanz verschlechtern, können die Atemwege und die Kreislauffunktionen gestört werden.

2.5 Beschreiben Sie, was Sie nun bei Punkt D im Primary Survey untersuchen!

Im Primary Survey sollen potenziell lebensbedrohliche Umstände entdeckt und behandelt werden. Deshalb umfasst der **Punkt D**, die **neurologische Beurteilung**, zu diesem Zeitpunkt nur die Beurteilung der Pupillenfunktion, die Erhebung der Glasgow Coma Scale (GCS) und die Messung des Blutzuckerspiegels.

2.6 Mit welchem Test können Sie den neurologischen Status im Secondary Survey detaillierter beurteilen? Beschreiben Sie diesen kurz!

Zur genaueren Beurteilung im Secondary Survey nutze ich den **FAST-Test** (Abb. 2.2):

- **F**ace: Herr Wendler, bitte lächeln Sie mich einmal an! – Asymmetrien?
- **A**rm: Herr Wendler, nun schließen Sie die Augen und halten beide Arme ausgestreckt nach vorne, die Handflächen zeigen nach oben. – Sinkt ein Arm ab, dreht sich eine Handfläche nach unten, kann ein Arm gar nicht gehoben werden?
- **S**peech: Herr Wendler, sprechen Sie diesen Satz nach: „Der Apfel ist rot und gesund." – Verwaschene Sprache?
- **T**ime: Dieser Punkt erinnert mich daran, dass durch weiteren Zeitverlust größere Schäden am Gehirn entstehen können.

2.7 Um die Anamnese zu vervollständigen, fehlen noch einige Informationen. Was möchten Sie von Frau Schulz wissen?

Ich vervollständige die Anamnese nach dem **SAMPLER-Schema**. Dieses Schema hilft mir in stressigen Situationen, keine wichtigen Fragen zu vergessen und gibt mir bei sehr redefreudigen Angehörigen einen roten Faden, damit alle Details angesprochen werden:

- **S**: Beginn der **S**ymptome? Begleitsymptome?
- **A**: Gibt es bekannte **A**llergien?
- **M**: Welche **M**edikamente werden eingenommen?
- **P**: Bestehen Vorerkrankungen in der **P**atientengeschichte, gab es Operationen?
- **L**: Wann war die **l**etzte Mahlzeit?
- **E**: Gab es ein **E**reignis, das vor dem Notfall auffällig war?
- **R**: Gibt es **R**isikofaktoren?

2.8 Wie erklären Sie sich den Befund aus dem FAST-Test?

Herr Wendler hat **auf der rechten Seite** einen **hängenden Mundwinkel**, er kann praktisch nicht sprechen und sein **rechter Arm** ist **gelähmt**. Dies weist auf einen **Insult der linken Großhirnhemisphäre** hin: Dort befinden sich bei den meisten Menschen die Sprachzentren, deren Beschädigung die Sprachprobleme des Patienten erklärt. Die Bahnen, die für die willkürliche Motorik der Gesichts- und Körpermuskulatur zuständig sind, kreuzen im Bereich des Hirnstamms auf die Gegenseite: Die linke Gehirnhälfte ist also „verantwortlich" für die Beweglichkeit der rechten Gesichts- und Körperhälfte.

Kommentar

Der Patient aus dem Fallbeispiel hat einen **Insult** (Apoplex, Schlaganfall). Etwa **85 %** aller Schlaganfälle entstehen durch **akute Gefäßverschlüsse**, sind also ischämischer Natur. Risikofaktoren sind u. a. Bluthochdruck, Rauchen, Gefäßwandverkalkungen (Arteriosklerose) und eine erhöhte Gerinnungsneigung. Etwa 15% der Schlaganfälle sind hämorrhagisch bedingt, also durch Zerreißen eines Gefäßes. Dabei blutet es entweder in das Hirngewebe (**intrazerebrale Blutung**) oder in den Subarachnoidalraum (**Subarachnoidalblutung**, SAB). Risikofaktoren für hämorrhagische Insulte sind eine arterielle Hypertonie und die Einnahme gerinnungshemmender Medikamente bzw. für SAB vorbestehende Gefäßwandaussackungen (Aneurysmen).

Eine **Stroke Unit** ist eine auf die Behandlung von Schlaganfällen spezialisierte Abteilung. Nach der bildgebenden Diagnostik kann dort die definitive Therapie eingeleitet werden. Neben Verfahren zur Lyse (medikamentöses Auflösen eines evtl. vorhandenen Gerinnsels) sind inzwischen auch radiologische Verfahren etabliert, ähnlich der Koronarangiografie bei Myokardinfarkt. Falls keines dieser Verfahren zur Anwendung kommt, profitiert der Patient jedoch auch von den multimodalen Therapieansätzen aus Physiotherapie, Ergotherapie, Logopädie und intensiver Pflege.

Fall 3 Fremdkörperaspiration

3.1 Was denken Sie, ist dem Baby passiert? Warum ist der Mensch anfällig für dieses Problem?

Das Baby hat sich an einem Teil des Muffins verschluckt, es hustet. Daher kann ich davon ausgehen, dass es etwas aspiriert hat. **Fremdkörperaspirationen** betreffen meistens kleine, rundliche Gegenstände (z. B. Erdnüsse, Bonbons, Kaffeebohnen, Krümel, Smarties).

Beim Mensch besteht die anatomische Besonderheit, dass sich **Speise- und Atemwege im Rachen kreuzen**: Statt in die Speiseröhre können Partikel beim Schlucken daher in den Kehlkopf bzw. in die tieferen Atemwege gelangen.

3.2 Wie schätzen Sie die Situation ein? Was tun Sie?

Das Baby schwebt in **Lebensgefahr**. Babys und Kleinkinder haben nur geringe respiratorische Reserven (höherer Sauerstoffbedarf, geringeres Lungenvolumen) und sind daher schnell von einer aus der Hypoxämie entstandenen Bradykardie mit folgender Kreislaufinsuffizienz bedroht.

Solange das Baby noch effektiv hustet, **animiere** ich es **zum Husten** und bringe es in eine dazu günstige Haltung, z. B. auf dem Schoß sitzend und angelehnt. Das Baby im Beispiel hustet jedoch nur noch ineffektiv. Kennzeichen des **ineffektiven Hustens**:

- leises Husten
- Stimmlosigkeit

- Atemnot
- Zyanose
- Bewusstseinstrübung

Ich versuche nun, **mit Rückenschlägen den Fremdkörper** aus den Atemwegen des Kindes zu **entfernen** (Abb. 3.2). Kinder < 1 Jahr lege ich dazu auf meinen Unterarm, Kinder > 1 Jahr lege ich über meine Oberschenkel. Erst bei älteren Kindern darf das „Heimlich-Manöver" angewendet werden.

3.3 Erklären Sie den Handlungsablauf bei einer vermuteten Aspiration bei einem Kind! Unterscheiden Sie nach effektivem und ineffektivem Husten!

Siehe Abb. 3.3.

3.4 Wie können Sie sich auch ohne weitere Hilfsmittel einen Überblick verschaffen? Welches Schema nutzen Sie?

Ich möchte nun beurteilen, ob sich Lea noch in akuter Gefahr befindet. Ich nutze das **ABCDE-Schema**, Abb. 24.2, S. 290:

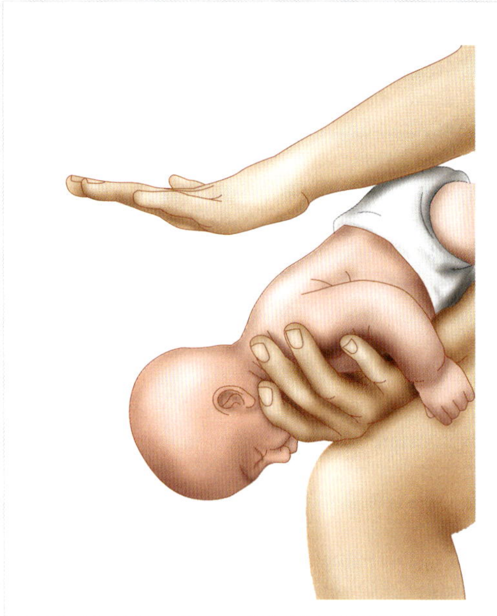

Abb. 3.2 Rückenschläge beim Säugling bei Fremdkörperaspiration (Abb. aus: Lexikon der Krankheiten und Untersuchungen. Thieme; 2008)

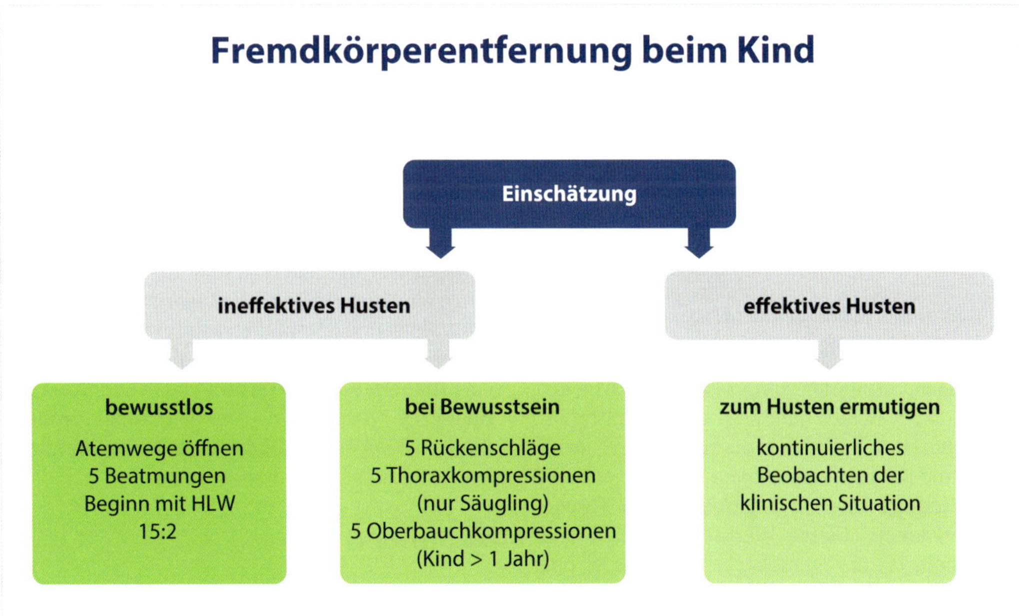

Abb. 3.3 Fremdkörperentfernung beim Kind aus Kapitel 6 der Leitlinien zur Reanimation 2015; HLW: Herz-Lungen-Wiederbelebung (Aus: Maconochie, I., Bingham, R., Fich, C. et al., Lebensrettende Maßnahmen bei Kindern („paediatric life support"), Notfall Rettungsmed (2015) 18: 932 © German Resuscitation Council (GRC) und Austrian Resuscitation Council (ARC))

- **A** (**A**irway): Ich lagere Lea in Neutralposition. Sie schreit, d. h. ihre Atemwege sind offen.
- **B** (**B**reathing): Ich zähle die Atemfrequenz und beurteile die Hautfarbe: AF 24/min, Hautfarbe rosig
- **C** (**C**irculation): Ich bestimme die Herzfrequenz (HF 132/min) und die Rekapillarisierungszeit (2 s).
- **D** (**D**isability): Das Kind verhält sich normal.
- **E** (**E**xposure, **E**nvironment): Wärmeerhalt, Anamnese vervollständigen

3.5 Warum ist es notwendig, dass Lea nach diesem Ereignis in ein Krankenhaus gebracht wird?

Lea muss nach einer Aspiration und den in der Folge ausgeführten Rückenschlägen in ein Krankenhaus gebracht werden:
- Es kann sein, dass ihre Atemwege aufgrund des heftigen Reizes nach einer gewissen Zeit mit einer Schwellung reagieren. Dadurch können die **Atemwege erneut verlegt** werden.
- Zudem muss Lea untersucht werden, ob sie durch die lebensrettenden Rückenschläge **Verletzungen erlitten** hat.

3.6 Übergeben Sie Lea an Ihre Kollegen vom Rettungsdienst!

Die **Übergabe an die Kollegen des Rettungsdienstes** erfolgt nach einem strukturierten Schema, um wichtige Fakten nicht zu vergessen:
- Vorstellung der Patientin mit Namen und Alter
- Beschreibung des Ereignisses
- bisher durchgeführte Maßnahmen
- vitale Situation nach dem ABCDE-Schema
- ergänzende Informationen nach dem SAMPLER-Schema (S. 234)

3.7 „Was hättest du gemacht, wenn die Schläge auf den Rücken nicht zum Erfolg geführt hätten?"

Nach einem Aspirationsereignis wird entschieden, ob der Patient effektiv oder nicht effektiv hustet. Bei effektivem Husten wird der Patient motiviert, weiter zu husten. Bei **nicht-effektivem** Husten werden **5 Rückenschläge** ausgeführt, **gefolgt von 5 Thoraxkompressionen**. Dieser Wechsel wird so lange wiederholt, bis der Fremdkörper entfernt ist oder der Patient das Bewusstsein verliert. Lea hat nach 4 Schlägen wieder angefangen zu schreien und der Smartie war entfernt. Sie hätte noch einen weiteren Schlag erhalten können, dann hätte ich sie auf den Rücken gedreht und hätte 5 Thoraxkompressionen durchgeführt. Solange sie nicht das Bewusstsein verloren hätte, hätte ich dies im Wechsel fortgesetzt.

Hätte sie das **Bewusstsein verloren**, hätte ich in das **Reanimationsschema** gewechselt:
- Lagerung auf hartem Untergrund
- Öffnen und Offenhalten der Atemwege in Neutralposition
- 5 initiale Beatmungshübe
- Thoraxkompressionen/Beatmungen im Verhältnis 15:2

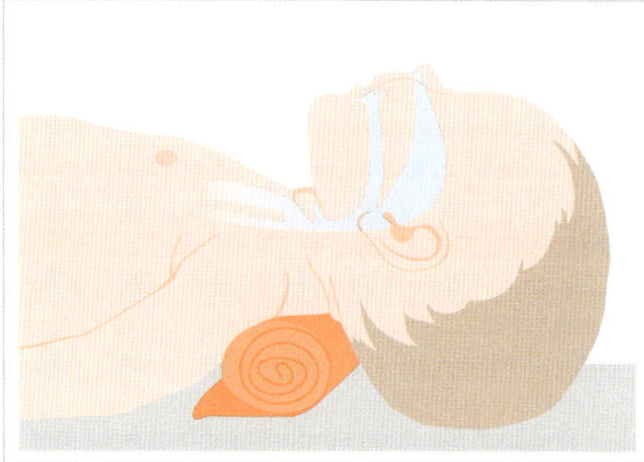

Abb. 3.4 „Schnüffelposition" bei Neugeborenen und Säuglingen (Abb. aus: Rettungssanitäter. Thieme; 2017)

3.8 Was müssen Sie beim Öffnen der Atemwege bei Säuglingen und Kleinkindern beachten?

Säuglinge haben in Relation zum restlichen Körper einen sehr prominenten Hinterkopf. Liegt ein Säugling in Rückenlage, bringt der Hinterkopf den gesamten Kopf in Beugung, was die Atemwege verschließen kann. Zielführend zum Öffnen der Atemwege ist hier die Unterlagerung der Schultern (z. B. durch ein Handtuch) und die Lagerung des Kopfes in Neutralposition („Schnüffelposition", Abb. 3.4).

Bei einem **Kleinkind** werden die Atemwege durch eine **moderate Überstreckung** oder den **Esmarch-Handgriff** (dabei keine Überstreckung) geöffnet. Diese Position muss während einer Beatmung immer wieder kritisch kontrolliert werden.

Kommentar

Babys und Kleinkinder sind in besonderem Maße von **Aspirationsereignissen** bedroht: In einem bestimmten Altersabschnitt erkunden und erleben Babys ihre Umwelt vorrangig mit dem Mund. Manchmal geraten daher auch Dinge in den Mund, die das Kind selbst nicht wieder herausbekommt oder es

Lösungen

wird durch etwas erschreckt, was im Rahmen der Schreckreaktion zu einer heftigen Inspiration führt.

Ist das Kind noch bei Bewusstsein und hustet ineffektiv, werden Rückenschläge im Wechsel mit Thoraxkompressionen ausgeführt. Das **„Heimlich-Manöver“** (Abb. 3.5), bei dem der Retter hinter dem Patienten steht und seine beiden Hände im epigastrischen Winkel unter die Rippenbögen drückt, um ruckartig das Zwerchfell nach oben zu drücken und den Thorax zu komprimieren, ist wegen der Verletzungsgefahr und des nachgiebigen Thorax für Säuglinge und Kleinkinder ungeeignet.

Im Gegensatz zu Erwachsenen liegt die **engste Stelle der Atemwege bei Kleinkindern subglottisch**. Dieser anatomischen Besonderheit muss auch im Rahmen einer potenziellen Atemwegssicherung Rechnung getragen werden. Ein Tubus, der die Stimmritze passiert hat, muss beim Kind erst noch die engste Stelle überwinden. Daher muss die Tubusgröße nach dem Gewicht des Kindes ausgewählt und immer auch die nächstkleinere Größe vorbereitet werden.

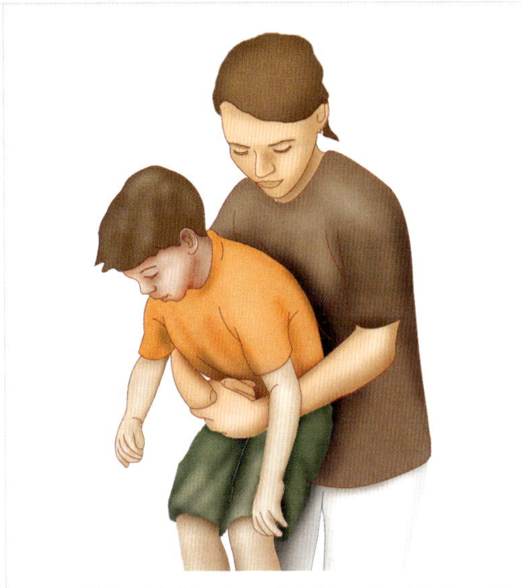

Abb. 3.5 Heimlich-Manöver bei einem älteren Kind (Abb. aus: Lexikon der Krankheiten und Untersuchungen. Thieme; 2008)

Fall 4 Achillessehnenruptur

4.1 Was verstehen Sie unter „Anhalteweg“? Mit welchen Gefahren müssen Sie bei der beschriebenen Anfahrt rechnen?

Der Anhalteweg setzt sich aus dem **Reaktionsweg** und dem **Bremsweg** zusammen:
- **Anhalteweg** = Reaktionsweg + Bremsweg
- **Reaktionsweg**: Der Weg, den das Fahrzeug während der Reaktionszeit des Fahrers zurücklegt. Das Erkennen, Verarbeiten und der Beginn der Bremsung dauert etwa 1 Sekunde, dabei befindet sich das Fahrzeug noch in voller Fahrt.
- **Bremsweg**: Der Weg, den das Fahrzeug nach Beginn der Bremsung bis zum Stillstand zurücklegt. Er ist abhängig von der gefahrenen Geschwindigkeit, dem Straßenbelag, den Wetterverhältnissen und der Beschaffenheit von Reifenprofil und Bremsbelägen.

Im Bereich von Kurven, wechselndem Straßenbelag, feuchtem Laub und einmündenden landwirtschaftlichen Wegen besteht ein **erhöhtes Schleuder- und Rutschrisiko**. Die Geschwindigkeit muss angepasst gewählt werden. Zudem sind in einem Waldgebiet in der Nähe eines Stadions weitere Gefahrenkonstellationen möglich:
- aufgescheuchtes Wild, das auf die Straße läuft
- wechselnde Lichtverhältnisse
- Hindernisse auf der Fahrbahn
- Fußgänger, die vielleicht schon alkoholisiert entlang der Straße laufen oder diese überqueren

4.2 Beschreiben Sie den Aufbau eines Muskels!

Die kleinste Baueinheit eines Muskels ist die **Muskelfaser**. Dabei handelt es sich um eine einzige Muskelzelle, die jedoch aus mehreren verschmolzenen Vorläuferzellen besteht und daher mehrere Zellkerne hat. Mehrere Muskelfasern sind zu Bündeln zusammengefasst, die von einer bindegewebigen Hülle umgeben sind. Mehrere dieser Bündel bilden dann den gesamten Muskel (Abb. 4.2).

Die Kontraktion eines Muskels wird innerhalb der Muskelfaser durch **Myofibrillen** ermöglicht. Dabei bewegen sich Aktin- und Myosinfilamente gegeneinander und verkürzen so den Muskel.

4.3 Nennen Sie die Muskulatur am Bein, die das Knie streckt und die Muskulatur, die das obere Sprunggelenk streckt!

Siehe Tab. 4.1.

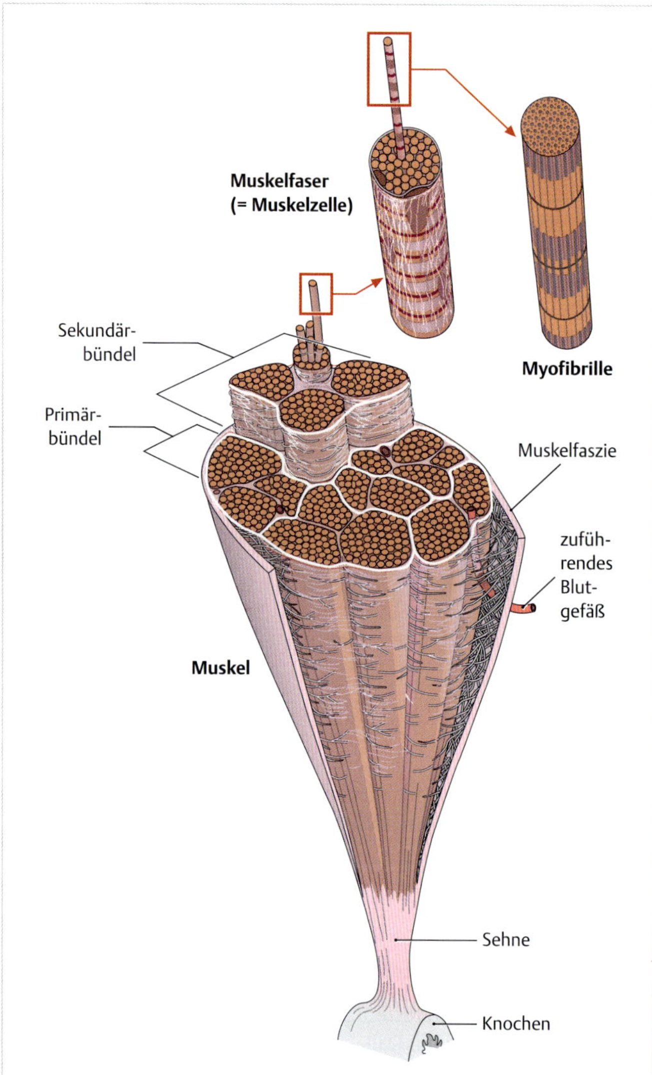

Abb. 4.2 Aufbau eines Skelettmuskels: Der Skelettmuskel besteht aus mehreren Sekundärbündeln, die sich aus Primärbündeln zusammensetzen. Jedes Primärbündel enthält zahlreiche Muskelfasern, die wiederum aus Myofibrillen bestehen (Abb. nach: Schünke, Schulte, Schumacher. Prometheus LernAtlas der Anatomie. Thieme; 2014)

Tab. 4.1 M. quadriceps femoris und M. triceps surae

	M. quadriceps femoris	M. triceps surae
Ursprung	Femur und Os Ilium	Epicondylus lateralis und medialis des Femurs, Tibiarückseite
Ansatz	über die Patella an der Tuberositas tibiae	über die Achillessehne am Fersenbein
Funktion	Kniestreckung, Hüftbeugung	Fußstreckung, Kniebeugung
Innervation	N. femoralis	N. tibialis

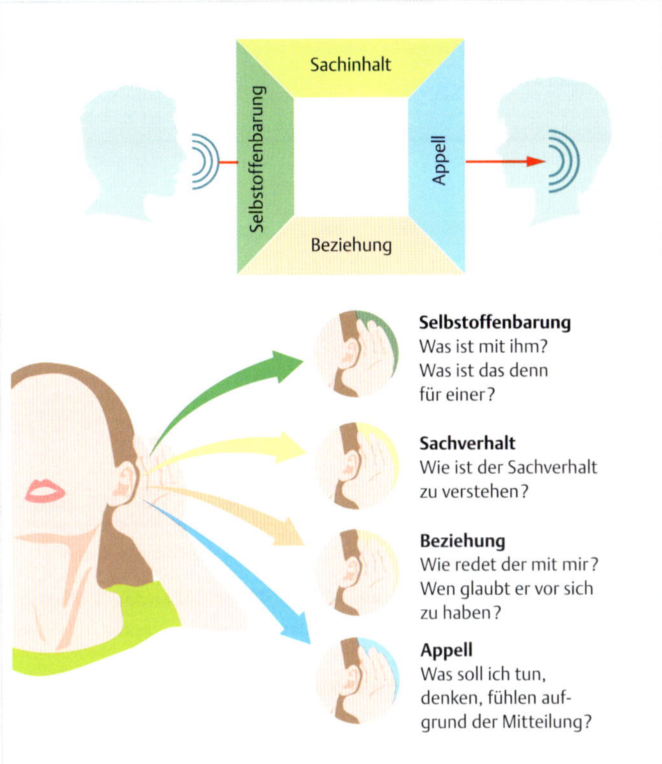

Abb. 4.3 Kommunikationsmodell der 4 Seiten einer Nachricht nach Schulz von Thun (Abb. aus: Rettungssanitäter. Thieme; 2017)

4.4 Schlüsseln Sie diese Nachricht nach dem Kommunikationsmodell Schulz von Thuns auf!

Das **Kommunikationsmodell von Schulz von Thun** (Abb. 4.3) geht davon aus, dass jede Nachricht 4 Seiten oder Aspekte hat, die Sender und Empfänger unterschiedlich wahrnehmen können:

- **Sachebene**: Bezeichnet die eigentliche Information, die vermittelt wird: Der Patient soll aufhören, sich zu bewegen, da das die Untersuchung behindert.
- **Beziehungsebene**: Der Sender gibt Informationen preis, wie er sein Verhältnis zum Empfänger einschätzt: „Ich bin der Teamleiter und ich sage, was gemacht wird."
- **Appell**: „Hör jetzt endlich auf, dich zu bewegen!"
- **Selbstoffenbarung**: Beinhaltet Gefühle und Absichten des Senders: „Ich habe das Gefühl, dass du meine Aufforderung übergehst."

4.5 Wie objektivieren Sie seine Schmerzen? Welche nicht-medikamentösen Maßnahmen können Sie zur Schmerzlinderung ergreifen?

Ich nutze zur Objektivierung der Schmerzen Hilfsmittel wie die **numerische Ratingskala** (NRS): Dabei gibt der Patient die Stärke der von ihm empfundenen Schmerzen an. 0 steht für keine Schmerzen, 10 für maximal vorstellbare Schmerzen, vgl. Abb. 14.3, S. 264. Mit wiederholten Einschätzungen kann ich auch den Erfolg meiner analgetischen Maßnahmen überprüfen.

Als **nicht-medikamentöse Maßnahmen zur Schmerzlinderung** habe ich folgende Möglichkeiten:

- Zuwendung und Sicherheit geben
- bei Kindern: Anwesenheit der Eltern
- moderate Kühlung mit kalten Umschlägen oder in dünne Handtücher gewickelte Eispacks
- Ruhigstellung und Schienung

Tab. 4.2 Vergleich von Morphin, S-Ketamin und Novalgin.

Medikament	Wirkeintritt	Nebenwirkungen	Kontraindikationen
Morphin (z. B. Morphin Merck®)	nach 5–10 min	Atemdepression Spasmen glatter Muskulatur Übelkeit Sehstörungen Harnverhalt	Kolikschmerzen eingeschränkte Anwendung in der Schwangerschaft Atemdepression schweres Asthma bronchiale
Metamizol (z. B. Novalgin®)	nach 20 min	Blutdruckabfall Störung der Blutbildung	bekannte Blutbildungsstörungen Hypotonie
S-Ketamin (z. B. Ketanest S®)	nach 1 min	Tachykardie Halluzinationen Erhöhung des Augeninnendrucks	Myokardinfarkt Augenverletzungen (Prä-)Eklampsie

4.6 Wie vervollständigen Sie die Anamnese bei Ihrem Patienten? Warum ist eine vollständige Anamnese wichtig?

Anhand des SAMPLER-Schemas (S. 234) erhalte ich alle wichtigen Informationen, die ich vor der geplanten Medikamentengabe benötige. Insbesondere die Frage nach **Allergien** ist von größter Wichtigkeit.

Vor einer Medikamentengabe müssen auch Fragen nach **Vorerkrankungen** und **Begleitmedikationen** gestellt werden, da sie mir als Entscheidungsgrundlage für die Wahl des Analgetikums dienen. Zudem haben starke Schmerzmedikamente einen sedierenden Effekt oder verändern die Wahrnehmung, sodass der Patient mir danach möglicherweise keine brauchbare Auskunft mehr geben kann.

4.7 Wägen Sie die Vor- und Nachteile der folgenden Analgetika im konkreten Fall ab: Morphin, S-Ketamin und Metamizol (Wirkeintritt, Nebenwirkungen und Kontraindikationen)!

Siehe Tab. 4.2.

4.8 Wieviel S-Ketamin geben Sie Jörg zur Analgesie?

Zur Analgesie bei Erwachsenen gebe ich **0,125–0,25 mg S-Ketamin pro kg Körpergewicht**. Es bietet sich an, zunächst mit der halben Dosierung zu beginnen. Mit dem ersten Bolus gebe ich meinem Patienten daher 0,0625 mg × 80 kg = 5 mg.

Falls nach einer angemessenen Wartezeit von etwa 2 min und einem Reassessment keine ausreichende Analgesie erreicht wird, gebe ich den nächsten Bolus.

4.9 Übergeben Sie Jörg strukturiert an den diensthabenden Chirurgen in der Ambulanz!

Die **Übergabe an den diensthabenden Chirurgen** erfolgt nach einem strukturierten Schema, um wichtige Fakten nicht zu vergessen:

- Vorstellung des Patienten mit Namen und Alter
- Beschreibung des Unfallmechanismus
- präklinisch durchgeführte Maßnahmen
- vitale Situation nach dem ABCDE-Schema
- ergänzende Informationen nach dem SAMPLER-Schema (S. 234)

Kommentar

Der Fußballspieler hat sich eine **Achillessehnenruptur** zugezogen. Diese Sehne ist eine der stärksten Sehnen des Menschen und bildet den Ansatz des Wadenmuskels (M. triceps surae) an der Ferse. Bei schnellen Richtungswechseln im Sport oder der Wiederaufnahme von Sport nach einer längeren Pause kann diese Sehne mit einem peitschenknallähnlichen Geräusch reißen.

Risikofaktoren für einen Sehnenriss sind vorangegangene Sehnenverletzungen, ungenügendes Aufwärmen vor dem Sport, Einnahme von Glukokortikoiden oder speziellen Antibiotika (Gyrasehemmer wie Levofloxacin).

Fall 5 Appendizitis

5.1 Beschreiben Sie den Aufbau einer OPTA im TETRA-Funk! Erläutern Sie zuvor die Abkürzungen!

OPTA bedeutet operativ-taktische Adresse. **TETRA** bedeutet Terrestrial Trunked Radio und ist ein Standard für den Digitalfunk.

Jedem Gerät, das am TETRA-Funk teilnimmt, wird ein Datensatz zur Teilnehmeridentifizierung zugewiesen. Dieser Datensatz besteht aus 24 Zeichen und wird operativ-taktische Adresse genannt. Die 24 Zeichen wiederum sind in Blöcke aufgeteilt und beinhalten Informationen zum Bundesland, zur Organisationskennung, zur regionalen Zuordnung, zur örtlichen Zuordnung, zur Funktionsordnung und zur Ordnungskennung und bietet noch Platz für Ergänzungen.

5.2 Wie schätzen Sie die Situation ein? Welches Monitoring legen Sie zunächst an?

Jule ist eine **nicht-kritische Patientin**. Sie interagiert mit ihrem Teddy, zeigt uns gegenüber jedoch Abwehrverhalten. Da keine akute vitale Bedrohung vorliegt, möchte ich zunächst nur die **Pulsoxymetrie** anschließen, was auch gut die Mutter von Jule übernehmen kann. Nach einer vorsichtigen Kontaktaufnahme mit Jule, z.B. über den Teddybären, sind dann eine klinische Untersuchung und die weitere Anamnese notwendig.

5.3 Welche Verdachtsdiagnose haben Sie und an welche Differenzialdiagnosen denken Sie?

Die wahrscheinlichste Diagnose bei Jule ist eine **Appendizitis** (Blinddarmentzündung).

Differenzialdiagnostisch kommen bei rechtsseitigen Bauchschmerzen jedoch eine Reihe weiterer Erkrankungen in Betracht (Abb. 5.2):

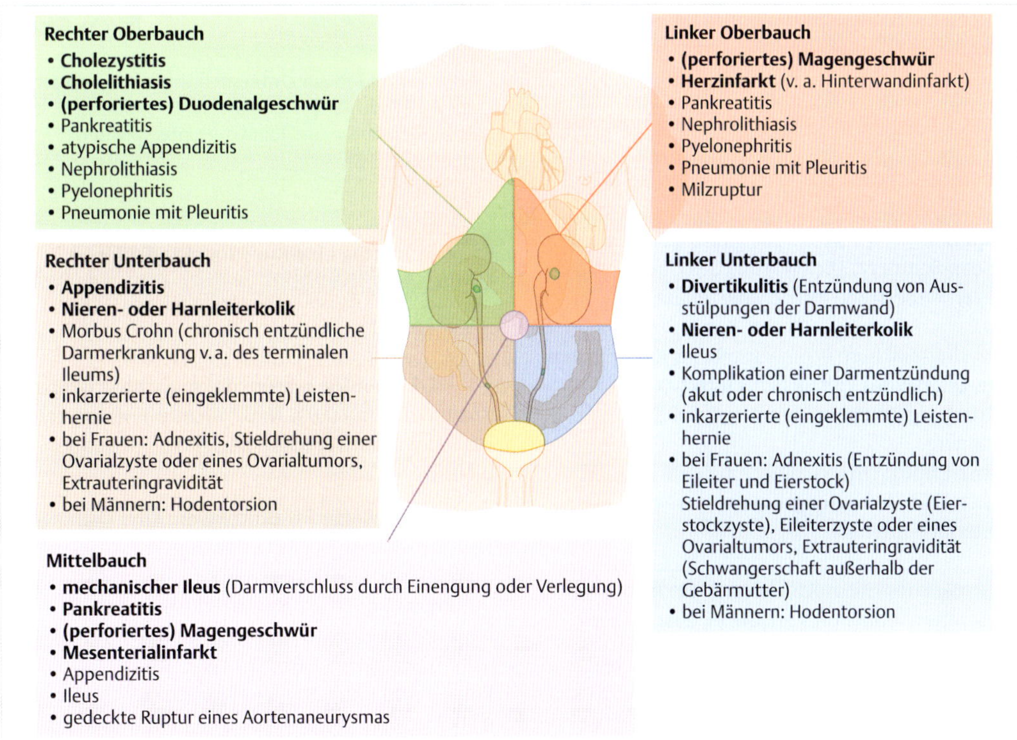

Abb. 5.2 Differenzialdiagnosen akutes Abdomen nach Quadranten (Abb. nach: Sökeland, Rübben. Taschenlehrbuch Urologie. Thieme; 2007)

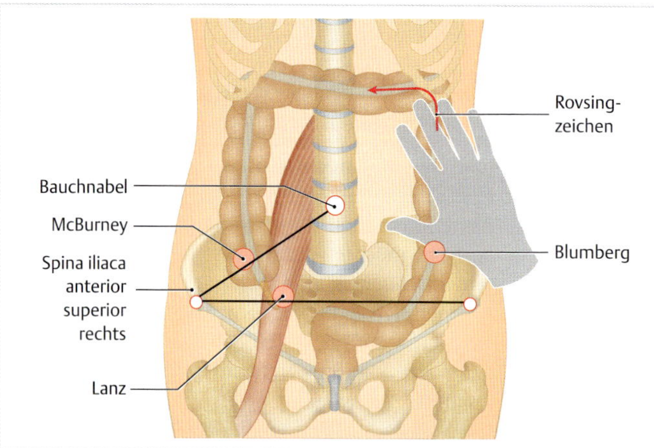

Abb. 5.3 Druck- und Schmerzpunkte bei Appendizitis (Abb. nach: Hirner, Weise. Chirurgie. Thieme; 2008)

- Entzündung der Gallenblase
- Entzündung des Nierenbeckens
- Entzündung der Harnwege
- bei älteren weiblichen Jugendlichen: Entzündung der Eierstöcke, Eileiterschwangerschaft
- Bauchtrauma
- Morbus Crohn

5.4 Nennen und beschreiben Sie die klassischen Untersuchungsbefunde, die man bei einer Blinddarmentzündung erheben kann!

Druck- und Schmerzpunkte bei Appendizitis (Abb. 5.3, Abb. 5.4):

- **McBurney-Punkt**: Druckschmerz in der Mitte der Verbindungslinie Nabel – Spina iliaca anterior superior
- **Psoas-Schmerz**: Die Beugung des Oberschenkels gegen Widerstand löst Schmerzen im Unterbauch aus.
- **Rovsing-Zeichen**: Schmerzen beim Ausstreichen des Querkolons von links nach rechts
- **Blumberg-Zeichen**: kontralateraler Loslassschmerz
- **Lanz-Punkt**: Druckschmerz auf dem rechten Drittel der Verbindungslinie beider Spina iliaca anterior superior

5.5 Welches Hilfsmittel können Sie nutzen, um die Schmerzintensität von Jule einzuschätzen?

Für die Objektivierung der Schmerzintensität ist die **visuelle Analogskala** gut geeignet. Bei Kindern werden dazu häufig **Smiley-Skalen** verwendet (Abb. 5.5): Die Kinder sollen entscheiden, welches der dargestellten Gesichter am ehesten ihren Empfindungen entspricht.

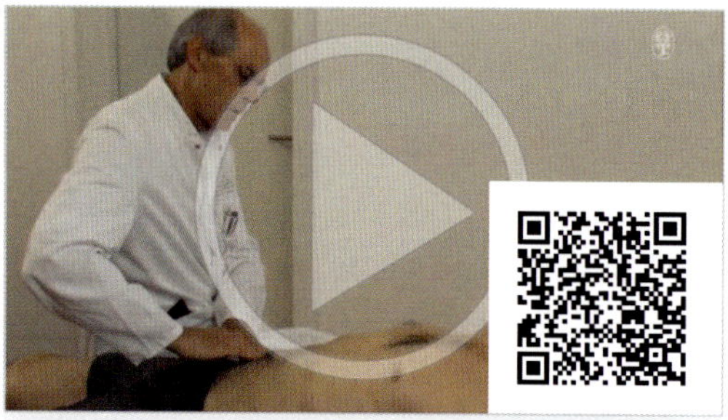

Abb. 5.4 Video zur Untersuchung bei Verdacht auf Appendizitis (Video aus: Füeßl, Middeke. Duale Reihe Anamnese und Klinische Untersuchung. Thieme; 2018)

5.6 Geben Sie eine Kurzcharakteristik von Metamizol!

Siehe Tab. 5.1.

5.7 Erklären Sie, warum die sog. „physiologische Kochsalzlösung 0,9 % NaCl“ nicht physiologisch ist und welche Vorteile Vollelektrolytlösungen bieten!

Die **Normalwerte im Blutplasma** sind Osmolarität 280–285 mOsml/kg H_2O, Natrium 135–145 mmol/l und Chlorid 98–109 mmol/l.

„Physiologische“ Kochsalzlösung ist eine 0,9 % Lösung von NaCl in Wasser. Damit wird eine ähnliche Osmolarität erreicht wie im menschlichen Körper, also sozusagen eine physiologische Osmolarität. Dies ist jedoch nur durch eine unphysiologisch hohe Konzentration der beiden Ionen Natrium und Chlorid möglich, die jeweils bei 154 mmol/l liegt. Die osmotische Wirkung im menschlichen Blut dagegen

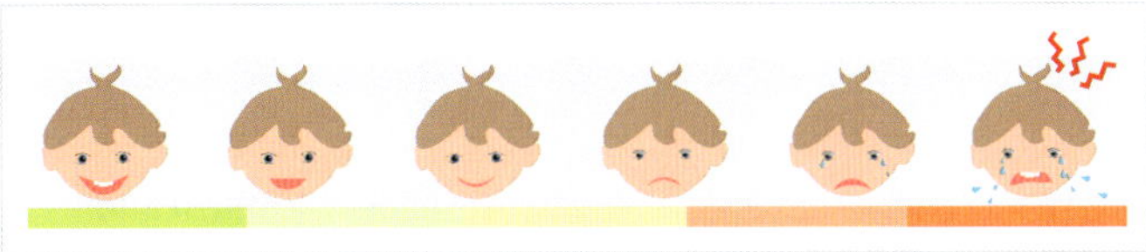

Abb. 5.5 Smiley-Skala zur Objektivierung der Schmerzintensität bei Kindern (Abb. aus: I care – Krankheitslehre. Thieme; 2015)

Tab. 5.1 Kurzprofil Metamizol.

Freiname (Handelsnamen)	Metamizol (z. B. Novalgin®, Novaminsulfon®)
Darreichungsform	1 Amp. à 1 ml/1 g, 5 ml/2,5 g
Wirkmodus	**schmerzlindernd**, **fiebersenkend**, **krampflösend**; der Wirkmechanismus ist nicht vollständig geklärt. ▪ Wirkeintritt: nach 20–30 min ▪ Wirkdauer: 3–5 h ▪ Halbwertszeit: 3–10 h
Indikationen	mäßige bis starke Schmerzen, Kolikschmerzen (Lösung von Krämpfen der glatten Muskulatur), (hohes) Fieber
Kontraindikationen	bekannte Überempfindlichkeit, Allergie oder Blutbildungsstörung, Glukose-6-Phosphat-Dehydrogenase-Mangel, parenterale Verabreichung bei instabilem Kreislauf oder Hypotonie, 1. und 3. Schwangerschaftsdrittel, Kinder < 3 Monate
Wechselwirkungen	unverträglich mit Alkohol, zahlreiche Medikamenteninteraktionen
unerwünschte Wirkungen	Anaphylaxie/Schock, schwere RR-Abfälle bei schneller i. v.-Gabe, schwere Schädigung der Blutbildung (sehr selten!), Reaktion an der Injektionsstelle, Rotverfärbung des Urins (harmlos)
Dosierung (Erwachsene)	1–2,5 g langsam (!) als Kurzinfusion
Bemerkungen	stärkstes schmerzwirksames Medikament der Nicht-Opioid-Analgetika

wird durch verschiedene Proteine und andere Elektrolyte gemeinsam generiert.

In **Vollelektrolytlösungen** werden hingegen Substanzen wie Acetat, Malat oder Lactat genutzt, um eine Isotonie zu erreichen. Auf diesem Weg können die anderen Elektrolyte dann in physiologischen Konzentrationen zugegeben werden. Siehe auch Tab. 38.1, S. 326.

5.8 Welches Krankheitsbild fällt Ihnen ein, das ähnliche Symptome verursacht wie eine Appendizitis – jedoch meistens im linken Unterbauch?

Ähnliche Symptome wie eine Appendizitis verursacht eine **Divertikulitis** im linken Unterbauch. Dabei entzünden sich Aussackungen der Kolonwand („Divertikel"), die in den allermeisten Fällen im linken Unterbauch vorkommen. Da die Häufigkeit der Darmdivertikel mit dem Alter zunimmt, sind die meisten Patienten mit einer Divertikulitis über 50 Jahre alt. Eine Divertikulitis kann jedoch selten auch im rechtsseitigen Kolon vorkommen.

Kommentar

Die klassischen Symptome einer **Appendizitis** treten selten so eindeutig auf, wie es hier beschrieben ist. Kindern fällt es häufig schwer, die Schmerzen eindeutig zu lokalisieren oder sie kooperieren nicht gut und erschweren so die klinische Untersuchung. Manchmal liegt der entzündete Blinddarm nicht an der typischen anatomischen Stelle, sodass die hauptsächlichen Schmerzen auch an einer anderen Stelle angegeben werden. Die Therapie der Wahl in der Zielklinik ist die operative Entfernung der Appendix vermiformis (Wurmfortsatz des Blinddarms), die sog. Appendektomie.

Fall 6 Vena-cava-Kompressionssyndrom

6.1 Was bedeutet im Rettungswesen „Sonderrecht“? Wie ordnen Sie es in die Straßenverkehrsordnung ein? Nennen Sie dazu ein Beispiel!

Sonderrechte besagen, dass die üblichen Verbote aufgehoben sind. Dazu gehört z.B. das Parken in zweiter Reihe. In der **Straßenverkehrsordnung** ist jedoch geregelt, dass zur Inanspruchnahme von Sonderrechten höchste Eile notwendig ist, um Menschenleben zu retten oder gesundheitliche Schäden abzuwenden. Zudem: Sonderrechte dürfen nur unter Berücksichtigung der öffentlichen Ordnung und Sicherheit angewendet werden. Andere Verkehrsteilnehmer (Autofahrer, Radfahrer, Fußgänger) dürfen durch die Inanspruchnahme von Sonderrechten nicht gefährdet werden.

Beispiel: Beim Überfahren einer roten Ampel nähere ich mich zur Wahrung der öffentlichen Sicherheit vorsichtig der Kreuzung und fahre erst ein, wenn die anderen Verkehrsteilnehmer mir Vorfahrt gewähren.

6.2 Fassen Sie für Ihren Kollegen strukturiert die erhobenen Normalbefunde der Patientin zusammen!

Die Patientin ist **ansprechbar** und zu Ort, Person und Zeit **orientiert**.

Im **Mundraum** finden sich keine Auffälligkeiten, die **Schleimhäute** sind rosig und feucht. Im Liegen sind die Halsvenen unauffällig, die **Atemfrequenz** beträgt 14/min und ist ausreichend tief. Bei der Auskultation habe ich beidseitig vesikuläre Atemgeräusche gehört, der Thorax ist stabil und schmerzfrei.

Der periphere **Puls** ist gut tastbar und rhythmisch. Die **Rekapillarisierungszeit** beträgt < 2 Sekunden, die Haut ist trocken und warm. Es gibt keinen Hinweis auf eine offensichtliche äußere **Blutung**. Ein Sturz oder eine Verletzung wird verneint: Da die Patientin wach und ansprechbar ist, besteht nun keine Notwendigkeit, die großen Blutungsräume im Bereich von Becken oder Oberschenkel zu untersuchen.

Das **Abdomen** ist weich und schmerzfrei.

Bei der Patientin zeigt sich eine regelrechte direkte und indirekte Lichtreaktion der Pupillen, auf der **GCS** erreicht die Patientin 15 Punkte. Die periphere Sensibilität der Arme und Beine sowie die Zielmotorik sind normal.

6.3 Welche Merkhilfe können Sie nutzen, damit Ihnen bei der Anamnese keine wichtigen Informationen verloren gehen?

Eine geeignete Merkhilfe ist das Akronym **SAMPLER**:
- **S**: **S**ymptome und Befunde: Aktuelle Beschwerden, wann haben sie begonnen, wie stark sind sie?
- **A**: **A**llergien
- **M**: **M**edikamente, etwaige Umstellungen
- **P**: **P**atientengeschichte mit Vorerkrankungen
- **L**: **L**etzte Mahlzeit, letzter Stuhlgang/Miktion
- **E**: Gab es bestimmte **E**reignisse direkt vor dem Notfall oder Vorzeichen?
- **R**: **R**isikofaktoren

6.4 Welche Merkhilfe nutzen Sie, um ganz gezielt die Charakteristik der Beschwerden zu erfragen?

Mithilfe der **Anamnese nach OPQRST** kann ich noch gezielter nach den Beschwerden fragen und mögliche Ursachen eingrenzen. Dieses Vorgehen ist insbesondere zur Klärung möglicher Differenzialdiagnosen sinnvoll – vorausgesetzt der Patient kann entsprechend differenziert Auskunft geben.
- **O** (**O**nset): Wann haben die Beschwerden genau angefangen? Kamen sie plötzlich oder schleichend?
- **P** (**P**rovocation and **P**alliation): Was verstärkt und was lindert die Beschwerden?
- **Q** (**Q**uality): Wie fühlen sich die Beschwerden an – stechend, brennend, krampfartig, drückend oder ziehend?
- **R** (**R**egion and **R**adiation): Wo genau befinden sich die Beschwerden, strahlen sie aus?
- **S** (**S**everity): Wie stark sind die Beschwerden auf einer Skala von 0–10 (numerische Ratingskala)?
- **T** (**T**ime): Traten diese Beschwerden schon öfters auf?

6.5 Welche Ursachen für Bauchschmerzen fallen Ihnen generell ein? Teilen Sie das Abdomen für Ihre Antwort in Quadranten ein!

Siehe Abb. 5.2, S. 241.

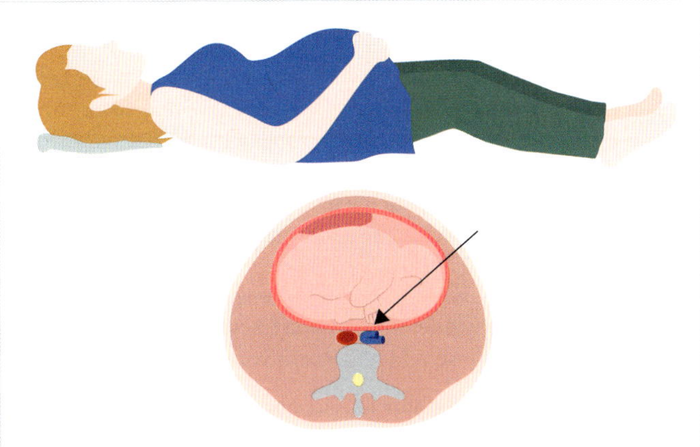

Abb. 6.2 Vena-cava-Kompressionssyndrom: In Rückenlage kann der schwangere Uterus die V. cava komprimieren (Pfeil) (Abb. aus: Rettungssanitäter. Thieme; 2017)

6.6 Wie können Kreislaufprobleme am Ende einer Schwangerschaft entstehen, wenn die Schwangere in Rückenlage liegt? Was bedeutet das für Ihre Arbeit?

Am Ende der Schwangerschaft drückt der Uterus in Rückenlage auf die rechts der Wirbelsäule verlaufende V. cava. Dadurch wird der venöse Rückstrom zum Herz der Mutter vermindert und es kann zu einer Hypotonie oder einem Kreislaufkollaps kommen. Dies wird als **Vena-cava-Kompressionssyndrom** bezeichnet (Abb. 6.2). Schwangere Frauen sollten daher **immer in Linksseitlage transportiert** werden.

6.7 Nehmen Sie Stellung zum Gebrauch von Schmerzmedikamenten in der Schwangerschaft!

Paracetamol ist das **Analgetikum der Wahl** während der gesamten Schwangerschaft, sofern keine Leberstoffwechselstörung vorliegt. Schmerzmedikamente aus der Gruppe der **NSAR** (Diclofenac, Ibuprofen, Acetylsalicylsäure) sind bei Schwangeren im letzten Drittel kontraindiziert, da sie den Verschluss des Ductus arteriosus Botalli beschleunigen können. **Metamizol** sollte wegen der (sehr seltenen) Möglichkeit einer Agranulozytose (dramatischer Abfall der Anzahl weißer Blutkörperchen) nicht gegeben werden. **Opiate** können, wenn sie gegen Ende der Schwangerschaft bzw. im Rahmen der Geburt gegeben werden, zu einer Atemdepression beim Neugeborenen führen und werden daher nur in begründeten Einzelfällen appliziert. Für **S-Ketamin** liegen wenig Erfahrungen vor, es ist für den absoluten Notfall reserviert.

6.8 Erklären Sie Ihrem Kollegen, warum bei einem V.-cava-Kompressionssyndrom auch das Kind bedroht sein kann!

Die **V. cava** wird durch den schweren Uterus gegen die Wirbelsäule gedrückt, was den venösen Rückstrom zum Herz behindert. Es resultiert somit ein relativer Volumenmangel bei der Mutter, das Herzzeitvolumen fällt ab und es können Symptome wie Übelkeit, Schwindel, Ohrensausen, Dyspnoe und Tachykardie auftreten. Diese Symptome sind Ausdruck der reduzierten Auswurfleistung des Herzens. Diese reduzierte Leistung betrifft jedoch auch die Plazenta. Die Folge kann daher eine **Mangelversorgung des ungeborenen Kindes mit Blut/Sauerstoff** sein. Um Schäden beim Kind auszuschließen, ist eine Vorstellung in einer Geburtsklinik notwendig.

Kommentar

Das **V.-cava-Kompressionssyndrom** ist eine häufige Begleiterscheinung in der Spätschwangerschaft. Meistens finden Schwangere jedoch selbst heraus, dass es besser ist, in Seitlage zu liegen, statt auf dem Rücken. Daher ist dieses Problem nur selten der Alarmierungsgrund. Wichtig ist, dass Sie daran denken, wenn Sie eine Schwangere vor sich haben, die sich nicht mehr selbst auf die Seite drehen kann, z. B. weil sie bewusstlos ist: Durch die reduzierte Herzleistung der Schwangeren besteht auch eine akute Gefahr für ihr Kind!

Fall 7 Intensivtransport

7.1 Beschreiben Sie den Aufbau der großen Herzkranzgefäße! Welches Gefäß versorgt im Regelfall den Sinusknoten?

Die **Herzkranzgefäße** (**Koronarien**) entspringen direkt aus der Aorta, kurz nach der Aortenklappe (Abb. 7.2):

- Die **linke Koronararterie** (A. coronaria sinistra) hat einen kurzen Hauptstamm. Danach teilt sie sich in den R. circumflexus und den R. interventricularis anterior. Sie versorgt bei den meisten Menschen v. a. die linke Kammer und den linken Vorhof.
- Die **rechte Koronararterie** (A. coronaria dextra) hat einen Hauptast, den R. interventricularis posterior. Sie versorgt v. a. die rechte Kammer und den rechten Vorhof. Der **Sinus**- und der **AV-Knoten** liegen im Bereich des rechten Vorhofs und werden daher von Ästen der A. coronaria dextra versorgt.

7.2 Erklären Sie Ihrem Kollegen die Abkürzung IABP und deren Funktionsprinzip!

IABP bedeutet **intraaortale Ballonpumpe** (Abb. 7.3): Über die Leistenarterie wird ein Ballon in die Aorta eingebracht. Dieser Ballon pumpt sich nach der Systole auf und verhindert damit den diastolischen Blutfluss in die untere Körperhälfte. Dadurch wird der Blutfluss in der oberen Körperhälfte verbessert und die Blutversorgung von Herz und Gehirn in der Diastole erhöht. Kurz vor Beginn der Systole wird der Ballon entleert und gibt so den Blutfluss wieder frei. In der Folge ist die myokardiale Sauerstoffversorgung verbessert und das Herzzeitvolumen kann ansteigen.

7.3 Können Sie Noradrenalin auch einfach aus- und wieder einspannen? Beschreiben Sie, wie Sie bei diesem Medikament vorgehen!

Noradrenalin ist ein hochpotentes **Katecholamin**, das schon in geringer Dosierung stark wirksam ist. Unbeabsichtigte Schwankungen bei der Dosierung müssen daher vermieden werden: Insbesondere Bolusgaben beim Wechsel von Perfusorspritzen sind zu vermeiden.

Ein geeignetes Verfahren ist der **Wechsel über 2 Spritzenpumpen**: Während die eine Spritzenpumpe die therapeutische Laufrate liefert, läuft eine zweite Spritzenpumpe, mit dem gleichen Medikament bestückt, mit minimaler Laufrate parallel. Nun kann die Spritze mit der minimalen Laufrate gewechselt werden und die Laufrate im Anschluss auf die therapeutische Laufrate erhöht werden. Danach wird die Laufrate der anderen Spritzenpumpe auf eine Minimalrate reduziert, die dann wiederum in ein anderes Gerät übernommen werden kann.

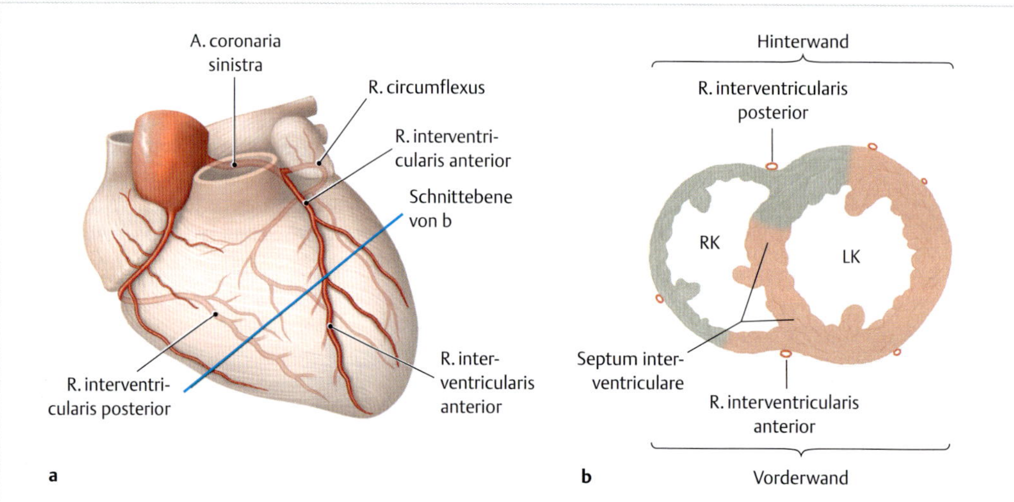

Abb. 7.2 Herzkranzgefäße: **a**: Verlauf der rechten und linken Koronarie, **b**: Querschnitt durch beide Herzkammern mit Markierung der häufigsten Versorgungsgebiete (rot: A. coronaria sinistra, grün: A. coronaria dextra) (Abb. nach: Schünke, Schulte, Schumacher. Prometheus LernAtlas der Anatomie. Thieme; 2015 ; Grafiker: M. Voll)

Lösungen

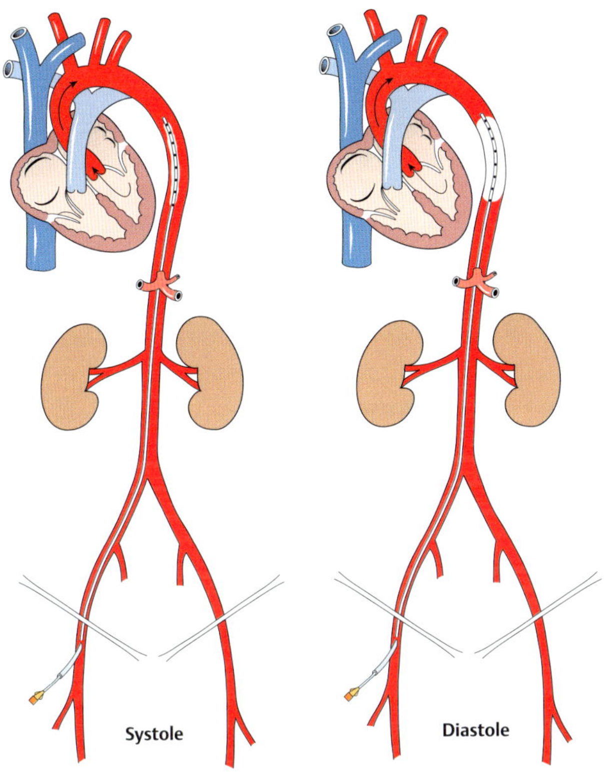

a Entlastung des Ballons in der Systole senkt die linksventrikuläre Nachlast.

b Füllung des Ballons in der Diastole hebt den arteriellen Mitteldruck und steigert den koronaren Blutfluss.

Abb. 7.3 Funktionsprinzip der intraaortalen Ballonpumpe (IABP): **a**: Entlastung des Ballons in der Systole, **b**: Füllung des Ballons in der Diastole (Abb. nach: Henne-Bruns. Duale Reihe Chirurgie, Thieme; 2012)

7.4 Was verstehen Sie unter einem „Transporttrauma"?

Intensivtherapie – ob in der Klinik oder auf dem Transport – findet in einer hochkomplexen Arbeitsumgebung statt und ist dadurch in besonderem Maße fehleranfällig. Der Begriff **Transporttrauma** fasst alle auf den Patienten einwirkenden Faktoren zusammen, die potenziell zu einer Schädigung führen können:

- **menschliches Versagen**: Diskonnektion von Schläuchen, Extubation, Ziehen von Zugängen oder Drainagen, nicht geöffnete Dreiwegehähne, vertauschte Beschriftungen
- **Stress** durch Schmerzen, Angst, Hilflosigkeit, Ungewissheit, fehlende Kommunikation
- **Einwirkungen während des Transports**: z. B. Lärm, Kälte, Vibrationen, unbequeme Lage

7.5 Zählen Sie einige der Leitsätze des CRM (Crisis Ressource Management) auf!

Crisis Ressource Management (CRM) ist ein Entscheidungsfindungs- und Handlungskonzept zur Prävention und Bewältigung von Zwischenfällen (Krisen) unter Zuhilfenahme aller verfügbaren Ressourcen, z. B. Personal, Maschinen und Werkzeuge, aber auch immaterieller Ressourcen wie Informationsquellen und Merkhilfen. Folgende **Leitsätze** sollen beachtet werden:

- Kenne deine Arbeitsumgebung.
- Antizipiere und plane voraus.
- Fordere Hilfe an, lieber früh als spät.
- Übernimm die Führungsrolle oder sei ein gutes Teammitglied mit Beharrlichkeit.
- Verteile die Arbeitsbelastung.
- Mobilisiere alle verfügbaren Ressourcen.

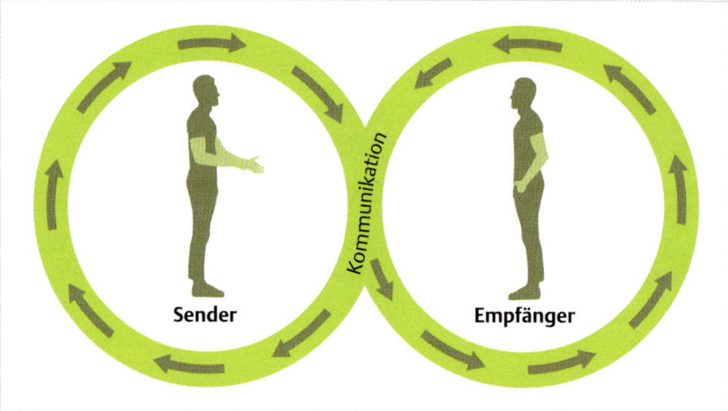

Abb. 7.4 „Closing-Loop"-Strategie: Diese Strategie ist eine Möglichkeit der gezielten Kommunikation in Krisensituationen. Der Empfänger sagt, welche Information bei ihm eingegangen ist. Der Sender erhält dadurch sofort eine Rückmeldung, ob seine Botschaft richtig angekommen ist. (Abb. aus: Rettungssanitäter. Thieme; 2017)

- Kommuniziere sicher und effektiv – sage, was dich bewegt.
- Beachte und verwende alle vorhandenen Informationen.
- Verhindere und erkenne Fixierungsfehler.
- Habe Zweifel und überprüfe.
- Verwende Merkhilfen und schlage nach.
- Re-evaluiere die Situation immer wieder.
- Achte auf gute Teamarbeit – andere unterstützen und koordinieren.
- Lenke deine Aufmerksamkeit bewusst.
- Setze Prioritäten dynamisch.

(Nach: Rall M, Gaba DM. Human performance and patient safety. In: Miller RD, ed. Miller's anesthesia. 7th ed. Philadelphia, PA: Churchill Livingstone/Elsevier; 2010: 93–150)

7.6 Wie sollten Sie in einer Stresssituation optimalerweise kommunizieren?

Tipps für die Kommunikation in Stresssituationen:

- Personen direkt mit Namen ansprechen
- direkten Augenkontakt suchen
- eigene Probleme/Defizite ansprechen, z. B. „Ich weiß nicht, was der Alarm bedeutet."
- Aufforderungen konkret und eindeutig formulieren, z. B. „Martin, hilf mir, jetzt den Fehler zu suchen!"
- ruhige und deutliche Aussprache
- erhaltene Anordnungen bestätigen und/oder wiederholen (Abb. 7.4)
- keine unsachlichen Bemerkungen oder persönlichen Angriffe

Kommentar

Die **Krankenhausstruktur** verändert sich: Kleine, städtische Krankenhäuser der Grundversorgung schließen oder werden von größeren Klinikkonzernen aufgekauft und nach dem Diktat des Profits umgebaut. Nicht-gewinnbringende Abteilungen werden geschlossen.

Gleichzeitig findet eine immer weiter **fortschreitende Spezialisierung** in der Krankenhauslandschaft statt. Dies ist auf der einen Seite im Sinne der Patienten, da spezielle Eingriffe oder Untersuchungen dann hauptsächlich in Kliniken durchgeführt werden, die entsprechend hohe Fallzahlen vorzuweisen haben. Auf der anderen Seite führt dies dazu, dass Patienten immer häufiger von Krankenhaus zu Krankenhaus transportiert werden müssen. Dies führt zu einer Zunahme der Interhospitaltransfers mit besonderen Anforderungen an das durchführende Personal.

Auch das **Briefing** der Mannschaft **vor einem Intensivtransport** sollte strukturiert erfolgen: Dabei hat es sich bewährt, nach einem Überblick über die akute Krankengeschichte den aktuellen Zustand nach dem ABCDE-Schema zu gliedern und im Anschluss Zusatzinformationen wie das Körpergewicht (Notwendigkeit einer Schwerlasttrage?) und bekannte resistente oder isolationspflichtige Keime anzufügen.

Fall 8 Reanimation

8.1 Schätzen Sie, in welchem Maße das Risiko für einen Unfall mit Verletzten und Sachschaden bei einer Einsatzfahrt erhöht ist! Warum ist das so?

Das **Risiko** für einen Unfall mit Schwerverletzten ist 8-fach bzw. für einen Unfall mit Sachschaden 17-fach **erhöht**. Gründe dafür sind:

- Der Fahrzeugführer steht unter Stress, möglichst schnell ans Ziel zu kommen. Dies bindet psychische Ressourcen.
- Generelle Risikofaktoren sind Schlafmangel, starke Emotionen, belastende Einsatzmeldungen, sehr hohe Nervosität bei jungen Fahrern oder Routine bei älteren Fahrern.
- Die anderen Verkehrsteilnehmer stehen unter Stress, wenn sie ein Einsatzfahrzeug sehen.
- unvorhergesehene und unüberlegte Reaktionen der anderen Verkehrsteilnehmer

Sonder- und Wegerechte entbinden nicht von der Rücksichtnahme auf andere und erlauben nicht, andere Verkehrsteilnehmer zu gefährden oder zu behindern.

8.2 Wie lange suchen Sie bei diesem Patienten nach einem i. v.-Zugang? Wie lange würden Sie bei einem Kind suchen?

Nach den Leitlinien des ERC soll die Suche nach einem i. v.-Zugang bei kritisch kranken **Erwachsenen nicht länger als 90–120 Sekunden** dauern. Dann wähle ich den intraossären Zugangsweg (Abb. 8.2).

Bei **Kindern im Herz-Kreislauf-Stillstand** oder im dekompensierten Schock ist der **i.o.-Zugang** der Zugangsweg der ersten Wahl. Bei allen anderen kritisch kranken Kindern sollte ich nicht länger als 60 Sekunden nach einer peripheren Vene suchen, bevor ich auf den i.o.-Zugang wechsle.

8.3 Welche Kontraindikationen und Komplikationen fallen Ihnen in Bezug auf den intraossären Zugangsweg ein?

In einer lebensbedrohlichen Situation gibt es **keine Kontraindikationen** gegen einen i.o.-Zugang. Folgende Bedingungen können jedoch die erfolgreiche Anwendung einschränken:

- Fraktur am Zielknochen
- übermäßiges Weichteilgewebe oder nicht eindeutig auffindbare anatomische Orientierungspunkte

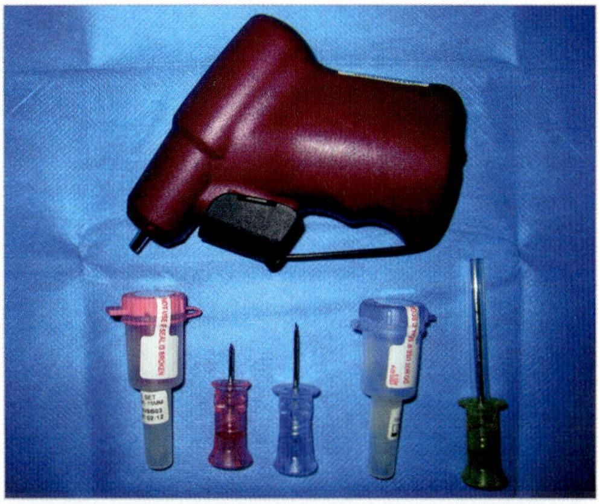

Abb. 8.2 EZ-IO® zur Anlage eines intraossären Zugangs: Halbautomatischer, batteriebetriebener Knochenbohrer mit Aufsätzen für Erwachsene (ab 40 kg: 15 G/25 mm, blau), Kinder (3–19 kg: 15 G/15 mm, rot) und Patienten mit ausgeprägtem Weichteilmantel (15 G/45 mm, gelb) (Foto von: Philipp Kellner, Thieme)

- Infektion im Bereich des Punktionsorts
- vorangegangener signifikanter orthopädischer Eingriff im Bereich des Punktionsortes (z. B. künstliche Gliedmaße oder künstliches Gelenk)
- intraossärer Zugang im Zielknochen innerhalb der letzten 48 Stunden

Komplikationen:

- Luft-, Fett-, Knochenmarksembolie
- Fraktur, Verletzung der Epiphysenfuge (Kind)
- Fehlpunktion
- Dislokation
- Extravasat
- Kompartmentsyndrom
- Osteomyelitis

8.4 Nennen Sie die potentiell reversiblen Ursachen eines Herz-Kreislauf-Stillstandes!

Die Merkhilfen „4Hs" und „HITS" fassen die **reversiblen Ursachen eines Herz-Kreislauf-Stillstandes** zusammen

- **4Hs:**
  - **H**ypoxie
  - **H**ypovolämie
  - **H**ypo-/Hyperkaliämie
  - **H**ypothermie

- **HITS:**
  - **H**erzbeuteltamponade
  - **I**ntoxikation
  - **T**hrombembolie
  - **S**pannungspneumothorax

8.5 Interpretieren Sie das EKG, das Sie auf dem Monitor sehen (Abb. 8.3)! Welche Konsequenzen ziehen Sie daraus?

Auf dem Monitor sehe ich einen unregelmäßigen Herzrhythmus, der durch unterschiedlich hohe Ausschläge gekennzeichnet ist (Flimmerwellen). Es sind weder P-Wellen noch QRS-Komplexe abgrenzbar. Die Frequenz der Ausschläge ist sehr hoch. Auf dem Monitor ist daher ein **Kammerflimmern** zu sehen.

Dies bedeutet, dass im ALS-Algorithmus nun in den Schenkel „schockbare Rhythmen" gewechselt und der Patient **defibrilliert** werden muss (Abb. 8.4).

8.6 Welche Möglichkeiten zur Positionierung der Klebeelektroden haben Sie? Was müssen Sie nach erfolgter Defibrillation tun?

Es gibt 2 Möglichkeiten die **Elektroden** für eine Defibrillation zu platzieren:

- **Anterior-posterior-Position**: Eine Elektrode wird auf der linken Brustkorbhälfte platziert, die andere auf der linken Rückenseite.
- **Anterior-anterior-Position**: Eine Elektrode wird unterhalb des rechten Schlüsselbeins geklebt, die andere im Bereich der Herzspitze.

Nach erfolgter Defibrillation werden die Thoraxkompressionen wiederaufgenommen und die Reanimation für 2 min fortgesetzt, selbst wenn auf dem Überwachungsmonitor eine Rhythmusänderung sichtbar wäre. Nach 2 min erfolgt eine reguläre Rhythmuskontrolle, anhand derer das weitere Vorgehen geplant wird.

8.7 Was meint der Notarzt mit ROSC? Welche Maßnahmen sollen nun folgen?

ROSC ist eine Abkürzung und bedeutet Return of Spontanous Circulation. Ein **zurückgekehrter Spontankreislauf** zeigt sich an einem tastbaren Puls an einer zentralen Arterie (Karotis oder Leiste). Auch ein plötzlicher exspiratorischer CO_2-Anstieg bei unveränderter Beatmung ist ein Hinweis auf ein Wiedereinsetzen des Kreislaufs, ebenso Spontan- oder Abwehrbewegungen des Patienten. Folgende Maßnahmen muss ich in dieser Situation ergreifen:

- komplette Untersuchung nach dem ABCDE-Schema
- Normoventilation (SpO_2 94–98 % und Normokapnie)
- Herstellung einer Normovolämie mit kristalloider Lösung
- Zielbereich des systolischen Blutdrucks > 100 mmHg; evtl. Einsatz von Vasopressoren
- Vermeide Fieber! Eine moderate Hypothermie ist möglich (32–36 °C).
- Ableiten eines 12-Kanal-EKGs
- Herstellen einer Normoglykämie
- Bei Verdacht auf eine kardiale Ursache der Reanimation hat die Koronarangiografie hohe Priorität.
- Sedierung auf Tubustoleranz

8.8 Im Reanimationsalgorithmus gibt es im Schenkel der defibrillierbaren Rhythmen noch ein weiteres Medikament, das Sie nutzen können. Wann kommt es zum Einsatz? Geben Sie eine Kurzcharakteristik!

Bei defibrillierbaren Rhythmen kann nach dem 3. erfolglosen Schock **Amiodaron** in der Dosierung 300 mg zum Einsatz kommen (Tab. 8.1).

8.9 Nennen Sie geeignete Beatmungsparameter für die maschinelle Beatmung eines Notfallpatienten!

Folgende Parameter sind für den Beginn der **Beatmung** geeignet, müssen jedoch ggf. im Verlauf angepasst werden:

- **Atemhubvolumen**: 6–(8)ml/kg KG
- **Frequenz**: 12–14/min
- **PEEP**: 5–10 mbar
- **Spitzendruck**: < 30 mbar

8.10 Wie strukturieren Sie Ihre Fehlersuche bei Problemen mit der Beatmung?

Bei einem zuvor problemlos beatmeten Patienten bleibt Zeit, eine kurze, fokussierte Fehlersuche durchzuführen. Das Akronym **DOPES** hilft, sich an die häufigsten Fehler zu erinnern:

- **Dislokation des Tubus**: Ich überprüfe, ob der Tubus noch korrekt liegt und kontrolliere den Cuffdruck.
- **Obstruktion des Tubus**: Ist der Tubus sichtbar durch Sekret verlegt, ist er abgeknickt oder komprimiert?
- **Pneumothorax**: Ich auskultiere den Patienten, da sich unter einer Beatmung ein Pneu entwickeln kann.

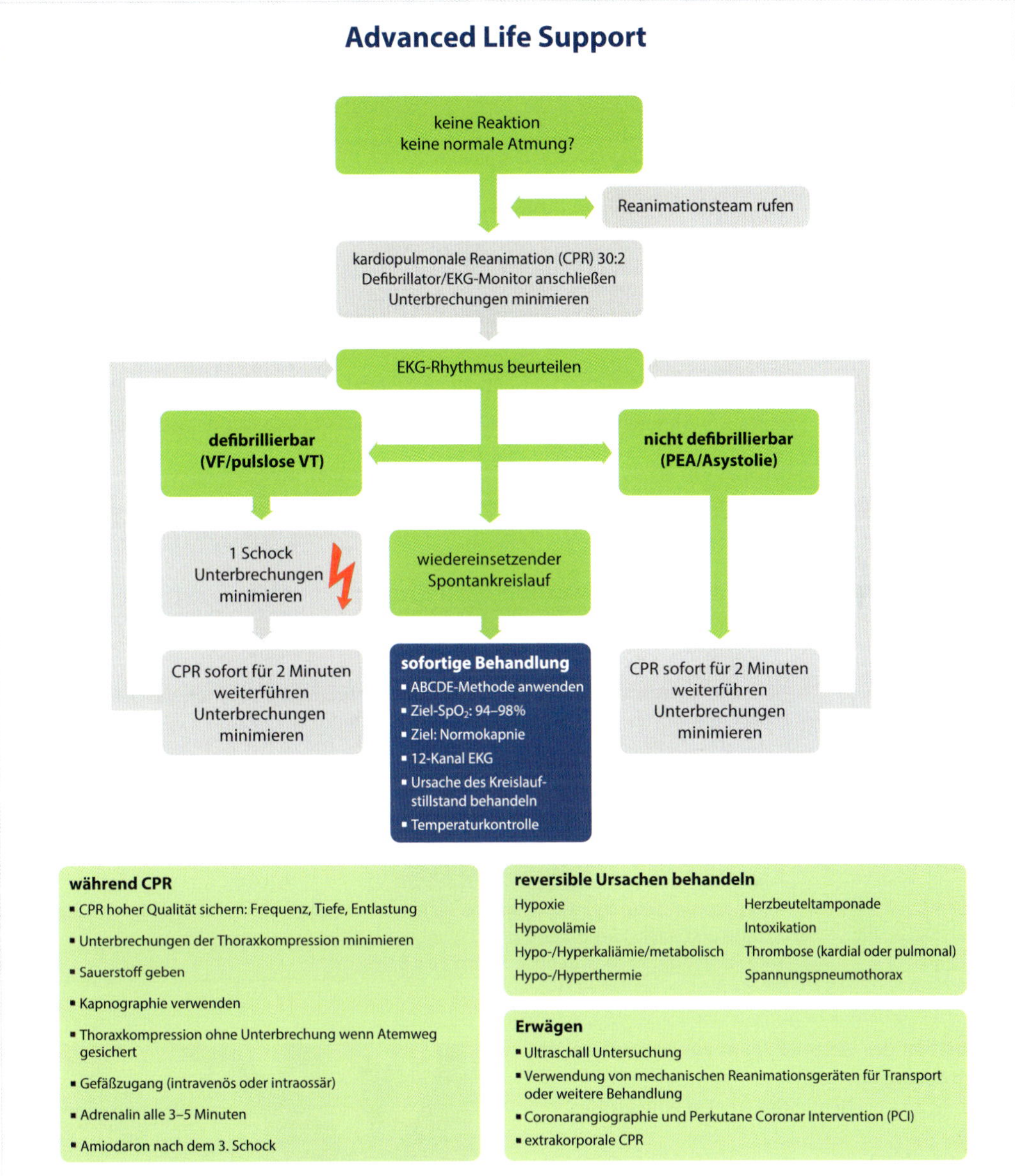

Abb. 8.4 Algorithmus „Advanced Life Support" (ALS) (aus: Soar, J., Nolan, J., Böttiger, B. et al., Erweiterte Reanimationsmaßnahmen für Erwachsene („adult advanced life support"), Notfall Rettungsmed (2015) 18: 770; © German Resuscitation Council (GRC) und Austrian Resuscitation Council (ARC) 2015)

- **Equipmentversagen**: Ich kontrolliere die Sauerstoffzufuhr und verfolge einmal die Beatmungsschläuche, um Diskonnektionen zu entdecken.
- **Stomach** (Magen): Eine Magenüberblähung mit Luft nach vorangegangener Beutel-Maskenbeatmung kann Ursache für ein Beatmungsproblem sein.

Kommentar

Reanimationssituationen kommen im Rettungsdienst regelmäßig vor (Abb. 8.5). Durch den vom ERC (European Resuscitation Council) vorgegebenen Reanimationsalgorithmus ist die Standardisierung bei diesem Notfall hoch. Trotzdem stellt eine

Tab. 8.1 Kurzprofil Amiodaron.

Freiname (Handelsnamen)	Amiodaron (Cordarex®, Amiodarex®)
Darreichungsform	1 Amp. à 3 ml/150 mg Amiodaronhydrochlorid
Wirkmodus	Hemmung der Erregungsbildung und -weiterleitung an allen Strukturen der Reizbildung und -leitung des Herzens: Hemmung des K^+-Ausstroms aus der Herzmuskelzelle → Verlängerung der Repolarisation und Refraktärzeit des Aktionspotenzials; nur geringe negativ inotrope Wirkung ▪ Wirkeintritt: nach wenigen Minuten, max. Wirkung nach 15 min ▪ Wirkdauer: variabel, lang ▪ Halbwertszeit: sehr lange, 20–100 Tage (!)
Indikationen	Vorhof-/AV-Knoten-Tachykardien, Vorhofflattern/-flimmern, WPW-Syndrom, Kammertachykardien, Kammerflimmern bei CPR
Kontraindikationen	u. a. Bradykardien, schwere Hypotonien, schwere Herzinsuffizienz, Hypokaliämie, Jodallergie, Schilddrüsenerkrankungen; im Reanimationsfall keine Kontraindikationen
unerwünschte Wirkungen	zahlreich: Anaphylaxie, Asystolie, Bradykardie. Kammerflimmern, Hypotonie, Flush, metallischer Geschmack, weitere NW betreffen z. B. Lunge, Schilddrüse und Nervensystem
Wechselwirkungen	Verstärkung durch andere Antiarrhythmika oder bradykardisierende Medikamente, nach Gabe von Narkosemitteln u. U. atropinresistente Bradykardien
Bemerkungen	EKG- und Kreislaufmonitoring obligat
Dosierung	Erwachsene (jeweils i. v. oder i.o.): ▪ symptomatische ventrikuläre Tachykardie: 300 mg über mind. 20 min, anschließend über Perfusor 900 mg/24 h ▪ symptomatische supraventrikuläre Tachykardie: 5 mg/kg KG über 3 min, erneute Gabe erst nach 15 min möglich ▪ Reanimation: nach 3. Schock 300 mg als Bolus

Reanimation das gesamte Team vor **besondere Herausforderungen**:

- Räumliche Gegebenheiten spielen eine große Rolle.
- Angehörige oder anwesende Personen befinden sich in einer psychischen Ausnahmesituation.
- Die körperliche Belastung für das Rettungspersonal ist hoch.
- Die Übersicht über die Einsatzstelle muss erhalten bleiben (trotz Verbrauchsmaterial, persönlichen Gegenständen, medizinischer Ausrüstung…).

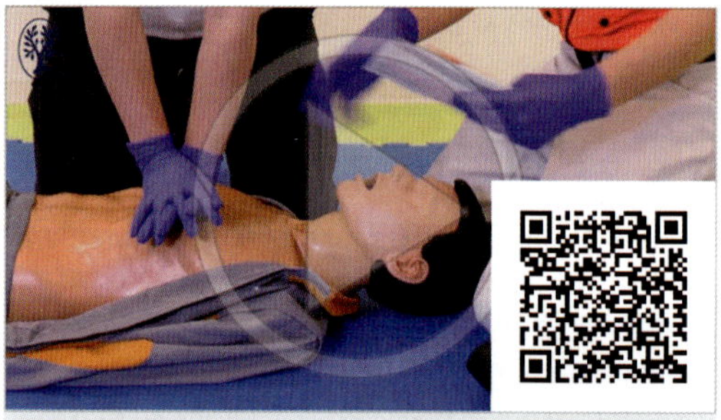

Abb. 8.5 Video zum korrekten Vorgehen bei Basic-Life-Support und Defibrillation mithilfe eines halbautomatischen Defibrillators

Fall 9 Nasenbluten

9.1 Warum dürfen Sie mit dem RTW in zweiter Reihe parken? Was müssen Sie dabei beachten?

Einsatzfahrzeuge des Rettungsdienstes haben besondere Rechte im Straßenverkehr. Übliche Verbote wie das Parken in zweiter Reihe werden durch diese „**Sonderrechte**" aufgehoben. Wer von diesen Sonderrechten Gebrauch macht, muss sich an folgende Vorgaben der Straßenverkehrsordnung halten:

- Es muss höchste Eile vorliegen, um Menschenleben zu retten oder schwere gesundheitliche Schäden abzuwenden.
- Sonderrechte dürfen nur unter gebührender Berücksichtigung der öffentlichen Sicherheit und Ordnung ausgeübt werden.

9.2 Welche Ursachen für Nasenbluten fallen Ihnen ein?

Ursachen für Nasenbluten (Epistaxis):

- mechanische Verletzung der Nasenschleimhaut (Fremdkörper, Manipulation)
- Gewalteinwirkung von außen (Sturz oder Schlag)
- Veränderung der Nasenschleimhaut durch Allergie, Heizungsluft, Erkältung oder Schwangerschaft
- arterielle Hypertonie
- Einnahme blutgerinnungshemmender Medikamente

9.3 Welche Position sollte Herr Schulte einnehmen, solange seine Nase blutet und warum?

Herr Schulte sollte sich mit dem **Oberkörper etwas nach vorne beugen** und das Blut aus der Nase herauslaufen lassen (Abb. 9.2). Er sollte den Kopf nicht in den Nacken legen. Zunächst wirkt es zwar so, als ob weniger Blut über die Nase herausläuft, es läuft aber stattdessen in den Rachen und wird verschluckt. Ich kann somit nicht sehen, ob und wieviel die Nase noch blutet. Zudem löst verschlucktes Blut einen starken Brechreiz aus.

9.4 Welche Fragen stellen Sie Herrn Schulte noch, um die Anamnese zu vervollständigen? Überlegen Sie sich typische Antworten zu diesem Krankheitsbild!

Ich nutze für die vollständige Anamnese das **SAMPLER-Schema** und erfahre:

- **S** (Wann haben die **S**ymptome begonnen?): Herr Schulte hat immer mal wieder Nasenbluten, normalerweise hört es aber von selbst auf.

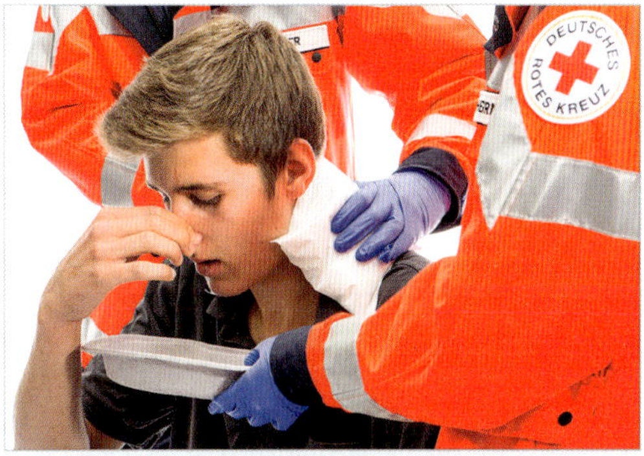

Abb. 9.2 Maßnahmen bei Nasenbluten: Der Patient wird mit leicht nach vorn gebeugtem Kopf hingesetzt. Zur Vasokonstriktion wird eine Eiskrawatte angelegt. Der Patient drückt selbst die Nasenflügel gegen das Nasenseptum, um die Blutung zum Stillstand zu bringen. (Abb. aus: Rettungssanitäter. Thieme; 2017. Foto: Kirsten Oborny)

- **A** (Haben Sie **A**llergien?): Er leide seit langem unter Heuschnupfen, bei Medikamenten sei er gegen Penicillin allergisch.
- **M** (Nehmen Sie **M**edikamente ein?): Nasenspray, Marcumar®, Beloc®, Augentropfen
- **P** (Haben Sie sonst irgendwelche Erkrankungen?): Der Blutdruck sei zu hoch und vor 5 Jahren habe er einen Stent ins Herz bekommen.
- **L** (Wann haben Sie das **l**etzte Mal etwas gegessen?): Herr Schulte schaut verwundert, antwortet aber, dass das Frühstück seine letzte Mahlzeit gewesen sei.
- **E** (Was haben Sie gemacht, bevor das Nasenbluten losging?): Direkt bevor das Nasenbluten losging, hätten sie es sehr eilig gehabt, um den Zug noch zu erreichen.
- **R** (Gibt es bei Herrn Schulte spezielle **R**isikofaktoren für Nasenbluten?): Die Einnahme eines Blutgerinnungshemmers, Heuschnupfen, Hypertonie und Stress begünstigen Nasenbluten.

9.5 Was möchten Sie mit dem Wassereis tun?

Ich wickle die beiden **Wassereis** in ein frisches Taschentuch und lege Herrn Schulte das Päckchen **in den Nacken**. Ich bin mir zwar nicht sicher, ob es für diese Maßnahme eine wissenschaftliche Grundlage gibt, aber mit einem Placebo-Effekt wäre ich auch zufrieden. Nicht zu vernachlässigen ist die psychologische Wirkung auf den Patienten: Er hat das Gefühl, dass ihm geholfen wird.

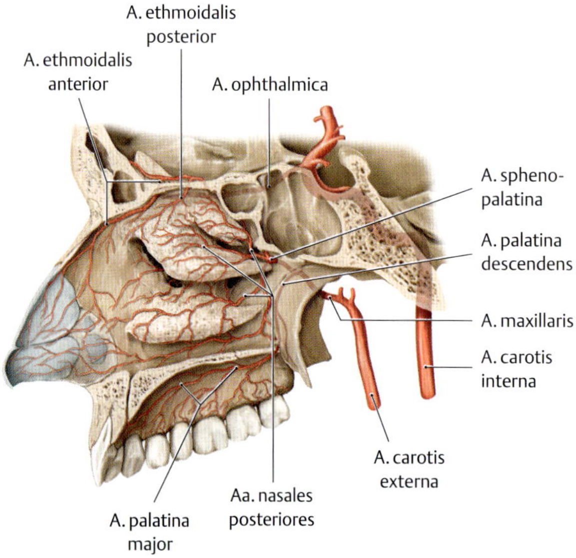

Abb. 9.3 Gefäßversorgung der Nase (Abb. aus: Schünke, Schulte, Schumacher, Prometheus Lern-Atlas der Anatomie. Thieme; 2015. Grafiker: K. Wesker)

9.6 Erklären Sie laienverständlich den Zusammenhang zwischen Stress, hohem Blutdruck und Nasenbluten!

Die Nase ist sehr dicht mit einem Netz aus feinen Blutgefäßen versorgt (Abb. 9.3). Diese Blutgefäße können bei zu **hohem Blutdruck** platzen. **Stress** und **körperliche Anstrengung** können zusätzlich den Blutdruck erhöhen, sodass insbesondere in solchen Situationen Nasenbluten vorkommen kann. Wenn dann auch noch Medikamente eingenommen werden, die die Blutgerinnung verlangsamen, kann das Nasenbluten länger dauern. In seltenen Fällen muss das verletzte Gefäß mit Strom wieder verschlossen werden.

9.7 Erklären Sie den Begriff „Wegerecht"!

Wegerechte besagen, dass Rettungsmittel im Einsatz **an jeder nicht beampelten Kreuzung Vorfahrt** haben und **rote Ampeln überfahren** dürfen. Die Beanspruchung dieser Rechte muss anderen Verkehrsteilnehmern durch Blaulicht und Einsatzhorn mitgeteilt werden. Die anderen Verkehrsteilnehmer haben dann Vorfahrt zu gewähren (d. h. das Rettungsmittel hat kein Vorfahrtsrecht!). Die Straßenverkehrsordnung regelt: „Blaues Blinklicht zusammen mit dem Einsatzhorn darf nur verwendet werden, wenn höchste Eile geboten ist, um Menschenleben zu retten oder schwere gesundheitliche Schäden abzuwenden."

9.8 Übergeben Sie Herrn Schulte an den weiterbehandelnden Internisten!

Die **Übergabe an die Kollegen in der Notaufnahme** erfolgt nach einem strukturierten Schema, um wichtige Fakten nicht zu vergessen:

- Vorstellung des Patienten mit Namen und Alter
- Beschreibung des Ereignisses
- präklinisch durchgeführte Maßnahmen
- vitale Situation nach dem ABCDE-Schema
- ergänzende Informationen nach dem SAMPLER-Schema (S. 234)

Kommentar

Nasenbluten (Epistaxis) kommt häufig vor. Meistens ist es selbstlimitierend, kann jedoch in Kombination mit einer arteriellen Hypertonie oder einem hypertensiven Notfall und der Einnahme von gerinnungshemmenden Medikamenten bedrohlich werden.

Die Nasenschleimhaut ist extrem gut durchblutet und wird aus 2 großen Arterien (A. carotis interna und externa) versorgt (Abb. 9.3). Beide Arterien bilden ein z. T. kommunizierendes Kapillarnetz. Diese anatomische Besonderheit erklärt auch die möglichen hohen Blutverluste bei unstillbarem Nasenbluten.

Fall 10 Extremitätenverletzung

10.1 Was ist das Erste, was Sie nun tun müssen?

Bei dem Mann besteht eine aktiv blutende Wunde mit erheblichem Blutverlust. Bevor ich den Patienten weiter nach dem ABCDE-Schema untersuche, muss ich die **Blutung stoppen**. Dazu halte ich zunächst seinen Arm nach oben und übe Druck auf die A. brachialis aus. Dann lege ich mit sterilem Abdeckmaterial einen **Druckverband** an (Abb. 10.2). Falls dies nicht ausreicht, kann ich die Extremität auch mit einem **Tourniquet** abbinden. Dabei darf das Tourniquet nicht auf Knochenvorsprüngen angelegt werden. Die Anlegezeit ist zu dokumentieren.

10.2 Beim Secondary Assessment liegt Ihr Augenmerk auf dem Arm. Was beachten Sie dort im Besonderen? Welche Fragen möchten Sie Herrn Deiter nach der Untersuchung noch stellen?

Bei einer Verletzung einer Extremität muss ich die **Durchblutung**, die **Motorik** und die **Sensibilität** untersuchen und dokumentieren. Die Durchblutung prüfe ich distal der Verletzung am Puls und der Rekapillarisierungszeit im Vergleich zur Gegenseite. Zur Überprüfung der Motorik bitte ich den Patienten, alle Finger zu bewegen. Bei der Prüfung der Sensibilität bitte ich den Patienten, auf Taubheiten oder Kribbelparästhesien zu achten.

Ich schließe im Anschluss direkt die erweiterte Anamnese nach dem **SAMPLER-Schema** an. Dabei erhalte ich wichtige Informationen für eine eventuell erforderlich werdende Medikamentengabe (Vormedikation, Allergien, letzte Mahlzeit) sowie Informationen, die für die Übergabe wichtig sind (Vorerkrankungen).

10.3 Wie ist ein Muskel anatomisch aufgebaut?

Ein **Skelettmuskel** besteht aus mehreren Sekundärbündeln, die sich aus Primärbündeln zusammensetzen, vgl. Abb. 4.2, S. 238. Der gesamte Muskel, Primär- und Sekundärbündel, ist jeweils von bindegewebigen Hüllen umgeben, den **Faszien**. Jedes Primärbündel wiederum enthält zahlreiche Muskelfasern, wobei jede Muskelfaser eine Muskelzelle darstellt. Die Muskelfasern sind gefüllt mit Myofibrillen, die aus sich abwechselnden Aktin- und Myosinelementen bestehen. Sie sind für die eigentliche Muskelkontraktion verantwortlich.

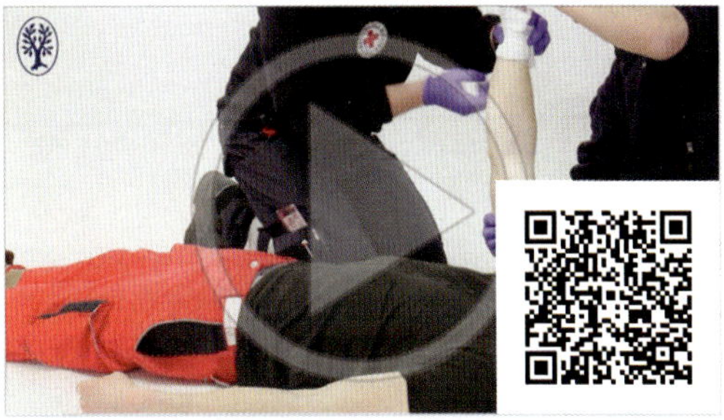

Abb. 10.2 Video zum korrekten Anlegen eines Druckverbands

10.4 Geben Sie eine kurze Charakterisierung von S-Ketamin!

Siehe Tab. 10.1

10.5 Welche Hilfsmittel fallen Ihnen ein, um Extremitätenverletzungen ruhig zu stellen?

Hilfsmittel zur Immobilisierung von Extremitätenverletzungen:

- Armtragetuch
- Vakuumschiene
- pneumatische Schiene
- flexible anmodellierbare Schienen
- Vakuummatratze, Abb. 14.6, S. 266

10.6 Warum ist Wärmeverlust ungünstig für den Notfallpatienten und wie können Sie diesen minimieren?

Wärmeverlust führt zu einer Reihe von Veränderungen, die für die Patienten **ungünstig** sind: Beim Absinken der Körpertemperatur wird reflektorisch der Stoffwechsel gesteigert, wodurch der Sauerstoffverbrauch ansteigt. Erhöhter Sauerstoffverbrauch kann eine Gewebehypoxie verstärken und zu einer azidotischen Stoffwechsellage beitragen. Die Aktivität der Gerinnungsfaktoren nimmt ab, unterhalb von 34 °C kommt die Blutgerinnung so gut wie zum Erliegen. Der **Wärmeverlust** kann **minimiert** werden durch:

- Schutz des Patienten vor Witterungseinflüssen
- Nutzung von Decken und Rettungsfolien
- Vorheizen des Fahrzeugs zum Transport
- Verwendung warmer Infusionslösungen

Tab. 10.1 Kurzprofil S-Ketamin

Freiname (Handelsname)	S-Ketamin oder Esketamin (z. B. Ketanest S®)*
Darreichungsform	1 Amp. à 2 ml/50 mg Ketaminhydrochlorid
Wirkmodus	Die Wirkungen (**anästhetisch, schmerzlindernd, amnestisch**) beruhen auf einem Antagonismus an NMDA-Rezeptoren. Ketamin wirkt zudem dissoziativ, sedierend, lokalanästhetisch, antikonvulsiv, bronchienerweiternd und sympathomimetisch (→ RR und Herzfrequenz ↑). ▪ Wirkeintritt: nach 30–60 s ▪ Wirkdauer:10–15 min ▪ Halbwertszeit: 80 min
Indikationen	Analgesie bei starken Schmerzen; als Kurznarkotikum; bei therapieresistentem Status asthmaticus zur Intubation; Narkoseeinleitung bei hypotoner Kreislaufsituation
Kontraindikationen	bekannte Überempfindlichkeit, art. Hypertonie, Herzinsuffizienz, KHK, frischer Myokardinfarkt, Augenverletzungen, Glaukom, Präeklampsie und Eklampsie, drohende Uterusruptur, Nabelschnurvorfall
unerwünschte Wirkungen	RR-Anstieg, Tachykardie (→ erhöhter O_2-Bedarf am Herzen), Bronchodilatation, Albträume, Halluzinationen, Erregungszustände, erhöhter Speichelfluss, Augeninnendruck ↑
Wechselwirkungen	Verlängerung und Verstärkung der Wirkung von Opioiden, Schlafmitteln, Alkohol
Dosierung	▪ Erwachsene: Narkose: 0,5–1 mg/kg KG i. v./i.o.; Analgesie: 0,125–0,25 mg/kg KG i. v./i.o., 1–2 mg/kg KG i. m. ▪ Kinder: Narkose: 2 mg/kg KG i. v./i.o.; Analgesie: 0,125–0,25 mg/kg KG i.v/i.o.

*Ketamin, das präklinisch kaum mehr zum Einsatz kommt, hat die gleiche Wirkung wie S-Ketamin. Die Dosierungen müssen jedoch verdoppelt werden.

10.7 Übergeben Sie Herrn Deiter an den chirurgischen Ambulanzarzt!

Die **Übergabe an die Kollegen in der Notaufnahme** erfolgt nach einem strukturierten Schema, um wichtige Fakten nicht zu vergessen:

- Vorstellung des Patienten mit Namen und Alter
- Beschreibung des Unfallmechanismus
- präklinisch durchgeführte Maßnahmen
- vitale Situation nach dem ABCDE-Schema
- ergänzende Informationen nach dem SAMPLER-Schema (S. 234)

Kommentar

Der Patient hatte eine offensichtliche und eindrücklich **blutende Wunde**. In so einem Fall darf sich das Rettungsteam nicht alleine auf diese Wunde konzentrieren: Spätestens nach der Blutstillung, die mit oberster Priorität zu erfolgen hat, muss der Patient nach dem ABCDE-Schema untersucht und im Secondary Survey auch entkleidet werden. Es kann sein, dass sich der Patient nicht korrekt an den Unfallmechanismus erinnert und er noch weitere Verletzungen aufweist, die ihm nicht bewusst sind.

Merke

Die Dokumentation von **Durchblutung, Motorik** und **Sensibilität** einer verletzten Extremität ist wichtig und sollte nicht vergessen werden.

Fall 11 Opiatintoxikation

11.1 Erklären Sie der Pflegebereichssekretärin den Begriff „Hilfsfrist“!

Die „**Hilfsfrist**“ ist die Zeitspanne, die zwischen der Alarmierung der Rettungsfachkräfte und dem Eintreffen beim Patienten vergehen darf. Diese Zeitspanne ist von Bundesland zu Bundesland unterschiedlich (8–15 min) in den **Landesrettungsdienstgesetzen** geregelt. Über das gesamte Jahr betrachtet, muss die Hilfsfrist bei 95 % der Einsätze eingehalten werden.

11.2 Wie prüfen Sie den Bewusstseinszustand und die Orientierung von Frau Minke?

Zum **Prüfen des Bewusstseinszustandes** spreche ich Frau Minke zuerst an. Vielleicht ist sie schwerhörig, daher wähle ich einen lauteren Tonfall. Danach berühre ich die Patientin und könnte sie dann auch leicht schütteln. Erfolgt dann noch immer keine Reaktion, setze ich einen moderaten Schmerzreiz.

Die **Orientierung** prüfe ich mit einfachen Fragen, die mir die Patientin natürlich nur beantworten kann, wenn sie bei Bewusstsein ist. Ich frage sie nach ihrem Namen, ihrem Geburtstag und dem Ort, an dem sie sich gerade befindet.

11.3 Beschreiben Sie den Untersuchungsgang der Pupillen mit der Stableuchte!

Bei der **Pupillenuntersuchung** (Abb. 11.2) beurteile ich zunächst bei mittlerer Beleuchtung die Pupillen des Patienten im Seitenvergleich. Danach leuchte ich mit einer Stableuchte in ein Auge des Patienten, mit der anderen Hand schirme ich das nicht beleuchtete Auge vor dem Licht ab und beurteile die Reaktion der beleuchteten und nicht beleuchteten Pupille („**Swinging-Flashlight-Test**“).

- Beurteilung der Pupillen bei „normalem“ Licht: sehr weit, sehr eng, unrund, seitengleich?
- Beurteilung der Reaktion der beleuchteten Pupille: Verengt sie sich (Test der Hirnnerven II und III)?
- Beurteilung der Reaktion der nicht beleuchteten Pupille, wenn ich die andere Pupille beleuchte: Verengt sie sich (konsensuelle Lichtreaktion)?

11.4 Welche unterschiedlichen Größen an Venenzugängen haben Sie zur Verfügung? Schätzen Sie die Durchflussraten/Minute!

Größen von Venenzugängen (Abb. 11.3):

- gelb: 22 ml/min
- blau: 36 ml/min
- rosa: 61 ml/min
- grün: 96 ml/min
- weiß: 128 ml/min
- grau: 196 ml/min

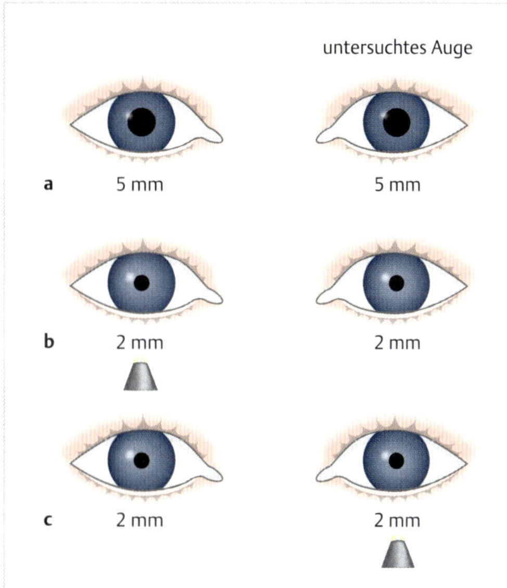

Abb. 11.2 Prüfung der Pupillenreaktionen: a: Ohne zusätzliche Beleuchtung sind die Pupillen gleich groß und erweitert, **b:** Das linke Auge wird beleuchtet, beide Pupillen verengen sich gleichermaßen. **c:** Das rechte Auge wird beleuchtet, beide Pupillen verengen sich gleichermaßen.

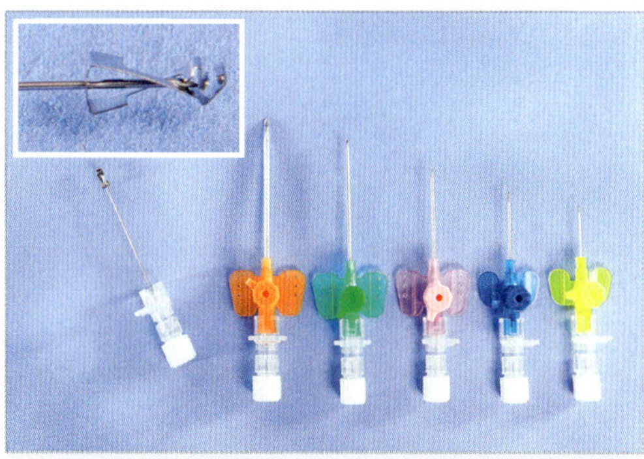

Abb. 11.3 Unterschiedliche Größen von Venenverweilkanülen (Abb. aus: Rettungssanitäter. Thieme; 2017. Foto: Kirsten Oborny)

11.5 **Schlüsseln Sie die Aussage „Da waren aber viele Pflaster auf dem Rücken von Frau Minke!" nach dem Kommunikationsmodell Schulz von Thuns auf!**

Das **Kommunikationsmodell von Schulz von Thun** geht davon aus, dass jede Nachricht 4 Seiten oder Aspekte hat, die Sender und Empfänger unterschiedlich wahrnehmen können, s. a. Abb. 4.3, S. 239:

- **Sachebene**: Bezeichnet die eigentliche Information, die vermittelt wird: „Auf dem Rücken klebten viele Pflaster."
- **Beziehungsebene**: Der Sender gibt Informationen preis, wie er sein Verhältnis zum Empfänger einschätzt: „Ihr von der Pflege habt die Medikamentengabe nicht sorgfältig gemacht."
- **Appell**: „Achtet das nächste Mal darauf, dass so etwas nicht wieder passiert – es ist gefährlich."
- **Selbstoffenbarung**: „Ich habe bei Punkt E der Untersuchung die Pflaster übersehen."

11.6 **Beschreiben Sie den Wirkstoff Fentanyl!**

Fentanyl ist ein **Opiat**-Agonist und wirkt etwa 100 × stärker als Morphin.

- **Indikationen**: stärkste Schmerzen, Narkoseeinleitung/-erhalt
- **Kontraindikationen**: Schwangerschaft, Kreislaufinstabilität, Ateminsuffizienz
- **Nebenwirkungen**: Atemdepression, Hypotonie, Thoraxrigidität, Miosis, Übelkeit, Erbrechen
- **Dosierung** zur Analgesie: 1–2 µg/kgKG

11.7 **Berechnen Sie den GCS-Punktwert von Frau Minke vor der Abfahrt!**

Ich berechne den **GCS-Wert** mit **11 Punkten** (Tab. 11.1): Öffnen der Augen auf Ansprache (3 Punkte) + gezielte Abwehr von Schmerzreizen (5 Punkte) + einzelne, unverständliche Worte (3 Punkte). Die GCS ist ein etablierter Score zur Ersteinschätzung und Verlaufskontrolle der Bewusstseinslage. Ich kann so meine subjektive Einschätzung eines Patienten objektivieren und damit sicher dokumentieren.

Tab. 11.1 Glasgow Coma Score (GCS).

Kriterium	Reaktion des Patienten	Punkte
Augen öffnen	spontan	4
	nach Aufforderung	3
	nach Schmerzreiz	2
	keine Reaktion	1
verbale Antwort	orientiert, verständlich, prompt	5
	desorientiert	4
	einzelne, unverständliche Worte	3
	Stöhnen, unverständliche Laute	2
	keine Reaktion	1
motorische Reaktion	befolgt Aufforderungen	6
	gezielte Abwehr nach Schmerzreiz	5
	ungezielte Abwehr nach Schmerzreiz (Beugen, Wegziehen)	4
	abnorme Beugung der Extremitäten („Beugesynergismen") nach Schmerzreiz	3
	plötzlich auftretende Streckbewegungen („Strecksynergismen") nach Schmerzreiz	2
	keine Reaktion	1

Kommentar

Transdermalsysteme zur Applikation von Schmerzmedikamenten sind weit verbreitet. Sie haben den Vorteil, dass der Wirkstoffspiegel im Körper durch die gleichmäßige Abgabe aus der Trägermatrix über mehrere Tage gleichbleibt. Die **Pflaster** müssen jedoch **im vorgesehenen Intervall entfernt** werden, da sie dann immer noch eine erhebliche Menge Wirkstoff enthalten – sie sind also nicht „leer". Transdermalsysteme gibt es nicht nur zur Schmerztherapie, sondern auch als Nikotinpflaster, Pflaster gegen Reiseübelkeit oder gegen Demenz, zur hormonellen Verhütung sowie zur Hormonersatztherapie.

Fall 12 Epilepsie

12.1 Was verstehen Sie unter einem epileptischen Anfall?

Ein **epileptischer Anfall** ist die plötzliche, unkoordinierte und gesteigerte Aktivität zerebraler Neuronen. Dadurch entstehen typische, meistens motorische Symptome. Möglich sind aber auch sensible, sensorische oder vegetative Symptome. Geht die Überaktivität nur von einer bestimmten Region im Gehirn aus, spricht man von **fokalen Anfällen**. Betrifft die gesteigerte Aktivität das gesamte Gehirn, handelt es sich um einen **generalisierten Anfall**.

12.2 Warum darf Ihre Kollegin den RTW in zweiter Reihe parken?

Sie darf den RTW in zweiter Reihe parken, da für Einsatzfahrzeuge des Rettungsdienstes **Sonderrechte** im Straßenverkehr eingeräumt sind. Die Sonderechte dürfen jedoch nur genutzt werden „...wenn höchste Eile geboten ist, um Menschenleben zu retten oder schwere gesundheitliche Schäden abzuwenden" (§35 Abs. 5 Straßenverkehrsordnung) und sie „dürfen nur unter gebührender Berücksichtigung der öffentlichen Sicherheit und Ordnung ausgeübt werden" (§35 Abs. 8).

12.3 Wie gehen Sie nun vor, um schnell eine potenzielle Gefährdung des Patienten zu erkennen?

Ich überprüfe zunächst das **Bewusstsein** des Patienten, indem ich ihn anspreche und dann an den Schultern schüttele. Wenn dann keine Reaktion erfolgt, setze ich einen Schmerzreiz. Danach untersuche ich den Patienten nach dem **ABCDE-Schema**, s. Abb. 24.2, S. 290 Anhand dieses Schemas kann ich Bedingungen erkennen, die für den Patienten gefährlich sind, und im gleichen Schritt behandeln.

12.4 Wie kommt es zu dem A-Problem? Was können Sie direkt tun, um dieses Problem zu beheben?

Bewusstlose Patienten haben eine **reduzierte Muskelspannung**. Daher können die Weichteile des Rachens die Luftwege verlegen. Dies passiert besonders leicht in Rückenlage, aber auch in einer nicht sachgerecht durchgeführten stabilen Seitenlage.

Ich kann den Kopf des Patienten vorsichtig **überstrecken** oder den **Esmarch-Handgriff** durchführen (Abb. 12.2). Beides führt zu einer Öffnung der oberen Atemwege.

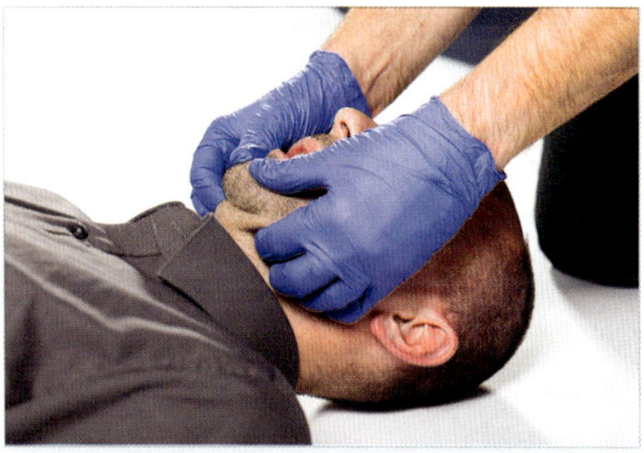

Abb. 12.2 Esmarch-Handgriff: Der Helfer umfasst vom Kopfende aus mit beiden Händen den Kieferwinkel des Patienten. Die Daumen des Helfers liegen auf dem Kinn. Der Unterkiefer wird nun mit Druck am Kiefergelenk nach oben vorne gezogen, wodurch der Zungengrund angehoben wird. Gleichzeitig wird mit dem Daumen der Mund geöffnet. Der Kopf wird hierbei nicht überstreckt, weshalb diese Methode bei Verdacht auf Verletzungen der Halswirbelsäule von Vorteil ist (Abb. aus: Rettungssanitäter. Thieme; 2017. Foto: Kirsten Oborny)

12.5 Beschreiben Sie den typischen Ablauf eines Grand-mal-Anfalls!

Typischer Ablauf eines Grand-mal-Anfalls (Abb. 12.3):

- Vor dem eigentlichen Anfall kann der Patient eine **Aura** verspüren (Gerüche, optische Eindrücke).
- Ein „**Initialschrei**" ist der Beginn des eigentlichen Anfalls.
- Der Patient sackt bewusstlos zu Boden und es kommt für kurze Zeit zu **tonischen Streckkrämpfen**.
- Nach wenigen Sekunden beginnen **rhythmische** (klonische) **Muskelkontraktionen**, die den ganzen Körper betreffen. Während dieser Zeit besteht eine **Apnoe**.
- Typische **Begleitsymptome** sind Stuhl- und/oder Urinabgang, verstärkter Speichelfluss mit Schaumbildung und ein Zungenbiss (Abb. 12.4).
- Die folgende **Terminalschlafphase** (postiktal) kann mehrere Stunden dauern. Der Patient ist zunächst somnolent oder schläfrig, er kann aber auch desorientiert und motorisch unruhig sein. An den eigentlichen Anfall erinnert er sich nicht.

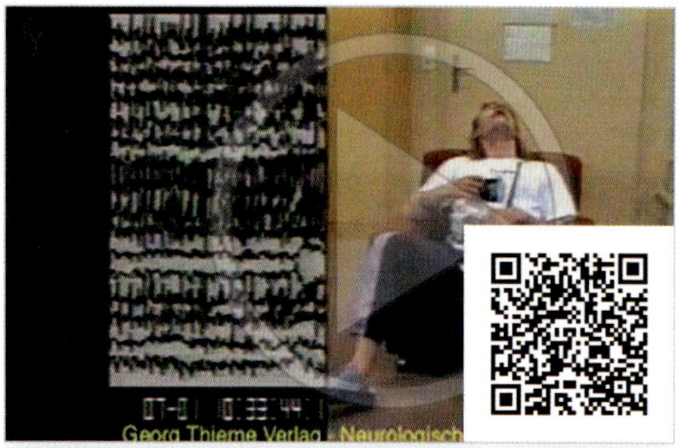

Abb. 12.3 Video eines Patienten mit Grand-mal-Anfall (Video aus: Bassetti, Mumenthaler. Neurologische Differenzialdiagnostik. Thieme; 2012)

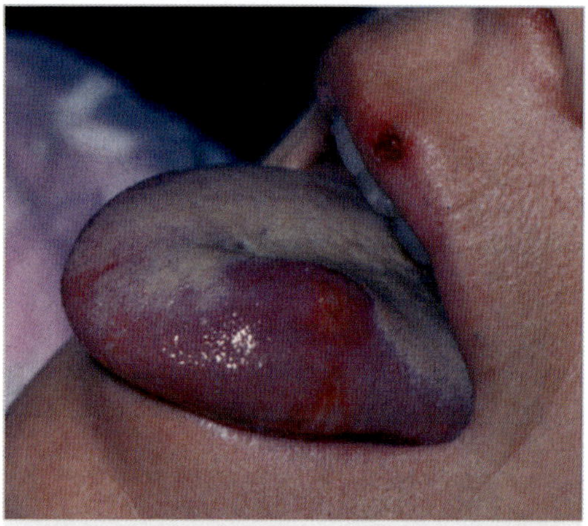

Abb. 12.4 Zungenbiss nach einem Grand-mal-Anfall (Foto aus: Mattle, Mumenthaler. Kurzlehrbuch Neurologie. Thieme; 2015)

12.6 Welches Medikament würden Sie dem jungen Mann im Falle eines erneuten Krampfanfalls geben? Charakterisieren Sie es kurz mit Wirkmechanismus und Nebenwirkungen!

Falls der junge Mann erneut krampft, würde ich ihm **Midazolam** i.v. geben. Midazolam ist ein **Benzodiazepin**. Es bindet im Gehirn an GABA-Rezeptoren und wirkt angstlösend, sedierend, antikonvulsiv und zentral muskelrelaxierend.

Wichtige **Nebenwirkungen** sind eine Atemdepression, eine paradoxe Reaktion mit Erregung sowie Schwindel, Bewusstseinsstörungen, Sehstörungen und ein RR-Abfall.

12.7 Klären Sie den Fragenden über die Risikofaktoren für einen epileptischen Anfall auf!

Jede/r kann einen epileptischen Anfall bekommen. Bestimmte **Risikofaktoren** machen die Entwicklung eines Anfalls jedoch wahrscheinlicher:

- Schlafentzug
- Flimmerlichter
- Alkoholentzug
- Hypoglykämie
- Intoxikationen
- Einnahme von Kokain, Amphetaminen oder anderen Psychostimulanzien
- Infektionen des Gehirns
- Fieber (bei Kindern)

Weitere Risikofaktoren sind Narben im Hirngewebe durch eine Operation oder ein Schädel-Hirn-Trauma sowie Hirntumoren oder -metastasen.

12.8 Was antworten Sie dem Fragenden?

Der Rettungsdienst wird in Deutschland von den gesetzlichen und privaten Krankenkassen und den Unfallversicherungen bezahlt. Auf den Patienten kommen daher **keine direkten Kosten** zu.

12.9 Wann sprechen Sie von einem Status epilepticus? Ist das gefährlich für den Patienten?

Nach den neurologischen Leitlinien wird für die Definition „**Status epilepticus**" eine Dauer des Anfalls von > 30 Minuten gefordert. Nach wesentlich kürzerer Zeit, nämlich schon nach 5 Minuten, nimmt jedoch die Wahrscheinlichkeit stark ab, dass der Anfall spontan aufhört. Daher sollte eine **pharmakologische Intervention** bei einem Patienten **nach spätestens 5 Minuten** erfolgen. Der Patient kann auch einzelne Anfälle erleiden, die so dicht hintereinander erfolgen, dass er dazwischen nicht wieder zu Bewusstsein kommt – auch dann spricht man von einem Status epilepticus.

Der **Status epilepticus** eines Grand-mal-Anfalls ist **potenziell lebensbedrohlich**: Die Letalität liegt bei 10 %.

12.10 Welche Möglichkeiten haben Sie, medikamentös einzuwirken, um einen Krampfanfall zu unterbrechen, falls Ihnen kein i.v.-Zugang gelingt?

Falls dem Patient kein i.v.-Zugang gelegt werden kann, kommen als alternativer Zugangsweg die intranasale oder intramuskuläre Gabe von Midazolam in Frage. Bei der intranasalen Gabe nutze ich das MAD (Mucosal Atomization Device). Dabei muss Midazolam in der Dosierung 15 mg/3 ml gewählt werden, damit bei einer maximal möglichen Applikation von 1 ml/Nasenloch eine wirksame Dosierung erreicht wird.
Bei der i.m.-Gabe von Midazolam nutze ich ebenfalls die Midazolam-Lösung mit der Konzentration 15 mg/3 ml.

Kommentar

Ein **Krampfanfall** ist auch für die Angehörigen ein eindrückliches Erlebnis: Häufig fühlen sie sich sehr hilflos und der Situation ausgeliefert, da die motorischen Erscheinungen gerade bei einem Grand-mal-Anfall gefährlich wirken. Jedoch sind die allermeisten Krampfanfälle selbstlimitierend und schon beendet, wenn der Rettungsdienst eintrifft.

Im Unterschied zum Erwachsenenalter kommen generalisierte Krampfanfälle bei Kindern auch im Rahmen von fieberhaften Infekten relativ häufig vor, als sog. **Fieberkrampf** (S. 169). Dafür werden das bei Kindern sich noch entwickelnde und unreife Gehirn und der typischerweise schnelle Fieberanstieg verantwortlich gemacht.

Fall 13 Lungenödem

13.1 Nennen Sie die erreichbaren inspiratorischen Sauerstoffkonzentrationen (FiO_2) bei unterschiedlichen Systemen zur Sauerstoffapplikation!

Folgende FiO_2 sind erreichbar:
- Raumluft: 21 %
- Nasenbrille: ca. 30 %
- einfache Sauerstoffmaske: 40–60 %
- Sauerstoffmaske mit Reservoirbeutel: 80–95 %
- Beatmungsmaske mit Demand-Ventil: 100 %

13.2 Beurteilen Sie Sauerstoff als Medikament! Gibt es Nebenwirkungen oder Kontraindikationen?

Sauerstoff wird in Gasflaschen mit 200 bar Füllungsdruck gelagert und Sauerstoff ist potenziell toxisch, im Notfall spielt dies jedoch keine Rolle. Trotzdem wird eine **generelle Sauerstoffgabe** für jeden Patienten **nicht empfohlen**. Die Ziel-SpO_2 liegt bei 94–98 % bzw. bei Gefahr einer Reduktion des Atemantriebs (Asthma, COPD) bei 88–92 % (ERC-Leitlinien). Im Rahmen einer Reanimation empfiehlt das ERC weiterhin eine Beatmung mit hochdosiertem Sauerstoff. Sobald der Patient jedoch wieder spontan atmet, soll auch in dieser Situation eine Überversorgung mit Sauerstoff vermieden werden. Streng sollte die Indikation v. a. in folgenden Situationen gestellt werden:
- akutes Koronarsyndrom
- ROSC
- Neugeborene

13.3 Welche Befunde können Sie am Thorax bei COPD, Lungenödem und Pneumothorax erheben?

- **COPD**: Fassthorax mit horizontaler Rippenstellung, exspiratorisches Giemen, gestaute Halsvenen, Husten, schwer auskultierbare Atemgeräusche („silent lung")
- **Lungenödem**: Rasselgeräusche, Husten
- **Spontanpneumothorax**: seitenungleiche Thoraxbewegungen beim Atmen, hypersonorer Klopfschall und abgeschwächtes Atemgeräusch auf der betroffenen Seite, gestaute Halsvenen

13.4 Welche Kontraindikationen fallen Ihnen zur NIV-Therapie ein?

Eine **nicht-invasive Beatmung** (NIV) ist in folgenden Situationen kontraindiziert:
- Ausfall der Schutzreflexe
- Bewusstseinseintrübung
- fehlende Kooperation des Patienten
- gesicherter Pneumothorax
- Blutungen aus Mund oder Nase
- Gesichtstrauma

13.5 Erklären Sie Frau Kleber, was Sie vorhaben und leiten Sie die Patientin an!

Gerade bei Patienten in Todesangst ist es wichtig, **Maßnahmen anzukündigen** und zu erklären, um deren Vertrauen und Kooperation nicht zu verlieren. Aufregung sollte vermieden werden, da sie zu einer Dekompensation des Patienten führen kann. Die Maßnahmen sollte ich positiv formulieren: „Frau Kleber, wir haben ein Gerät mitgebracht, das Ihnen beim Atmen hilft. Es funktioniert mit einer etwas größeren Maske, die ich Ihnen aber zuerst nur vor das Gesicht halte. Vielleicht ist es für Sie ungewohnt, aber vertrauen Sie mir und atmen Sie so wie jetzt auch. Ich helfe Ihnen und lasse Sie nicht alleine." Ich halte ihr nun die Maske vor das Gesicht.

„Frau Kleber, Sie machen das gut. Die Maske drückt gleich etwas fester an Ihr Gesicht, da ich sie mit Bändern fixiere. Nehmen Sie gleichmäßige, lange Atemzüge. Das Gerät hilft Ihnen gleich noch etwas mehr beim Atmen." Ich erhöhe die Druckunterstützung und danach den PEEP (Abb. 13.1).

13.6 Auf dem Monitor sieht er eine Druckkurve. Zeichnen Sie die Druckkurve, die bei der CPAP-Therapie entsteht, auf und erklären Sie diese!

CPAP ist die Abkürzung für **Continuous Positive Airway Pressure** (Abb. 13.2). Dabei wird die Spontanatmung des Patienten mit einem kontinuierlichen positiven Atemwegsdruck kombiniert. Es gibt ein unteres, jedoch positives Druckniveau, das auch nach kompletter Ausatmung des Patienten erhalten bleibt (**PEEP**: Positive End-Exspiratory Pressure). Die Ausatmung gegen dieses Druckniveau ist etwas erschwert, hält jedoch die zum Kollaps neigenden Alveolen offen. Bei der Einatmung wird der Patient durch ein höheres Druckniveau unterstützt.

Im Gegensatz dazu entsteht bei normaler Spontanatmung während der Einatmung ein durch die Thoraxausdehnung generierter Unterdruck. Die Ausatmung ist bei Gesunden ein passiver Vorgang, bei dem die elastischen Rückstellkräfte der Lunge und des Thorax einen geringen Überdruck erzeugen, der die Luft wieder entweichen lässt.

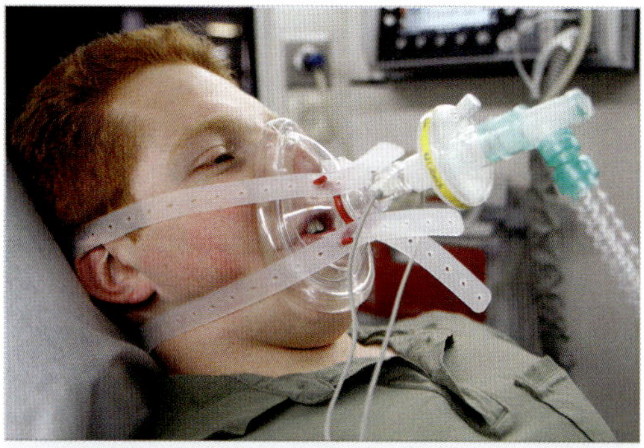

Abb. 13.1 Patient mit Maske zur NIV-Therapie
(Foto von: R. Friedle, Thieme)

13.7 Übergeben Sie Frau Kleber an den nun eintreffenden Notarzt!

Die **Übergabe an den Notarzt** erfolgt nach einem strukturierten Schema, um wichtige Fakten nicht zu vergessen:
- Vorstellung der Patientin mit Namen und Alter
- Beschreibung des Ereignisses
- bisher durchgeführte Maßnahmen
- vitale Situation nach dem ABCDE-Schema
- ergänzende Informationen nach dem SAMPLER-Schema (S. 234)

13.8 Beschreiben Sie den Aufbau der Blut-Gas-Grenze der Lunge und was bei einem Lungenödem passiert!

Die **Lungenkapillaren** werden von einer Zellschicht, dem Kapillarendothel, gebildet. Dieses grenzt auf der alveolaren Seite an eine sehr dünne Basallamina. Die **Alveole** wiederum wird ebenfalls nur durch eine Schicht Alveolarepithelzellen gebildet (Abb. 13.3). Die Diffusionsstrecke zwischen Luft und Blut beträgt beim Gesunden ca. 2 µm. Wird bei einem **Lungenödem** Blutplasma aus den Kapillaren herausgepresst, vergrößert diese Flüssigkeit die Diffusionsstrecke immens und der Gasaustausch ist stark erschwert. Die klinische Folge ist schwere Dyspnoe. Die Flüssigkeit kann sogar in die Alveolen übertreten und sich dort sammeln, was zu den typischen Rasselgeräuschen führt.

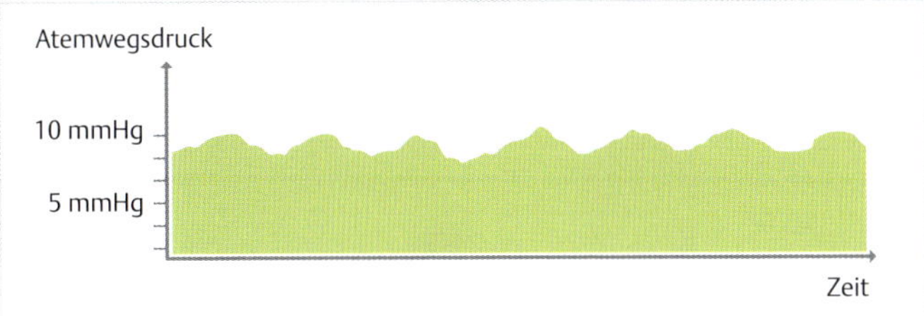

Abb. 13.2 Druck-Volumenkurve bei CPAP-Beatmung (Abb. nach: Van Aken et al. Intensivmedizin. Thieme; 2014)

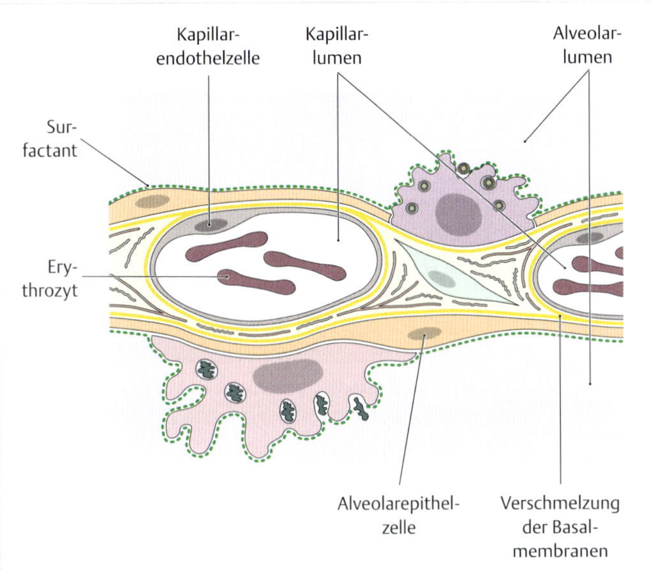

Abb. 13.3 Aufbau der Blut-Gas-Grenze der Lunge (Abb. aus: Schünke, Schulte, Schumacher. Prometheus, LernAtlas der Anatomie. Thieme; 2015. Grafiker: M. Voll)

Kommentar

Die **NIV-Therapie** ist auch in der Präklinik eine hocheffektive Therapiemöglichkeit, die v. a. bei Patienten mit Lungenödem oder schwerer COPD schnell zur Stabilisierung und Verbesserung der Situation beitragen kann. Voraussetzung ist, dass die NIV-Therapie **frühzeitig genug gestartet** wird, und zwar bevor der Patient erschöpft ist oder Bewusstseinsveränderungen aufweist. Es ist daher besser, etwas zu früh mit der Therapie zu beginnen als den richtigen Zeitpunkt zu verpassen, da dann oftmals nur noch eine Intubation die Oxygenierung sicherstellen kann.

Es gibt vielfältige **Ursachen für ein Lungenödem**:

- **kardiale Ursachen:**
  - akute oder chronische Linksherzinsuffizienz
  - Aortenklappenstenose oder Mitralklappeninsuffizienz
  - hämodynamisch relevante tachykarde oder bradykarde Herzrhythmusstörungen
  - hypertensive Entgleisung
- **nicht-kardiale Ursachen:**
  - toxisches Lungenödem (Chlorgas, Rauchgas, Sauerstoff)
  - Medikamente (Bleomycin, Azathioprin)
  - Aspiration von Salzwasser oder Magensaft
  - onkotisches Lungenödem bei Proteinmangel
  - hypoxisches Lungenödem im Rahmen der Höhenkrankheit

Fall 14 Bandscheibenvorfall

14.1 Welche Grundsätze beachten Sie beim Heben und Tragen von Lasten?

Beim **Heben von Lasten** beachte ich folgende Punkte (Abb. 14.2):
- möglichst nahe an die Last stellen, Füße hüftbreit
- mit geradem Rücken und gebeugten Knien die Last umfassen
- Last durch Kniestreckung anheben
- Anspannung der Bauchmuskulatur zur Rückenentlastung
- Wirbelsäule beim Heben nicht verdrehen

Tragen von Lasten:
- Last nahe am Körper halten
- Last auf beide Körperseiten verteilen

14.2 Welche Gedächtnisstütze können Sie verwenden, um bei der Anamnese keine relevanten Informationen zu vergessen?

Ich nutze im Einsatz Merkhilfen, damit ich sicher alle relevanten Informationen erfrage. Um die Anamnese zu ergänzen, eignet sich das **SAMPLER-Schema** (S. 234). Zur detaillierten Schmerzanamnese könnte ich z. B. nach **OPQRST** (S. 244) vorgehen.

14.3 Erklären Sie dem Patienten die numerische Ratingskala (NRS), um seine Beschwerden in Ruhe und bei Bewegung einzuordnen! Was unterscheidet die NRS von der visuellen Analogskala?

Numerische Ratingskala (Abb. 14.3): „Herr Meierschmied, stellen Sie sich eine Skala von 0–10 vor. Dabei bedeutet „0", dass Sie gar keine Schmerzen haben und „10" bedeutet den größten Schmerz, den Sie sich vorstellen können. Ordnen Sie nun Ihrem Schmerz in Ruhe eine Zahl zu und dann Ihrem Schmerz bei Bewegung."

Bei der **visuellen Analogskala** ordnet der Patient verschiedenen Gesichtsausdrücken sein aktuelles Schmerzempfinden zu, vgl. Abb. 5.5, S. 243. Diese Art der Schmerzeinschätzung ist v. a. für Kinder oder demente Patienten hilfreich.

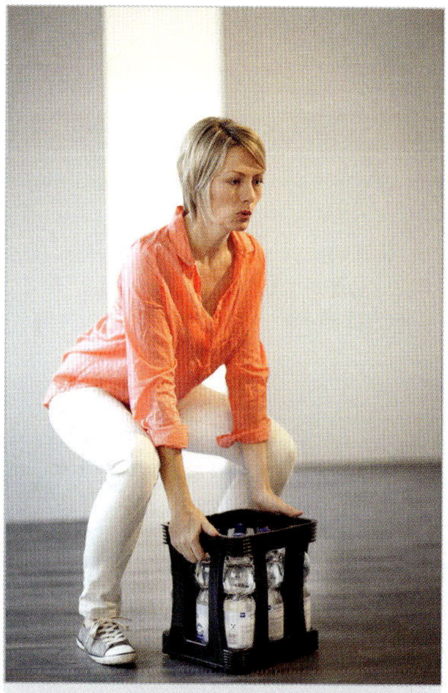

Abb. 14.2 Rückengerechtes Heben und Tragen (Foto von: H. Münch, Thieme)

14.4 Warum dürfen Sie als Notfallsanitäter einen venösen Zugang legen? Welche Nebenwirkungen kann ein venöser Zugang haben?

Notfallsanitäter dürfen unter bestimmten Voraussetzungen **invasive medizinische Maßnahmen** eigenverantwortlich durchführen („**Notkompetenz**"). Folgende Voraussetzungen müssen erfüllt sein:
- Die Maßnahme ist medizinisch indiziert.
- Die ausdrückliche oder mutmaßliche Einwilligung des Patienten liegt vor.
- Die Maßnahme wird fachgerecht durchgeführt.
- Die Maßnahme ist zur konkreten Gefahrenabwehr notwendig.

Die 3 erstgenannten Voraussetzungen müssen vorliegen, um nicht den Tatbestand der Körperverletzung zu erfüllen.

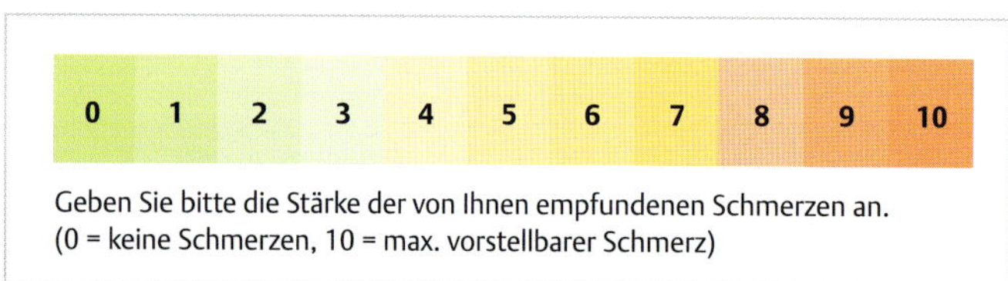

Abb. 14.3 Numerische Ratingskala (Abb. aus: Rettungssanitäter. Thieme; 2017)

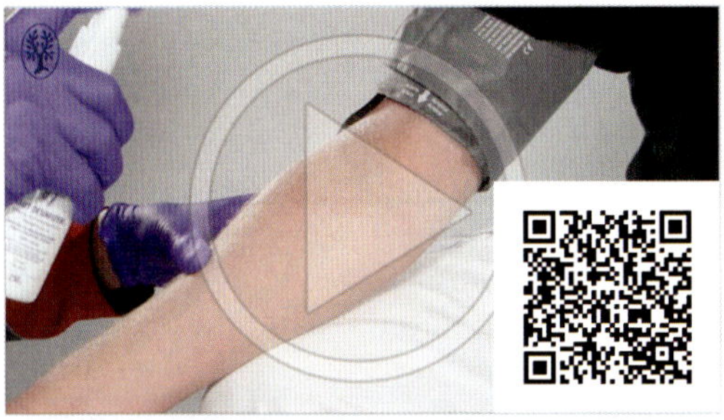

Abb. 14.4 Video zur korrekten Anlage eines venösen Zugangs

Mögliche **Nebenwirkungen eines venösen Zugangs** (Abb. 14.4) sind Schmerzen, eine Entzündung, ein Hämatom, eine Gefäß- oder Nervenverletzung, eine Thrombose oberflächlicher Venen sowie eine Dislokation mit Paravasat der Infusionslösung.

14.5 „Wie kann es sein, dass bei Rückenschmerzen auch das Bein weh tut? Warum haben Sie nach Urin- oder Stuhlverlust gefragt?"

Zwischen den einzelnen Wirbelkörpern liegen die **Bandscheiben**. Sie bestehen aus einem gallertartigen Kern und einem äußeren, faserigen Anteil. Durch Fehlbelastung und Degeneration kann der äußere Ring an Stabilität verlieren, der Gallertkern kann sich nach außen vorwölben oder sogar herausdrücken. Seitlich bedrängt die Bandscheibenvorwölbung die **Nervenwurzeln**, die den Wirbelkanal verlassen. Wölbt die Bandscheibe sich direkt nach hinten aus, kann sie den Wirbelkanal einengen. Druck auf die Nervenwurzeln macht sich als Schmerzen und Sensibilitätsstörung im Nervenverlauf oder als Lähmung bemerkbar. Druck auf die Nervenwurzel L5 würde sich z. B. als Fußheberschwäche zeigen, Druck auf die Nervenwurzel S1 als Fußsenkerschwäche (Abb. 14.5).

Motorische oder sensible Ausfälle sind ein Hinweis auf einen bedrohlichen Druck auf eine Nervenwurzel. Neben Ausfällen an den Extremitäten kann auch der **Verlust der Kontrolle über die Urin- und Stuhlausscheidung** die Folge eines Bandscheibenvorfalls sein. Es ist vorteilhaft, direkt danach zu fragen, da viele Patienten aus Scham diese Beschwerden nicht ansprechen oder den Zusammenhang nicht sehen.

14.6 Nennen Sie die Wirkungen und mögliche Nebenwirkungen von Metamizol! Welche Kontraindikationen kennen Sie und wann beginnt die Medikamentenwirkung?

Metamizol wirkt schmerzlindernd, fiebersenkend und krampflösend, s. a. Tab. 5.1, S. 243.

- **Nebenwirkungen**: Blutdruckabfall, sehr selten Schädigung der Blutbildung (Agranulozytose)
- **Kontraindikationen**: Hypotonie, Allergie gegen den Wirkstoff, Blutbildungsstörungen
- **Wirkungseintritt**: 20–30 min nach i. v.-Gabe

14.7 Wie gestalten Sie die Umlagerung und den Transport Ihres Patienten?

Bei einem Bandscheibenvorfall sollte der Patient zum Transport **immobilisiert** werden. Zudem muss sichergestellt sein, dass die **Analgesie ausreichend** ist. Bestehen nicht nur Schmerzen, sondern auch Lähmungserscheinungen, sollte ein Notarzt nachalarmiert werden.

Ich entschließe mich, Herrn Meierschmied achsengerecht mit einer Schaufeltrage auf die **Vakuum-**

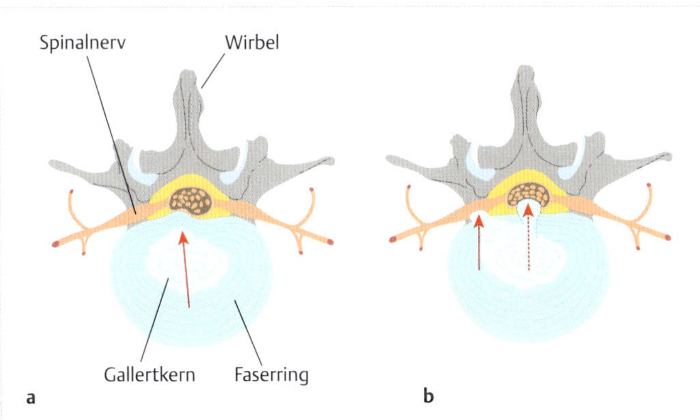

Abb. 14.5 Anatomische Verhältnisse bei Bandscheibenvorfällen: a: Protrusion: Vorwölbung des Gallertkerns in den Faserring (Pfeil), **b**: Lateraler (Pfeil) und medialer (gestrichelter Pfeil) **Bandscheibenprolaps** (Abb. nach: Wülker, Taschenlehrbuch Orthopädie und Unfallchirurgie. Thieme; 2015)

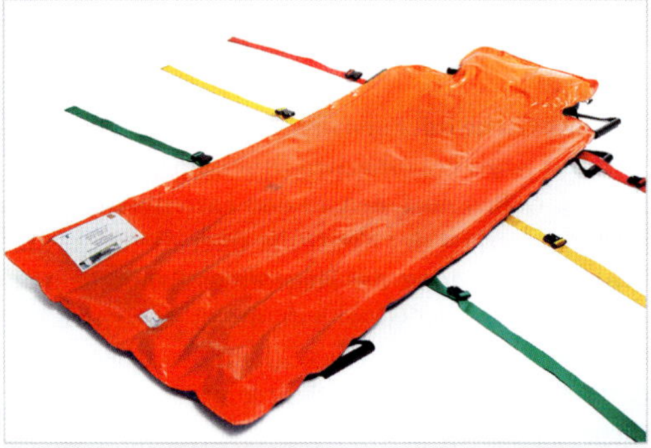

Abb. 14.6 **Vakuummatratze** (Abb. aus: Rettungssanitäter. Thieme; 2017. Foto: Kirsten Oborny)

matratze umzulagern, die ich auf der Trage vorbereitet habe (Abb. 14.6). Dann wird die Vakuummatratze so anmodelliert, dass eine größtmögliche Immobilisation entsteht. Falls notwendig, kann auch eine Art Stufenlagerung hergestellt werden.

14.8 **Welche Erkrankungen können auch Rückenschmerzen auslösen, ohne dass die Ursache im Rücken liegt?**

Mögliche **Ursachen für Rückenschmerzen** ohne Ursache im Rücken:
- Nierenbeckenentzündungen
- Entzündungen der Bauchspeicheldrüse
- Herzinfarkt
- Lungenembolie
- Aortendissektion
- Wehentätigkeit, vgl. Fall 20 (S. 93)

Kommentar

Die meisten **Rückenschmerzen** sind harmlos. Es gibt aber einige Hinweise, die aus „normalen" Rückenschmerzen eine echte Notfallsituation machen:
- Taubheitsgefühl an der Oberschenkelinnenseite und im Genitalbereich
- unwillkürlicher Stuhl- oder Urinabgang
- akute Lähmungserscheinungen
- begleitendes hohes Fieber (Hinweis auf eine Infektion)

Fall 15 Hypovolämischer Schock

15.1 **Mit welchen Gefahren müssen Sie bei diesem Einsatz rechnen? Was beurteilen Sie, während Sie sich nähern?**

Wenn ich mich einer Einsatzsituation nähere, versuche ich, sie entsprechend der Richtschnur **„4 S"** schon aus der Entfernung einzuschätzen:
- **Scene**: Es handelt sich um einen Einsatz in einer Halle mit einem Gabelstapler, die Anzahl der Betroffenen ist noch unklar.
- **Safety**: Ich beurteile die Fremd- und Eigengefährdung. Ist der Gabelstapler geparkt und gesichert? Hat er noch etwas aufgeladen, was abgeladen werden muss? Besteht Explosions- oder Brandgefahr? Geht von Stromquellen eine Gefahr aus? Ist die Einsatzstelle für andere erkennbar und entsprechend abgesichert?
- **Situation**: Der Notfall scheint sich hinter dem Gabelstapler ereignet zu haben, die Anzahl der Betroffenen muss geklärt werden.
- **Support**: Benötige ich weitere Unterstützung?

15.2 **Welche Rückmeldung geben Sie Ihrem Kollegen?**

„Es handelt sich um einen **kritischen Patienten**. Du gehst sofort zum RTW zurück, forderst den Notarzt nach und bringst auf dem Rückweg die Beckenschlinge und das Spineboard mit."

15.3 **Welchen GCS-Wert erhält der Patient von Ihnen?**

- **Augen**: Öffnen der Augen nach Schmerzreiz, 2 Punkte
- **beste verbale Reaktion**: orientiert, 5 Punkte
- **beste motorische Reaktion**: befolgt gezielt Aufforderungen, 6 Punkte

Aktuell hat mein Patient einen GCS-Wert von **13 Punkten**, s. Tab 11.1.

15.4 Welche Probleme hat Ihr Patient? Was ist Ihre nächste Maßnahme? Erläutern Sie Ihre Entscheidung!

Bei der Untersuchung nach dem ABCDE-Schema habe ich erkannt, dass mein Patient ein **C-Problem** hat, also ein Kreislaufproblem: Der Blutdruck ist niedrig und der Patient hat eine tachykarde Herzfrequenz, die Rekapillarisierungszeit ist verlängert. Zudem weist er Prellmarken und ein Hämatom am Becken auf. Ich entscheide mich daher, ihm umgehend eine **Beckenschlinge** anzulegen (Abb. 15.2).

Die Entscheidung für eine Beckenschlinge habe ich nach dem **KISS-Schema** getroffen. Eine klinische Untersuchung des Beckens wird präklinisch nicht mehr durchgeführt:

- **K**inematik: Sturz aus > 3 m Höhe, Hochrasanztrauma
- **I**nspektion: Hämatom, Prellung, Beinlängendifferenz, Fehlstellung, Blutung aus Urethra
- **S**chmerzen
- **S**tabilisierung: korrekte Anlage der Beckenschlinge

15.5 Wie gestalten Sie das Infusionsmanagement? Was bedeutet permissive Hypotonie?

Zunächst wähle ich einen möglichst großvolumigen Zugang. Als erste Infusionslösung erhält der Patient **500 ml kristalloide Lösung**, die ich ihm als Bolus und als Druckinfusion gebe. Die nächste Infusion appliziere ich dann freilaufend und passe die Tropfgeschwindigkeit an die Klinik des Patienten an.

Unter **permissiver Hypotonie** versteht man die Toleranz eines unphysiologisch niedrigen Blutdrucks, um eine vermutlich weiterhin bestehende aktive Blutung zu verlangsamen.

15.6 Welche Durchflussraten erhalten Sie mit den unterschiedlichen Venenzugängen?

Siehe Tab. 15.1

15.7 Wie beurteilen Sie in diesem Fall die Nützlichkeit eines i.o.-Zugangs? Welche generellen Kontraindikationen gibt es für diese Art von Zugang?

Die spontane Durchflussrate eines **i.o.-Zugangs** ist gering. Selbst mit Druckbeutel ist ein solcher Zugang bei Erwachsenen **nicht als Volumenzugang** geeignet.

In einer **lebensbedrohlichen Notfallsituation** gibt es **keine Kontraindikationen** gegen einen

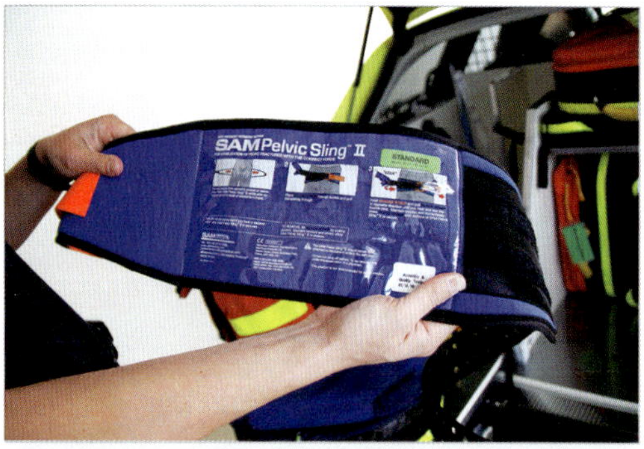

Abb. 15.2 Beckenschlinge (Foto von: V. Knigge, Thieme)

Tab. 15.1 Verschiedene Venenverweilkanülen, vgl. Abb. 11.3.

Farbcode	Außendurchmesser in G*	Durchfluss
gelb	24 G	22 ml/min
blau	22 G	36 ml/min
rosa	20 G	61 ml/min
grün	18 G	96 ml/min
weiß	16 G	128 ml/min
grau	14 G	196 ml/min
orange	12 G	343 ml/min

*G: Je kleiner die Gauge-Zahl, umso größer ist der Außendurchmesser.

i.o.-Zugang. Folgende patientenseitige Bedingungen können jedoch die erfolgreiche Anwendung einschränken:

- Frakturen am Punktionsknochen
- vorangegangene intraossäre Punktionsversuche an der gleichen Stelle
- proximal der Punktionsstelle vorliegende Gefäßverletzungen (Paravasat)
- einliegendes Osteosynthesematerial

15.8 Übergeben Sie Ihren Patienten an den zusteigenden Notarzt!

Die **Übergabe an den Notarzt** erfolgt nach einem strukturierten Schema, um wichtige Fakten nicht zu vergessen:

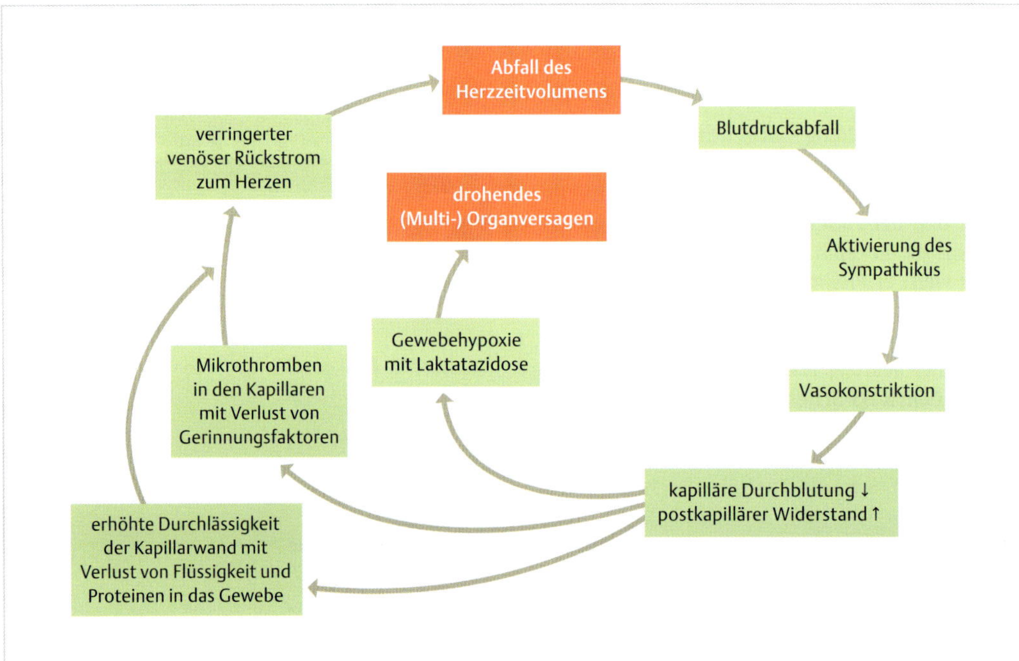
Abfall des Herzzeitvolumens
Blutdruckabfall
Aktivierung des Sympathikus
Vasokonstriktion
kapilläre Durchblutung ↓ postkapillärer Widerstand ↑
erhöhte Durchlässigkeit der Kapillarwand mit Verlust von Flüssigkeit und Proteinen in das Gewebe
Mikrothromben in den Kapillaren mit Verlust von Gerinnungsfaktoren
Gewebehypoxie mit Laktatazidose
drohendes (Multi-) Organversagen
verringerter venöser Rückstrom zum Herzen

Abb. 15.4 Pathophysiologie des Schocks

- Vorstellung des Patienten mit Namen und Alter
- Beschreibung des Unfallmechanismus
- Nennen der bisher durchgeführten Maßnahmen
- vitale Situation nach dem ABCDE-Schema
- ergänzende Informationen nach dem SAMPLER-Schema (S. 234)

15.9 Welche Maßnahmen sollten nun auf der Fahrt noch erfolgen?

- Maßnahmen zum Wärmeerhalt (Decke, warme Infusionslösungen)
- Reassessment
- Anlage eines zweiten, möglichst großvolumigen Zugangs
- Ansprechen der Gabe von Tranexamsäure zur Verbesserung der Gerinnungssituation
- Die Gabe von kolloidalen Infusionslösungen kann erwogen werden.
- Abhängig von Fahrtzeit und Patientenzustand kann eine Intubation notwendig werden.

Kommentar

Pathophysiologie des hämorrhagischen Schocks

Bei einem hypovolämischen Schock (Abb. 15.4) besteht ein **absoluter Volumenmangel**. Damit die Blutversorgung von Gehirn und Herz erhalten bleibt, wird zunächst die Blutversorgung der Extremitäten und im weiteren Verlauf auch der inneren Organe vermindert. Die Folge ist eine **anaerobe Stoffwechsellage** der unterversorgten Organe mit Anfall von Laktat und anderen Stoffwechselprodukten. Diese bewirken eine **Azidose**. Durch Veränderung der Fließeigenschaften des Blutes in den Kapillaren können sich dort **Mikrothromben** bilden, die Gerinnungsfaktoren verbrauchen und so die **Gerinnung** weiter verschlechtern. Ebenfalls ungünstig auf die Gerinnung wirken Hypothermie, Azidose und Verdünnungseffekte durch Infusionslösungen. Zudem erhöht sich die Kapillardurchlässigkeit für Flüssigkeit, sodass die Hypovolämie verstärkt wird. Aus zunehmender Hypovolämie und Gerinnungsproblematik entsteht ein sich verstärkender **Schockkreislauf**.

Fall 16 Instabile Angina pectoris

16.1 Was verstehen Sie unter einer instabilen Angina pectoris?

Die Symptomatik der **Angina pectoris** entsteht durch eine myokardiale Mangeldurchblutung. Typische Merkmale einer **instabilen Angina pectoris** sind:
- erstmaliges Auftreten von Angina-pectoris-Beschwerden
- Auftreten von Beschwerden in Ruhe
- Zunahme der Anfallsdauer, Anfallshäufigkeit oder Schmerzintensität.
- Auftreten der Beschwerden innerhalb von 2 Wochen nach einem Myokardinfarkt

16.2 Welche Risikofaktoren für eine KHK kennen Sie?

Risikofaktoren für eine koronare Herzkrankheit (KHK):
- Adipositas
- ungünstige Blutfettwerte (hohes LDL- und niedriges HDL-Cholesterin, erhöhte Triglyzeride)
- Rauchen
- Diabetes mellitus
- männliches Geschlecht
- psychosozialer Stress
- Bewegungsmangel

16.3 An welche Differenzialdiagnosen müssen Sie bei Brustschmerzen denken?

Differenzialdiagnosen bei Brustschmerzen:
- kardiovaskuläre Erkrankungen:
  - Aortendissektion
  - Herzinfarkt
  - Myokarditis
- gastrointestinale Erkrankungen:
  - Reflux
  - Magengeschwür
- orthopädische Erkrankungen:
  - HWS/BWS-Syndrom
  - Interkostalneuralgie
  - Blockierungen
- pulmonale Erkrankungen:
  - Lungenembolie
  - Pleuritis

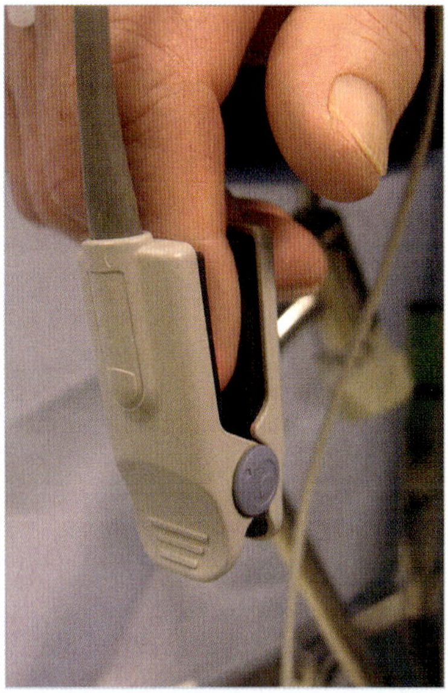

Abb. 16.2 Pulsoxymetrie (Foto von: D. Jensen, Thieme)

16.4 Wie gehen Sie mit der Sauerstoffgabe bei einem Patienten mit akutem Koronarsyndrom um?

Die **Sauerstoffgabe** sollte **nicht unreflektiert** bei jedem Patienten erfolgen, da Sauerstoff – wie jedes Medikament – auch Nebenwirkungen aufweist. Bei einem **akuten Koronarsyndrom** liegt der **Zielwert** der SpO_2 bei **94–98 %**. Besteht bei dem Patienten zusätzlich das Risiko einer Atemdepression, liegt der Zielwert bei 88–92 % (ERC-Leitlinien). Liegt die gemessene Sauerstoffsättigung unterhalb dieses Zielwertes, erhält der Patient 4–8 l Sauerstoff.

16.5 Nennen Sie Faktoren, die eine korrekte Messung der peripheren Sauerstoffsättigung mit dem Pulsoxymeter verhindern können!

Fehlerquellen der Pulsoxymetrie (Abb. 16.2):
- Dislokation des Sensors
- Blutdruckmessung am gleichen Arm
- Zentralisation des Kreislaufs mit schlechter peripherer Durchblutung
- lackierte oder durch Nikotin verfärbte Fingernägel

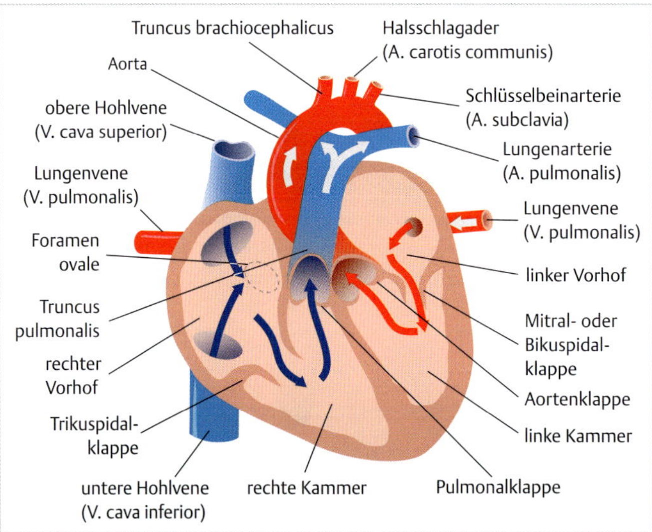

Abb. 16.4 Weg des Blutes durch das Herz: Die Pfeile stellen die Flussrichtung dar: blaue Pfeile: sauerstoffarmes Blut; rote Pfeile: sauerstoffreiches Blut (Abb. aus: I care – Anatomie, Physiologie. Thieme; 2015)

16.6 Welche Fragen müssen Sie Herrn Weimar vor der erstmaligen Gabe des Nitrosprays noch stellen?

Vor der erstmaligen Gabe eines Medikaments kläre ich meinen Patienten über mögliche **Nebenwirkungen** auf. Der Umfang der Aufklärung hängt dabei von der Dringlichkeit der Medikamentengabe und der Bedrohlichkeit der Situation ab.

Bei Nitroglycerin muss ich den Patienten zudem nach der Einnahme von Medikamenten aus der Gruppe der **Phosphodiesterase-5-Hemmer** (PDE-5-Inhibitoren) fragen. Diese Medikamente werden zur Behandlung der pulmonalen Hypertonie und der erektilen Dysfunktion eingesetzt (z.B. Cialis®, Levidra®, Avanafil®, Viagra®).

16.7 Übergeben Sie Herrn Weimar an den Notarzt!

Die **Übergabe an den Notarzt** erfolgt nach einem strukturierten Schema, um wichtige Fakten nicht zu vergessen:

- Vorstellung des Patienten mit Namen und Alter
- Beschreibung des Ereignisses
- Nennen der bisher durchgeführten Maßnahmen
- vitale Situation nach dem ABCDE-Schema
- ergänzende Informationen nach dem SAMPLER-Schema (S. 234)

16.8 Geben Sie eine Kurzcharakteristik des Medikaments Acetylsalicylsäure!

Siehe Tab. 1.1, S. 231.

16.9 Welche Gefäße enden oder beginnen direkt am Herzen und welche Herzklappen gibt es?

Folgende große Gefäße finden sich direkt am Herzen (Abb. 16.4):

- Die **Aorta** entspringt aus der linken Kammer. Direkt nach ihrem Abgang entspringen aus ihr die Koronararterien (Herzkranzgefäße).
- Die **Pulmonalarterie** entspringt aus der rechten Kammer.
- Die **Pulmonalvenen** münden in den linken Vorhof.
- Die **Vena cava superior** (obere Hohlvene) und die **V. cava inferior** (untere Hohlvene) münden in den rechten Vorhof.

Die **Aortenklappe** (Taschenklappe) befindet sich zwischen linker Kammer und Aorta, die **Pulmonalklappe** (Taschenklappe) zwischen rechter Kammer und Pulmonalarterie. Die **Trikuspidalklappe** dient als Ventil zwischen rechtem Vorhof und rechter Kammer, die Bikuspidalklappe (=Mitralklappe) als Ventil zwischen linkem Vorhof und linker Kammer.

Kommentar

Das **„Akute Koronarsyndrom“** (ACS) ist zunächst eine Arbeitsdiagnose. Es umfasst folgende Krankheitsbilder, vgl. Abb. 1.5, S. 232:

- instabile Angina pectoris
- STEMI (Myokardinfarkt mit ST-Hebung)
- NSTEMI (Myokardinfarkt ohne ST-Hebung)

Die Komplikationsrate des ACS ist hoch: Bei diesen Patienten ist höchste Aufmerksamkeit vom Rettungspersonal gefordert. Mögliche **Akutkomplikationen** sind Herzinsuffizienz, Lungenödem, Herzrhythmusstörungen, Sehnenfadenabriss mit akuter Klappeninsuffizienz, Myokardruptur mit Perikardtamponade und plötzlicher Herztod.

Fall 17 Hypoglykämie

17.1 Was tun Sie als erstes?

Herr Graulich macht ein unregelmäßiges, schnarchendes Geräusch bei der Atmung. Das bedeutet, er hat eine Obstruktion der oberen Atemwege, die ich sofort behandeln muss. Mit dem **Esmarch-Handgriff** mache ich die Atemwege frei und halte sie offen, s. Abb. 12.2, S. 259. Bei bewusstseinsgetrübten oder bewusstlosen Patienten können die Weichteile des Rachens durch den herabgesetzten Muskeltonus die oberen Atemwege verlegen. Aber auch Nahrungsreste oder Erbrochenes können diesen Effekt haben.

17.2 Welche Fehlerquellen fallen Ihnen bei der Blutzuckermessung ein?

Mögliche Fehlerquellen bei der Blutzuckermessung:

- Desinfektion der Lanzettenpunktionsstelle mit Alkohol
- Verwendung des ersten Bluttropfens nach der Lanzettenpunktion, da dieser Tropfen noch Zellmaterial enthalten kann
- Das Blut wurde herausgequetscht, es enthält dann im Verhältnis zu viel Plasma.
- Das Testfeld des Reagenzstäbchens sollte komplett mit Blut bedeckt sein.

17.3 Gibt es Grenzwerte, ab denen man von einer Unterzuckerung spricht?

Ein **normaler Blutzuckerspiegel** bei Erwachsenen liegt **zwischen 70 und 120 mg/dl**.

Als **Hypoglykämie** (Unterzuckerung) werden i.d.R. Werte **< 60 mg/dl plus passende Symptome** gewertet. Jedoch reagieren Patienten unterschiedlich auf eine Unterzuckerung: Erste Symptome können schon ab 70 mg/dl auftreten, während adaptierte Patienten wesentlich niedrigere Werte tolerieren können.

17.4 Wie kann es zu einer Unterzuckerung bei einem Diabetiker kommen?

Meistens ist die **relative Überdosierung von Insulin** die Ursache für eine Hypoglykämie oder ein Einnahmefehler bei oralen Antidiabetika. Die Überdosierung von Insulin erfolgt meistens unbeabsichtigt. Wurde weniger Nahrung aufgenommen oder hat der Patient einen Infekt, sich sportlich betätigt oder vermehrt Alkohol getrunken, müsste die Insulindosis reduziert werden.

17.5 Was und wieviel lassen Sie sich aufziehen? Worauf müssen Sie vor der Injektion achten?

Zur Akuttherapie der Hypoglykämie bei einer bewusstlosen Person benötige ich **konzentrierte Glukose** zur i. v.-Therapie. Ich möchte dem Patienten 5–10 g Glukose i.v. geben. Bei einer 20 % Glukoselösung wären es 25–50 ml, bei einer 40 % Glukoselösung würde ich für die Applikation von 10 g nur 25 ml benötigen. Da konzentrierte Glukoselösungen sehr gewebereizend ist, muss ich auf eine sichere intravenöse Lage des Venenzugangs achten. Dann spritze ich die Lösung so in den Venenzugang, dass die Infusion noch weiter tropft – damit erziele ich eine ausreichende Verdünnung, um Venenverletzungen vorzubeugen.

Wenn ein **unterzuckerter Patient noch wach** ist und erhaltene Schutzreflexe hat, ist auch eine **orale Glukosezufuhr** möglich. Geeignet sind Fruchtsäfte oder Traubenzuckertäfelchen. Dazu lasse ich den Patienten etwas trinken oder etwa 6 Stück Traubenzucker zerkauen.

17.6 Nehmen Sie Stellung zu der Verwendung einer G5-Infusionslösung als Therapie der Hypoglykämie!

Die Gabe von Glukose 5 % als Infusionslösung ist bei einer akuten Hypoglykämie **absolut kontraindiziert**: Während einer Unterzuckerung befindet sich inner- und auch außerhalb der Zellen zu wenig Glukose. Die geringe Menge Glukose, die in einer G5-Lösung enthalten ist, würde sehr schnell aufgenommen werden. Zurück bliebe reines Wasser. Dieses Wasser würde sich dann entlang des Konzentrationsgefälles in das Gewebe verteilen, auch in das Gehirn, und dort zu einem Hirnödem führen.

17.7 Welche Tests können Sie durchführen, um sich einen Überblick über die Neurologie des Patienten zu machen?

Um mir einen **Überblick über den neurologischen Zustand des Patienten** zu verschaffen, gehe ich so vor:
- Ich frage nach der Orientierung zu Person, Zeit und Ort.
- Ich beurteile den Bewusstseinszustand des Patienten anhand der GCS.
- Ich beurteile die Pupillenfunktion.
- Ich führe den FAST-Test (S. 233) durch.

17.8 Erzählen Sie aus Luisas Sicht, was sie gesehen und wahrgenommen haben könnte: Herr Graulich bemerkt die Unterzuckerung, sagt es Luisa, fällt dann hin und hat einen kurzen epileptischen Anfall.

Luisa berichtet: „Mein Vater hatte kurz vorher noch die Getränkekisten vom Einkaufen runter in den Keller getragen und dann wollte er sich setzen und etwas trinken. Er sagte mir noch, dass er nicht richtig sehen könne, und hat mich in den Keller geschickt, um eine Cola zu holen. Als ich wieder oben war, lag er da und hatte die Arme an der Seite ausgestreckt und verdreht und hat komisch gezuckt. Das hat dann aber gleich wieder aufgehört. Als er dann nicht aufgestanden ist, habe ich die 112 gewählt."

17.9 Fassen Sie noch einmal die Symptome einer Unterzuckerung zusammen! Warum kommt es zu diesen Beschwerden?

Die **Symptome einer Unterzuckerung** lassen sich zum einen erklären aus der Aktivierung über die Adrenalinausschüttung (adrenerge Symptome) und zum anderen aus dem direkten Glukosemangel, der auf das Gehirn wirkt (Glukosemangel-Symptome):

- **adrenerge Symptome:**
  - Unruhe
  - starkes Schwitzen
  - Tachykardie

- **Glukosemangel-Symptome:**
  - Orientierungsprobleme
  - jegliche Art des neurologischen Defizits
  - Krampfanfälle
  - Bewusstlosigkeit

17.10 Welche Maßnahmen sollten Sie vor der Abfahrt wiederholen?

Vor der Abfahrt mache ich noch ein **Reassessment** bei Herrn Graulich. Zudem muss ich auch den Blutzuckerspiegel erneut bestimmen: Je nach Ursache der Hypoglykämie kann der Blutzuckerspiegel im Verlauf erneut abfallen. Aus diesem Grund sollten Patienten, die eine Hypoglykämie hatten und Fremdhilfe benötigten, nur in Ausnahmefällen zuhause belassen werden.

Kommentar

Hypoglykämien sind ein häufiger Alarmierungsgrund im Rettungsdienst. Zudem muss auch bei jeder unklaren Bewusstseinseintrübung an eine Hypoglykämie gedacht und der Blutzuckerspiegel bestimmt werden. Die **Symptome** zu Beginn einer Hypoglykämie sind **vielfältig**, sehr viele verschiedene neurologische Auffälligkeiten sind möglich. Obwohl viele Diabetiker die Frühsymptome einer Hypoglykämie kennen und auch diesbezüglich geschult werden, gibt es immer wieder Fälle, die zu spät erkannt oder behandelt werden, weshalb die Patienten dann auf Fremdhilfe angewiesen sind.

Fall 18 MANV

18.1 Definieren Sie die Begriffe „Großschadenslage“ und „Katastrophe“!

Großschadenslage: Es besteht Gefahr für das Leben oder die Gesundheit zahlreicher Menschen durch Naturereignisse oder Unfälle, für die die vorgehaltenen Einsatzkräfte des Regelrettungsdienstes zur Versorgung nicht ausreichen. Die Entscheidung, ob es sich bei einem Ereignis um eine Großschadenslage handelt, ist daher vom individuellen Ereignis im Verhältnis zur allgemeinen Lage im betroffenen Rettungsdienstbereich abhängig.

Katastrophe: Bei einem solchen Ereignis wird ein wesentlicher Teil der örtlichen Infrastruktur zerstört. Die Bewältigung mit Mitteln und Einsatzstrukturen des Rettungsdienstes alleine ist nicht möglich. Der Katastrophenschutz muss zur Bewältigung der Lage eingreifen.

18.2 Was bedeutet die Abkürzung MANV? Was ist ein „Bereitstellungsraum“?

MANV bedeutet **Massenanfall an Verletzten** und ist definiert als ein Notfall mit einer größeren Anzahl von Verletzten oder Erkrankten sowie anderen Geschädigten oder Betroffenen, der mit der vorhandenen und einsetzbaren Vorhaltung des Rettungsdienstes aus dem Rettungsdienstbereich nicht versorgt werden kann.

Der **Bereitstellungsraum** ist Teil der rettungsdienstlichen Organisationsstruktur: Er befindet sich in einiger Entfernung vom Ereignis. Einsatzkräfte werden dort gesammelt und bei Bedarf zum Rettungsmittelhalteplatz angefordert.

18.3 Was sind die Aufgaben des ersteintreffenden Rettungsmittels bei einem MANV?

Aufgaben des ersteintreffenden Rettungsmittels bei einem MANV:
- Absicherung der Einsatzstelle (soweit möglich)
- erste Rückmeldung zur Leitstelle nach Lagebeurteilung auf Sicht
- Lageerkundung
- Gefahrenanalyse
- zweite Rückmeldung an die Leitstelle
- Raumordnung für anwesende und nachrückende Kräfte
- Sichtung der Patienten
- Einteilung vorhandener Kräfte

18.4 Welche Gefahren sind am Einsatzort für die Einsatzkräfte denkbar?

Bei der Einschätzung potentieller Gefahren für die Einsatzkräfte hat sich die **Gefahrenmatrix** bewährt (4A 1C 4E):
- **A**temgifte, **A**ngstreaktionen, **a**tomare Gefahren, **A**usbreitung
- **c**hemische Stoffe
- **E**xplosion, **E**insturz, **E**lektrizität, **E**rkrankung

18.5 Beschreiben Sie kurz die Problematik bei der Behandlung eines einzelnen Menschen im Rahmen eines MANV!

Zu Beginn eines Einsatzes mit einer großen Anzahl an Verletzten überwiegt die Zahl der Betroffenen bei weitem die personellen und materiellen Ressourcen des Rettungsdienstes. In dieser Phase steht nicht die Individualmedizin im Vordergrund, sondern es geht darum, **möglichst viele Verletzte** mit den knappen Ressourcen **möglichst gut** zu **versorgen**. Sind die entsprechenden Strukturen geschaffen und ist genug Rettungspersonal vor Ort, sollte so früh wie möglich wieder zur Individualmedizin zurückgekehrt werden.

18.6 Nennen Sie die Sichtungskategorien bei einem MANV und geben Sie jeweils ein typisches Patientenbeispiel!

Siehe Tab. 18.1.

> **Merke**
>
> **Sichtung** ist ein **dynamischer**, sich wiederholender **Prozess**, da sich der Zustand der Patienten jederzeit ändern kann (Abb. 18.2).

18.7 Welche Aufgaben hat der OrgLRD? Welche Westenfarbe trägt die Einsatzleitung?

Der **OrgLRD** (organisatorischer Leiter Rettungsdienst) übernimmt die technisch-taktische Führung des Einsatzabschnittes Rettungsdienst:
- organisatorische Führungsaufgaben
- Umsetzung der Anordnungen des leitenden Notarztes (LNA)
- Umsetzung einer effektiven Kommunikationsstruktur

Tab. 18.1 Sichtungskategorien bei einem MANV.

Kategorie	Farbmarkierung	Beschreibung	Behandlungspriorität	Beispiel
SK1	rot	vitale Gefährdung, die aber durch eine sofortige Behandlung abwendbar ist	sofortige Behandlung	Patient mit spritzender arterieller Blutung bekommt ein Tourniquet angelegt und wird in Schocklage gelegt.
SK2	gelb	schwere Verletzung, aber keine vitale Gefährdung	dringende Behandlung	beidseitige Unterschenkelfraktur
SK3	grün	keine oder nur leichte Verletzungen, keine Gefährdung	spätere Behandlung	Schürfwunden
SK4	blau	Patienten, die aufgrund ihrer Verletzungsschwere und unter Berücksichtigung der Gesamtschadenslage das Ereignis wahrscheinlich nicht überleben.	abwartende Behandlung	Patient mit Atemstillstand, der auch nach Freimachen und Öffnen der Atemwege nicht atmet

- verantwortlich für die Infrastruktur und Raumordnung der Einsatzstelle
- Die **Einsatzleitung** trägt eine **weiße Weste mit Reflektorstreifen**.

18.8 Erklären Sie, warum es wichtig ist, dass kein Patient ohne Rücksprache mit LNA/OrgLRD die Einsatzstelle verlässt!

Insbesondere leichtverletzte, gehfähige Patienten können versuchen, auf eigene Faust die nächste Klinik zu erreichen. Damit **blockieren** sie jedoch die **Ambulanzen** und binden Ressourcen, die für andere Patienten benötigt werden. Verteilen sich Betroffene unregistriert und selbstständig, kann die Kapazität der umliegenden Krankenhäuser nicht mehr richtig eingeschätzt werden. Auch Rückfragen zum **Verbleib von Personen** sind ohne Registrierung nicht möglich.

Die Einrichtung eines **Sammelraums für Betroffene** mit qualifizierter Betreuung ist sinnvoll, um das selbstständige Entfernen von der Einsatzstelle zu verhindern.

Kommentar

Die Bewältigung von **Großschadenslagen** hat vor dem Hintergrund der steigenden Terrorgefahr eine neue Bedeutung gewonnen. Zunehmend finden auch Elemente aus der taktischen Medizin Zugang in den zivilen Bereich. Als Beispiele seien hier die Nutzung des Tourniquets und die neuen Hämostyptika (Medikamente zur lokalen Blutstillung) genannt.

Jeder, der im Rettungsdienst tätig ist, muss sich darüber im Klaren sein, dass er wirklich einmal in die Situation kommen kann, einen **Massenanfall von Verletzten** (MANV) bewältigen zu müssen. Bei jeder Gelegenheit sollte daher die Möglichkeit genutzt werden, an regionalen oder überregionalen Großübungen teilzunehmen, um die eigene Handlungskompetenz zu erhalten.

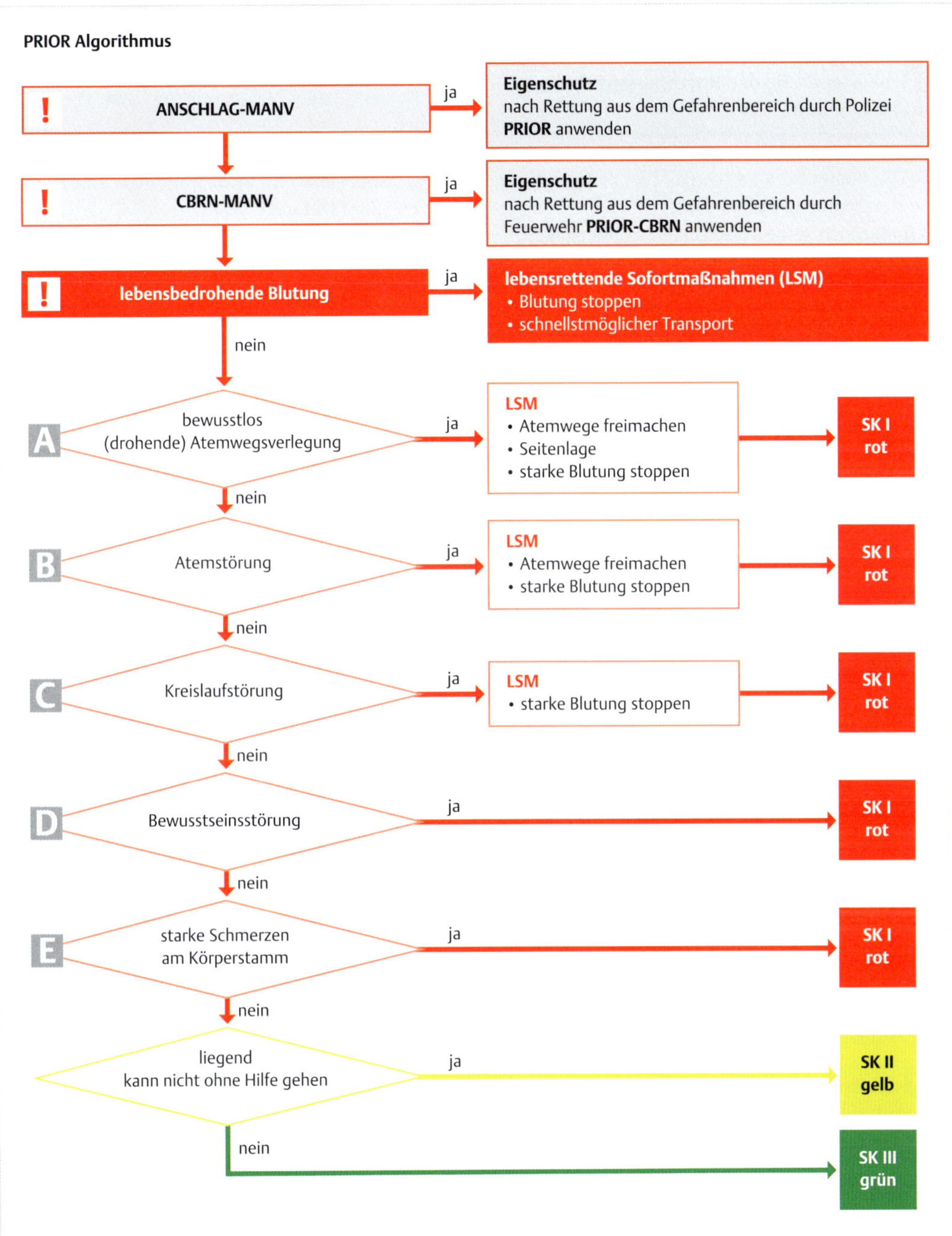

Abb. 18.2 PRIOR®-Algorithmus (Primäres Ranking zur Initialen Orientierung im Rettungsdienst) **zum schematischen Ablauf der nicht-ärztlichen Vorsichtung** (Quelle: Deutsche Gesellschaft für Katastrophen Medizin e. V., http://www.dgkm.org/sites/default/files/PRIOR%20Taschenkarte.pdf)

Fall 19 Arterieller Gefäßverschluss

19.1 Beurteilen Sie den Rhythmusstreifen (Abb. 19.2, S. 89)!

- Es sind keine P-Wellen abgrenzbar.
- Die QRS-Komplexe sind schmal, aber unregelmäßig.
- Die Herzfrequenz ist tachykard.
- Es finden sich keine ST-Streckenveränderungen.
- Das EKG zeigt ein **tachykardes Vorhofflimmern**.

19.2 Welche Arbeitsdiagnose haben Sie aufgrund der erhobenen Befunde? Wie lagern Sie den Patienten?

Aufgrund der Anamnese und Untersuchung gehe ich von einem **akuten arteriellen Gefäßverschluss des rechten Beins** aus: Das rechte Bein ist kaudal einer Linie oberhalb des Kniegelenks blass-grau und kalt. Der Patient hat zudem starke Schmerzen und zeigt im EKG ein Vorhofflimmern, das ursächlich für den Gefäßverschluss sein könnte.

Ich lagere das betroffene Bein **nach unten hängend**, um so die Durchblutung zu fördern. Außerdem achte ich auf eine **gute Abpolsterung** der Extremität. Das Bein darf **nicht angewärmt** werden, da dies die Schädigung verstärken würde.

19.3 Zählen Sie die klassischen klinischen Zeichen eines arteriellen Gefäßverschlusses auf!

Typisch für einen arteriellen Gefäßverschluss sind die „**6 P**“:
- Schmerz (**P**ain)
- Blässe (**P**aleness) und Kälte
- Pulslosigkeit (**P**ulselessness)
- Gefühlsstörungen (**P**aresthesia)
- motorische Störungen (**P**aralysis)
- Schwäche/Schock (**P**rostration)

19.4 Erklären Sie den Zusammenhang zwischen dem Vorhofflimmern und dem Gefäßverschluss des Patienten!

Bei **Vorhofflimmern** ist die elektrische Erregung der Vorhöfe unkoordiniert, wodurch sie sich nicht geordnet kontrahieren können. In den Vorhöfen können Thromben entstehen, die dann über die Blutbahn in die Peripherie verschleppt werden. Ein Thrombus, der im linken Vorhof entstanden ist, kann so über die Aorta und die Beckenarterien bis in das Bein gelangen und zu einem **akuten arteriellen Verschluss** führen.

Marcumar® (Phenprocoumon) ist ein gerinnungshemmendes Medikament, das normalerweise die Entstehung von Thromben verhindert. Dazu muss es jedoch regelmäßig eingenommen und kontrolliert werden.

19.5 Übergeben Sie Ihren Patienten an den nun anwesenden Notarzt!

Die **Übergabe an den Notarzt** erfolgt nach einem strukturierten Schema, um wichtige Fakten nicht zu vergessen:
- Vorstellung des Patienten mit Namen und Alter
- Beschreibung des Ereignisses
- Nennen der bisher durchgeführten Maßnahmen
- vitale Situation nach dem ABCDE-Schema
- ergänzende Informationen nach dem SAMPLER-Schema (S. 234)

19.6 Nennen Sie mögliche Nebenwirkungen, mit denen Sie nach der Gabe von Morphin rechnen müssen!

Morphin ist ein **Opiat-Rezeptor-Agonist** und hat neben der analgetischen Wirkung eine Reihe von Nebenwirkungen, vgl. Tab. 30.1, S. 306:
- Atemdepression
- Übelkeit und Erbrechen
- Spasmen der glatten Muskulatur (Bronchospasmus, Harnverhalt)
- Verhaltensänderungen

19.7 Welches Zielkrankenhaus halten Sie für diesen Patienten am geeignetsten?

Aufgrund der Gefäßproblematik ist das Bein des Patienten bedroht. Die Blutversorgung muss so schnell wie möglich wiederhergestellt werden. Ein Krankenhaus mit **Gefäßchirurgie** wäre daher optimal.

19.8 Nennen Sie die Gefäße, die das Blutgerinnsel passiert hätte, wenn es einen Schlaganfall mit einer linksseitigen Hemiparese ausgelöst hätte!

Das Blutgerinnsel wäre durch den **linken Vorhof** und die Bikuspidalklappe (Mitralklappe) in die **linke Kammer** geflossen und von dort über die Aortenklappe in die **Aorta ascendens**. Dann wäre es durch den Aortenbogen und den **Truncus brachiocephalicus** in die rechte A. carotis communis bzw. **A. carotis interna** gelangt und hätte im weiteren Verlauf die Blutversorgung der rechten Hirnseite unterbrechen können (Abb. 19.3).

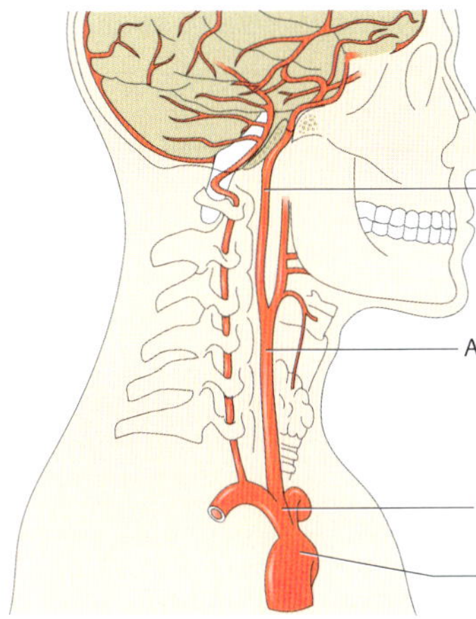

Abb. 19.3 Arterielle Versorgung des Gehirns über die A. carotis (Abb. nach: Bommas-Ebert, Teubner, Voß. Kurzlehrbuch Anatomie und Embryologie. Thieme; 2011)

Kommentar

Bei einem **akuten arteriellen Gefäßverschluss** ist die Extremität des Patienten bedroht. Die Ischämietoleranz der Gewebe ist unterschiedlich, jedoch sind schon nach 2–4 Stunden irreversible Schäden an den Nerven möglich, nach 6–8 Stunden an der Muskulatur.

Die Extremität sollte **gut gepolstert** und **tief gelagert** und der Patient umgehend in einer Gefäßchirurgie vorgestellt werden. Selbst wenn es dort gelingt, die Durchblutung der Extremität wiederherzustellen, ist der Patient durch die Folgen der Ischämie bedroht. Er kann ein Kompartmentsyndrom durch Gewebeschwellung erleiden oder Anteile zerstörter Muskelzellen können zu einer Hyperkaliämie mit Rhythmusstörungen, zu einem Nierenversagen und zu einem septischen Verlauf führen.

Fall 20 Geburt

20.1 Mit welchen Gefahren müssen Sie generell während eines Einsatzes rechnen? Beschreiben Sie alle Aspekte, die Ihnen einfallen!

Schon bevor der eigentliche Einsatz beginnt, kann ich Informationen sammeln, die es zu nutzen gilt. Während der Anfahrt habe ich die Möglichkeit, mich mit meinem Kollegen auszutauschen – vielleicht kennt einer von uns schon den Einsatzort oder möchte noch etwas zum gemeinsamen Vorgehen besprechen. An der Einsatzstelle angekommen, hilft mir das **Akronym SSS**, relevante Informationen zu sammeln:

- **Scene**: Ich schätze die Einsatzstelle ein und parke den RTW vorausschauend.
- **Safety**: Meine eigene Sicherheit hat oberste Priorität. Ungesicherter fließender Verkehr, unberechenbare Handlungen betroffener Personen, Gleise, Strom oder (Haus-)Tiere sind einige der Stichworte, die wichtig sind.
- **Situation**: Jetzt liegt der Fokus auf dem Patienten und seiner konkreten Situation. Was hat stattgefunden? Gibt es Krafteinwirkungen auf den Patienten? Müssen weitere Hilfskräfte angefordert werden (zum Retten, Bergen oder Tragen)?

20.2 Beschreiben Sie den normalen Verlauf einer Geburt! Wie planen Sie Ihr Vorgehen?

Eine **normale Geburt** lässt sich in 3 Phasen einteilen (Abb. 20.2, Abb. 20.3):

- In der **Eröffnungsperiode** dehnen muttermundwirksame Wehen den Muttermund auf 10 cm auf. Während dieser Periode werden die Wehen immer stärker und treten in kürzeren Abständen auf. Am Ende dieser Phase kommen die Wehen alle 2 min und dauern ca. 60 Sekunden an.
- Die **Austreibungsphase** beginnt, wenn der Muttermund komplett eröffnet ist. Die Frau erlebt einen Presszwang, dem sie sich nicht widersetzen kann. Der Kopf wird von außen sichtbar. Ist der

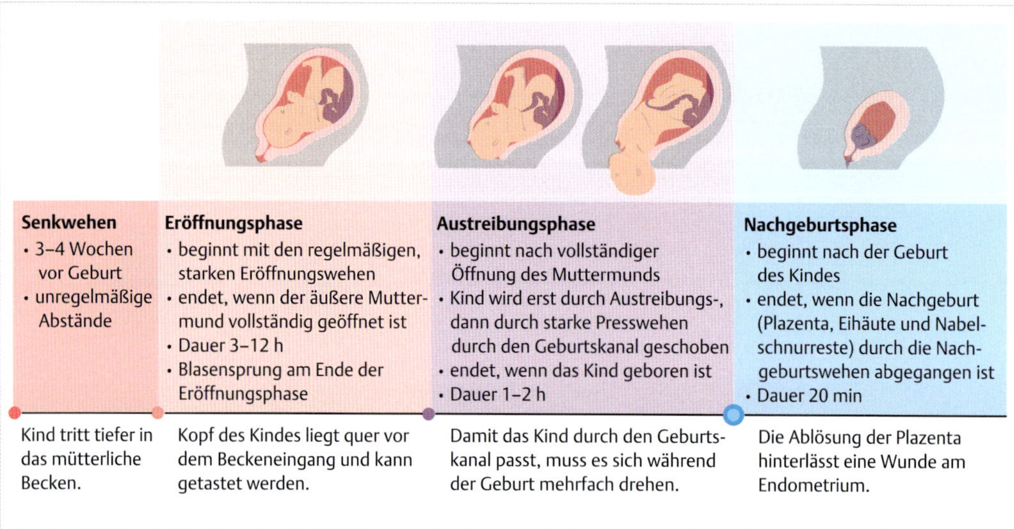

Abb. 20.2 Phasen der Geburt (Abb. aus: I care – Anatomie, Physiologie. Thieme; 2015)

Kopf vollständig geboren, dreht sich das Kind mit dem Gesicht weiter nach oben, sodass die Schultern geboren werden können.
- Im Anschluss folgt die **Nachgeburtsperiode**, die mit der Geburt der Plazenta endet.

Im Fallbeispiel ist der Kopf schon sichtbar, ich **stütze das Kind**, damit es nicht auf den Boden fällt und beruhige die Mutter. Das wichtigste, was ich als nächstes brauche, sind **Handtücher**. Damit kann ich für den Wärmeerhalt sorgen und das Kind stimulieren, falls es Hilfe bei der Anpassung benötigt.

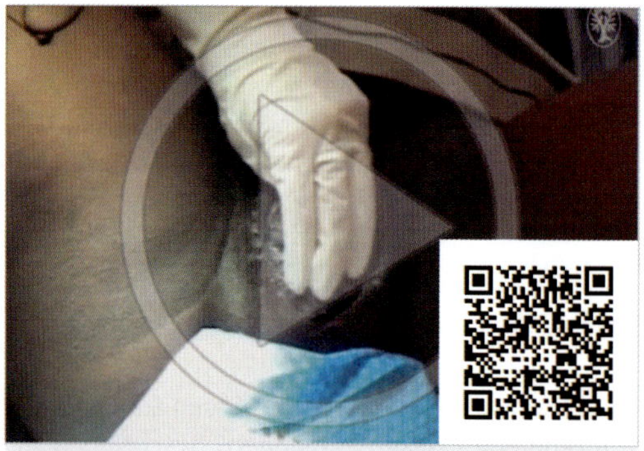

Abb. 20.3 Video einer normalen Spontangeburt (Video aus: Weyerstahl, Stauber. Duale Reihe Gynäkologie und Geburtshilfe. Thieme; 2013)

20.3 Beschreiben Sie die Reifezeichen eines Neugeborenen!

Folgende klinische Zeichen kennzeichnen ein **reifes Neugeborenes**:
- normal aussehende Ohrmuscheln
- Mindestens ein Hoden befindet sich im Skrotum bzw. die großen Schamlippen überdecken die kleinen.
- Die Fingernägel überragen die Fingerkuppen.
- Das Kopfhaar ist kräftig und seidig.
- keine übermäßige Lanugobehaarung

20.4 Wie verhält sich ein gesundes Neugeborenes direkt nach der Geburt?

Das gesunde Neugeborene sollte **schreien**, sich aktiv **bewegen** und eine **Herzfrequenz > 100/min** haben. Zum Zeitpunkt dieses einfachen Ersteindrucks ist das Kind noch nicht abgenabelt. Eine Zyanose der Extremitäten und zentral ist kurz nach der Geburt normal. Die kurzfristigen und engmaschigen Verlaufskontrollen des klinischen Zustandes anhand des APGAR-Scores sind wichtig, um eine Anpassungsstörung mit verzögertem oder fehlendem Anstieg der Sauerstoffsättigung zu entdecken (Tab. 20.1).

20.5 Wie können Sie das Baby sanft stimulieren und ihm damit die Anpassung etwas erleichtern?

Die meisten Probleme nach der Geburt entstehen durch eine verzögerte Eröffnung der Lunge des Neugeborenen. Wenn die Lunge nicht mit Luft gefüllt

Tab. 20.1 An der rechten Hand gemessene (präduktale) SpO_2-Werte nach der Geburt.

Minuten nach der Geburt	SpO_2
2 min	60 %
3 min	70 %
4 min	80 %
5 min	85 %
10 min	90 %

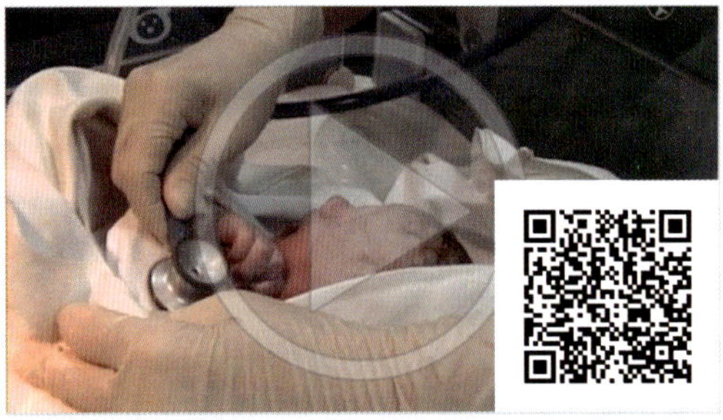

Abb. 20.4 Video zum APGAR-Score (Video aus: Gortner et al. Duale Reihe Pädiatrie. Thieme; 2018)

Tab. 20.2 APGAR-Score.

Merkmal	2 Punkte	1 Punkt	0 Punkte
Aussehen	rosige Hautfarbe an Rumpf und Gliedmaßen	rosige Hautfarbe am Rumpf, Gliedmaßen bläulich	Rumpf und Gliedmaßen blass und bläulich
Puls	> 100/min	< 100/min	kein Puls messbar
Grimassieren	Schreien, Husten, Niesen	Verziehen des Gesichts	kein Grimassieren
Aktivität	aktiv, spontane Bewegungen	Arm- und Beingelenke gebeugt	schlaff
Respiration	kräftiges Schreien	langsame, unregelmäßige Atmung	keine Atmung

wird, kann sich auch der Kreislauf nicht umstellen. Falls das Kind direkt nach der Geburt nicht beginnt, von selbst zu schreien, stimuliere ich es durch **vorsichtiges Abrubbeln mit dem Handtuch**. Diese Maßnahme ist für die meisten Kinder ausreichend. Absaugen gehört nicht zur regelhaften Versorgung eines Neugeborenen. Zudem soll die Sauerstoffgabe bei Neugeborenen restriktiv gehandhabt werden. Wird Sauerstoff gegeben, sollte unbedingt die niedrigste effektive Konzentration angestrebt werden, um eine SpO_2 von 90–95 % zu erreichen.

20.6 Was sagt Ihnen der APGAR-Score, welche Kriterien fließen ein?

Siehe Tab. 20.2 und Abb. 20.4.

Je nach Ausprägung werden für das jeweilige Merkmal 0–2 Punkte vergeben:

- **9–10 Punkte**: unauffälliges Neugeborenes
- **7–8 Punkte**: noch normales Neugeborenes
- **4–6 Punkte**: mäßig beeinträchtigtes Herz-Kreislauf-System
- **0–3 Punkte**: hochgradig beeinträchtigtes Herz-Kreislauf-System

Der APGAR-Score wird 1 min, 5 min und 10 min nach der Geburt erhoben.

20.7 Was wäre Ihr nächster Eskalationsschritt gewesen, wenn das Baby nicht angefangen hätte, zu schreien?

Folgende Kriterien zeigen mir, dass das Neugeborene **weitere Hilfe** benötigt: Herzfrequenz < 100/min, schlaffer Muskeltonus, sich nicht kontinuierlich innerhalb der ersten Minuten zurückbildende zentrale Zyanose, fehlende suffiziente Eigenatmung. Ich gehe folgendermaßen vor:

- Das Kind wird zur weiteren Versorgung **sofort abgenabelt**, dabei wird es idealerweise 10 cm unterhalb des Plazentaniveaus gehalten. Geschnitten wird zwischen 2 Nabelklemmen, in 20 cm Entfernung vom kindlichen Nabel.
- Das Kind wird **in frische, trockene Tücher eingeschlagen** und weiter stimuliert.

- Die **Atemwege** werden **geöffnet**, d.h. der Kopf in Neutralposition gebracht und wegen des prominenten Hinterkopfs der Schulterbereich etwas unterlagert, s. Abb. 3.4, S. 236.
- Abgesaugt werden nun nur sichtbare, zähe Sekrete. Zu tiefes und forciertes Absaugen kann einen Vagusreiz mit weiterer Bradykardie oder einen Laryngospasmus auslösen.
- Ich appliziere nun **5 verlängerte Beatmungshübe**. Die Inspiration soll 2–3 Sekunden gehalten werden. Diese Beatmungshübe dienen der Entfaltung der Lunge und werden mit Raumluft und einem erhöhten Beatmungsdruck von 30–40 mmHg durchgeführt.
- Bei der Beatmung muss ich **auf die Kopfposition des Kindes achten**, da in dieser Stresssituation leicht die optimale Positionierung verloren geht.

20.8 Was erklären Sie der Kollegin zu dieser Maßnahme?

Nach einer komplikationslosen Geburt erfolgt die **Abnabelung** (Abb. 20.5) des Kindes, wenn die Nabelschnur nicht mehr pulsiert. Dazu soll das Kind etwa 10 cm unterhalb des Plazentaniveaus liegen. 2 Nabelklemmen werden 10 cm vom Bauch des Kindes entfernt platziert und die Nabelschnur mit einer sterilen Schere durchtrennt. Der kindsseitige Nabelstumpf wird mit einer Kompresse verbunden. Der Zeitpunkt der Abnabelung ist auch der **„offizielle" Geburtszeitpunkt** und muss **dokumentiert** werden.

20.9 Wie kommunizieren Sie mit der Mutter, welche verbalen und nonverbalen Mittel nutzen Sie?

Ich versuche, der Mutter zu zeigen, dass wir uns gut um sie kümmern. Ich erkläre ihr die Dinge, die ich mit dem Baby tue und versuche, dabei **ruhig und professionell** zu handeln und zu sprechen. Wenn ich mit der Mutter spreche, knie ich mich neben sie, damit ich auf Augenhöhe mit ihr sprechen kann, ich kann ihr auch die Hand auf den Arm legen. Ich **berücksichtige** die **Intimsphäre** der Mutter und versuche, ihr die Situation so angenehm wie möglich zu machen. Ich **nehme** ihre **Sorgen und Ängste** wahr und versuche, ihre Emotionen anzusprechen.

20.10 Was müssen Sie mit der Nachgeburt tun?

Sobald die **Nachgeburt** geboren ist, kontrolliere ich diese auf Vollständigkeit und packe sie in eine Tüte, um sie der Mutter mit ins Krankenhaus zu geben. Die Ärzte dort möchten die Kontrolle auf Vollständigkeit meistens wiederholen. Verbleiben Reste der Plazenta unerkannt im Uterus, kann das zu schweren Entzündungen führen.

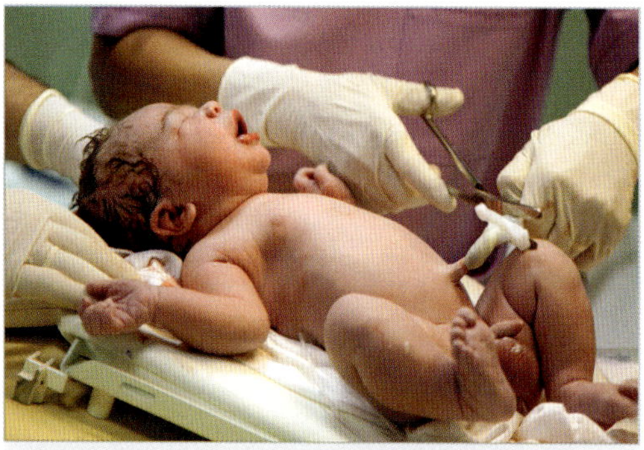

Abb. 20.5 Abnabelung eines Neugeborenen
(Foto von: J. Szasz-Fabian, Fotolia)

20.11 Überlegen Sie, warum diese Maßnahmen vor dem Transport der Mutter wichtig sind!

Nach der Geburt der Plazenta ist es sinnvoll, den **Geburtsort von Blut zu reinigen** und vaginal einmal **nach größeren Geburtsverletzungen** zu **schauen**. Nur wenn ich einmal die Umgebung und die Mutter von Blut gereinigt habe, kann ich feststellen, ob die Mutter nach der Geburt weiter blutet. Ein fortgesetzter Blutverlust nach der Geburt der Plazenta ist für die Mutter eine potenziell lebensbedrohliche Situation. Auch deshalb sollte ich einen **möglichst großvolumigen Zugang** für den Transport wählen.

20.12 Erklären Sie Ihrer Kollegin, was bei der Anpassung des Neugeborenen nach der Geburt passiert!

Im Mutterleib mischt sich das sauerstoffreiche Blut aus der Plazenta mit dem sauerstoffarmen Blut aus den Hohlvenen des Fetus und erreicht dann das Herz, von wo aus es den fetalen Kreislauf beginnt (Abb. 20.6). Ein Großteil des Blutes, das den rechten Vorhof des Kindes erreicht, tritt direkt durch das **Foramen ovale** in den linken Vorhof über, strömt von dort in die linke Herzkammer und dann in die Aorta. **Nur ein kleiner Teil des Blutes** strömt in die rechte Herzkammer und von dort aus **in die Lungenschlagader**. Da die Lunge nicht belüftet ist, ist der Lungengefäßwiderstand hoch, der sich dem Blutfluss entgegenstellt. Daher nimmt ein großer Teil des Blutes in der Lungenschlagader als „Ausweiche" den Weg über eine Gefäßverbindung zwischen dem Hauptstamm der Lungenschlagader und dem absteigenden Teil der Körperschlagader. Dieses Gefäß nennt man **Ductus arteriosus Botalli**.

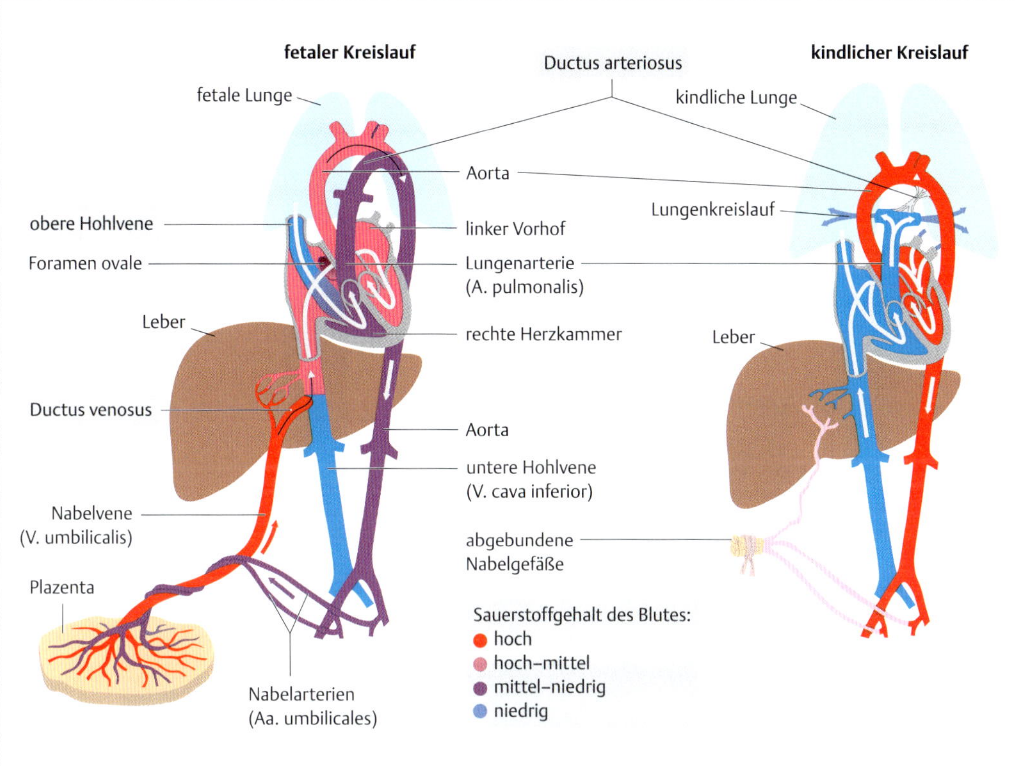

Abb. 20.6 Fetaler und kindlicher Kreislauf im Vergleich (Abb. aus: I care – Anatomie, Physiologie. Thieme; 2015)

Mit den ersten Atemzügen eröffnet sich die Lunge und der Gefäßwiderstand sinkt rapide. Somit wird die Lunge nun sehr leicht durchblutet und es strömt fast kein Blut mehr über das Foramen ovale oder den Ductus arteriosus, die sich innerhalb kurzer Zeit nach der Geburt komplett verschließen.

Kann ein Kind nach der Geburt nicht atmen, können diese Umstellungsprozesse nicht stattfinden und eine Oxygenierung des Blutes über die Lunge ist unmöglich.

Kommentar

Reanimation von Neugeborenen

Liegt die Herzfrequenz 30 Sekunden nach Beginn einer suffizienten Beatmung weiterhin < 60/min, müssen Thoraxkompressionen begonnen werden. Dies ist bei ca. 0,05–0,5 % aller Neugeborenen notwendig und fast immer die Folge von respiratorischen Störungen. Eine Reanimation direkt nach der Geburt wird mit einem Verhältnis von 3:1 durchgeführt. Dieses Verhältnis ist nur mit einer 2-Helfer-Methode zu erreichen (Abb. 20.7).

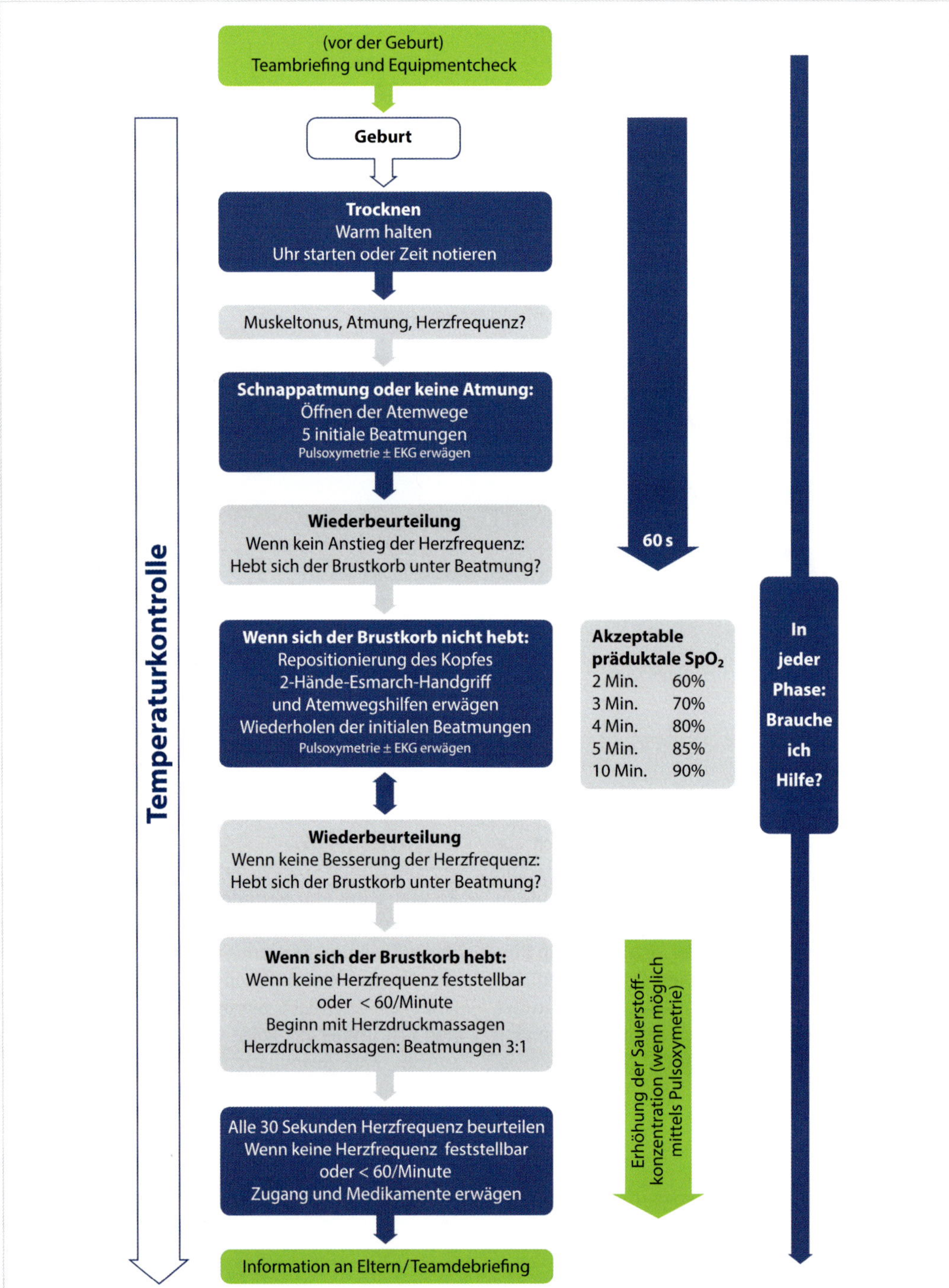

Abb. 20.7 Kardiopulmonale Reanimation von Neugeborenen (Abb. aus: Wyllie J, Bruinenberg J, Roehr C et al. Die Versorgung und Reanimation des Neugeborenen. Notfall Rettungsmed (2015) 18:964; © German Resuscitation Council (GRC) und Austrian Resuscitation Council (ARC) 2015))

Fall 21 Hypertensive Krise

21.1 Beschreiben Sie, wie Sie Frau Schmidt strukturiert untersuchen!

Jeder Notfallpatient wird nach einem standardisierten Schema untersucht. International durchgesetzt hat sich das Vorgehen nach dem **ABCDE-Schema**, s. Abb. 24.2, S. 290. Es ist wichtig, sich immer wieder die einzelnen Untersuchungsschritte ins Gedächtnis zu rufen, um sie mit der Zeit und der zunehmenden Routine nicht zu vergessen und Befunde so zu übersehen.

21.2 Sie möchten den neurologischen Zustand der Patientin genauer untersuchen. Wie gehen Sie vor?

Zur **neurologischen Untersuchung** gehören verschiedene Teilschritte. Zunächst prüfe ich das Bewusstsein der Patientin. Ich objektiviere meine Befunde mit dem **AVPU-Schema** (Tab. 21.1) oder der **GCS**, Tab. 11.1, S. 258. Danach teste ich die Orientierung der Patientin und befrage sie zu ihrer Person, zum Ort und zur Zeit. Anschließend prüfe ich die **Pupillenfunktion** und beurteile die Lichtreaktion im Seitenvergleich (S. 257). Die Motorik der Patientin beurteile ich mit dem **FAST-Test** (S. 233) und ich überprüfe die Sensibilität der Arme und Beine im Seitenvergleich. Wenn ich diese Schritte durchgeführt habe und keine Auffälligkeiten finden konnte, liegt mit hoher Wahrscheinlichkeit kein neurologischer Notfall vor.

Tab. 21.1 AVPU-Schema.

AVPU	Reaktion des Patienten
A (Alert)	Der Patient ist ansprechbar und orientiert.
V (Verbal Stimuli)	Der Patient reagiert nur auf (laute) Ansprache.
P (Painful Stimuli)	Der Patient reagiert nur auf Schmerzreize.
U (Unresponsive)	Der Patient ist nicht ansprechbar und bewusstlos.

21.3 Sie bemerken die Sorgen der Patientin, wie gehen Sie auf sie ein?

Ich gebe mir Mühe, in diesem Augenblick **kongruent** zu **kommunizieren**, d.h. ich passe meinen Tonfall und meine Körpersprache so an, dass die Patientin spürt, dass ich sie und ihre **Sorgen erkannt** habe und **ernst nehme**. Auf diese Art und Weise gelingt es mir einfacher, ein Vertrauensverhältnis herzustellen und die Patientin fühlt sich sicher und kompetent betreut.

21.4 Wie legen Sie eine Blutdruckmanschette richtig an? Worauf müssen Sie achten?

Bei der **Blutdruckmessung** sollte der Patient ruhig liegen oder sitzen, um den Messwert nicht durch Muskelanspannungen zu verfälschen. Der Messarm sollte sich in Herzhöhe befinden. Die Größe der Manschette muss zum Oberarm des Patienten passen: Zu breite Manschetten messen den Blutdruck zu niedrig, zu schmale Manschetten dagegen zu hoch. Schließlich sollten Wiederholungsmessungen am gleichen Arm durchgeführt werden, dazu bleibt die angelegte Manschette am besten am Patientenarm, bis die Übergabe im Krankenhaus erfolgt ist.

21.5 Erläutern Sie, wie die Messung des Blutdrucks nach Riva-Rocci funktioniert!

Bei der Blutdruckmessung kommt das **Messprinzip nach Riva-Rocci** zum Einsatz (Abb. 21.2). Dazu wird die Manschette 30 mmHg über den Wert aufgepumpt, bei dem der Radialispuls nicht mehr zu tasten ist. Nun wird die Luft langsam aus der Manschette gelassen. Der Blutdruck kann jetzt auf verschiedenen Wegen bestimmt werden:

- Bei der **palpatorischen Messung** kann nur der systolische Blutdruck bestimmt werden: Sobald der arterielle Druck den abnehmenden Manschettendruck übersteigt, ist der Radialispuls tastbar.
- Bei der **auskultatorischen Messung** werden der systolische und der diastolische Druck mittels der Korotkow-Geräusche bestimmt. Sobald mit dem Stethoskop erste Geräusche über der A. brachialis wahrgenommen werden, hat man den systolischen Blutdruckwert erreicht. Der Druck, bei dem die Geräusche wieder verstummen, kennzeichnet den diastolischen Wert.
- Bei der **oszillometrischen Messung** misst ein Drucksensor in der Manschette die Pulswellen. Dieses System ist geeignet zum kontinuierlichen Monitoring, jedoch auch fehleranfällig (Vibrationen, Muskelkontraktionen).

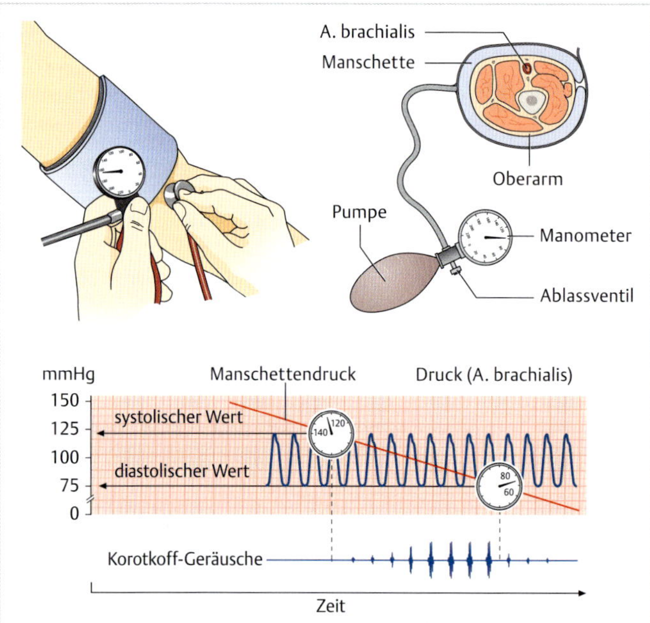

Abb. 21.2 Blutdruckmessung nach Riva-Rocci (Abb. aus: Andreae, von Hayek, Weniger. Gesundheits- und Krankheitslehre für die Altenpflege. Thieme; 2015)

Tab. 21.2 Kurzprofil Urapidil

Freiname (Handelsnamen)	**Urapidil (z. B. Ebrantil®, Urapidil®)**
Darreichungsform	1 Amp. à 5 ml = 25 mg, à 10 ml = 50 mg Urapidil
Wirkmodus	periphere Blockade von α_1-Rezeptoren → Abnahme des peripheren Widerstandes durch Gefäßerweiterung, Senkung des syst. und diast. RR, zusätzlich zentrale Sympathikusblockade über α_2-Rezeptoren ▪ Wirkeintritt: nach 2–5 min ▪ Wirkdauer: 1–3 h ▪ Halbwertszeit: 3 h
Indikationen	hypertensive Notfälle, arterielle Hypertonie
Kontraindikationen	Aortenisthmusstenose, arterio-venöser-Shunt (nicht: Dialyseshunt)
unerwünschte Wirkungen	Überempfindlichkeitsreaktionen, Tachy- oder Bradykardie, Übelkeit, Schwindel, Kopfschmerzen, Ruhelosigkeit, Druckgefühl in der Brust, Schweißausbruch, Einschränkung der Reaktionsfähigkeit
Wechselwirkungen	Wirkverstärkung durch andere Antihypertonika, Alkohol, Volumenmangel
Bemerkungen	Monitoring und engmaschige RR-Kontrollen obligat!
Dosierung	10–50 mg langsam i. v./i. o

21.6 **Geben Sie eine Kurzcharakterisierung des Medikaments Urapidil!**

Siehe Tab. 21.2.

21.7 **Welchen Zielblutdruck streben Sie an? Wäre Ihre Strategie anders, wenn Sie Hinweise auf einen ischämischen Insult gefunden hätten?**

Ich strebe eine **Blutdrucksenkung um maximal 25 % in der 1. Stunde** an. Dies bedeutet, dass ich bei der Patientin im Fallbeispiel einen Zielkorridor von 170–180 mmHg für den systolischen Blutdruck habe.

Hätte ich bei der neurologischen Untersuchung **deutliche Hinweise auf einen ischämischen Insult** gefunden, hätte ich **keine Blutdrucksenkung** vorgenommen: Bei einem Schlaganfall werden systolisch Blutdruckwerte bis 220 mmHg zur Aufrechterhaltung der zerebralen Perfusion toleriert.

21.8 **Wie kann sich die Endorganbeteiligung bei einem hypertensiven Notfall noch zeigen?**

Bei einem **hypertensiven Notfall** steigt der Blutdruck plötzlich stark an – meist > 200 mmHg – mit Störung lebenswichtiger Organfunktionen. Diese Situation erfordert ein schnelles notfallmedizinisches Handeln. Der massiv erhöhte Blutdruck kann zu verschiedenen Symptomen in unterschiedlicher Ausprägung führen:

- Symptome eines akuten Koronarsyndroms
- hypertensives Lungenödem
- hypertensive Enzephalopathie mit Hirndruckzeichen
- Netzhauteinblutungen mit Sehstörungen und drohender Erblindung
- intrazerebrale Blutung durch eine Gefäßruptur mit Symptomen eines Schlaganfalls und/oder einer Bewusstseinseintrübung
- akutes Nierenversagen mit verminderter Harnproduktion
- Aortendissektion mit Schockzeichen und sehr starken, wandernden Thoraxschmerzen

21.9 **Beraten Sie Frau Schmidt, worauf sie bei der Blutdruckeigenmessung achten sollte!**

Für ein verlässliches und vergleichbares Messergebnis bei der **Blutdruckeigenkontrolle** ist es erforderlich, dass bestimmte Regeln eingehalten werden:

- Vor der Messung sollte der Patient eine Ruhepause im Sitzen einlegen.
- Gemessen werden sollte am Morgen vor Einnahme der Antihypertensiva.
- Falls es an beiden Armen Unterschiede beim Blutdruck gibt, wird am Arm mit den höheren Werten gemessen.
- Bei der Messung sollte der Arm in Herzhöhe gelagert sein.
- Es muss auf die richtige Manschettengröße geachtet werden.
- Besondere Belastungen oder Therapieänderungen sollten mitdokumentiert werden.

21.10 **Übergeben Sie Ihre Patientin an den diensthabenden Internisten!**

Die **Übergabe an den diensthabenden Internisten** erfolgt nach einem strukturierten Schema, um wichtige Fakten nicht zu vergessen:

- Vorstellung der Patientin mit Namen und Alter
- Beschreibung des Ereignisses
- Nennen der präklinisch durchgeführten Maßnahmen
- vitale Situation nach dem ABCDE-Schema
- ergänzende Informationen nach dem SAMPLER-Schema (S. 234)

Kommentar

Die **hypertensive Krise** ist ein häufiger Einsatzgrund im Rettungsdienst. Die Trennlinie zwischen einer hypertensiven Krise und einem hypertensiven Notfall ist unscharf und es gibt keinen absoluten Blutdruckwert, der den Beginn eines hypertensiven Notfalls kennzeichnet.

- Bei der **hypertensiven Krise** steigt der Blutdruck des Patienten plötzlich stark an, es bestehen jedoch keine Symptome einer Endorganschädigung. Die Behandlung ist nicht zeitkritisch.
- Bei einem **hypertensiven Notfall** bestehen zusätzlich Symptome eines Endorganschadens. Die Situation für den Patienten ist daher potenziell lebensbedrohlich.

Fall 22 Intoxikation mit Alkohol

22.1 Definieren Sie Desinfektion und Sterilisation!

- **Desinfektion**: Die Anzahl von Mikroorganismen wird auf thermischem, chemischem oder physikalischem Weg so weit reduziert, dass eine Infektion sehr unwahrscheinlich ist.
- **Sterilisation**: Das Ziel ist es, *alle* vermehrungsfähigen Mikroorganismen und ihre Dauerformen auf thermischem, chemischem oder physikalischem Weg zu entfernen.

22.2 Nennen Sie den Übertragungsweg und die notwendigen Hygienemaßnahmen für Salmonellen und Noroviren!

- **Salmonellen** sind Bakterien und werden **fäkal-oral** übertragen. Als Hygienemaßnahmen sind Händehygiene und eine eigene Toilette notwendig.
- **Noroviren** werden **fäkal-oral** *und* **aerogen** übertragen. Als Hygienemaßnahmen sind Handschuhe und eine FFP2/3-Maske notwendig. Es muss auf ein virenwirksames Händedesinfektionsmittel geachtet werden.

22.3 Welche Vitalparameter erwarten Sie bei einem 5-jährigen Kind? Wie groß und wie schwer ist es etwa?

Normalwerte bei einem 5-Jährigen:
- Atemfrequenz: 20–25/min
- Herzfrequenz: 80–110/min
- Gewicht: 16–20 kg
- Größe: ca. 110 cm

22.4 Wie wirkt Alkohol nach der oralen Einnahme?

Alkohol ist ein starkes Zellgift. In der akuten Wirkung beeinflusst es v. a. Nervenzellen des zentralen Nervensystems. Dosisabhängig entwickeln sich folgende Symptome:
- Enthemmung, Koordinationsstörungen, verlangsamte Reaktionszeit, Selbstüberschätzung, Übelkeit
- Gleichgewichtsstörungen, Orientierungsverlust, Erbrechen, Schläfrigkeit
- Bewusstseinseinschränkungen, Abnahme der Körpertemperatur

22.5 Überlegen Sie sich, wie Sie zu einem 5-Jährigen Kontakt aufnehmen können! Was ist für die nonverbale Kommunikation wichtig?

Ich kann mit einfachen Worten ein Gespräch beginnen:
- „Hallo, ich bin Klaus. Wie heißt du denn?“
- „...das ist ja ein schöner Name! Wie alt bist du denn?“
- „Gehst du schon in die Schule/den Kindergarten?“
- „Mein Lieblingstier ist ein Hund, hast du ein Lieblingstier?“

Oder ich zeige dem Kind etwas, das seine Aufmerksamkeit auf sich zieht:
- „Schau mal das Licht (Pupillenleuchte), magst du das mal halten?“
- „Schau mal, die Blume geht auf!“ – ein Taschentuch zusammenknüllen und aus der Faust herausschauen lassen

Wichtiger als das, **was** ich sage, ist das **Wie** für das Kind: Ich muss mit meiner Körpersprache und Mimik ehrlich das ausdrücken, was ich sage (kongruentes Kommunizieren).

22.6 Welche Hinweise lassen Sie an Kindesmisshandlung denken?

Martin hat nach den Angaben der Mutter einmal erbrochen, nachdem er angeblich aus Versehen Alkohol getrunken hat. Aber auch die **absichtliche Zufuhr von Alkohol** muss ich bedenken. Zudem suche ich nach **Zeichen körperlicher Gewalt**:
- Ich taste und inspiziere den Schädel nach Hinweisen auf Beulen.
- Typisch für Misshandlungen sind Hämatome an untypischen Stellen, also an Stellen, die normalerweise nicht bei einem Sturz betroffen sind, sowie Hämatome unterschiedlichen Alters („Mehrzeitigkeit“), vgl. Abb. 46.2, S. 345.
- Verdächtig sind auch untypische Lokalisationen von Verbrennungen (heiße Gegenstände, Wasser).

22.7 Wenn Sie an Vergiftungsnotfälle allgemein denken, welche Punkte müssen Sie beachten?

Wichtige Maßnahmen bei Vergiftungsnotfällen:
- Ich berühre nichts ohne Handschuhe: Es gibt Kontaktgifte, die über die Haut aufgenommen werden.

- Sind mehrere Patienten betroffen und ist die Situation unklar, geht mein Eigenschutz vor (CO!).
- Ich versuche, den vermuteten Giftstoff in einem geeigneten Gefäß zu asservieren.
- Ich überwache und sichere die Vitalfunktionen des Patienten.

Kommentar

Für Kinder gibt es **im Haushalt** eine ganze Reihe **potenziell gefährlicher Substanzen**. Viele dieser Dinge gehören zum Haushaltsbedarf und können nicht komplett abgeschafft werden. Die Eltern müssen jedoch für die mögliche Gefährdung ihrer Kinder Sensibilität entwickeln:

- Arzneimittel sollten weit außer Reichweite, am besten abgeschlossen gelagert werden.
- Haushaltschemikalien wirken schaumbildend, ätzend, atemwegsreizend und sollten abgeschlossen gelagert werden.
- Genussmittel wie Alkohol und Zigaretten sind für Kinder besonders attraktiv, da sie gerne das Konsumverhalten der Erwachsenen nachahmen.
- Heimische Pflanzen sind z.T. hochgiftig, aber gleichzeitig reizvoll für Kinder (z.B. Engelstrompete, Herbstzeitlose, Tollkirsche, Pilze).

Fall 23 Anaphylaxie

23.1 Wie lautet Ihre korrekte Antwort? Welche Verkehrsarten werden beim Funkverkehr unterschieden?

Ich antworte am Funk mit: **„Hier 1/83-1 – kommen!"** Folgende **Funkverkehrsarten** werden unterschieden:

- **Wechselverkehr** (W): Der Wechselverkehr ermöglicht die Kommunikation auf einem einzigen Kanal. Es wird nur ein Band genutzt und es kann entweder im Ober- oder Unterband abwechselnd gesendet und empfangen werden. Auf demselben Kanal können so gleichzeitig 2 Funkgespräche unabhängig voneinander geführt werden. Der Empfang ist jeweils erst nach Loslassen der Sendetaste möglich.
- **Gegenverkehr** (G): Der Gegenverkehr entspricht dem Telefonieren. Um dies zu erreichen, werden beide Bandlagen eines Kanals genutzt und es kann gleichzeitig gesendet und empfangen werden.
- **bedingter Gegenverkehr** (bG): Beim bedingten Gegensprechen kann nur abwechselnd gesendet oder empfangen werden, obwohl beide Bandlagen eines Kanals genutzt werden. Dies liegt an der Technik der eingesetzten Geräte.
- **Relaisverkehr** (R): Mit einer Relaisstation wird eine Gegenverkehr-Verbindung aufgebaut. Da immer nur ein Nutzer über das Relais senden kann, handelt es sich faktisch jedoch um Wechselsprechverkehr.
- **Richtungsverkehr**: Informationen werden nur in einer Richtung übertragen. Verwendet wird der Richtungsverkehr dort, wo die Gegenstelle nicht antworten kann oder soll, z.B. bei der Alarmierung von Funkmeldeempfängern.

23.2 Welche Befunde erwarten Sie bei einer anaphylaktischen Reaktion 2. Grades?

Die **anaphylaktische Reaktion** wird in 4 Grade eingeteilt (Tab. 23.1). Bei einer Reaktion Grad 1 bestehen Juckreiz, Übelkeit, Angst und noch weitgehend lokale Hautreaktionen, bei einer Grad-2-Reaktion treten folgende Symptome hinzu:

- Magen-Darm-Beschwerden (Erbrechen, Durchfall, Bauchkrämpfe)
- Schwindel
- Engegefühl im Brustbereich, Atemnot
- Schwellungen auch an anderen Körperstellen
- Tachykardie und Blutdruckabfall

23.3 Welche Befunde lassen Sie an das Fortschreiten der anaphylaktischen Reaktion denken?

Treten zu den oben aufgezählten Symptomen einer Grad-2-Reaktion folgende weitere Symptome dazu, **schreitet die allergische Reaktion fort** und ich muss meine Maßnahmen entsprechend anpassen:

- auffällige Atemgeräusche oder deutliche Atemnot
- Schluck- oder Sprechbeschwerden
- Zunahme der Heiserkeit
- Benommenheit
- Schwäche
- Zyanose
- Stuhlabgang

23.4 Wie wählen Sie den Injektionsort und wie führen Sie die Injektion durch?

Ich injiziere das Adrenalin **intramuskulär**. Als Injektionsort wähle ich den **äußeren proximalen Oberschenkel**. Ich muss **vor der Injektion aspirie-**

Tab. 23.1 **Schweregrade anaphylaktischer Reaktionen**: Die Klassifizierung richtet sich nach den schwersten aufgetretenen Symptomen, d. h. kein Symptom ist obligatorisch.

Grad	Allgemeinsymptome, Hauterscheinungen	Abdomen	Atemwege	Herz-Kreislauf-System
I	Juckreiz, Flush, Schwellungen der Haut und Schleimhäute	–	–	–
II	Juckreiz, Flush, Schwellungen der Haut und Schleimhäute	Übelkeit, Bauchkrämpfe, Erbrechen	Nasenlaufen, Heiserkeit, Atemnot	Tachykardie, Blutdruckabfall, Arrhythmien
III	Juckreiz, Flush, Schwellungen der Haut und Schleimhäute	Erbrechen, Stuhlabgang	Schluck- und Sprechbeschwerden, Bronchospasmus, Zyanose	Schock
IV	Juckreiz, Flush, Schwellungen der Haut und Schleimhäute	Erbrechen, Stuhlabgang	Atemstillstand	Kreislaufstillstand

ren, um eine intravasale Gabe des Adrenalins auszuschließen.

23.5 Welche weiteren Medikamente können Sie noch geben, bis der Notarzt eintrifft?

Ich kann dem Patienten noch 0,1 mg/kg KG **Dimetinden** als H_1-Blocker, 50 mg **Ranitidin** als H_2-Blocker und **Kortison** geben, jeweils intravenös. Dimetinden und Ranitidin sind **Antihistaminika**, die die Wirkung des für Allergien sehr wichtigen Botenstoffs Histamin an Histamin-1- bzw. Histamin-2-Rezeptoren blockieren. Dimetinden hat anticholinerge Nebenwirkungen. Auch das Glukokortikoid Kortison unterdrückt allergische Reaktionen.

Da der Patient eine deutliche Rötung der Mundschleimhaut und auch Heiserkeit entwickelt hat, was für eine Beteiligung der Stimmbänder spricht, kann ich ihn mit **Epinephrin inhalieren** lassen. Dazu werden 2 mg Epinephrin pur mit einer Verneblermaske vernebelt.

23.6 Erklären Sie Jürgens Freundin, was passiert ist und was bei einer allergischen Reaktion abläuft!

Jürgen hat eine **allergische Reaktion**. Wahrscheinlich wurde in dem Kuchen eine Zutat verwendet, auf die er allergisch reagiert hat. Auch wenn bisher noch keine Allergien bekannt waren, kann so etwas passieren.

Damit es zu einer allergischen Reaktion kommen kann (Abb. 23.2), muss der Körper bereits einen Erstkontakt mit dem Allergen gehabt haben. Immunzellen stellen dann **Antikörper** (IgE) her, die sich auf weiteren spezialisierten **Abwehrzellen** (Mastzellen) verankern. Begegnet der Körper nun dem allergieauslösenden Stoff ein zweites Mal, bewirken die Antikörper, dass die Mastzellen den Botenstoff Histamin und andere Substanzen freisetzen, die zu den genannten Symptomen führen.

23.7 Welche Fragen stellen Sie Jürgens Freundin, um die Anamnese zu vervollständigen?

Bei der erweiterten Anamnese nutze ich das **SAMPLER-Schema**. Damit kann ich sicherstellen, dass ich keine Frage nach wichtigen Informationen vergesse:

- **S**: Beginn der **S**ymptome? Begleitsymptome?
- **A**: Gibt es bekannte **A**llergien?
- **M**: Welche **M**edikamente werden eingenommen?
- **P**: Bestehen Vorerkrankungen in der **P**atientengeschichte, gab es Operationen?
- **L**: Wann war die **l**etzte Mahlzeit?
- **E**: Gab es ein **E**reignis, das vor dem Notfall auffällig war?
- **R**: Gibt es **R**isikofaktoren?

23.8 Übergeben Sie den Patienten an den Notarzt!

Es ist wichtig, die **Übergabe möglichst komplett** zu gestalten, gerade bei etwas komplexeren Einsätzen hilft es, sich ein Schema zurechtzulegen:

- Vorstellung des Patienten mit Namen und Alter
- Situation vor Beginn der Behandlung
- vitale Situation nach dem ABCDE-Schema
- bisher durchgeführte Maßnahmen
- Veränderungen nach den Maßnahmen/aktuelle Situation
- weitere Informationen nach SAMPLER

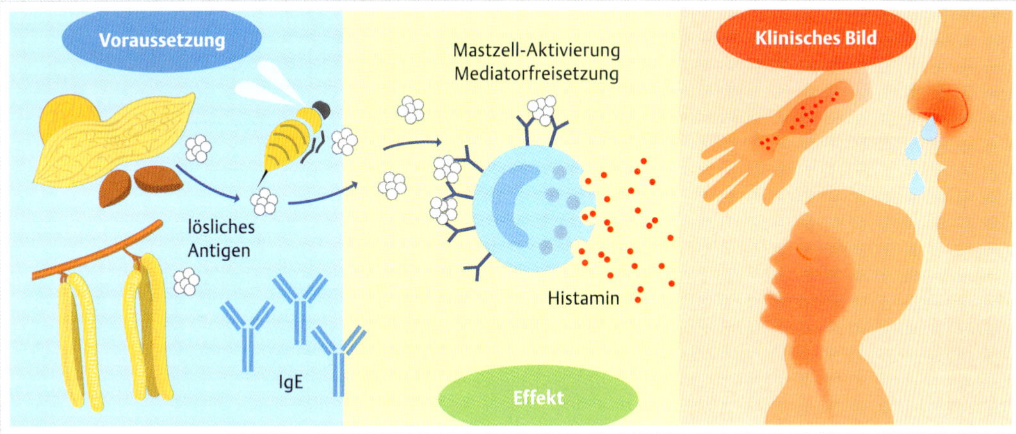

Abb. 23.2 Entstehung einer Anaphylaxie

„Ich übergebe Ihnen den Patienten Jürgen, 23 Jahre alt. Bei Eintreffen war er wach und ansprechbar, klagte jedoch über Kribbeln im Mund, nachdem er ein Stück Kuchen gegessen hatte. Zunächst kein A/B/C/D-Problem, im Verlauf kam es dann zu rasch zunehmender Heiserkeit und Giemen, so dass er Adrenalin 0,5 mg i. m. erhielt…"

Kommentar

Anaphylaktische Reaktionen sind die gefährlichste Form der Allergie. Die Dynamik einer solchen Reaktion darf nicht unterschätzt werden: Insbesondere, wenn sich Symptome an den Atemwegen zeigen, muss frühzeitig aggressiv behandelt werden, um keine Gefährdung des Patienten durch eine Verlegung der Atemwege zu riskieren. Die **intramuskuläre Gabe von Adrenalin** zur Soforttherapie ist etabliert und einige Allergiker haben Auto-Injektoren zur Selbsttherapie zuhause.

Fall 24 HWS-Verletzung

24.1 Beschreiben Sie Ihren Untersuchungsablauf!

Ich strukturiere die Untersuchung anhand des **ABCDE-Schemas** (Abb. 24.2). Dieses Schema stellt sicher, dass ich potenziell lebensbedrohliche Veränderungen zuerst entdecke und behandeln kann.

24.2 Wie beurteilen Sie die Beschwerden und die von Ihnen erhobenen Befunde?

Ich habe eine **kritische Patientin** mit einem B-Problem vor mir: Hinweise sind der Stridor, die rechtsseitig betonte Schwellung der Halsweichteile, die starken Schmerzen am Hals-Thorax-Übergang und die schlechte Sauerstoffsättigung. Ich kommuniziere meinen Eindruck an meinen Kollegen und lasse umgehend einen Notarzt durch die Leitstelle nachalarmieren.

24.3 Was möchten Sie vom Ehemann der Frau wissen?

Da die Frau Probleme beim Sprechen hat, ist es sinnvoll, den Ehemann um zusätzliche Informationen zu bitten. Ich nutze das **SAMPLER-Schema**, um keine relevanten Informationen zu vergessen:

- **S**: Symptome und Befunde („signs and symptoms")
- **A**: Allergien
- **M**: Medikamente
- **P**: Vorerkrankungen („past medical history")
- **L**: letzte Mahlzeit
- **E**: Ereignis vor Beginn der Symptome
- **R**: Risikofaktoren

Fall 24 von S. 111

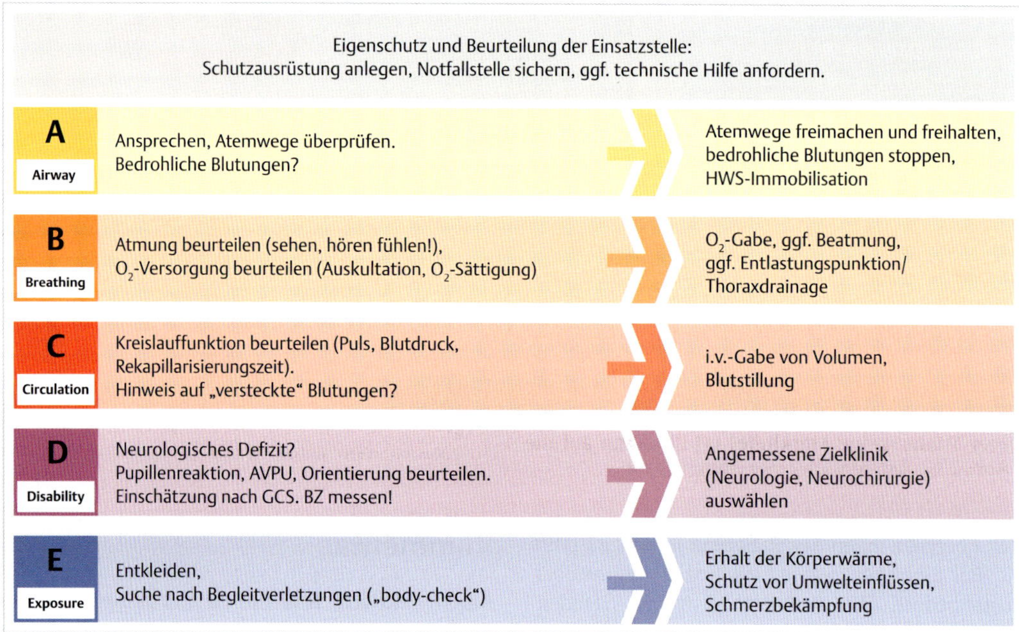
Eigenschutz und Beurteilung der Einsatzstelle:
Schutzausrüstung anlegen, Notfallstelle sichern, ggf. technische Hilfe anfordern.
A
Airway
Ansprechen, Atemwege überprüfen.
Bedrohliche Blutungen?
Atemwege freimachen und freihalten, bedrohliche Blutungen stoppen, HWS-Immobilisation
B
Breathing
Atmung beurteilen (sehen, hören fühlen!), O_2-Versorgung beurteilen (Auskultation, O_2-Sättigung)
O_2-Gabe, ggf. Beatmung, ggf. Entlastungspunktion/ Thoraxdrainage
C
Circulation
Kreislauffunktion beurteilen (Puls, Blutdruck, Rekapillarisierungszeit).
Hinweis auf „versteckte“ Blutungen?
i.v.-Gabe von Volumen, Blutstillung
D
Disability
Neurologisches Defizit?
Pupillenreaktion, AVPU, Orientierung beurteilen.
Einschätzung nach GCS. BZ messen!
Angemessene Zielklinik (Neurologie, Neurochirurgie) auswählen
E
Exposure
Entkleiden,
Suche nach Begleitverletzungen („body-check“)
Erhalt der Körperwärme, Schutz vor Umwelteinflüssen, Schmerzbekämpfung

Abb. 24.2 ABCDE-Schema (Abb. aus: Rettungssanitäter. Thieme; 2017)

24.4 Der Ehemann wirkt verunsichert und ängstlich. Wie kommunizieren Sie mit ihm?

Ich begebe mich bei der **Kommunikation auf Augenhöhe** mit dem Ehemann und seiner Frau. Ich sage ihm, dass ich den Eindruck habe, dass er verunsichert sei. Dann erkläre ich die Situation und die nächsten Schritte – aufgrund der zeitkritischen Situation der Ehefrau halte ich mich kurz, versuche aber, Ruhe und Selbstsicherheit auszustrahlen.

24.5 Übergeben Sie Ihre Patientin an den nun eintreffenden Notarzt!

Die **Übergabe an den Notarzt** erfolgt nach einem strukturierten Schema, um wichtige Fakten nicht zu vergessen:

- Vorstellung der Patientin mit Namen und Alter
- Beschreibung des Ereignisses oder Unfallmechanismus
- Nennen der bisher durchgeführten Maßnahmen
- vitale Situation nach dem ABCDE-Schema
- ergänzende Informationen nach dem SAMPLER-Schema

24.6 Warum ist die Sauerstoffzufuhr für diese Patientin wichtig?

Die Patientin zeigt alle **Symptome einer drohenden Verlegung der Atemwege**. Die Sauerstoffgabe ist sinnvoll, da die Sättigung unter Raumluft schlecht ist. Zudem kann sich die Atemsituation weiter verschlechtern und die Patientin intubationspflichtig werden. Unter diesem Aspekt dient die Sauerstoffgabe auch als **prophylaktische Präoxygenierung**. Bei zu erwartend schwierigen Intubationsbedingungen kann diese Maßnahme für die Frau lebensrettend sein.

24.7 Diskutieren Sie die Befunde, die für bzw. gegen die Immobilisation der Halswirbelsäule im RTW sprechen!

Bei **Verdacht auf eine Verletzung der Wirbelsäule** muss diese zur Abwendung weiterer Schädigungen immobilisiert werden. Die **alleinige Anlage einer Zervikalstütze (Abb. 24.3) reicht nicht** aus. Sieht man bei einem Patienten die Notwendigkeit der Wirbelsäulen-Immobilisation, muss er entweder auf dem Spineboard oder mithilfe der Vakuummatratze immobilisiert werden, vgl. Fall 45 (S. 203). Insgesamt erscheint es einfacher, die Patienten herauszufinden, die **nicht immobilisiert** werden müssen:

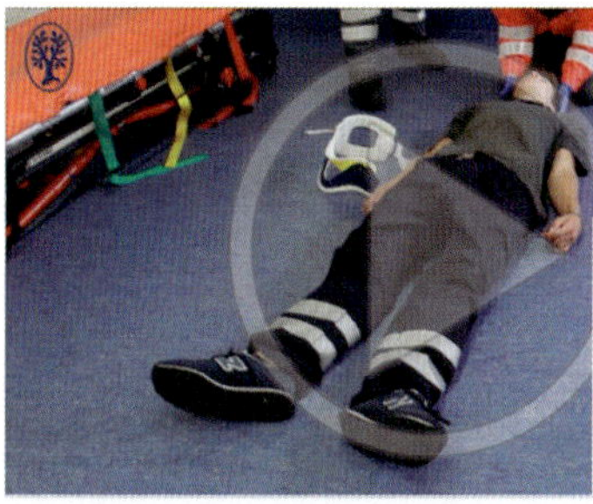

Abb. 24.3 Video zum korrekte Anlegen eines Halswirbelsäulen-Stützkragens

Sind die folgenden **NEXUS-Kriterien** (benannt nach einer Studie, keine Merkhilfe) erfüllt, kann auf die Immobilisation verzichtet werden:

- kein Druckschmerz entlang der HWS
- kein neurologisches Defizit
- keine Vigilanzminderung
- keine Intoxikation
- keine sonstige schwere Verletzung, die ablenken könnte

Zu beachten sind auch mögliche **Nebenwirkungen der Anlage einer Zervikalstütze**: Die Kompression von außen kann den venösen Rückstrom über die V. jugularis einschränken, sodass der intrakranielle Druck ansteigen kann. Zudem kann die Zervikalstütze bereits bestehende Atemwegsprobleme verschlimmern.

24.8 Sammeln Sie Argumente für oder gegen eine Intubation! Diskutieren Sie auch eine überbrückende CPAP-Beatmung unter der o. g. Arbeitsdiagnose!

Vorteile einer **frühzeitigen Intubation** sind die größeren Sauerstoffreserven der Patientin bei noch guter Sauerstoffsättigung. Wartet man mit der Entscheidung, bis die Sättigung – unter Sauerstoffgabe – schlecht geworden ist, birgt die Intubation für die Patientin ein größeres Risiko. Zusätzlich muss ich bei der Entscheidung für eine präklinische Intubation berücksichtigen, dass die Schwellung zu einer **Verschiebung der anatomischen Strukturen** geführt haben kann. Eine CPAP-Beatmung (S. 262) sollte bei der Patientin **nicht vorgenommen** werden: Besteht eine Verletzung der Trachea, würde der Überdruck zusätzlich Luft ins Gewebe drücken.

Kommentar

Dieses Fallbeispiel handelt von einer **Verletzung der Halswirbelsäule** in Folge eines häuslichen Sturzes. Es handelt aber auch von der **Problematik einer zu Beginn unterschätzten Dynamik**, die die Patientin in Lebensgefahr gebracht hat. Isolierte Halswirbelsäulenverletzungen sind selten, im Traumaregister werden sie mit etwa 2 % aller Traumata beziffert, im Zusammenhang mit einem Polytrauma liegt die Verletzungswahrscheinlichkeit jedoch deutlich höher. Die Erkennung von HWS-Verletzungen ist sehr wichtig, da übersehene Verletzungen für den Patienten in irreparablen Nervenschäden, einer Querschnittssymptomatik oder dem Ausfall von Steuerungszentren für Atmung oder Herz- und Kreislauffunktion enden können. Klinische **Hinweise auf eine HWS-Verletzung** sind Schmerzen an der HWS, Schonhaltung, muskulärer Hartspann, neurologische Ausfälle und Parästhesien oder Paresen.

Hinweise auf das betroffene Wirbelsegment können die Ausfälle von sog. **Kennmuskeln** geben, also von Muskeln, die hauptsächlich aus einem Segment versorgt werden:

- C3–C5: Zwerchfell → Probleme mit der Atmung
- C5: M. deltoideus → Probleme beim Abspreizen eines Armes
- C6: M. biceps brachii → Probleme beim Beugen eines Armes
- C7: M. triceps brachii → Probleme beim Strecken eines Armes

Fall 25 Dehydratation

25.1 Welche Normalwerte erwarten Sie für ein 3-jähriges Kind für die Herzfrequenz, den Blutdruck und die Atemfrequenz? Wie schwer ist ein Kind in diesem Alter?

Normalwerte für 3-Jährige:

- Herzfrequenz: 100–110/min
- systolischer Blutdruck: 100 mmHg
- Atemfrequenz: 20–25/min
- Gewicht: 12–15 kg

25.2 Welche Verdachtsdiagnose können Sie anhand Ihres Ersteindrucks und der kurzen Geschichte der Mutter stellen?

Das Kind scheint unter einer **Dehydratation** zu leiden.

25.3 Welche Symptome erwarten Sie im ABCDE-Schema passend zu Ihrer Arbeitsdiagnose Exsikkose?

- **A**: Die Atemwege sind sicher und frei, beim Blick in den Mund sehe ich trockene Schleimhäute.
- **B**: Atemfrequenz 30/min, ich sehe dezentes Nasenflügeln und auskultiere vesikuläre Atemgeräusche.
- **C**: HF 125/min, die Extremitäten sind blass und trocken, die Rekapillarisierungszeit ist auf 3 Sekunden verlängert.
- **D**: Die Augen sind offen, aber nehmen keinen Kontakt auf, normale Pupillenreaktion.
- **E**: Die Haut ist trocken, ich bemerke stehende Hautfalten. Die Augen liegen tief in den Höhlen.

25.4 Was beachten Sie bei der Behandlung von Kindern? Haben Sie eine Idee, wie Sie die konkrete Situation noch verbessern können?

Kindernotfälle sind für alle Beteiligten besonders belastend. Ein paar **Leitgedanken** können helfen, die Situation angenehmer zu gestalten:

- Ich spreche das Kind mit Namen an und **erkläre** immer ehrlich, was ich tue.
- Ich erkläre den Eltern die nächsten Schritte und beziehe sie in die Behandlung mit ein.
- **Ruhe und Besonnenheit** und gleichzeitig selbstsicheres Auftreten schaffen Vertrauen.
- Sofern möglich können Kinder **auf dem Arm der Eltern** untersucht/überwacht werden.
- Ein **Kuscheltier** hilft bei der Ablenkung.

In der konkreten Situation könnte Marie in einer Decke weiter auf dem Arm/Schoß der Mutter überwacht werden. Vielleicht möchte sie ein Spielzeug halten. Möglicherweise macht sich die Mutter Vorwürfe, dass sie zu lange mit der Alarmierung gewartet hat – ich erkläre ihr nochmal, dass sie bisher alles richtiggemacht hat. Ich kann sie auch schon darauf vorbereiten, dass Marie ins Krankenhaus muss.

25.5 Warum ist es wichtig, Marie im Secondary Survey detaillierter zu untersuchen? Welche Befunde hätten Sie entdecken können?

Bei der Inspektion der Haut achte ich auf einen **Hautausschlag**, der bei Kindern Hinweis auf eine infektiöse Ursache der Symptome sein kann. Kinder mit Hautausschlag sollten in den Kinderkliniken immer angekündigt werden – häufig gibt es separate Behandlungsräume. Sehr selten können als Symptom einer Meningitis flächige Einblutungen unter die Haut zu sehen sein.

Ich achte bei der Untersuchung jedes Kindes nicht nur auf klassische Krankheitszeichen: Es kann sein, dass eine veränderte Bewusstseinslage auch durch einen (verschwiegenen) **Unfall** oder eine **Misshandlung** im Sinne eines Schütteltraumas oder Schlages hervorgerufen wurde, vgl. Fall 46 (S. 208).

25.6 Welche Informationen benötigen Sie noch von der Mutter, bevor Marie Medikamente erhalten kann?

Bevor Marie vom Notarzt Medikamente erhalten kann, benötige ich noch folgende Informationen:

- Hat Marie schon andere Medikamente aus der „Hausapotheke" erhalten?
- Nimmt sie regelmäßig Medikamente ein?
- Gibt es Allergien?
- Wie schwer ist Marie?

25.7 Übergeben Sie Marie strukturiert an den Notarzt, sodass dieser sofort mit der Therapie beginnen kann!

Die **Übergabe an den Notarzt** erfolgt nach einem strukturierten Schema, um wichtige Fakten nicht zu vergessen:

- Vorstellung der Patientin mit Namen und Alter
- Beschreibung des Ereignisses
- Nennen der bisher durchgeführten Maßnahmen
- vitale Situation nach dem ABCDE-Schema

- ergänzende Informationen nach dem SAMPLER-Schema (S. 234)

25.8 Wieviel kristalloide Lösung erhält ein Kind am Anfang einer Infusionstherapie?

Kristalloide Lösungen werden bei Kindern mit **20 ml/kg KG** dosiert und **als Bolus** gegeben. Danach wird die Kreislaufsituation des Kindes anhand der Bewusstseinslage, der Rekapillarisierungszeit, der Herzfrequenz und des Blutdrucks reevaluiert. Ist noch keine Besserung zu beobachten, wiederhole ich den Flüssigkeitsbolus.

25.9 Bei welchen Patienten darf Paracetamol nicht eingesetzt werden? Was passiert bei einer Überdosierung?

Paracetamol ist ein gut verträgliches und seit langem bekanntes Medikament. Als Kontraindikationen sind **schwere Leberschäden** und **schwere Nierenfunktionsstörungen** zu beachten. Eine Überdosierung kann zu irreparablen Leberschäden und zum Leberversagen führen. Die tödliche Dosis liegt bei Erwachsenen bei 6–10 g, bei einem Baby kann schon 1 g zum Leberversagen führen. Für weitere Infos s. Tab. 37.1, S. 323.

25.10 Welche klinischen Zeichen der Exsikkose fallen Ihn ein?

Klinische Zeichen der Exsikkose (Abb. 25.2):

- trockene Schleimhäute
- trockene Lippen
- Krusten an den Augen
- stehende Hautfalten
- eingefallene Augen
- reduzierte Urinausscheidung
- reduzierter Blutdruck
- Schläfrigkeit bis hin zur Somnolenz
- Symptome der Hypotension (Schwindel, Ohrensausen, Übelkeit)
- schnellere, erschwerte, vertiefte oder angestrengte Atmung

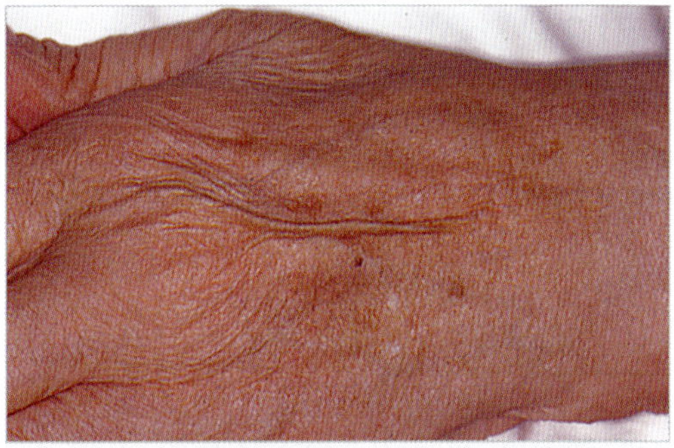

Abb. 25.2 Stehende Hautfalten bei Exsikkose
(Abb. aus: Füeßl, Middeke. Duale Reihe Anamnese und klinische Untersuchung. Thieme; 2018)

Kommentar

Relativ gesehen haben **Kinder** einen **höheren täglichen Volumenbedarf** als Erwachsene, da ihr Körper zu einem höheren Anteil aus Wasser besteht und ihre Körperoberfläche in Relation zur Körpermaße größer ist, weshalb mehr Flüssigkeit verloren geht. Kinder kompensieren einen Volumenmangel nur kurz.

Ein höheres Herzminutenvolumen zur Kompensation eines Volumenmangels wird bei Kindern v. a. über eine Erhöhung der Herzfrequenz erreicht, weniger über eine Steigerung des Schlagvolumens. Daher ist eine **Tachykardie** ein wichtiger Kreislaufparameter. Im Rahmen der Kompensation des Volumenmangels nimmt auch die **Atemarbeit** für das Kind zu, um den erhöhten Sauerstoffbedarf zu decken. Hier sollte auf folgende Anzeichen geachtet werden:

- erhöhte Atemfrequenz
- Nasenflügeln, Einsatz der Atemhilfsmuskeln
- Einziehungen zwischen oder unterhalb der Rippen

Merke

Bei Kindern ist es besonders wichtig, eine **kritische Kreislaufsituation frühzeitig** zu **erkennen**!

Fall 26 Spontanpneumothorax

26.1 „Auf der Intensivstation hat der Arzt gleich eine BGA haben wollen – weißt du, was das ist und warum das so wichtig war?"

Mit einer **Blutgasanalyse** (BGA, Tab. 26.1) bekommt man Informationen über die Verteilung von Sauerstoff und Kohlendioxid im Blut sowie über den pH-Wert des Blutes und den Säure-Basen-Haushalt des Patienten. Für eine BGA wird kapilläres oder arterielles Blut benötigt. Bei schwerkranken Patienten können so die Atmungsfunktion überwacht und metabolische Störungen beurteilt werden.

Tab. 26.1 Normalwerte einer arteriellen Blutgasanalyse.

Parameter	Normalwert
pH-Wert	7,37–7,43
O_2-Partialdruck (pO_2, PaO_2)	75–100 mmHg
O_2-Sättigung (SaO_2)	94–98 %
CO_2-Partialdruck (pCO_2, $PaCO_2$)	35–45 mmHg
Standardbikarbonat (HCO_3^-)	22–26 mmol/l
Basenüberschuss (BE)	–2 bis + 2 mmol/l

26.2 „Wie hängt denn die Pleura mit der Lunge zusammen? Und was genau ist denn ein Pleuraerguss?"

Die **Pleura** (Brustfell) besteht aus 2 dünnen Gewebeschichten, von denen eine direkt auf der Lungenoberfläche liegt (Pleura visceralis, Lungenfell) und die andere entlang der Thoraxwand verläuft (Pleura parietalis, Rippenfell). Zwischen diesen beiden Pleurablättern befindet sich ein sehr schmaler Spalt, der sog. **Pleuraspalt**, der mit einer geringen Menge Flüssigkeit gefüllt ist. Damit können die Blätter sich gegeneinander verschieben, aber nicht voneinander lösen – so ähnlich wie 2 Glasscheiben, zwischen denen sich ein dünner Wasserfilm befindet. Die auf diese Weise miteinander verbundenen Pleurablätter sorgen dafür, dass die Lunge bei der Einatmung der Außenbewegung des Thorax folgt (Abb. 26.2).

Sammelt sich eine größere Flüssigkeitsmenge zwischen den Pleurablättern an, spricht man von einem **Pleuraerguss**. Folgende Ursachen kommen in Frage:

- Herzinsuffizienz, Lungenembolie
- Leberzirrhose, geringer Proteingehalt im Blut
- entzündliche Prozesse, z. B. Lungenentzündung
- Tumoren der Lunge oder der Pleura selbst
- Einblutungen in den Pleuraraum („Hämatothorax")

26.3 Sie möchten den jungen Mann strukturiert untersuchen. Wie gehen Sie vor?

Ich stelle mich kurz vor. Bei einem wachen Patienten entfällt die Prüfung des Bewusstseins, stattdessen

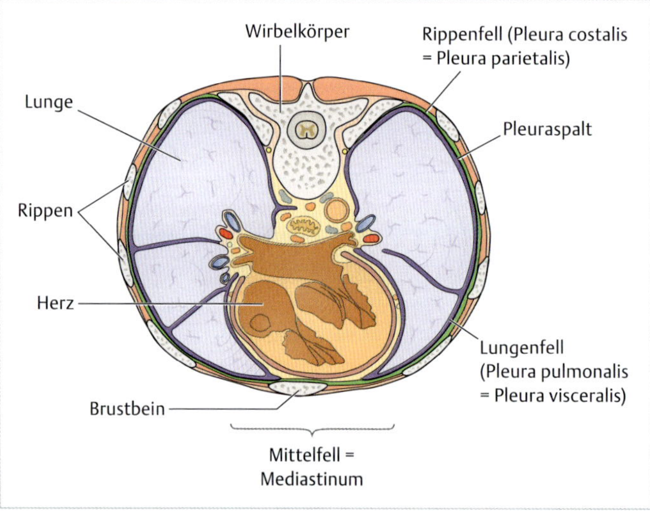

Abb. 26.2 Querschnitt durch den Thorax in Höhe des 8. Brustwirbels mit Markierung der Pleura (Abb. nach: Schünke, Faller. Der Körper des Menschen. Thieme; 2016)

frage ich nach seinem Namen und nach dem aktuellen Problem. Danach untersuche ich den Mann nach dem **ABCDE-Schema**, s. Abb. 24.2, S. 290.

26.4 Was ist ein Pneumothorax? Wovon hängt es ab, ob der Patient starke Beschwerden bekommt?

Bei einem **Pneumothorax** strömt **Luft in den Pleuraspalt** und lässt so den betroffenen Lungenabschnitt kollabieren. Dieser Abschnitt steht dann nicht mehr für den Gasaustausch zur Verfügung und im Lungenkreislauf steigt der Widerstand, gegen den das Herz arbeiten muss.

Die Auswirkungen des Pneumothorax hängen von der **Größe des betroffenen Abschnitts** ab, da nicht immer ein gesamter Lungenflügel kollabieren muss, und von den **respiratorischen Reserven** des Patienten. Ein junger, gesunder Mensch bemerkt einen kleinen Pneumothorax vielleicht gar nicht, ein Patient mit schwerer COPD bekäme mit einem gleich großen Pneumothorax ernsthafte Probleme.

26.5 Warum sind die komplette Kreislaufüberwachung und die Beobachtung der Symptome so wichtig? Welche Komplikation möchten Sie damit so früh wie möglich erkennen?

Aus einem **„einfachen“ Pneumothorax** kann sich durch eine Änderung der Druckverhältnisse oder eine Ausweitung der Pleuraverletzung ein **Spannungspneumothorax** entwickeln (Abb. 26.3). Dabei strömt über einen **Ventilmechanismus** mit jeder Einatmung mehr Luft in den verletzten Pleuraspalt. Die Folge ist ein Druckanstieg im Thorax, der zu einer Verlagerung und Kompression des Herzens und der großen Gefäße führt. Es resultieren eine verminderte Auswurfleistung des Herzens und eine schwere Hypoxie.

Entwickelt sich ein Spannungspneumothorax, nimmt die **Atemnot** deutlich zu, die Sauerstoffsättigung wird trotz Sauerstoffgabe schlechter, der **Blutdruck fällt** und die Herzfrequenz wird schneller. Der Patient klagt über Kreislaufschwäche und entwickelt **Schocksymptome** (Bewusstseinseintrübung, Schwindel, Übelkeit, Ohrensausen, Kaltschweißigkeit).

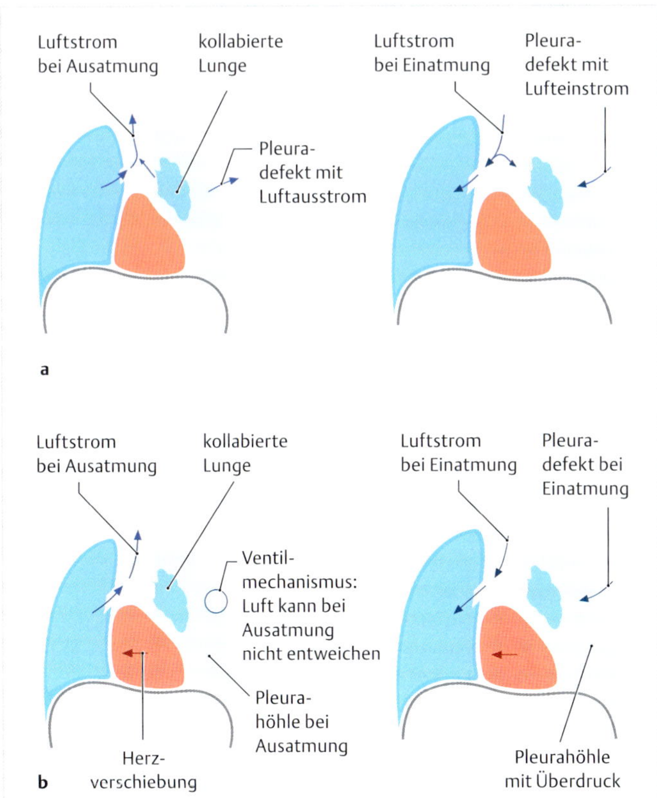

Abb. 26.3 Pathophysiologie bei Pneumothorax und Spannungspneumothorax: **a**: Beim „einfachen“ Pneumothorax kann die Luft und somit der Überdruck während der Expiration aus dem Pleuraraum entweichen. **b**: Beim Spannungspneumothorax ist dies durch einen Ventilmechanismus nicht möglich: Bei jeder Einatmung erhöht sich der Druck im Pleuraraum. Diese Druckerhöhung führt zur gefährlichen Verlagerung des Mediastinums zur Gegenseite (Abb. nach: Schünke, Schulte, Schumacher. Prometheus LernAtlas der Anatomie. Thieme; 2015. Grafiker: M. Voll)

26.6 **Übergeben Sie Herrn Witten an den eintreffenden Notarzt!**

Die **Übergabe an den Notarzt** erfolgt nach einem strukturierten Schema, um wichtige Fakten nicht zu vergessen:
- Vorstellung des Patienten mit Namen und Alter
- Beschreibung des Ereignisses oder Unfallmechanismus
- Nennen der bisher durchgeführten Maßnahmen
- vitale Situation nach dem ABCDE-Schema
- ergänzende Informationen nach dem SAMPLER-Schema (S. 234)

26.7 **Erklären Sie, wie Sie im Falle eines Spannungspneumothorax vorgegangen wären, um diesen zu entlasten!**

Mit einer **Entlastungspunktion** kann der Überdruck aus der betroffenen Thoraxseite abgelassen werden, um so die Kreislauffunktion zu stabilisieren. Eine Wiederentfaltung der kollabierten Lunge wird dadurch allerdings nicht erreicht.

Die Punktion wird nach Hautdesinfektion **im 2. Interkostalraum in der Medioklavikularlinie** (Monaldi-Punktion) mit einer möglichst großlumigen Kanüle durchgeführt (Abb. 26.4).

Kommentar

Der **spontane Pneumothorax** tritt ohne Trauma auf und betrifft meistens junge, schlanke Männer. Auch Patienten mit COPD in der Vorgeschichte können aufgrund der krankheitsbedingten Umbauvorgänge in der Lunge einen Spontanpneumothorax entwickeln.

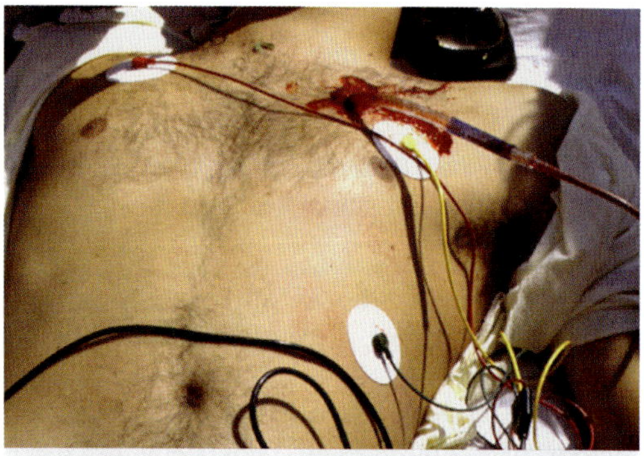

Abb. 26.4 Patient mit einliegender Thoraxdrainage in Monaldi-Position, im 2. ICR in der Medioklavikularlinie (Abb. aus: Niethard, Pfeil, Biberthaler. Duale Reihe Orthopädie und Unfallchirurgie. Thieme; 2017)

Häufiger als der spontane Pneumothorax ist jedoch der **traumatische Pneumothorax**, vgl. Fall 45 (S. 203). Folgende Verletzungsmuster sind typisch:
- Rippenfrakturen
- Stich- oder Schussverletzungen
- stumpfe Gewalteinwirkung, die zur Schädigung von Lungengewebe führt

Merke

Ein **Spannungspneumothorax** kann sich jederzeit aus einem „einfachen" Pneu entwickeln und ist ein akut lebensbedrohliches Krankheitsbild.

Fall 27 Kinder-Reanimation

27.1 **Wie verhält sich das Verhältnis von Thoraxkompressionen und Beatmungen bei Kindern und bei Neugeborenen? Wie werden die Thoraxkompressionen durchgeführt?**

Bei **Neugeborenen** ist das Verhältnis von Thoraxkompressionen zu Beatmungen **3:1**, bei **Säuglingen und Kindern** ist es **15:2**.

Folgende Kompressionsmöglichkeiten kommen je nach individueller körperlicher Reife des Patienten zum Einsatz (Abb. 27.1):
- **Zangengriff oder 2-Daumen-Methode**: Der Helfer umfasst den Brustkorb des Kindes, beide Daumen kommen nebeneinander auf dem Druckpunkt zu liegen.
- **2-Finger-Methode**: Die Spitzen von Zeige- und Mittelfinger oder Mittel- und Ringfinger liegen auf dem Druckpunkt.
- **Ein-Hand-Kompression**: Der gesamte Handballen einer Hand liegt auf dem Druckpunkt in der Mitte des Sternums.

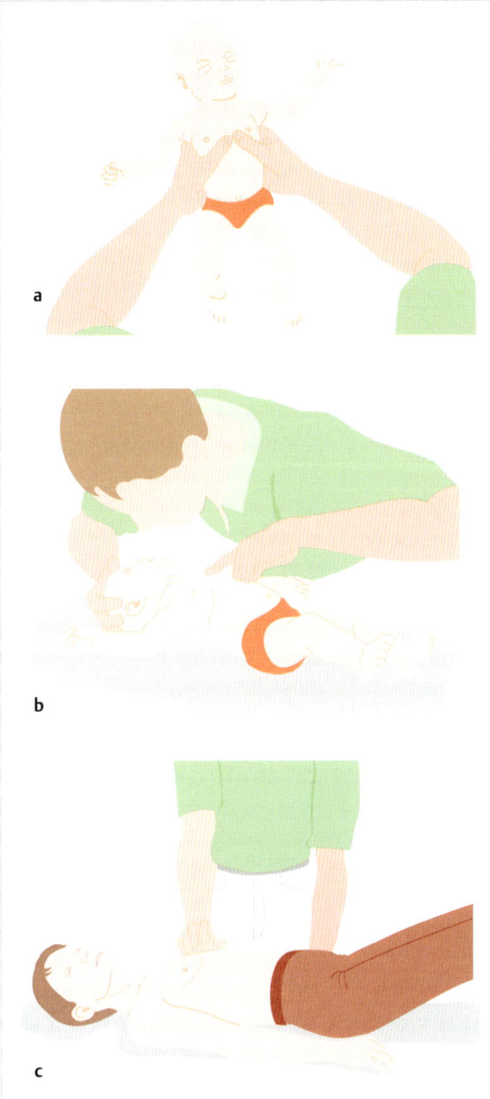

Abb. 27.1 Herzdruckmassage bei Neugeborenen und Kindern a: Zangengriff, **b**: 2-Finger-Technik, **c**: Ein-Hand-Kompression (Abb. nach: Adams et al. Taschenatlas Notfallmedizin. Thieme; 2016)

27.2 Wie berechnen Sie das Tidalvolumen bei der Beatmung? Welche Normalwerte hat ein 2-jähriges Kind in Bezug auf Herzfrequenz und Blutdruck?

Das Tidalvolumen berechnet sich mit **6 ml/kg Körpergewicht**.

Der **Normalwert** eines 2-Jährigen für die Herzfrequenz ist 100–120/min, der systolische Blutdruck liegt zwischen 80 und 100 mmHg.

27.3 Probleme bei der Beatmung kommen vor. Wie gehen Sie vor, um die Ursache zu finden?

Obwohl ein Tracheostoma zunächst als gesicherter Atemweg erscheint, kommen analog zur endotrachealen Intubation **Beatmungsprobleme** vor. Um die Ursache möglichst schnell zu finden, hilft das Akronym **DOPES**:

- **D**: Dislokation des Tubus/Kanüle
- **O**: Obstruktion (Sekret, Abknicken, Kompression)
- **P**: Pneumothorax (spontan, traumatisch, ventilatorisch durch die Beatmung) oder Bronchospasmus
- **E**: Equipmentversagen (Diskonnektion, Beatmungsgerät, Schlauchprobleme, blockierte Ventile)
- **S**: Stomach/Spezielles (überblähter Magen, Rechts-Links-Shunt, Atelektasen)

27.4 Welche Rhythmusstörungen werden im Reanimationsalgorithmus unterschieden? Welche Störung ist im Kindesalter die häufigste?

Im **ERC-Reanimationsalgorithmus** werden auch für Kinder defibrillierbare und nicht-defibrillierbare Rhythmen unterschieden.

- **defibrillierbare Rhythmen**: Kammerflimmern und pulslose ventrikuläre Tachykardie (pulslose VT)
- **nicht-defibrillierbare Rhythmen**: Asystolie und pulslose elektrische Aktivität (PEA)

Bei Kindern sind **nicht-defibrillierbare Rhythmen** als Ursache eines Herz-Kreislaufstillstandes sehr viel häufiger als bei Erwachsenen. Zudem sind Herz-Kreislauf-Stillstände bei Kindern meistens die Folge einer vorangegangenen Hypoxie. Daher müssen mögliche reversible Ursachen unbedingt gesucht und ggf. behoben werden. Ein besonderes Augenmerk ist dabei auf Atemstörungen zu legen. Zeigt ein Kind dagegen eine defibrillierbare Rhythmusstörung, liegt häufiger eine strukturelle Herzerkrankung zugrunde.

27.5 Beschreiben Sie, wie Sie den Punktionsort auffinden! Welche alternativen Punktionsorte gibt es?

Der am häufigsten verwendete Punktionsort ist die **proximale Tibia**: Der Einstich erfolgt 2 Fingerbreit kaudal und ca. 2 Fingerbreit medial des Schienbeinplateaus.

Alternative Punktionsorte bei Kindern sind der proximale Humerus, der distale Femur und die distale Tibia (oberhalb des medialen Fußknöchels).

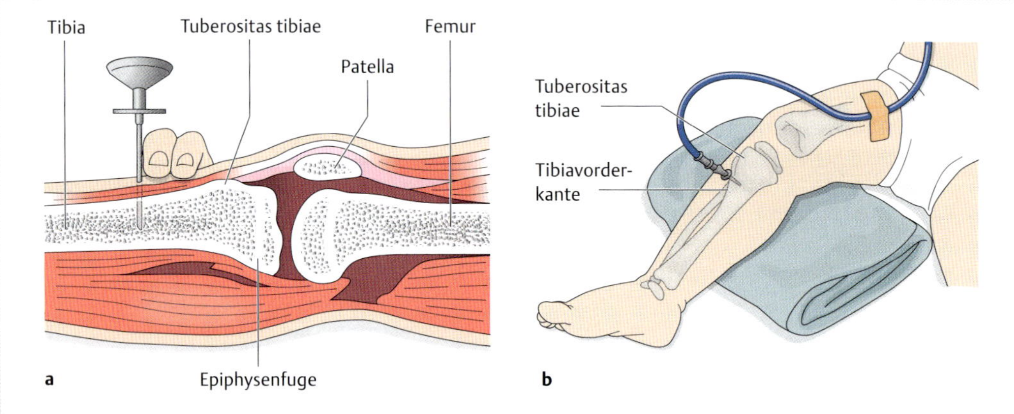

Abb. 27.2 Intraossäre Punktion an der proximalen Tibia a: Aufsuchen der Punktionsstelle, **b:** Fixierung des Zugangs (Abb. aus: Scholz et al. Notfallmedizin. Thieme; 2013)

27.6 Beschreiben Sie die einzelnen Schritte bei der Durchführung einer intraossären Punktion!

Vorgehen bei der intraossären Punktion (Abb. 27.2):

- Aufsuchen und Desinfizieren des Punktionsorts (Beachten der Einwirkzeit!)
- Wahl der korrekten Nadellänge
- Vorbereiten des Materials: Luer-Lock-Spritze mit 10 ml NaCl, Spülen der Verbindungsleitung, Vorbereiten der Infusion, Versehen der Infusionsleitung mit einem 3-Wege-Hahn, bei Bedarf Druckbeutel bereitlegen
- Stechen durch die Weichteile bis zum Knochenkontakt
- Beurteilen der korrekten Nadellänge anhand der Markierungen auf der Nadel
- Bohren ohne Kraftaufwand, bis der Widerstand verloren gegangen ist
- Entfernen der Bohrmaschine, Sichern der Nadel, Herausziehen und sicheres Entsorgen des Trokars
- Anbringen des speziellen Fixierpflasters
- Anschließen der Verbindungsleitung mit konektierter Luer-Lock-Spritze
- Aspiration, dann Bolusgabe (Paravasat?)
- Anschließen der Infusion

27.7 Wie berechnen Sie die Dosis für das Mädchen? Wie bereiten Sie das Medikament vor?

Die **Adrenalindosis** für Kinder beträgt **10 µg/kg KG.** Ein Kind von 10 kg erhält demnach im Reanimationsalgorithmus für nicht-schockbare Rhythmen 100 µg Adrenalin alle 3–5 Minuten.

Um eine **geeignete Verdünnung** zu erhalten, kann ich folgendermaßen vorgehen:

- Ich ziehe 1 mg Adrenalin mit 9 ml NaCl in eine 10-ml-Spritze auf, entsprechend einer Verdünnung von 1:10 000.
- Zur besseren Dosierbarkeit fülle ich nun eine 2-ml-Spritze mit dieser Lösung: 1 ml dieser Lösung enthält 100 µg Adrenalin.

Demnach erhält ein 10 kg schweres Kind 1 ml dieser Lösung, ein 12 kg schweres Kind würde 1,2 ml dieser Lösung erhalten.

27.8 Welche Kommunikationsmittel des Crisis Ressource Management können Sie insbesondere im vorherigen Abschnitt erkennen? Fallen Ihnen noch weitere Punkte ein, die die Kommunikation in kritischen Situationen sicherer machen?

Crisis Ressource Management (CRM) ist ein Entscheidungsfindungs- und Handlungskonzept zur Prävention und Bewältigung von Zwischenfällen (Krisen) unter Zuhilfenahme aller verfügbaren Ressourcen, z. B. Personal, Maschinen und Werkzeuge, aber auch immaterieller Ressourcen wie Informationsquellen und Merkhilfen.

- Erhält eine Person eine Anweisung, soll sie **mit Namen angesprochen** werden.
- **Anweisungen** sollten **immer einer Person zugeordnet** werden, sodass diese genau weiß, was zu tun ist. Ein Negativ-Beispiel ist: „Kann mal jemand die Infusion schneller laufen lassen…"
- Derjenige, der den Auftrag erhalten hat, **bestätigt** dem Auftraggeber, dass er den Auftrag gehört und verstanden hat.
- Wenn der Auftrag ausgeführt wurde – also z. B. das Medikament gegeben oder der Blutzucker

gemessen wurde – wird diese Information an den namentlich angesprochenen Auftraggeber zurückgemeldet.
- Der Auftraggeber kann den mitgeteilten Wert noch einmal laut wiederholen, um damit zu signalisieren, dass er den richtigen Wert verstanden hat (**Close-Loop-Strategie**), Abb. 7.4, S. 248.
- Bei der Vorbereitung und der Gabe von Medikamenten sollten nach dem **4-Augen-Prinzip** der Wirkstoff und die Dosierung überprüft werden.

27.9 Wie erkennen Sie einen rückkehrenden Spontankreislauf (ROSC)? Wie geht der Einsatz ab diesem Zeitpunkt weiter?

Ein **ROSC** (Return of Spontanous Circulation) erkenne ich an Abwehrbewegungen/Lebenszeichen, einem tastbaren Puls an einer zentralen Arterie (Karotis oder Leiste), einem plötzlichen exspiratorischen CO_2-Anstieg bei unveränderter Beatmung oder am EKG-Rhythmus (z. B. Sinusrhythmus).

Wird ein ROSC festgestellt, wird die **Reanimation unterbrochen** und der Patient nach dem ABCDE-Schema **untersucht**. Danach wird er mit angeschlossenen Überwachungsgeräten und unter Notarztbegleitung ins Krankenhaus gebracht. Im Idealfall sollte der Patient durch ein direktes Arzt-Arzt-Gespräch angemeldet werden. Eine generelle präklinische Hypothermie wird nicht mehr empfohlen. Eine erhöhte Körpertemperatur soll jedoch vermieden werden.

Kommentar

Kindernotfälle sind generell selten, noch seltener sind **kindliche Reanimationen**. Nach den Daten des Deutschen Reanimationsregisters kommen insgesamt etwa 1000 außerklinische kindliche Reanimationen pro Jahr vor. Dies bedeutet für die Beteiligten:
- mangelnde praktische Erfahrung
- fehlende Automatismen
- hoher emotionaler Druck
- hohe Fehleranfälligkeit bei der Teamarbeit

Umso wichtiger ist es, diese Fälle nicht aus den Augen zu verlieren, sie zu üben und sich den theoretischen Ablauf immer wieder zu vergegenwärtigen. Da jedes Teammitglied bei dieser Art von Einsätzen unter besonderem Stress steht, ist eine klare Kommunikation besonders wichtig.

Fall 28 Sonnenstich

28.1 Welche Verdachtsdiagnose haben Sie aufgrund der Schilderungen von Erika und der Gesamtsituation?

Die wahrscheinlichste Diagnose ist ein **Sonnenstich**: Erika hat sich lange Zeit in der Sonne aufgehalten und dort Sport getrieben. Sie klagt über Kopfschmerzen, Übelkeit und Schwindel.

28.2 Nennen Sie die Schritte der nun folgenden Untersuchung nach dem ABCDE-Schema!

Jeder Notfallpatient wird nach einem standardisierten Schema untersucht. International durchgesetzt hat sich das Vorgehen nach dem **ABCDE-Schema**, Abb. 24.2, S. 290. Es ist wichtig, sich immer wieder die einzelnen Untersuchungsschritte ins Gedächtnis zu rufen, um sie mit der Zeit und der zunehmenden Routine nicht zu vergessen und Befunde so zu übersehen.

28.3 Erklären Sie, wie es zu einem Sonnenstich kommt! Wie lässt sich dieser Notfall vermeiden?

Ein **Sonnenstich** entsteht durch direkte Sonneneinstrahlung auf Kopf und Nacken, die zu einer lokalen Überhitzung durch die langwellige Wärmestrahlung des Sonnenlichts führt. Die Folge ist eine Irritation der Hirnhäute und eine lokale Entzündungsreaktion, die in ein Hirnödem übergehen kann.

Bei längerem Aufenthalt in der Sonne sollte daher ein **heller Hut** getragen werden, am besten mit **Nackenkrempe**. Besonders gefährdet sind Kleinkinder, da bei ihnen zum Teil die Fontanellen noch offen sind und die Kopfbehaarung spärlich ist.

28.4 Nennen Sie weitere Krankheitsbilder, die zu Übelkeit und Erbrechen führen können!

Ursachen für Übelkeit und Erbrechen:
- akutes Abdomen, z. B. bei Appendizitis, Gallenkolik, Ileus
- Herzinfarkt
- kreislaufrelevante Herzrhythmusstörungen
- Hyperglykämie

Tab. 28.1 Kurzprofil Dimenhydrinat

Freiname (Handelsname)	**Dimenhydrinat** (z. B. Vomex A®)
Darreichungsform	1 Amp. à 10 ml/62 mg Dimenhydrinat
Wirkmodus	Die Effekte beruhen u. a. auf dem Antagonismus an zentralen Histamin- und muskarinischen Acetylcholin-Rezeptoren. Dimenhydrinat wirkt **antiemetisch**, **anticholinerg**, **zentral dämpfend**, **antihistaminerg** und **gegen Schwindel**. ▪ Wirkeintritt: nach wenigen Minuten ▪ Wirkdauer: 3–6 h ▪ Halbwertszeit: 5–10 h
Indikationen	Übelkeit, Brechreiz, Erbrechen, Schwindelzustände
Kontraindikationen	Krampfanfall, Epilepsie, Grüner Star (Engwinkelglaukom), Asthmaanfall
unerwünschte Wirkungen	Schläfrigkeit, Benommenheit, Schwindel, Muskelschwäche, Sehstörungen, Mundtrockenheit, Erhöhung des Augeninnendrucks, Tachykardie, Absenkung der Krampfschwelle, Verlängerung des QT-Intervalls
Wechselwirkungen	Verstärkung der Wirkung von zentral dämpfenden Arzneimitteln, Antidepressiva, Parasympatholytika, Antihypertensiva, Alkohol
Bemerkungen	bei Kindern und älteren Menschen nur mit Vorsicht anwenden
Dosierung (Erwachsene)	62 mg (≙ 1 Ampulle zu 10 ml) i. v./i.o

- gastrointestinale Infektionen und Lebensmittelvergiftungen
- Migräne
- erhöhter Hirndruck, z. B. bei Subarachnoidalblutung
- akuter Glaukomanfall
- Schwangerschaft
- Problematik des Innenohrs (Morbus Menière, Lagerungsschwindel)
- Intoxikationen
- Meningitis

28.5 Geben Sie eine Kurzbeschreibung des Medikaments Dimenhydrinat!

Siehe Tab. 28.1.

28.6 Welche anderen Erkrankungen fallen Ihnen ein, die im Zusammenhang mit zu intensiver Sonneneinstrahlung entstehen können?

- **Hitzekrampf**: Durch starkes Schwitzen verliert der Körper Elektrolyte. Die Folge können Muskelkrämpfe sein (kein „echter“ Krampfanfall!).
- **Hitzekollaps**: Zu wenig Flüssigkeitsaufnahme, kombiniert mit einer starken Blutgefäßerweiterung führt zu einem absoluten und relativen Volumenmangel und zu Kreislaufbeschwerden bis hin zur Bewusstlosigkeit.
- **Hitzeschlag** (Abb. 28.2): Kennzeichnend ist eine Erhöhung der Körperkerntemperatur auf > 40 °C, was zu einem Hirnödem und den damit verbundenen Symptomen führt (Bewusstseinseinschränkung, Erbrechen, Krampfanfälle). Dieser Zustand ist akut lebensbedrohlich!

28.7 Mit welchen Komplikationen müssen Sie bei einem Sonnenstich rechnen?

Mögliche Komplikationen bei einem **Sonnenstich**:

- erneutes Erbrechen
- Krampfanfälle
- Benommenheit und zunehmende Bewusstseinsstörungen

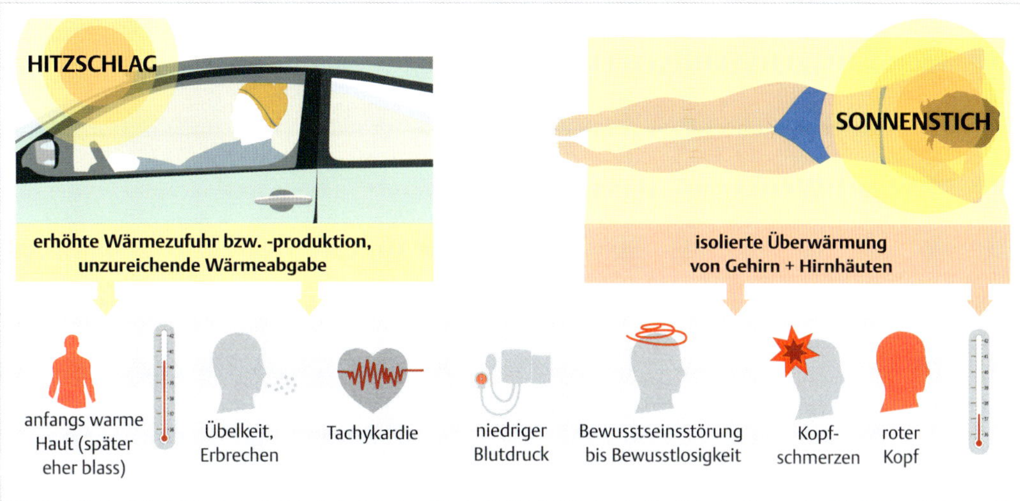

Abb. 28.2 Hitzschlag und Sonnenstich (Abb. nach: I care – Krankheitslehre. Thieme; 2015)

Kommentar

Insbesondere bei jungen Menschen besteht bezüglich der „**Sonnennutzung**" häufig kein ausreichendes Risikobewusstsein. Dabei geht es sowohl um die kurzfristigen Sonnenschäden wie Sonnenbrand, Sonnenstich, Dehydratation und Hitzschlag, als auch um die langfristigen Schäden, die mit intensiver UV-A- und UV-B-Einstrahlung verbunden sind, z. B. vorzeitige Hautalterung und Hautkrebs. Folgende Hinweise sollten für einen gefahrlosen Aufenthalt in der Mittagssonne bedacht werden:

- großzügiges Auftragen eines Sonnenschutzes mit ausreichend hohem Schutzfaktor
- Aufenthalt in der direkten Sonne möglichst reduzieren/vermeiden
- Tragen eines hellen Hutes mit Krempe und einer Sonnenbrille
- ausreichende Flüssigkeitszufuhr (Tee, Wasser, Saftschorle)
- Babys und Kleinkinder sowie alte Menschen sollten die direkte Sonne komplett meiden.

Fall 29 Subarachnoidalblutung

29.1 Trotz oder gerade wegen der stressgeladenen Situation: Worauf achten Sie generell, wenn Sie sich einem Einsatzort nähern?

Schon bevor der eigentliche Einsatz beginnt, liegen mir Informationen vor, die es zu nutzen gilt: Während der Anfahrt habe ich die Möglichkeit, mich mit meinem Kollegen auszutauschen – vielleicht kennt er den Einsatzort oder möchte noch etwas zum gemeinsamen Vorgehen besprechen. An der Einsatzstelle angekommen, hilft mir das **Akronym SSS**, relevante Informationen zu sammeln:

- **Scene**: Ich schätze die Einsatzstelle ein und parke den RTW vorausschauend.
- **Safety**: Meine eigene Sicherheit hat oberste Priorität. Wichtig sind hier u. a. ungesicherter fließender Verkehr, unberechenbare Handlungen Betroffener, Gleise, Strom oder (Haus-)Tiere.
- **Situation**: Jetzt liegt der Fokus auf dem Patienten und seiner konkreten Situation: Was hat stattgefunden? Gibt es Krafteinwirkungen auf den Patienten? Müssen weitere Hilfskräfte angefordert werden (zum Retten, Bergen oder Tragen)?

29.2 Wie prüfen Sie sein Bewusstsein? Wie objektivieren Sie Ihren Befund?

Um das Bewusstsein des Patienten zu beurteilen, **spreche** ich ihn zunächst an, dann **schüttle** ich ihn an den Schultern und setze schließlich einen geeigneten **Schmerzreiz**. Eine einfache Skala, um die Bewusstseinslage zu objektivieren, ist das **AVPU-Schema**,

Tab. 21.1, S. 283. Die **GCS**, Tab. 11.1, S. 258, dagegen ist differenzierter, benötigt jedoch auch etwas mehr Zeit.

29.3 Ihr Patient schnarcht noch immer. Was tun Sie direkt als Nächstes?

Das unregelmäßige, schnarchende Geräusch, das Herr Kolding bei der Atmung macht, deute ich als **Atemwegsobstruktion**: Bei bewusstseinsgetrübten oder bewusstlosen Patienten ist der Muskeltonus herabgesetzt und Weichteile des Rachens verlegen die oberen Atemwege. Aber auch Nahrungsreste oder Erbrochenes können diesen Effekt haben. Daher besteht meine erste Handlung darin, den **Mund** von Herrn Kolding zu **öffnen**, zu inspizieren und dann den **Kopf** zu **überstrecken** oder den **Esmarch-Handgriff** auszuführen, Abb. 12.2, S. 259. Die Anwendung der Kopfüberstreckung ist durch eventuell vorhandene HWS-Verletzungen eingeschränkt.

29.4 Beschreiben Sie detailliert, wie Sie vorgehen!

Ich untersuche den Patienten nach dem **ABCDE-Schema**, Abb. 24.2, S. 290, um keine wichtigen Befunde zu übersehen.

29.5 Welche Hilfsmittel stehen Ihnen zur Atemwegssicherung zur Verfügung? Kommentieren Sie die verschiedenen Möglichkeiten in Bezug auf ihre Vor- und Nachteile!

Das einfachste Instrument zur Atemwegssicherung sind die eigenen Hände. Die Atemwege können bei einem bewusstlosen Patienten durch **Überstrecken des Kopfes** oder **Anheben des Unterkiefers** (Esmarch-Handgriff) geöffnet werden.

Einfache Hilfsmittel, die helfen, eine erneute Obstruktion der oberen Atemwege zu verhindern, sind der **Guedel-Tubus** und der **Wendl-Tubus** (Abb. 29.2). Letzterer hat den Vorteil, dass er teilweise auch von Patienten mit erhaltenem Bewusstsein toleriert wird. Beim Wendl-Tubus muss unbedingt auf die richtige Länge geachtet werden: Der Tubus sollte – außen am Patienten angelegt – vom Nasenloch zum Ohrläppchen reichen. Wählt man einen zu langen Tubus, kann er den Larynx erreichen und dort zu einem reflektorischen Laryngospasmus führen.

Zur Gruppe der **supraglottischen Atemwegshilfen** (SGA) gehören die Larynxmasken und Larynxtuben (Abb. 29.3). **Larynxmasken** dichten die Trachea mit einem Cuff um den Larynxeingang ab. **Larynxtuben** haben je einen Cuff, der im Ösophagus zu liegen

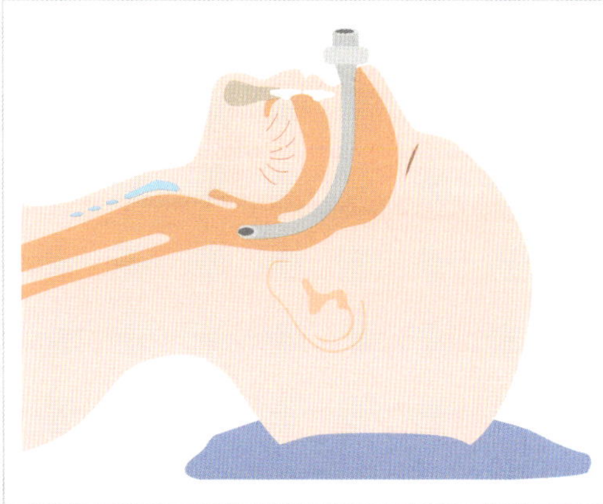

Abb. 29.2 Korrekte Lage eines Wendl-Tubus
(Abb. aus: Rettungssanitäter. Thieme; 2017)

kommt und einen, der den Rachen abdichtet. Die Anwendung der SGA ist einfacher und schneller zu erlernen als die endotracheale Intubation und eine Beatmung ist effektiver als mit Beutel und Maske. Jedoch gibt es Limitierungen: Patienten, die hohe Beatmungsdrücke benötigen, lassen sich mit SGA nur schwer beatmen und sie bieten keinen sicheren Aspirationsschutz.

Der Standard zur Atemwegssicherung ist die **endotracheale Intubation**. Sie ist jedoch das aufwendigste und komplexeste Verfahren, das nur von erfahrenen Anwendern gewählt werden sollte.

> **Merke**
>
> Bei der Entscheidung, welches Verfahren für den jeweiligen Patienten das geeignetste ist, gilt: **Der Patient stirbt nicht am fehlenden Tubus, sondern am fehlenden Sauerstoff!**

29.6 Was bereiten Sie konkret für eine Intubation mit einem Endotrachealtubus vor?

Für eine **endotracheale Intubation** (Abb. 29.4) richte ich folgendes Material her:

- Endotrachealtubus mit Blockerspritze, versehen mit einem Führungsstab
- Laryngoskop mit einem Spatel der passenden Größe (funktioniert das Licht?)
- Fixiermaterial mit Beißschutz
- Absauggerät
- Beatmungsbeutel mit Filter
- Sauerstoff

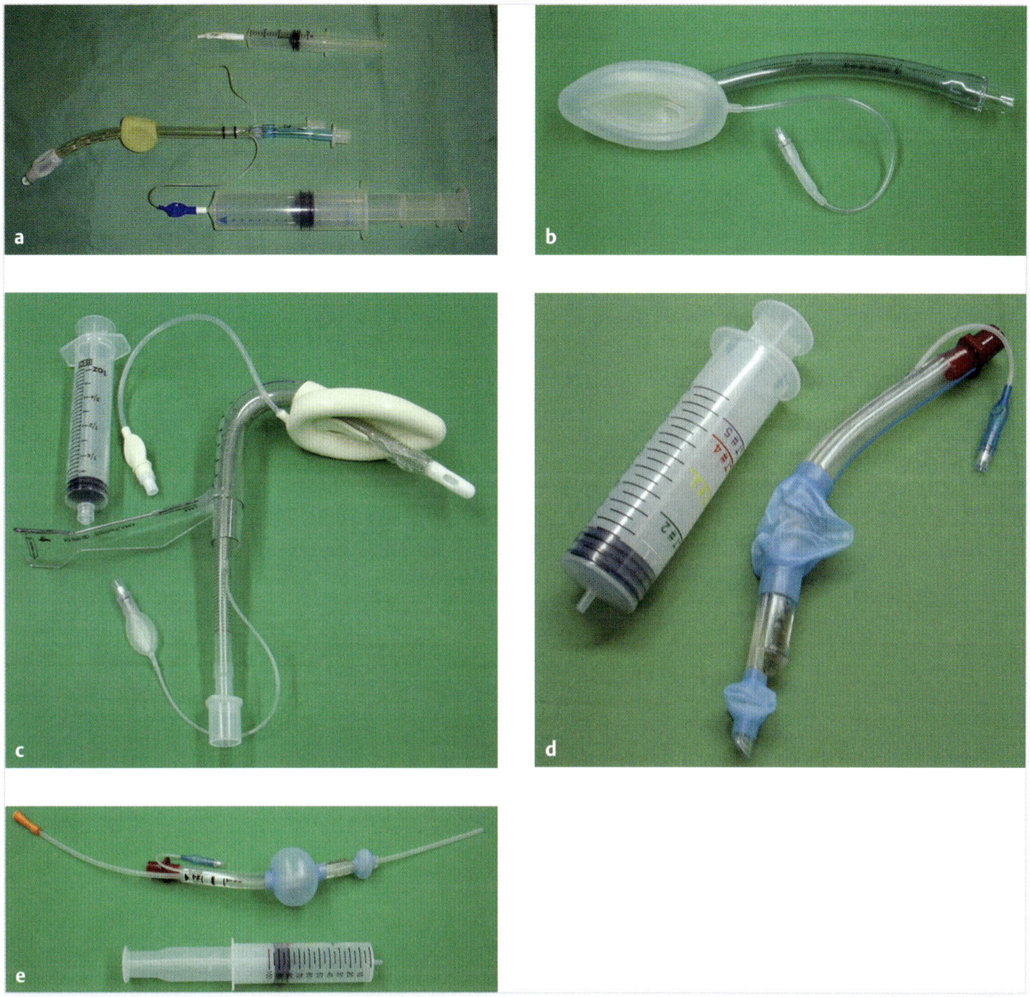

Abb. 29.3 Supraglottische Beatmungshilfen. a Ösophagotrachealer Kombitubus, **b** Larynxmaske „Classic“ (Einmalartikel), **c** Intubationslarynxmaske; mit eingelegtem Endotrachealtubus (Einmalartikel), **d** Larynxtubus mit Blockerspritze (Einmalartikel), **e** Larynxtubus S mit integriertem zweiten Lumen zur Platzierung einer Magensonde (Magensonde eingelegt) und Blockerspritze (Einmalartikel) (Abb. aus: Scholz et al. Notfallmedizin. Thieme; 2013)

- zur Lagekontrolle: Stethoskop und Kapnometrie
- Cuffdruckmesser
- Magill-Zange
- Gänsegurgel
- alternative Hilfsmittel in Reichweite: Endotrachealtuben in der nächstkleineren und nächstgrößeren Größe, Larynxtubus oder -maske, Videolaryngoskop

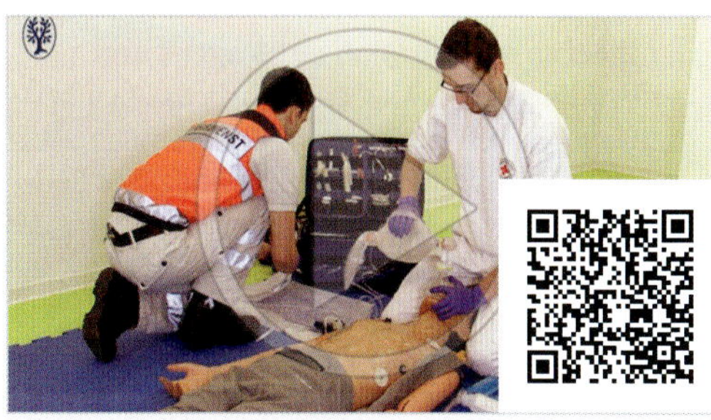

Abb. 29.4 Video zur korrekten Durchführung einer Beutelbeatmung und endotrachealen Intubation im Rettungsdienst

29.7 Wie können Sie bei einem Patienten die zu erwartenden Intubationsverhältnisse abschätzen?

Intubationsschwierigkeiten zu erkennen, bevor diese überhaupt auftreten, ist ein wesentlicher Sicherheitsaspekt für den Patienten. Der **Mallampati-Score** (Abb. 29.5) ist eine Möglichkeit dafür. Zudem gibt es verschiedene anatomische Gegebenheiten, die zu Schwierigkeiten bei der Intubation führen können, z. B. kurzer Hals, große Zunge, kleine Mundöffnung, kleiner Unterkiefer, eingeschränkte Halsbeweglichkeit, Überbiss oder Hinweise auf Veränderungen im Kopf-Hals-Bereich wie Abszesse, Verletzungen oder Tumoren.

29.8 Wie gestalten Sie die Lagerung eines zu intubierenden Patienten optimal? Erklären Sie, warum!

Die für Erwachsene optimale **Intubationsposition** wird **„verbesserte Jackson-Position"** (Abb. 29.6) genannt. Dabei liegt der Patient in Rückenlage, der Kopf ist 5–10 cm unterlagert und leicht überstreckt. Durch diese Lagerung werden die Blickachse, die pharyngeale Achse und die tracheale Achse auf ein Niveau gebracht.

29.9 Wie können Sie die richtige Tubuslage überprüfen?

Mehrere Möglichkeiten zur **Überprüfung der endotrachealen Lage** sollten kombiniert werden.

- Die Intubation sollte sicher **unter Sicht** erfolgt sein, d. h. der Intubierende hat gesehen, dass der Tubus zwischen den Stimmbändern zu liegen gekommen ist.
- Die **Kapnometrie/Kapnografie** ist der Goldstandard zur sicheren Überprüfung der Tubuslage.
- Ein **Heben und Senken des Thorax** in den oberen Anteilen bei der Beatmung ist ein guter klinischer Hinweis.
- Die alleinige **Auskultation des Magens und beider Lungen** ist häufig trügerisch, da auch bei ösophagealer Fehllage manchmal Geräusche über den Lungen auskultiert werden können. Die Beurteilung ist unter Notfallbedingungen noch einmal schwieriger.

29.10 Welche Diagnose halten Sie aufgrund der Klinik und der Anamnese des Patienten für am wahrscheinlichsten?

Der Patient zeigte die typischen Symptome einer **Subarachnoidalblutung** (SAB): Er klagte über Kopfschmerzen und einen verspannten Nacken und wurde dann bewusstlos aufgefunden. Die klassische Symptomtrias der SAB ist:

- plötzlich einsetzender, stärkster **Kopfschmerz**
- kurzzeitiger oder längerfristiger **Bewusstseinsverlust**
- **Nackensteifigkeit** (Meningismus)

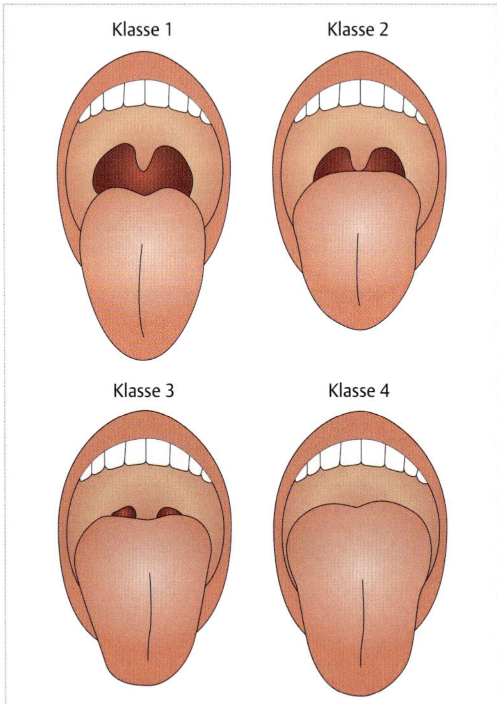

Abb. 29.5 Mallampati-Score: Bei maximal geöffnetem Mund ohne Phonation wird beurteilt, wie gut bzw. ob die Rachenhinterwand sichtbar ist. Ein Score von IV gilt als Indikator für eine schwierige Intubation bzw. Laryngoskopie (Abb. nach: Krier, Georgi, Airway-Management, Thieme; 2001)

Die Kopfschmerzen entstehen durch die Ruptur eines (meist) arteriellen Gefäßes im Gehirn. Das Blut verteilt sich in der Folge im Subarachnoidalraum. Die Nackensteifigkeit ist ein Ausdruck der Reizung der Hirnhäute. Je nach Schweregrad der Blutung sind auch Veränderungen der Herz-Kreislauf-Regulation möglich.

Kommentar

Angehörige erleben Notfallsituationen sehr unterschiedlich. Daher können auch ihre Reaktionen nicht vorhergesagt werden: Viele Angehörige, die eine

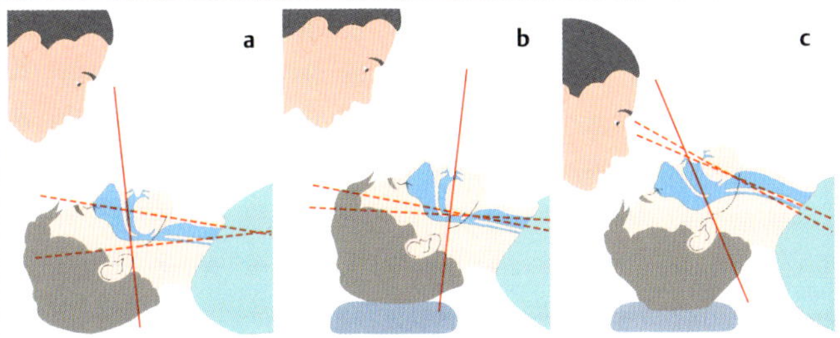

Abb. 29.6 Lagerung zur endotrachealen Intubation Die orale, pharyngeale und tracheale Achse sollten möglichst übereinstimmen (Abb. nach: Adams et al. Taschenatlas Notfallmedizin. Thieme; 2016)

lebensbedrohliche Situation miterleben, spüren eine große Hilf- und Orientierungslosigkeit. Es fehlen ihnen Handlungsrichtlinien, wodurch das Gefühl der Hilflosigkeit weiter zunimmt. Sie können plötzlich wütend oder aggressiv werden, ohne dass dafür im ersten Augenblick eine konkrete Ursache ersichtlich ist.

Angehörige sollten, soweit möglich und sinnvoll, **in das Geschehen miteingebunden** und auch **über invasive Maßnahmen am Patienten informiert** werden. Beispielsweise wirken die medizinischen Geräte bei einer anstehenden Intubation häufig angsteinflößend: „Alle diese Dinge benötigen wir, um Ihrem Mann gleich beim Atmen zu helfen", ist eine geeignete positive Erläuterung. Gibt es kleine, sinnvolle Aufgaben, die ein Angehöriger übernehmen kann, hilft es ihm, sich aus der Hilflosigkeit zu befreien.

Fall 30 Tonsillenabszess

30.1 Geben Sie der Praktikantin eine kurze Beschreibung von Morphin mit Wirkungsweise, Nebenwirkungen und Dosierungen!

Siehe Tab. 30.1.

30.2 Welche Differenzialdiagnosen fallen Ihnen zum Leitsymptom „Schmerzen im Hals" ein?

Schmerzen im Hals sind ein häufiges Symptom bei Veränderungen im Mund-Rachen-Bereich und können durch verschiedene Erkrankungen ausgelöst werden:

- Bei Kleinkindern muss an eine **Pharyngitis** (Pseudokrupp) gedacht werden, vgl. Fall 50 (S. 225).
- Gefährlich, aber sehr selten ist die **Epiglottitis**.
- **HWS-Verletzungen** können als Halsschmerzen vorgetragen werden, vgl. Fall 24 (S. 111).
- Bei Jugendlichen und jungen Erwachsenen kommt eine **Tonsillitis** häufig vor, die als Komplikation zu einem **Tonsillenabszess** führen kann.
- Eine **Entzündung der Speiseröhre** durch Magensaft (Refluxösophagitis) kann Schmerzen im Hals verursachen.
- **Verschluckte Fremdkörper** können manchmal erst mit Beginn einer Entzündungsreaktion Schmerzen verursachen.
- In seltenen Fällen sind Schmerzen am Hals auch Symptom eines **Myokardinfarkts**.

30.3 Wie wird das Symptom des jungen Mannes bezeichnet, den Mund nicht richtig öffnen zu können?

Das Phänomen wird als **Kieferklemme** bezeichnet.

30.4 Welches Analgetikum könnte gegen die Schmerzen und die erhöhte Temperatur des Patienten wirksam sein?

Metamizol ist ein starkes Analgetikum, das sowohl analgetisch als auch antipyretisch wirkt.

30.5 Nennen Sie mögliche Nebenwirkungen von Metamizol! Welche Nebenwirkung halten Sie bei diesem Patienten für am wahrscheinlichsten?

Nebenwirkungen von Metamizol, vgl. Tab. 5.1, S. 243:

- anaphylaktische Reaktionen

Tab. 30.1 Kurzprofil Morphin

Freiname (Handelsname)	**Morphin** (z. B. Morphin Merck®)
Darreichungsform	1 Amp. à 1 ml/10 mg, 1 Amp. à 1 ml/20 mg Morphiumhydrochlorid
Wirkmodus	**Opiatrezeptor-Agonist:** sedierend, zentral schmerzhemmend und euphorisierend ▪ **Wirkeintritt:** nach 5 min, max. Wirkung nach 30 min ▪ **Wirkdauer:** 4–5 h ▪ **Halbwertszeit:** ca. 2–5 h
Indikationen	schwere bis schwerste Schmerzzustände (z. B. Lungenödem, Herzinfarkt)
Kontraindikationen	Kolikschmerzen, Pankreatitis, Atemdepression, Schwangerschaft und Stillzeit
unerwünschte Wirkungen	Atemdepression, Übelkeit, Erbrechen, Spasmen der glatten Muskulatur (z. B. Gallenkoliken), Bronchospasmus, Harnverhalt, Euphorie, Dysphorie, Miosis
Wechselwirkungen	Zentral dämpfende Arzneimittel (z. B. Sedativa, Neuroleptika) sowie Alkohol verstärken die Wirkung und damit auch die Atemdepression! Keine Kombination mit Antidepressiva aus der Gruppe der MAO-Hemmer!
Dosierung	▪ Erwachsene: Einzeldosis: 5–10 mg i. v./i.o ▪ Kinder: 0,05–0,1 mg/kg KG i. v./i.o. Eine Verdünnung mit isotonischer NaCl-Lösung ist zu empfehlen, z. B. 1 mg/ml.
Bemerkungen	Ältere und Patienten in schlechtem Allgemeinzustand können empfindlicher auf Morphin reagieren (→ vorsichtige Dosierung). Naloxon hebt die Morphinwirkung vollständig auf. Morphin unterliegt dem Betäubungsmittelgesetz.

- Asthma-Anfälle
- Übelkeit und Erbrechen
- Hypotension
- Agranulozytose (sehr selten)

Bei der Untersuchung sind mir trockene Schleimhäute aufgefallen, die akute Krankengeschichte macht eine gewisse Dehydratation wahrscheinlich. Daher ist ein **Blutdruckabfall** bei der Applikation von Metamizol relativ wahrscheinlich.

30.6 Wann können Sie damit rechnen, dass die Wirkung von Metamizol eintritt?

Die Wirkung von Metamizol beginnt frühestens **10–15 Minuten** nach der i. v.-Gabe.

30.7 Was können Sie tun, um einen Blutdruckabfall bei Ihrem Patienten im Rahmen der Metamizol-Applikation zu verhindern?

- Vor der Gabe des Medikaments erhält der Patient einen **Flüssigkeitsbolus** der kristalloiden Infusionslösung.
- Metamizol wird als Kurzinfusion **über 10–15 Minuten** appliziert, also nicht als Bolus.
- Der Patient sollte während der Infusion **liegen**.
- Ich kontrolliere regelmäßig **Puls und Blutdruck**.

30.8 Welcher Fachabteilung würden Sie Ihren Patienten gerne zuteilen?

Aufgrund der Anamnese mit der vorangegangenen Episode von Halsschmerzen halte ich eine **HNO-Abteilung** für sinnvoll.

30.9 Charakterisieren Sie das Medikament Dimenhydrinat bezüglich Wirkmechanismus, Kontraindikationen und Nebenwirkungen!

Siehe Tab. 28.1, S. 300.

30.10 Übergeben Sie Ihren Patienten an den HNO-Arzt!

Die **Übergabe an den diensthabenden HNO-Arzt** erfolgt nach einem strukturierten Schema, um wichtige Fakten nicht zu vergessen:

- Vorstellung des Patienten mit Namen und Alter

- Beschreibung des Ereignisses
- Nennen der präklinisch durchgeführten Maßnahmen
- vitale Situation nach dem ABCDE-Schema
- ergänzende Informationen nach dem SAMPLER-Schema (S. 234)

30.11 Wie beurteilen Sie diesen Plan Ihrer Kollegin?

Der **Transportschein** („Verordnung einer Krankenbeförderung") darf **nur von Ärzten unterschrieben** werden. Die Manipulation von Transportscheinen – wenn also Rettungsfachpersonal diese selbst stempelt, unterschreibt oder angekreuzte Stellen ändert – bedeutet Urkundenfälschung und kann mit einer Freiheitsstrafe bis zu 5 Jahren belegt werden.

Kommentar

Starke Halsschmerzen können für Patienten sehr beeinträchtigend sein, insbesondere wenn Essen, Trinken und Sprechen behindert sind. Tatsächlich können stärkste Halsschmerzen in Kombination mit Fieber und einer Kieferklemme Symptome eines **Tonsillenabszesses** sein, der in Folge einer Mandelentzündung (Tonsillitis) entstanden ist. Wird diese Komplikation nicht schnell behandelt (operativ oder antibiotisch), kann sich der Abszess nach innen entleeren. Entlang der Halsfaszien kann die Entzündung sich dann nach kaudal ausbreiten und zu einer lebensbedrohlichen Mediastinitis führen.

Fall 31 Synkope

31.1 Welche Gefährdungspotenziale sollten Sie in Bezug auf Ihre eigene Sicherheit und die Sicherheit der Patientin beachten?

Um das eigene **Gefährdungsrisiko** möglichst gering zu halten, beurteile ich jede Einsatzstelle, während ich mich ihr nähere. Schon bei der Wahl des Parkplatzes des RTWs achte ich auf die Sicherheit und den Platzbedarf von vielleicht weiteren nachzufordernden Rettungsmitteln.

Bei der Annährung **nutze** ich **alle meine Sinne**! Gerade bei Einsätzen mit hohem Stressniveau ist die Wahrnehmung fokussiert und Details können leicht übersehen werden. Sind Flüssigkeiten ausgetreten, rieche ich etwas? Auch Gewalt gegen Einsatzpersonal kommt vor. Das Umfeld kann sich im Laufe eines Einsatzes ändern. Ich achte auf einen freien Weg zum Rückzug und registriere aufmerksam Gegenstände, die als Waffen genutzt werden könnten.

Das **Akronym SSS** hilft bei der Erkundung der Einsatzstelle:

- „**Scene**": Informationen der Leitstelle und das aktuelle Umfeld der Einsatzstelle
- „**Safety**" stellt die Eigensicherheit und die Sicherheit des Patienten in den Vordergrund.
- „**Situation**" beschreibt die direkte nähere Patientenumgebung.

31.2 Wie nutzen Sie verbale und nonverbale Kommunikationsmittel in einem beginnend aggressiven Umfeld?

Bei Patienten selbst ist **Aggressivität** meist ein **Symptom**. Ursachen können z.B. starke Schmerzen, Demenz, starke Emotionen oder Rauschzustände sein.

Ich versuche, ruhig zu bleiben und die Situation zu verlangsamen. Ich **vermeide Drohungen** („… sonst rufen wir die Polizei"), stattdessen spreche ich die Bedürfnisse des Patienten an und kündige alle Maßnahmen an, die ich vornehmen möchte.

Aggressivität aus einer Gruppe heraus gegen Rettungsdienstpersonal ist gefährlich. Ich lasse mich auf keine Diskussionen ein und provoziere nicht! Meine Kollegen und ich treten den Rückzug im Team an, sobald ein Teammitglied Gefährdung empfindet. Ist ein Rückzug notwendig, wende ich potenziellen Angreifern nicht den Rücken zu.

31.3 Warum trägt ein kompetentes, selbstsicheres Auftreten zum Gelingen des Einsatzes bei? Was können Sie dazu beitragen?

Der **Patient** befindet sich **in einer Ausnahmesituation** und muss sich eingestehen, dass er auf Hilfe angewiesen ist. Dabei gibt er einen Teil seiner Selbstbestimmung an den Rettungsdienst ab.

Aufgrund dieser Hilflosigkeit ist ein **kompetentes Auftreten** des Rettungspersonals wichtig, da der Patient sich auf die Kompetenz verlassen muss, ohne diese überprüfen zu können. Dabei sind insbesondere die ersten Sekunden des Zusammentreffens wichtig: Der „erste Eindruck" ist zwar subjektiv, lässt sich im weiteren Verlauf jedoch nur noch schwer korrigieren und beruht v.a. auf der Interpretation nonverbaler Signale. Folgende Aspekte sollten beachtet werden:

- Vorstellen mit Namen und Funktion
- strukturiertes Vorgehen bei Untersuchung und Behandlung
- Einigkeit im Team bezüglich des Vorgehens
- aufrechte Körperhaltung
- deutliche Aussprache in angemessener Lautstärke
- saubere und ordentliche Dienstkleidung

31.4 Beschreiben Sie, wie Sie die strukturierte Untersuchung der jungen Frau vornehmen!

Ich untersuche die Frau nach dem **ABCDE-Schema**, Abb. 24.2, S. 290. Bei Punkt E beachte ich die **Einsatzsituation** und die **Privatsphäre** der Patientin. Bei fehlender vitaler Gefährdung können erweiterte Untersuchungsmaßnahmen und die Entkleidung im erforderlichen Umfang auch erst im RTW durchgeführt werden.

31.5 Sie möchten herausfinden, ob die Frau Orientierungsprobleme oder eine Amnesie hat. Was fragen Sie sie?

Zur Abschätzung der Bewusstseinslage wende ich die **GCS** an, Tab. 11.1, S. 258. Nützlich ist es dann, den **Namen** und das **Geburtsdatum** zu erfragen sowie die **Erinnerung an das Ereignis** und die Minuten davor. Falls sich die Patientin an das Ereignis selbst nicht erinnert, ist es wichtig, zu erfragen, an welchem Zeitpunkt die Erinnerung wiedereinsetzt, um die Dauer des Gedächtnisverlustes abzuschätzen.

31.6 Welche Ursachen für eine Bewusstlosigkeit kommen Ihnen bei diesem Setting in den Sinn? Wie können Sie durch Ihre Anamnese die Diagnosen eingrenzen?

Das Leitsymptom **unklare Bewusstlosigkeit** ist im Rettungsdienst häufig. Als Differenzialdiagnosen zum Leitsymptom Bewusstlosigkeit fallen mir folgende Möglichkeiten ein:

- **kardial:**
  - Herzrhythmusstörungen: Ist ein angeborener Herzfehler bekannt? Wurden Amphetamine konsumiert?
  - Hypotonie: Einschätzen des Volumenstatus; was wurde gegessen und getrunken?
- **metabolisch:**
  - Hypoglykämie: BZ-Sticks, Frage nach Diabetes mellitus Typ I
  - Elektrolytentgleisung: Vor kurzem Episode mit Übelkeit/Erbrechen?
  - Dehydratation: siehe „Hypotonie"
- **neurologisch**:
  - epileptischer Anfall: Gab es Phasen der Desorientiertheit? Wurden Zuckungen beobachtet? Spuren eines Zungenbisses?
- **Intoxikation:**
  - Wurde Alkohol konsumiert? Wurden andere Drogen eingenommen?
  - Wie geht es den anderen Gruppenmitgliedern? Gab es ähnliche Symptome (z.B. bei CO-Intoxikation)?
  - Gibt es andere Gäste, die ähnliche Symptome aufweisen (KO-Tropfen)?
- **Gewalt**: Hinweise auf Gewalteinwirkung?

31.7 Wie erklären Sie der Patientin, dass Sie den Venenzugang legen dürfen?

Notfallsanitäter dürfen unter bestimmten Voraussetzungen **invasive medizinische Maßnahmen** eigenverantwortlich durchführen („**Notkompetenz**"). Folgende Voraussetzungen müssen erfüllt sein:

- Die Maßnahme ist medizinisch indiziert.
- Die ausdrückliche oder mutmaßliche Einwilligung des Patienten liegt vor.
- Die Maßnahme wird fachgerecht durchgeführt.
- Die Maßnahme ist zur konkreten Gefahrenabwehr notwendig.

Die 3 erstgenannten Voraussetzungen müssen vorliegen, damit die Durchführung der Maßnahmen nicht den Tatbestand der Körperverletzung erfüllt.

31.8 Was beachten Sie beim Funkverkehr? Beschreiben Sie den Aufbau Ihrer Funknachricht!

Das **Funkgespräch** ist formal definiert und die Vorgaben der Gesprächseröffnung und Gesprächsführung müssen eingehalten werden. Der direkte Sprechfunkverkehr ist so kurz wie nötig zu halten. Abkürzungen sollen zur Vermeidung von Missverständnissen und Rückfragen vermieden werden. Personennamen und Amtsbezeichnungen werden nicht genannt. Der Anruf beinhaltet den Rufnamen der Gegenseite, das Wort „von", den eigenen Rufnamen und die Aufforderung, mit „kommen!" zu antworten.

Beispiel: „Leitstelle Beispielstadt von 2/83-2, kommen!"

31.9 **Übergeben Sie Ihre Patientin an den diensthabenden Internisten in der Notfallambulanz!**

Die **Übergabe an den ärztlichen Kollegen** einer Ambulanz erfolgt nach einem strukturierten Schema, um wichtige Fakten nicht zu vergessen:

- Vorstellung der Patientin mit Namen und Alter
- Verdachtsdiagnose
- vitale Situation nach dem ABCDE-Schema
- Nennen der präklinisch durchgeführten Maßnahmen
- weitere Informationen nach dem SAMPLER-Schema (S. 234)

Kommentar

Synkopen gehören zu den häufigsten Einsätzen im Rettungsdienst. Die europäische Gesellschaft für Kardiologie definiert eine Synkope als **kurzzeitigen Bewusstseinsverlust** infolge einer vorübergehenden Minderdurchblutung des Gehirns. Der Rettungsdient kann die eigentliche Ursache einer Synkope oft nicht herausfinden. Es ist jedoch wichtig, sich vor Augen zu halten, dass eine solche Situation potenziell lebensbedrohlich sein kann. Folgende Ursachen sollten besonders bedacht werden:

- **gefährliche Herzrhythmusstörungen**: Bewusstseinsverlust oft ohne Vorzeichen
- **intrakranielle Blutungen**: Gibt es Hinweise auf ein Schädel-Hirn-Trauma in den letzten Tagen/Wochen?
- **Lungenembolie**: Wurde der Patient vor kurzem operiert? Leidet er an einen malignen Tumor?

Fall 32 Obere gastrointestinale Blutung

32.1 **Sie vermuten bei dem Patienten eine Hypovolämie, beschreiben Sie Ihre strukturierte Untersuchung! Nennen Sie Befunde, die zu Ihrer Arbeitsdiagnose passen würden!**

Bei der Untersuchung nach dem **ABCDE-Schema**, Abb. 24.2, S. 290, erwarte ich folgende Befunde

- **A**: frei und sicher, keine Schwellungen sichtbar, Schleimhäute blass
- **B**: vesikuläre Atemgeräusche beidseitig, SpO_2 96 %, geringe Dyspnoe
- **C**: Tachykardie mit einer HF von 115/min, Puls radial schwach, aber rhythmisch tastbar, verzögerte Rekapillarisierungszeit von 4 s, Halsvenen nicht sichtbar, kühle Extremitäten, Abdomen etwas gespannt, aber weich
- **D**: unauffällig
- **E**: unauffällig

32.2 **Formulieren Sie Ihre Verdachtsdiagnose!**

Herr Klettmann hat eine kreislaufrelevante **obere gastrointestinale Blutung** mit Hämatinerbrechen.

Vermutlich leidet er außerdem an einer **Leberzirrhose**. Hinweise darauf sind der Alkoholkonsum und die Hautveränderungen („Leberhautzeichen", Abb. 32.2, Abb. 32.3, Abb. 32.4), die ich während der Untersuchung gefunden habe.

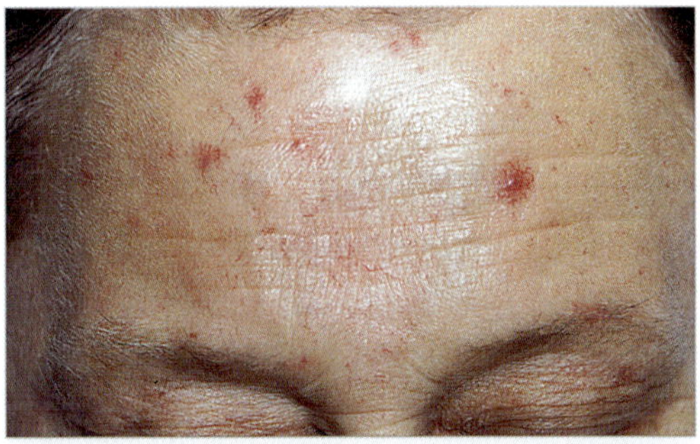

Abb. 32.2 Multiple Spider Naevi (Abb. aus Moll. Duale Reihe Dermatologie. Thieme; 2016)

32.3 **Welche 2 Arten von Infusionslösungen zur Volumentherapie gibt es prinzipiell?**

Unterschieden werden kristalloide und kolloidale Infusionslösungen:

- Zu den **kristalloiden Infusionslösungen** zählen die **0,9-%-NaCl-Lösung** und die **Vollelektrolytlösungen**, Tab. 38.1, S. 326. Beide haben eine ähnliche Osmolarität wie das Blut. Bei der 0,9-%-NaCl-Lösung wird dies jedoch über eine unnatürlich hohe Konzentration von Natrium- und Chlorid-Ionen erreicht. Bei den Vollelektrolytlösungen sind Anionen wie Acetat, Malat oder Laktat ergänzt und die Ionenkonzentration entspricht der Konzentration im Blut.

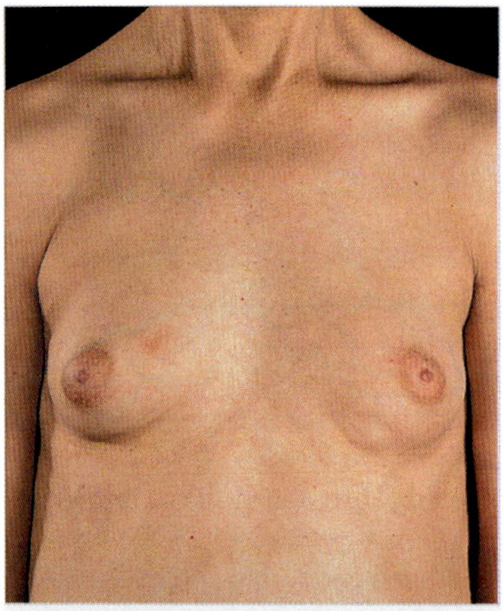

Abb. 32.3 Gynäkomastie und „Bauchglatze“ (Abb. aus: Neurath, Lohse. Checkliste Anamnese und klinische Untersuchung. Thieme; 2015)

- **Kolloidale Lösungen** sind NaCl-Lösungen, die mit Kohlenhydrat-Komplexen oder Gelatine versetzt sind. Diese Lösungen haben eine höhere Osmolarität und führen so zu einer Wasserrekrutierung nach intravasal, was zu einem längerdauernden Volumeneffekt führt.

32.4 Was müssen Sie bei der Anwendung einer Druckmanschette beachten?

Bei einer **Druckinfusion** wird nicht nur der hydrostatische Druck genutzt, um eine Infusion zu verabreichen, sondern es wird zusätzlich Druck von außen auf die Infusionsflasche ausgeübt. Dies kann mit der Hand oder mit einer speziellen Manschette gemacht werden. Mit dem **Druckbeutel** können 200–300 mmHg Druck auf die Infusion ausgeübt werden. Zu beachten ist:

- Der Infusionsbeutel muss komprimierbar sein.
- Das System muss vor dem Start der Druckinfusion komplett entlüftet sein (Gefahr der Luftembolie!).
- Druckinfusionen sollten nicht über den gleichen Zugang parallel mit einer Schwerkraftinfusion verabreicht werden.

32.5 Welcher Zusammenhang besteht zwischen der Größe der Blutdruckmanschette und dem Messergebnis?

Die **Auswahl der korrekten Größe der Manschette** (Abb. 32.5) ist wichtig für ein verlässliches Messergebnis: Wird die Blutdruckmanschette bezogen auf den Oberarmumfang zu klein gewählt, wird der

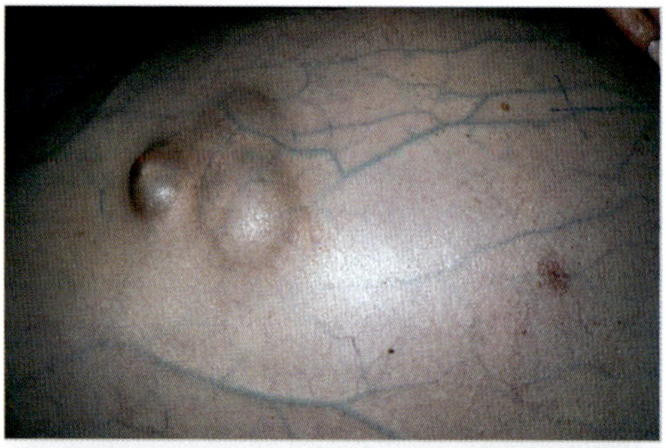

Abb. 32.4 Aszites, Caput medusae und Nabelhernie (Abb. aus: Schumpelick, Bleese, Mommsen. Kurzlehrbuch Chirurgie. Thieme; 2010)

tatsächliche Blutdruck überschätzt: Ab einem Oberarmumfang von 33 cm wird eine breitere Manschette empfohlen.

32.6 Wie lagern Sie Herrn Klettmann auf der Trage?

Aufgrund der labilen Kreislaufverhältnisse würde Herr Klettmann von einer Schocklagerung profitieren. Da er jedoch weiter unter Übelkeit und Erbrechen leidet, kommt eine klassische Schocklagerung nicht in Frage: Er sollte besser mit erhöhtem Oberkörper transportiert werden. Es bietet sich daher eine **Kombination aus moderat angehobenen Beinen mit leichter Oberkörperhochlagerung** an.

32.7 Wie gehen Sie mit der neugierigen Frage des Hausbewohners um? Begründen Sie!

Die Frage des Hausbewohners berührt die Thematik **„Schweigepflicht“**: Diese ist im Strafgesetzbuch § 203 geregelt. Danach handelt derjenige strafbar, der unbefugt ein fremdes Geheimnis, namentlich ein zum persönlichen Lebensbereich gehörendes Geheimnis, offenbart. Sie umfasst alle personenbezogenen Daten. Bei Verstößen sind nicht nur straf-, sondern auch zivilrechtliche Konsequenzen zu befürchten.

- **Bei einem wachen und ansprechbaren Patienten** kann ich mir von ihm die Befugnis erteilen lassen, diese Informationen weiterzugeben. Ein Patient kann auch durch sein Verhalten sein Einverständnis kundtun, wenn er dies verbal nicht äußern kann: Herr Klettmann könnte sich z. B. umdrehen, der Person winken oder ihre Hand ergreifen.
- **Bei einem bewusstlosen Patienten** muss ich den mutmaßlichen Willen des Patienten heranziehen.

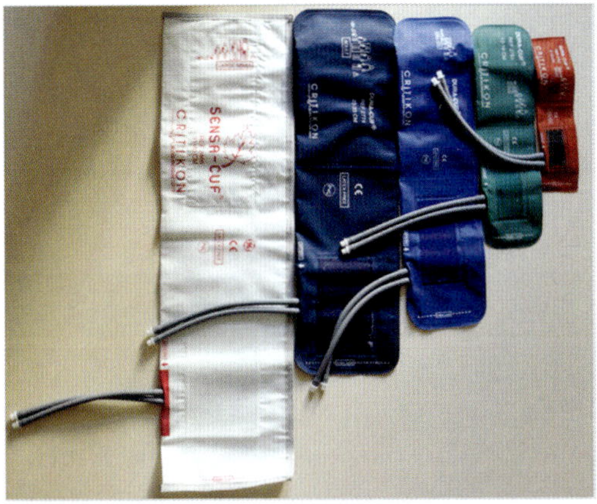

Abb. 32.5 Blutdruckmanschetten in verschiedenen Größen zur auskultatorischen Blutdruckmessung (Abb. aus: Lauber, Schmalstieg. Wahrnehmen und Beobachten. Thieme; 2012)

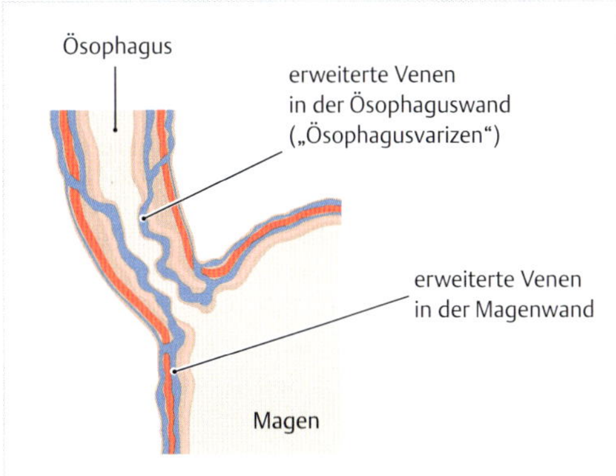

Abb. 32.6 Ösophagusvarizen: Schematische Darstellung der erweiterten Venen unter der Schleimhaut (Abb. aus: Schünke, Schulte, Schumacher. Prometheus LernAtlas der Anatomie. Thieme; 2015. Grafiker: M. Voll)

Die Frage, ob es im Interesse des Patienten ist, Informationen herauszugeben, kann dabei helfen. Eine mutmaßliche Einwilligung ist i. d. R. bei nahen Angehörigen anzunehmen.
- **Bei eingeschränkter Zurechnungsfähigkeit**, z. B. bei Alkohol- oder Drogenintoxikation, sollten Angehörige mit allgemeinen Informationen auf einen späteren Zeitpunkt verwiesen werden – zumal wenn sich der Patient uneinsichtig zeigt und so dessen mutmaßlicher Wille erst einmal die Nicht-Weitergabe der Informationen zur Folge hat.

Die **Übergabe an den Notarzt** (oder an den Diensthabenden in der Zielklinik) ist **keine Verletzung der Schweigepflicht**, da die Weitergabe der Informationen für dessen berufliche Tätigkeit erforderlich ist.

32.8 Erklären Sie den Zusammenhang zwischen der Leberzirrhose und der oberen gastrointestinalen Blutung!

Bei fortgeschrittener **Leberzirrhose** kommt es zu Umbauvorgängen in der Leber, die dazu führen, dass das Blut nicht mehr so einfach durch das Organ fließen kann. Es entwickeln sich **Umgehungskreisläufe** an der Speiseröhre (Ösophagusvarizen), im Magen und an der Bauchhaut (Gefäßzeichnung der Bauchdecke). Aus diesen erweiterten Gefäßen kann es dann bluten.

Zudem stellt die Leber auch **Gerinnungsfaktoren** her. Bei Leberzirrhose ist diese Funktion ebenfalls gestört, sodass die Blutstillung im Falle einer Blutung verzögert ist.

32.9 Übergeben Sie Ihren Patienten an den Internisten!

Die **Übergabe an den diensthabenden Internisten** erfolgt nach einem strukturierten Schema, um wichtige Fakten nicht zu vergessen:
- Vorstellung des Patienten mit Namen und Alter
- Beschreibung des Ereignisses
- präklinisch durchgeführte Maßnahmen
- vitale Situation nach dem ABCDE-Schema
- ergänzende Informationen nach dem SAMPLER-Schema (S. 234)

Kommentar

Akute obere gastrointestinale Blutungen können zu lebensbedrohlichen Blutverlusten führen. Das Leitsymptom ist das Hämatinerbrechen: Beim Kontakt von Blut mit der Salzsäure des Magens entsteht eine schwarze, kaffeesatzartige Masse. Finden sich beim Erbrochenen zusätzlich auch frische Blutkoagel, spricht dies für eine aktive Blutung.

Bei einer wenig aktiven oberen GI-Blutung kann das Erbrechen fehlen. Das gesamte Hämatin kann weiter in den Darm transportiert werden und fällt dann dem Patienten zeitversetzt als schwärzlich glänzender „**Teerstuhl**" auf. Teerstuhl ist ebenfalls ein Symptom einer oberen GI-Blutung, spricht aber für den Verlust geringerer Blutmengen.

Fall 33 Tiefe Venenthrombose

33.1 Was ist der Unterschied zwischen einer Rettungsleitstelle und einer integrierten Leitstelle?

In einer **integrierten Leitstelle** werden, im Gegensatz zur **Rettungsleitstelle**, zusätzlich zu den Einsätzen des Rettungsdienstes und den Krankentransporten auch die Einsätze der Feuerwehr und des Katastrophenschutzes disponiert. An manchen Leitstellen ist sogar die Disposition des kassenärztlichen Notdienstes integriert.

33.2 An welchen Stellen können Sie gut die Durchblutung des Beins überprüfen?

Zum **Tasten des Pulses** eignen sich folgende Stellen am Bein (Abb. 33.2, Abb. 33.3):

- in der Leiste: A. femoralis
- in der Kniekehle: A. poplitea
- hinter dem Innenknöchel: A. tibialis posterior
- auf dem Fußrücken zwischen 2. und 3. Strahl: A. dorsalis pedis
- Rekapillarisierung an den Zehen

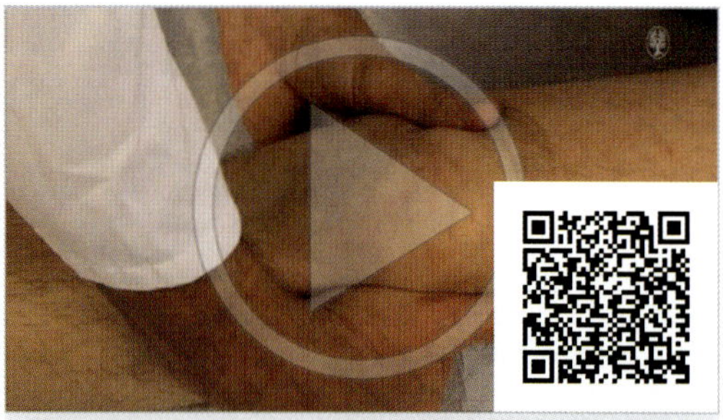

Abb. 33.3 Video zum Tasten der Pulse an den Beinen (Video aus: Füeßl, Middeke. Duale Reihe Anamnese und Klinische Untersuchung. Thieme; 2018)

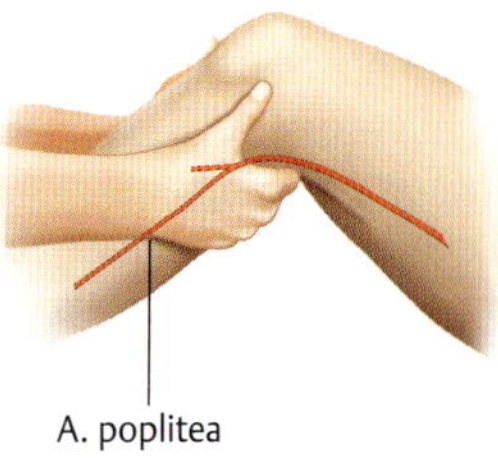

Vorgehensweise:
Zur **Palaption der A. poplitea** werden beide Hände auf die Tibiakondylen gelegt. Mit gebeugten Fingern kann der Puls zwischen den Gastroknemiusköpfen ertastet werden. Schwierigkeiten können bei der Palpation dieser Arterie bei gestrecktem Knie entstehen, da das Gefäß von der gespannten Fascia poplitea und einem dicken Fettgewebekörper überlagert ist.

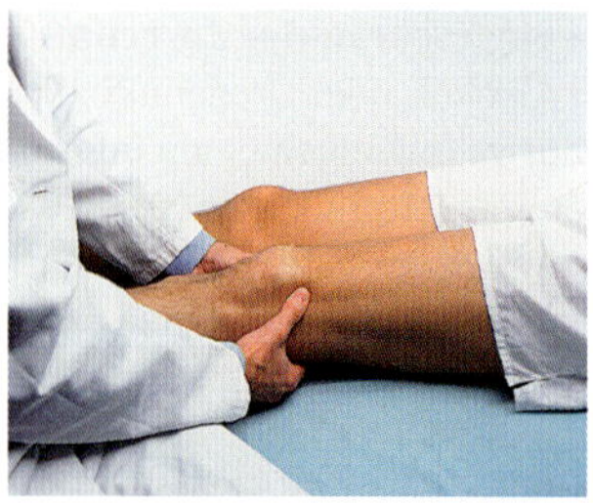

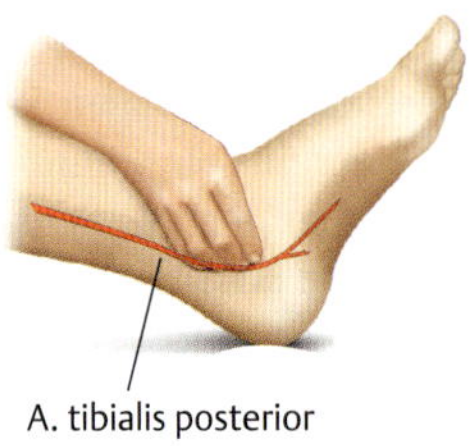

Vorgehensweise:
Die **A. tibialis posterior** kann im medialen Knöchelbereich getastet werden.

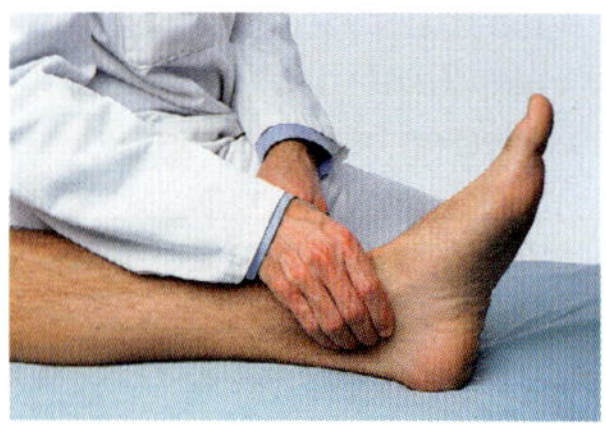

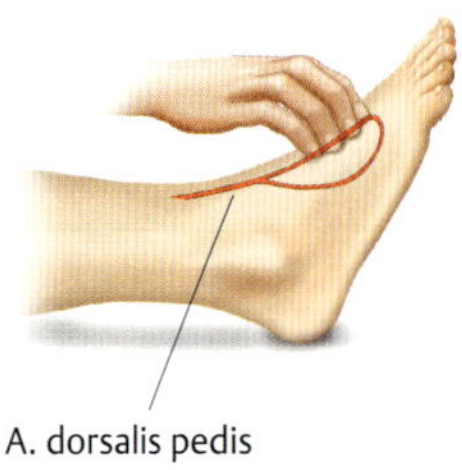

Vorgehensweise:
Die **A. dorsalis pedis** ist am dorsalen Fußrücken lateral der Sehne des M. extensor hallucis longus tastbar.

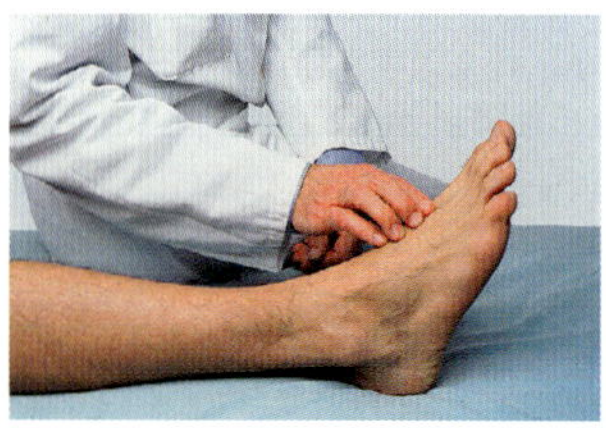

Die peripheren Pulse sollten abschließend auch im Seitenvergleich getastet werden.

Abb. 33.2 Palpation der Arterienpulse im Bereich der unteren Extremität (Abb. aus: Füeßl, Middeke. Duale Reihe Anamnese und Klinische Untersuchung. Thieme; 2018)

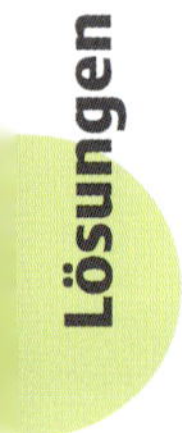

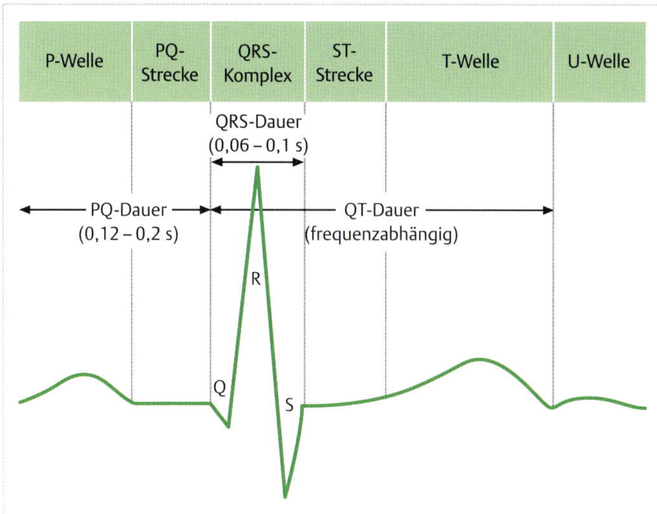

Abb. 33.4 Normalbefund im EKG (Abb. aus: Hahn. Checkliste Innere Medizin. Thieme; 2013)

33.3 Erläutern Sie die Bedeutung der einzelnen Wellen, die Sie auf einem EKG erkennen können!

Wellen im EKG (Abb. 33.4, Abb. 33.5):

- **P-Welle**: Erregung der Vorhöfe und Beginn der Systole
- **PQ-Zeit**: Überleitungszeit der Erregung von den Vorhöfen auf die Kammern
- **QRS-Komplex**: Erregungsausbreitung über die Herzkammern
- **ST-Strecke**: Erregungsrückbildung in den Kammern und Beginn der Diastole
- **T-Welle**: Abschluss der Erregungsrückbildung in den Kammern

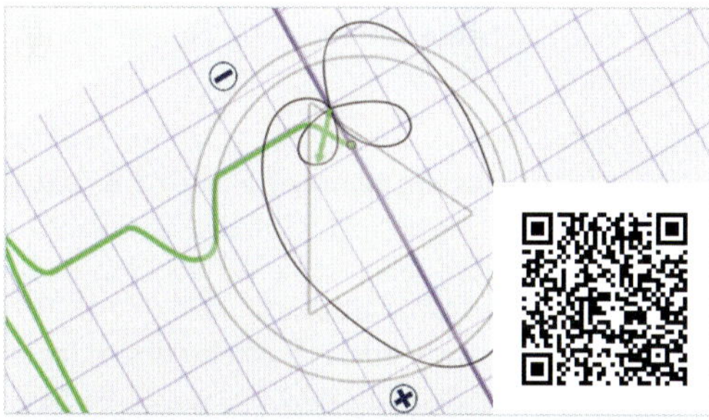

Abb. 33.5 Video zur Entstehung der EKG-Ableitung (Video aus: Lernmodul in viamedici.thieme.de ©2018 Georg Thieme Verlag KG)

33.4 Erklären Sie Frau Glück, unter welchem Krankheitsbild sie leidet! Warum kann dies für sie gefährlich werden? Warum reicht es nicht, nur die Schmerzen im Bein zu behandeln?

„Frau Glück, mit hoher Wahrscheinlichkeit haben Sie ein **Blutgerinnsel im Bein**, das verhindert, dass das Blut aus dem Bein ungehindert zum Herz zurückströmen kann. Deshalb schmerzt Ihr Bein und ist so geschwollen. Wenn Sie sich nicht behandeln lassen, besteht die Gefahr, dass sich Teile des Blutgerinnsels aus dem Bein lösen und über die Blutgefäße zum Herz transportiert werden. Von dort können sie dann **in die Lunge gelangen** und dort die **Gefäße verstopfen**, was lebensgefährlich sein kann."

33.5 Welche Faktoren begünstigen die Entstehung einer tiefen Venenthrombose?

- **Veränderungen an den Gefäßinnenwänden**, z. B. durch Venenentzündungen oder Ablagerungen
- **Verlangsamung der Strömungsgeschwindigkeit**, z. B. durch Immobilisation, Langstreckenflüge
- **Veränderung der Blutzusammensetzung**, z. B. durch Dehydratation

Weitere Risikofaktoren sind Rauchen, Übergewicht, Hormoneinnahme, Schwangerschaft, chronisch-venöse Insuffizienz, maligne Erkrankungen und angeborene Defekte im Gerinnungssystem (Thrombophilien).

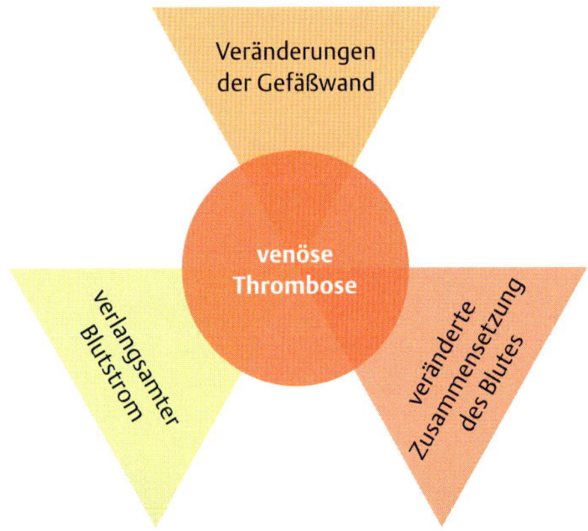

Abb. 33.6 Risikofaktoren für die Entstehung einer venösen Thrombose

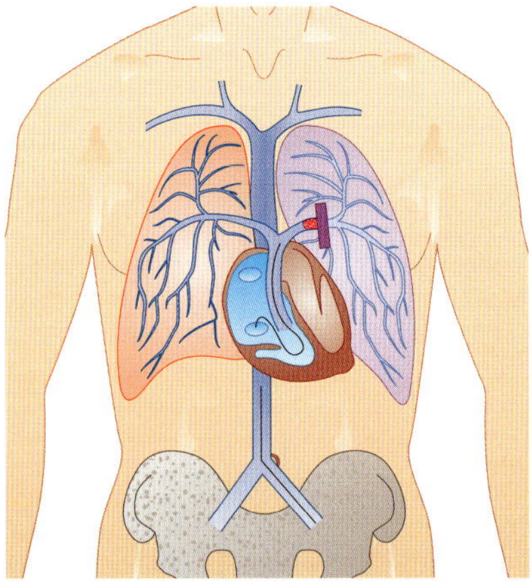

Abb. 33.7 Entstehung einer Lungenembolie: Ein Thrombus aus einer Becken- oder Beinvene löst sich ab und verlegt ein oder mehrere Gefäße in der Lunge (Abb. aus: Schewior-Popp, Sitzmann, Ulrich. Thiemes Pflege. Thieme; 2012)

33.6 Wie lagern Sie Ihre Patientin auf der Trage und warum?

Das betroffene Bein wird auf der Trage **unterpolstert und immobilisiert**. Damit erreiche ich, dass das Bein möglichst wenig bewegt wird, um die Gefahr zu reduzieren, dass sich Teile aus dem Thrombus lösen und eine Lungenembolie auslösen.

Die Patientin wird **mit erhöhtem Oberkörper** gelagert. Dies ist v.a. dann wichtig, wenn der Verdacht besteht, dass es bereits zu einer Lungenembolie gekommen ist: Bei dieser Lagerung wird das Herz entlastet und es ist einfacher für die Patientin, bei Atemnot die Atemhilfsmuskulatur einzusetzen.

33.7 Mit welchen Symptomen müssten Sie rechnen, wenn Frau Glück eine Lungenembolie bekommt?

Warnsymptome bei Lungenembolie:
- plötzliche Atemnot und Tachypnoe
- atemabhängige Schmerzen
- Zyanose
- plötzliches Herzrasen
- plötzlicher Blutdruckabfall
- Angst, Beklemmung, Unruhe
- gestaute Halsvenen trotz Oberkörperhochlagerung

33.8 Erklären Sie die Mechanismen, die bei einer Lungenembolie ablaufen!

Wenn sich aus einem **Blutgerinnsel** in einem peripheren Gefäß ein Stück löst, wird dieses Stück **als Embolus über die Blutbahn zum Herz** transportiert (Abb. 33.7). Dort gelangt es über den rechten Vorhof in die rechte Herzkammer und von dort in die Lungengefäße. Je nach Größe **verschließt** es eine größere oder kleinere **Lungenarterie**. Das Blut staut sich vor dem verschlossenen Gefäß und das Herz versucht diesen plötzlich gesteigerten Widerstand durch eine Erhöhung der Herzfrequenz zu kompensieren. Bei einem größeren Verschluss gelingt dies nur kurzzeitig, bis beim rechten Herz ein Pumpversagen resultiert. Dadurch strömt zu wenig Blut zum linken Herz zurück, das dann den gesamten Körperkreislauf nicht mehr ausreichend mit Blut versorgen kann. Die Folge ist Kreislaufversagen.

Kommentar

Ob aus einer **Venenthrombose** eine **Lungenembolie** wird, kann nicht vorhergesagt werden. Der klinische Verlauf einer Lungenembolie wiederum ist ebenfalls sehr variabel und abhängig von der Größe des Emboliereals in der Lunge, dem Zustand der Lunge vor dem Ereignis und dem Vorhandensein kreislaufrelevanter Vorerkrankungen. In jedem Fall ist eine Lungenembolie aber eine **gefährliche Erkrankung**, die auch junge Leute – gerade mit der Risikokonstellation „Pille“ + Rauchen – treffen kann. Weitere Risikofaktoren für die Entstehung einer Venenthrombose bzw. Lungenembolie:

- Schwangerschaft
- stattgehabte Immobilisation (OP der unteren Extremität, Langstreckenflüge)
- maligne Grunderkrankung
- Einnahme von Hormonen
- chronisch-venöse Insuffizienz
- Defekte im Gerinnungssystem (Thrombophilien), z. B. Faktor-V-Leiden-Mutation

Fall 34 Pneumonie

34.1 Worauf achten Sie bei der Kommunikation mit älteren Menschen?

Zunächst haben ältere/alte Menschen das gleiche Recht auf eine hohe Versorgungsqualität wie jüngere. Ab wann ein Mensch „alt" ist, lässt sich medizinisch nicht konkret abgrenzen, sondern hängt vom individuellen Gesundheitszustand ab. Bei der **Kommunikation mit älteren Menschen** bedenke ich, dass eine Schwerhörigkeit vorliegen kann. Ich spreche daher artikuliert und langsam, versuche aber, dabei nicht in eine vereinfachte Kind-Sprache zu verfallen. Spätestens vor dem Transportbeginn frage und suche ich aktiv nach herumliegenden Seh- oder Hörhilfen und Zahnprothesen. Diese müssen nicht nur beim Transport mitgenommen werden, sie vereinfachen auch die Kommunikation und sind für die **Würde des Patienten** von großer Bedeutung.

34.2 Wie funktioniert die Ruheatmung? Welche Muskeln helfen bei der Atmung?

Das **Zwerchfell** ist der wichtigste Muskel zur Einatmung (Abb. 34.2). Wenn es sich kontrahiert, senkt es sich ab und erzeugt damit einen Unterdruck im Thorax, der die Luft einströmen lässt. Das Lungenparenchym ist an seiner Außenseite vom Brustfell (**Pleura visceralis**) bedeckt. Der Thorax ist innen mit dem Rippenfell (**Pleura parietalis**) ausgekleidet. Zwischen beiden Pleurablättern befindet sich etwas Flüssigkeit. Dadurch entsteht eine Wirkung wie bei 2 Glasplatten mit einem Tropfen Wasser dazwischen – die Glasplatten können gegeneinander verrutschen, aber nicht getrennt werden. Die Ausatmung ist in Ruhe ein passiver Vorgang. Die elastischen Fasern im Lungengewebe werden bei der Einatmung gedehnt und ziehen sich zur Ausatmung wieder zusammen. **Atemhilfsmuskeln** können die Ein- und Ausatmung unterstützen:

- **Hilfsmuskeln zur Ausatmung**: Bauchmuskulatur
- **Hilfsmuskeln zur Einatmung**: Mm. scaleni, M. sternocleidomastoideus, M. serratus anterior, M. pectoralis major

34.3 Wie gestalten Sie die erste Kontaktaufnahme mit Frau Schräder? Wie prüfen Sie Vigilanz und Orientierung?

Ich **stelle mich zunächst** bei Frau Schräder mit Namen und Funktion **vor**. Ich kann den Kontakt intensivieren, indem ich sie beim Sprechen an der Schulter berühre oder ihr die Hand gebe.

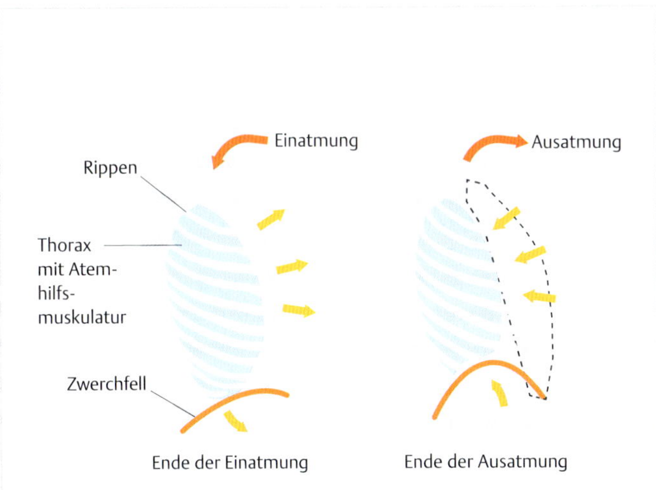

Abb. 34.2 Atemmuskeln: Bei der Einatmung flacht das Zwerchfell ab und die Rippen erweitern den Brustkorb. Der Brustraum wird damit größer und die Lunge wird gedehnt. Bei der Ausatmung erschlaffen die Inspirationsmuskeln und die Lunge zieht sich zusammen (Abb. aus: I care – Anatomie, Physiologie. Thieme; 2015)

Zur **Vigilanzprüfung** nutze ich die GCS oder das verkürzte AVPU-Schema. Beim **AVPU-Schema**, Tab. 21.1, S. 283, registriere ich, ob mein Patient spontan, erst nach Ansprache, nach Schmerzreiz oder gar nicht auf mich reagiert. Die **Glasgow Coma Scale** (GCS) ist umfangreicher und prüft die Augenöffnung, die verbale Reaktion und die Motorik, Tab. 11.1, S. 258.

34.4 Was wünschen Sie sich generell als erste Überwachungsmaßnahme an einem Patienten und warum?

Die erste und wichtigste Überwachungsmaßnahme am Patienten ist das **Pulsoxymeter**: Das Anbringen tut nicht weh und der Fingerclip wird von Patienten leicht akzeptiert. Es liefert mir auf einfache Art und Weise mehrere wichtige Informationen: Ich erhalte Informationen über die **Herzfrequenz** (Geschwindigkeit des QRS-Signals), über die **aktuelle Sauerstoffsättigung** (Zahlenwert, bei vielen Geräten zusätzlich anhand der Tonhöhe des QRS-Signals kodiert) und über den **Verlauf der Sättigung** (Veränderungen in der Tonhöhe des QRS-Signals). Ich überprüfe, ob das QRS-Tonsignal für meine jeweilige Einsatzsituation laut genug eingestellt ist, d.h. dass ich es gut hören kann, ohne dass es störend wirkt.

34.5 Über welche Applikationswege kann Sauerstoff verabreicht werden? Welche Sauerstoffkonzentrationen können Sie damit jeweils erreichen?

Applikationswege für Sauerstoff und dadurch erreichbare Sauerstoffkonzentrationen:
- Raumluft: 21%
- Nasenbrille: 21–40%
- Sauerstoffmaske: 35–60%
- Sauerstoffmaske mit Reservoirbeutel: 80–95%
- Beatmungsmaske mit Demand-Ventil: 100%

34.6 Betrachten Sie Sauerstoff als Medikament: Wie wird es gelagert? Welche Nebenwirkungen, Indikationen und Kontraindikationen fallen Ihnen ein?

Sauerstoff wird in Gasflaschen mit 200 bar Füllungsdruck und **vor Hitze geschützt** gelagert.

Indikationen:
- Anreicherung der Atemluft mit Sauerstoff bei Notfällen, die mit hypoxischen Zuständen einhergehen, ein SpO_2-Wert von 94–98% soll erreicht werden. Die unkritische maximale Versorgung mit Sauerstoff wird nicht mehr empfohlen. Bei Gefahr einer Atemdepression (Asthma, COPD) wird eine SpO_2 von 88–92% (ERC-Leitlinien) angestrebt.
- Abweichend davon erhalten Patienten nach Rauchgasinhalation, bei schwerer Anämie sowie zur Präoxygenierung Sauerstoff unabhängig vom SpO_2-Wert.

Nebenwirkungen: In hohen Dosierungen ist Sauerstoff potenziell toxisch. Insbesondere Neugeborene reagieren empfindlich auf Sauerstoff (Lungen- und Augenschäden).

Kontraindikationen: Absolute Kontraindikationen für die Sauerstofftherapie gibt es nicht. Jedoch muss die Sauerstoffgabe bei Patienten, die unter einer **schweren, chronischen Atemstörung** leiden (z.B. COPD) **mit besonderer Vorsicht** erfolgen: Bei Gesunden stellt der Kohlendioxidspiegel im Blut den Atemantrieb dar, die genannten Patienten sind jedoch an einen hohen CO_2-Spiegel adaptiert, ihr Atemantrieb wird über einen Abfall der Sauerstoffkonzentration im Blut gesteuert. Wird bei einem solchen Patient nun O_2 appliziert, kann eben dieser Atemantrieb verlorengehen und sich durch den steigenden CO_2-Spiegel eine **CO_2-Narkose** entwickeln.

34.7 Welche Erkrankungen fallen Ihnen zu diesen Befunden ein?

Bei der Auskultation habe ich auf der rechten Seite **Rasselgeräusche** gehört. Rasselgeräusche können auf ein **Lungenödem** hinweisen, aber auch auf eine **Pneumonie**. Bei einem Lungenödem wären sie beidseitig zu erwarten und meistens bestehen weitere Symptome wie periphere Ödeme oder gestaute Halsvenen. Die Abschwächung der Atemgeräusche auf der rechten Seite kann durch einen **Pleuraerguss** entstanden sein, z.B. als Begleitreaktion bei einer Pneumonie, aber auch durch einen **Pneumothorax**. Anhand des Klopfschalls kann ich unterscheiden, ob sich im Pleuraspalt Luft oder Flüssigkeit befindet, die das Atemgeräusch abschwächt: Bei einem Pneumothorax (Luft im Pleuraspalt) ist der Klopfschall verstärkt (hypersonor), bei einem Pleuraerguss (Flüssigkeit im Pleuraspalt) hingegen abgeschwächt (hyposonor).

Ausgehend vom Leitsymptom **„Atemnot"** kommen noch weitere Erkrankungen in Frage, z.B. ein akutes Koronarsyndrom, eine Lungenembolie oder eine Aspiration.

34.8 **Welche Maßnahmen hätten Sie zusätzlich ergreifen können, wenn die Sauerstoffgabe alleine nicht ausgereicht hätte?**

Wenn die Sauerstoffgabe alleine zu keiner Besserung geführt hätte, hätte ich zunächst einen **Notarzt** nachgefordert. Zum Offenhalten der oberen Atemwege könnte ich einen **Wendl-Tubus**, Abb. 29.2, S. 302, nutzen. Dieser wird – die richtige Größenauswahl vorausgesetzt – auch von Patienten mit erhaltenen Schutzreflexen gut toleriert. Die **assistierte Beatmung** mit einer Beatmungsmaske und einem **Beatmungsbeutel mit Demand-Ventil** reduziert nicht nur die Atemarbeit für den Patienten, sondern erhöht auch noch einmal die angebotene Sauerstoffkonzentration.

34.9 **Übergeben Sie Frau Schräder an den diensthabenden Internisten in der Ambulanz! Bemühen Sie sich dabei um eine strukturierte Darstellung!**

Die **Übergabe an den weiterbehandelnden Arzt** einer Ambulanz sollte nach einem strukturierten Schema erfolgen, um wichtige Fakten nicht zu vergessen:

- Vorstellung der Patientin mit Namen und Alter
- Verdachtsdiagnose, ggf. Unfallmechanismus
- vitale Situation nach dem ABCDE-Schema
- Nennen der präklinisch durchgeführten Maßnahmen
- weitere Besonderheiten in Anlehnung an das SAMPLER-Schema (S. 234)

Kommentar

Das Einsatzstichwort „**Dyspnoe**" gehört zu den häufigsten Alarmierungsgründen. Vor Ort gilt es – trotz routinierten Handelns – mögliche Differenzialdiagnosen nicht aus den Augen zu verlieren.

Gerade bei kritischen Patienten, bei denen eine Intubation nicht ausgeschlossen werden kann, ist die **Sauerstoffgabe** wichtig. Sie dient dann auch als Präoxygenierung, die dem Notarzt im Falle einer Intubation wertvolle Sekunden „verschafft".

Fall 35 Rauchgasvergiftung

35.1 **Was fällt Ihnen ein, wenn Sie an „Brandgase" denken?**

Brandgase entstehen bei der Verbrennung. Sie sind ein Gemisch aus gas- und dampfförmigen Bestandteilen des Verbrennungsprozesses. Je nach verbrannter Substanz sind verschiedene Giftstoffe darin enthalten, die selbst giftig sein können oder sauerstoffverdrängend wirken. Brandgase können unter Sauerstoffmangel stehen und sich bei Sauerstoffzufuhr entzünden. Insbesondere bei der **Verbrennung von Kunststoffen** bei Wohnungsbränden entsteht eine gefährliche Mischung unterschiedlicher Giftstoffe, darunter Kohlenmonoxid (CO), Chlorwasserstoffe, Blausäure, Stickoxide, Schwefeldioxid und Dioxine.

35.2 **Wie gestalten Sie die Sauerstofftherapie bei diesem Patienten? Worauf müssen Sie speziell achten?**

Hier besteht ein Wohnungsbrand mit viel Qualmentwicklung. Ich gehe davon aus, dass der Patient eine **Rauchgasvergiftung** hat. Daher gebe ich ihm **Sauerstoff in der höchstmöglichen Dosierung** – also mit Maske, Reservoir und einem Flow von 15 l/min.

Da auch Kohlenmonoxid (CO) Bestandteil der Brandgase sein kann, das Sauerstoff aus seiner Bindungsstelle verdrängt, kann die **Pulsoxymetrie falsch-hohe Werte** anzeigen.

35.3 **Was ist Ihrer Meinung nach jetzt die größte Bedrohung für den Patienten?**

Der Patient hat eine **Rauchgasvergiftung**. Er hustet, ist unruhig, zeigt neurologische Auffälligkeiten und hat eine Tachypnoe. Die Messwerte des Pulsoxymeters können in dieser Situation nur als Orientierung verstanden werden. Im Rahmen einer Rauchgasintoxikation kann sich eine **akute respiratorische Insuffizienz** oder eine Schwellung der Atemwege entwickeln. Bis zu 36 Stunden nach dem Ereignis kann ein **toxisches Lungenödem** entstehen.

35.4 **Beschreiben Sie den Weg, den Zyanidmoleküle während des Brandes von der Raumluft bis in die Blutbahn Ihres Patienten genommen haben! Warum ist Blausäure giftig?**

Die **Zyanid-Moleküle** haben mit der Einatemluft folgenden Weg in den Körper genommen (Abb. 35.2): Nasenhöhle → Pharynx → Larynx → Trachea → Bifurkation → Hauptbronchus → Lappenbronchus → Seg-

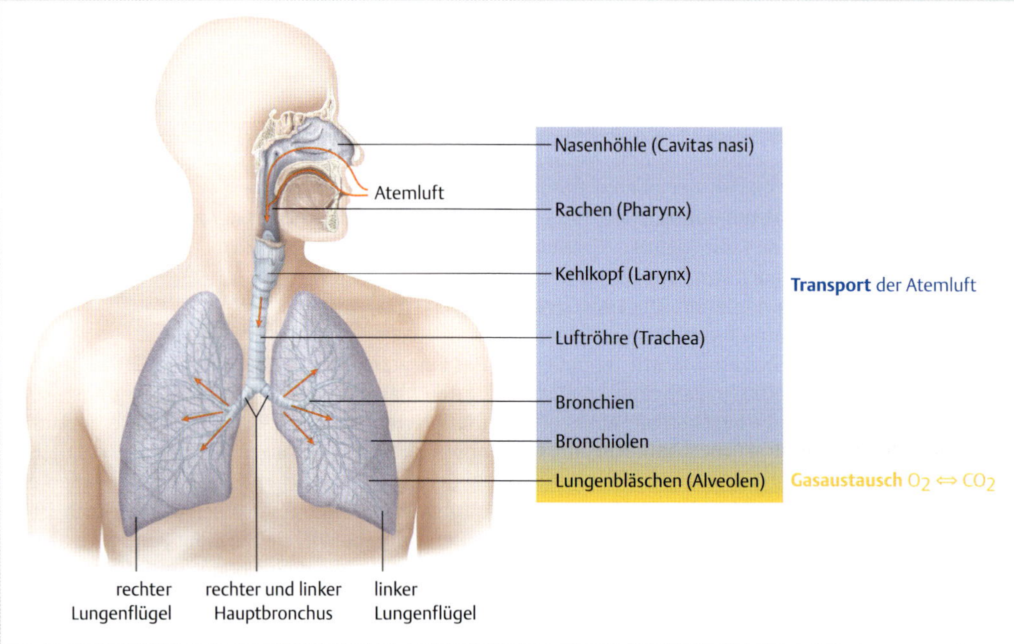

Abb. 35.2 Übersicht über das Atmungssystem (Abb. nach: Schünke, Schulte, Schumacher. Prometheus Lern-Atlas der Anatomie. Thieme; 2015; Grafiker: M. Voll)

Tab. 35.1 Übersicht über die Verbrennungsgrade.

Verbrennungsgrad	geschädigter Hautabschnitt	Symptome	Abheilung
1	Oberhaut	Hautrötung, keine Blasen, Schmerzen vorhanden	spontane und narbenfreie Abheilung nach ca. 1 Woche
2a	Oberhaut und obere Anteile der Lederhaut	Hautrötung, Schwellung, Blasenbildung, Wundgrund feucht und gut durchblutet, starke Schmerzen, die bei Berührung zunehmen (Sensibilität erhalten)	spontane und narbenfreie Abheilung nach ca. 2 Wochen wahrscheinlich
2b	Ober- und Lederhaut weitgehend zerstört	Hautrötung, Schwellung und Schmerzen, aufgeplatzte Blasen mit weißem, trockenem Wundgrund; keine Zunahme der Schmerzen bei Berührung (Sensibilität verloren)	langsame Heilung unter Narbenbildung
3	Ober- und Lederhaut vollständig zerstört, Schmerzrezeptoren zerstört	Haut meist gräulich bis schwarz, keine Schmerzen	langsame Heilung unter Narbenbildung
4	Zerstörung von Muskeln, Sehnen und/oder Knochen	keine Schmerzempfindung, Verkohlung	keine spontane Heilung möglich

mentbronchus → Bronchiole → Alveole → Alveolarepithel → Basalmembran → Kapillarendothel → Blut.

Zyanid-Ionen **hemmen** in den Mitochondrien **die Atmungskette** und führen so zu einer akuten ATP-Verarmung und bei ausreichend hoher Konzentration zu einem schnellen Tod.

35.5 Wie unterscheiden Sie Verbrennungen unterschiedlichen Grades?

Siehe Tab. 35.1 und Abb. 35.3.

35.6 Wie groß schätzen Sie die verbrannte Körperoberfläche ein? Wie gehen Sie mit der Verbrennungswunde um?

Ich schätze die verbrannte Körperoberfläche auf ca. **1%**: Nach der „**Handflächenregel**" (Abb. 35.4) entspricht eine verbrannte Fläche von der Größe der Handfläche des Patienten 1% seiner Körperoberfläche.

Die Verbrennung wird **mit einem sterilen Verband** bedeckt. Die Wunden werden nicht gereinigt, eingebrannte Kleidungsstücke werden belassen.

35.7 Welche Patienten würden Sie in ein Brandverletzten-Zentrum bringen?

Bei folgenden Patienten wird die **Versorgung in einem Brandverletzten-Zentrum** empfohlen:

- Verbrennungen III. Grades > 10% der Körperoberfläche (KOF)
- Verbrennungen II. Grades > 15% der KOF
- Verbrennungen durch elektrischen Strom
- Inhalationstrauma
- Verbrennungen II.–III. Grades unter Beteiligung von Gesicht, Händen, Füßen oder äußeren Genitalien sowie über großen Gelenken
- Verbrennungen bei Patienten < 8 Jahren oder > 60 Jahren

Kommentar

Zyanwasserstoff (HCN) oder Blausäure entsteht bei der unvollständigen Verbrennung von stickstoffhaltigen Stoffen (Kunststoffe, Federn, Wolle). Da diese Materialien fast überall in unseren Wohnungen anzutreffen sind, ist HCN ein regelmäßiger Bestand-

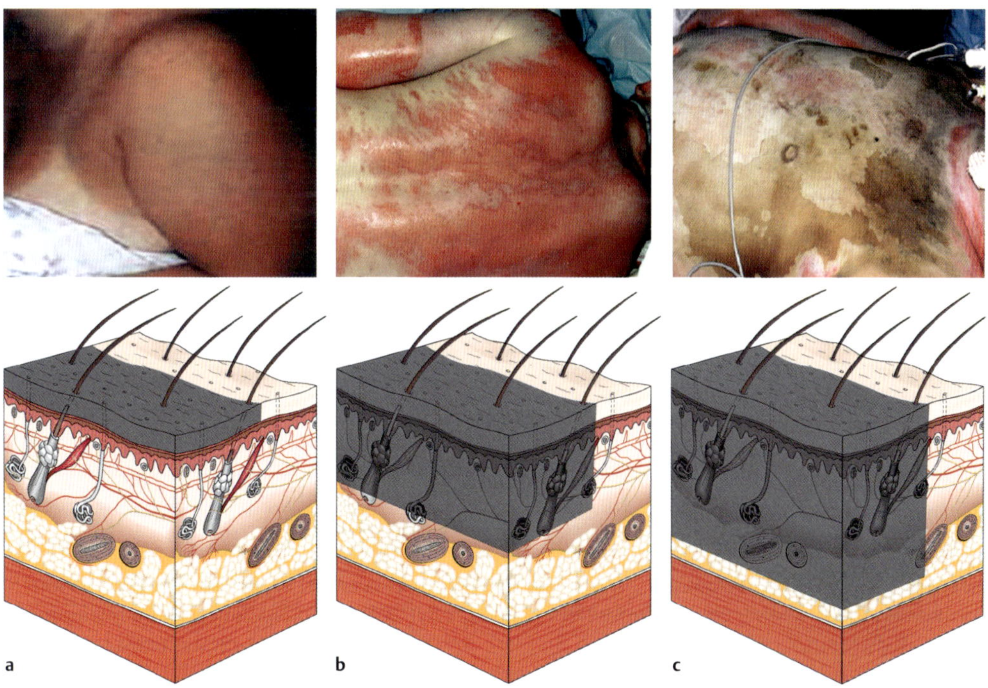

Abb. 35.3 Einteilung der Verbrennungsgrade a: Grad I, **b**: Grad IIa–b, **c**: Grad III (Abb. aus: Wappler, Spilker. Verbrennungsmedizin. Thieme; 2008)

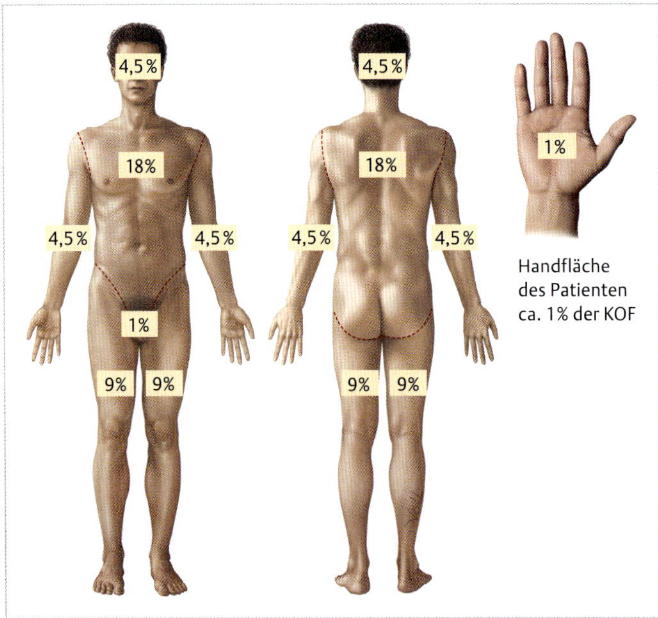

Abb. 35.4 Neuner-Regel und Handflächenregel (Abb. aus: Schulte am Esch et al. Duale Reihe Anästhesie. Thieme; 2011)

teil von **Brandgasen**. Im gewerblichen Bereich sind zudem versehentliche Vergiftungen durch die Inhalation von gasförmiger Blausäure (Laboratorien, Galvanisierung) möglich.

Blausäure hat schon bei geringer Konzentration einen typischen **bittermandelartigen Geruch**, der jedoch von einem Teil der Menschen nicht wahrgenommen werden kann.

Fall 36 Magenulkus

36.1 Welche Differenzialdiagnosen zum Leitsymptom „Dyspnoe" fallen Ihnen ein?

Ursachen im Bereich der oberen Atemwege:
- Verlegung der oberen Atemwege durch Fremdkörper
- entzündliche oder allergische Schleimhautschwellungen

Ursachen im Bereich der unteren Atemwege:
- obstruktive Erkrankungen (Asthma bronchiale, COPD)
- Lungenödem
- Pneumonie
- Lungenembolie

Ursachen außerhalb der Atemwege:
- kardiale Ursachen: Linksherzinsuffizienz, Herzinfarkt, Arrhythmien
- Adipositas
- Anämie
- psychische Ursachen: Panikattacke, Angst, Hyperventilation

36.2 Sie möchten die Anamnese vervollständigen. Wie gehen Sie strukturiert vor? Welche Fragen stellen Sie Herrn Walter?

Damit ich keine relevanten Informationen vergesse, orientiere ich mich am **SAMPLER-Schema**:
- **S**: **S**ymptomatik
- **A**: **A**llergien
- **M**: **M**edikamente
- **P**: **P**atientengeschichte (Vorerkrankungen, Operationen)
- **L**: Zeitpunkt der **l**etzten Nahrungsaufnahme
- **E**: **E**reignisse mit Bezug zum Notfall
- **R**: **R**isikofaktoren

36.3 Was ist der Wirkmechanismus von Ibuprofen? Welche Indikationen, Nebenwirkungen und Kontraindikationen dieser Medikamentenklasse kennen Sie?

Ibuprofen gehört zur Klasse der **Nichtopioid-Analgetika**. Die Wirkung beruht auf der **Hemmung des**

Enzyms Cyclooxygenase, was eine Reihe von Wirkungen bzw. Nebenwirkungen auf unterschiedliche Organsysteme hat:

- fiebersenkende (antipyretische), entzündungshemmende (antiphlogistische) und schmerzhemmende (analgetische) Wirkung
- Lunge: Bronchokonstriktion
- Magen-Darm-Trakt: Hemmung der Schleimproduktion, Magenschmerzen, Ulzera
- Thrombozyten: Hemmung der Plättchenfunktion
- Niere: verminderte Durchblutung und Ausscheidung
- in der Spätschwangerschaft: vorzeitiger Verschluss des Ductus arteriosus (Kurzschlussverbindung im Kreislauf des Fetus, Abb. 20.6, S. 281)

Die Indikation sind leichte bis mäßig starke **Schmerzen**.

Kontraindikationen sind Allergien gegen den Wirkstoff, Magengeschwüre, schwere Leber- oder Nierenfunktionsstörungen und eine fortgeschrittene Schwangerschaft.

36.4 Nehmen wir an, Herr Walter hätte Sie wegen stärkster Rückenschmerzen gerufen und Sie hätten ihm deswegen Metamizol geben wollen. Beschreiben Sie dieses Medikament!

Siehe Tab 5.1.

36.5 Wie erklären Sie Herrn Walter den Zusammenhang zwischen seinem schwarzen Stuhlgang und den Schmerztabletten seiner Frau?

„Die Schmerztabletten Ihrer Frau **reduzieren** die **Schleimproduktion des Magens**, dadurch ist die Schutzwirkung gegen die Magensäure geringer. Stress führt ebenfalls zu einer geringeren Schleimproduktion. Es kann sich dann ein **Magengeschwür** entwickeln, das hin und wieder etwas blutet. Sobald Blut mit der Salzsäure des Magens in Berührung kommt, zersetzt es sich und wird schwarz. Die schwarze Färbung bleibt auch nach der Darmpassage erhalten. Daher spricht man von ‚**Teerstuhl**'. Dies könnte die Veränderung Ihres Stuhlgangs erklären, die Sie seit einiger Zeit festgestellt haben."

36.6 Erklären Sie Ihrem Patienten, wieso er Atemnot hat!

„Durch den stetigen Blutverlust über das blutende Magengeschwür gehen kontinuierlich **rote Blutkörperchen verloren**, die im Körper für den Sauerstofftransport zuständig sind. Irgendwann ist eine kritische Grenze erreicht, bei der der Körper zunächst unter Belastung und später auch in Ruhe nicht mehr ausreichend mit Sauerstoff versorgt werden kann. Dann verspüren Sie Atemnot."

36.7 Erklären Sie ihm die Grundregeln des rückenschonenden Arbeitens!

Die **Grundregeln zum rückenschonenden Arbeiten** lauten (Abb. 36.2):

- mit geradem Rücken und aufgerichtetem Oberkörper heben
- in die Hocke gehen, um die Last aufzunehmen, unbedingt körpernah halten
- Drehungen der eigenen Wirbelsäule beim Heben und Tragen vermeiden

Im Einsatz können diese Regeln nicht immer umgesetzt werden, aber die eigene Gesundheit hat Vorrang. Daher ist es wichtig, die eigenen Kräfte richtig einzuschätzen und im Zweifel Tragehilfe anzufordern. Hebe-, Trage- und Transporthilfen (Rollbretter, Treppenraupen, Tragestühle) sollten wann immer möglich genutzt werden. Die Zeit, die es zusätzlich braucht, diese Hilfen einzusetzen, fällt am Ende nicht ins Gewicht und schont die eigene Gesundheit.

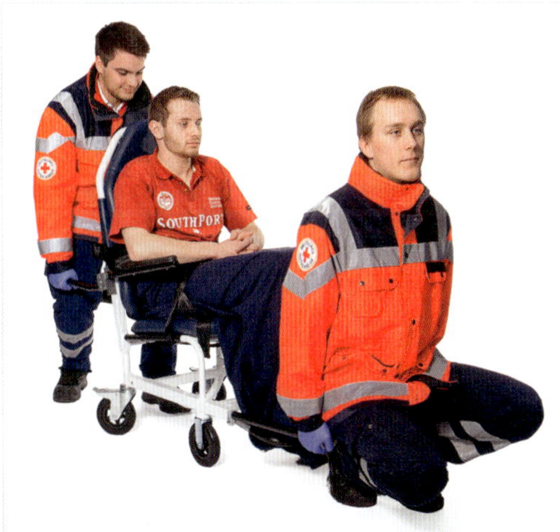

Abb. 36.2 Korrektes, rückenschonendes Anheben eines Tragestuhls (Abb. aus: Rettungssanitäter. Thieme; 2017; Foto: Kirsten Oborny)

36.8 Übergeben Sie Herrn Walter an den diensthabenden Internisten!

Die **Übergabe an den diensthabenden Internisten** erfolgt nach einem strukturierten Schema, um wichtige Fakten nicht zu vergessen:
- Vorstellung des Patienten mit Namen und Alter
- Beschreibung des Ereignisses
- Nennen der präklinisch durchgeführten Maßnahmen
- vitale Situation nach dem ABCDE-Schema
- ergänzende Informationen nach dem SAMPLER-Schema (S. 234)

Kommentar

Die **Medikamentenanamnese** ist ein wichtiger Bestandteil der Patientenbefragung. Dabei sollte auch nach freiverkäuflichen Medikamenten gefragt werden, die nicht auf der Verordnungsliste des Hausarztes stehen. Auch pflanzliche Arzneimittel werden häufig von den Patienten „nebenher" eingenommen, in dem Glauben, mit „sanfter" Hilfe auch die Gefahr von Nebenwirkungen zu umgehen. Hier einige wichtige Nebenwirkungen von häufigen Selbstmedikationen und Nahrungsmitteln:
- **Flohsamen** (Abführmittel) können bei zu geringer Flüssigkeitszufuhr einen Darmverschluss auslösen.
- **Johanniskraut** (gegen depressive Verstimmungen) kann zu einer sehr sonnenempfindlichen Haut führen und den Abbau „konventioneller" Medikamente beeinflussen.
- **Grapefruit-Saft** interagiert mit vielen Medikamenten, die über die Leber abgebaut werden.
- **Lakritze** kann den Kaliumspiegel senken.
- **Knoblauch**, **Ginkgo** (gegen Vergesslichkeit) und **Echinacea** („Immunstärkung") wirken blutverdünnend, d. h. sie beeinträchtigen die Gerinnungsfähigkeit des Blutes.
- **Pfefferminzöl** (zum Einreiben gegen Kopfschmerzen, inhaliert als Schleimlöser, eingenommen gegen Blähungen und Verdauungsbeschwerden) kann Atemnot auslösen.
- Bei allen Arzneimitteln (egal ob „natürlich" oder „chemisch") können **allergische Reaktionen** auftreten.

Fall 37 Fieberkrampf

37.1 Welche Vitalparameter erwarten Sie bei einem 8 Monate alten Säugling? Wie schwer ist dieses Kind?

Normalwerte für einen 8 Monate alten Säugling:
- **Atemfrequenz**: ca. 25/min
- **Herzfrequenz**: 100–130/min
- **Blutdruck**: ca. 95/60 mmHg
- **Gewicht**: ca. 8 kg

37.2 Schildern Sie Einsatzsituationen, die für Rettungsdienstmitarbeiter potenziell traumatisierend sein können!

Potenziell traumatisierend können v. a. folgende Einsatzsituationen sein:
- Einsätze mit Kindern
- Einsätze mit Betroffenen aus dem persönlichen Umfeld
- Einsätze mit erlebter Bedrohung für die eigene Gesundheit
- Einsätze mit verletzten Kollegen
- Einsätze, die mit dem Erleben von Hilflosigkeit einhergehen
- Großschadenslagen

37.3 Sagt Ihnen das Schlagwort „Closing-Loop-Strategie" etwas?

Die **Closing-Loop-Strategie**, Abb. 7.4, S. 248, bezeichnet eine Kommunikationsmaßnahme zur eindeutigen und gezielten Kommunikation in Krisensituationen. Der Empfänger von Informationen – in diesem Fall meine Kollegin – gibt wieder, welche Informationen bei ihr angekommen sind. Ich als Sender der Information erhalte so eine Rückkopplung.

37.4 Das Baby hat kurz vor der Alarmierung einen Krampfanfall erlitten. Erzählen Sie, was die Mutter dabei beobachtet haben könnte!

Die Mutter erzählt: „Seit dem Morgen ging es Jonathan nicht so gut, er hat weniger getrunken und war beim Spielen quengelig. Am Nachmittag habe ich dann **Fieber** gemessen, weil er mir so warm vorgekommen war. Da hatte er schon 39 °C Temperatur. Richtig krank war er den ganzen Tag aber nicht, wir dachten, es sind vielleicht die Zähnchen. Ich habe ihn dann kurz im Nebenzimmer alleine gelassen, weil ich das Kinderzimmer lüften wollte und als ich wieder nach ihm gesehen habe, da hat er auf dem Boden gelegen, den Kopf in den Nacken gedrückt und **am ganzen Körper gezuckt**. Es kam auch ein bisschen **Schaum aus dem Mund** und ganz **blaue Lippen** hat er bekommen. Ich hatte kein Telefon bei mir und da habe ich Jonathan auf den Arm genommen und bin nach unten gelaufen. Auf dem Weg nach unten **hat er dann aufgehört** zu zucken und ist nur noch so schlaff auf meinem Arm gelegen."

37.5 Welche Ursachen fallen Ihnen für einen Krampfanfall bei einem Kind ein?

Ein **plötzlicher, starker Temperaturanstieg** ist ein typischer Auslöser für einen Krampfanfall bei Kindern. Darüber hinaus kommen jedoch auch andere Ursachen in Frage:

- bekannte Epilepsie, häufig mit krampfhemmender Vormedikation
- Unterzuckerung, z. B. durch geringe Nahrungsaufnahme oder hohen Energieverbrauch
- Schädel-Hirn-Trauma durch Sturz oder Schütteln
- entzündliche Erkrankungen der Gehirnhäute (Meningitis)
- erstes Anzeichen eines Gehirntumors (sehr selten!)

37.6 Welche Medikation könnte Jonathan noch helfen? Wie schätzen Sie seinen Flüssigkeitshaushalt ein?

Ich habe bei Jonathan **hohes Fieber** festgestellt. Meistens haben die Eltern **Paracetamol-Zäpfchen** zuhause, die gut fiebersenkend wirken.

Anhand folgender Fragen und Befunde kann ich den **Flüssigkeitshaushalt** des Kindes abschätzen:

- Hat Jonathan normal getrunken?
- Waren die Windeln genauso nass wie immer oder hat er weniger Urin produziert?
- Hat Jonathan eine trockene Zunge und/oder trockene Lippen?
- Eingefallene, halonierte Augen und stehende Hautfalten sind ein sehr spätes Zeichen einer Dehydratation.

37.7 Übergeben Sie Jonathan strukturiert an den Notarzt!

Die **Übergabe an den Notarzt** erfolgt nach einem strukturierten Schema, um wichtige Fakten nicht zu vergessen:

- Vorstellung des Patienten mit Namen und Alter
- Beschreibung des Ereignisses
- Nennen der bisher durchgeführten Maßnahmen
- vitale Situation nach dem ABCDE-Schema
- ergänzende Informationen nach dem SAMPLER-Schema (S. 234)

37.8 Beschreiben Sie das pharmakologische Profil von Paracetamol!

Siehe Tab. 37.1.

Tab. 37.1 Kurzprofil Paracetamol

Freiname (Handelsname)	**Paracetamol** (z. B. Ben-u-ron®, Perfalgan®)
Darreichungsform	Saft, Tabletten; Zäpfchen, Infusionslösung
Wirkmodus	Die Wirkungsweise ist nicht genau geklärt: **schmerzlindernd und fiebersenkend.** ▪ **Wirkeintritt**: nach 20–30 min (oral, rektal) ▪ **Wirkdauer**: mehrere Stunden ▪ **Halbwertszeit**: 1–4 h
Indikationen	leichte bis mäßig starke Schmerzen, Fieber
Kontraindikationen	schwere Leber- (Hepatitis) oder Nierenfunktionsstörungen
unerwünschte Wirkungen	insgesamt eher selten; u. a. Leberenzyme ↑, Blutbildveränderungen, Überempfindlichkeits- und Hautreaktionen
Wechselwirkungen	Verstärkung der Wirkung von Antikoagulanzien; Alkohol und Arzneimittel, die die Leberfunktion beeinträchtigen, können die Lebertoxizität verstärken.
Dosierung	▪ Erwachsene: 500–1000 mg oral, rektal, i. v. ▪ Säuglinge: 75–125 mg, Kleinkinder 1–6 J.: 250 mg, Schulkinder > 6 J.: 500 mg oral, rektal, i. v.
Bemerkungen	in hohen Dosen (Erwachsene: > 6–10 g/d) schwere **Leberschäden** bis zum Leberversagen

Kommentar

Der **Fieberkrampf** betrifft v.a. Kinder zwischen 6 Monaten und 4 Jahren, da in dieser Zeit die Krampfschwelle erniedrigt ist. Für die Eltern ist ein erstmaliger Fieberkrampf ein beeindruckendes und beängstigendes Ereignis. Die eigentliche Ursache des Krampfes kann endgültig nur in der Klink geklärt werden. Die meisten Krampfanfälle sind bei Eintreffen des Rettungsdienstes schon vorüber. Trotzdem sollten – auch bei der typischen Konstellation eines Fieberkrampfs – andere Ursachen für einen Krampfanfall bedacht und so weit wie möglich ausgeschlossen werden:

- **Messung des Blutzuckerspiegels**: Ausschluss einer Hypoglykämie
- **Inspektion der Haut**: Suche nach Hämatomen als Hinweis auf Misshandlung oder nach fleckigen Hautveränderungen bei Infektionen
- **Inspektion und Abtasten des Kopfes**: Suche nach Verletzungen durch den Krampfanfall

Fall 38 Hypovolämischer Schock

38.1 Wie berechnen Sie das Blutvolumen eines Menschen? Ab welchem Verlust rechnen Sie mit Kreislaufreaktionen?

Das Blutvolumen des Menschen beträgt etwa **8% seines Körpergewichts**, bei einem 70kg schweren Mann also z.B. ca. 5,6 Liter. Ab einem Volumenverlust von **500ml** sind meistens die ersten Reaktionen messbar.

38.2 Wie verteilt sich das Blut auf das arterielle und auf das venöse System? Was unterscheidet Arterien und Venen im Aufbau und in der Funktion?

Im **arteriellen Gefäßsystem** befinden sich jeweils nur etwa **20% des Blutvolumens**, **80%** hingegen **im venösen Gefäßsystem**. Die Venen werden daher auch als Kapazitätsgefäße bezeichnet. Arterien haben im Vergleich zu Venen eine dickere Muskelschicht, wobei diese v.a. bei den herzfernen Arterien (muskulärer Typ) gut ausgeprägt ist (Abb. 38.2). Herznahe Arterien haben auch einen hohen Anteil elastischer Fasern in ihrer Wand (elastischer Typ), die für die sog. **Windkesselfunktion** wichtig sind: Das Blut wird vom Herzen stoßweise ausgeworfen, gelangt aber relativ gleichmäßig zu den Organen. Die **Venenwand** dagegen ist relativ dünn und dehnbar. Die Speicherkapazität des venösen Gefäßsystems kann man sich bei der Schocklagerung zunutze machen, um durch ein Hochlagern der Beine vermehrt Blutvolumen zum Herz zu bringen.

38.3 Was ist in dieser Situation Ihre erste Maßnahme? Wie schätzen Sie die Situation ein?

Meine erste Maßnahme muss sein, die akute und offensichtliche **Blutungsquelle zum Stillstand zu bringen**. Dies kann provisorisch durch Ausüben von Druck geschehen, direkt durch einen definitiven Druckverband oder durch ein fachgerecht angelegtes Tourniquet. Erst im Anschluss erfolgt die weitere Untersuchung nach dem ABCDE-Schema.

Die beschriebene Szenerie lässt auf einen größeren Blutverlust in kurzem Zeitraum schließen. Die Blutungsquelle ist noch aktiv, sodass bei dem Patienten von einer **vitalen Gefährdung** auszugehen ist.

38.4 Schildern Sie Ihren Untersuchungsweg! Welche Befunde erwarten Sie jeweils?

Nachdem die akute Blutung gestoppt wurde, führe ich nun die Untersuchung nach dem **ABCDE-Schema** durch, Abb. 24.2, S. 290. Passend zu diesem Fall könnte ich folgende pathologische Befunde erheben:

- **A**: Atemwege frei, Immobilisation der HWS nicht nötig
- **B**: Lungen beidseitig belüftet, AF etwas erhöht, SpO_2 mit 93% leicht reduziert, Halsvenen kollabiert
- **C**: Puls mit 122/min erhöht, RR mit 94/65mmHg deutlich reduziert, Rekapillarisierungszeit auf 4 Sekunden verlängert, Haut blass, kühl
- **D**: Der Patient reagiert auf Ansprache, die Pupillen reagieren normal.
- **E**: Der Patient erhält eine Decke, weitere Verletzungen finde ich nicht.

38.5 Welche Infusionslösung möchten Sie verwenden und warum?

Bei den **Infusionslösungen** werden **kristalloide** von **kolloidalen Lösungen** unterschieden: Eine Infusionstherapie sollte mit kristalloiden Lösungen (Tab. 38.1) gestartet werden. Kolloidale Lösungen kommen erst zum Einsatz, wenn bei einer Hypovolämie kristalloide Lösungen nicht ausreichen. Die

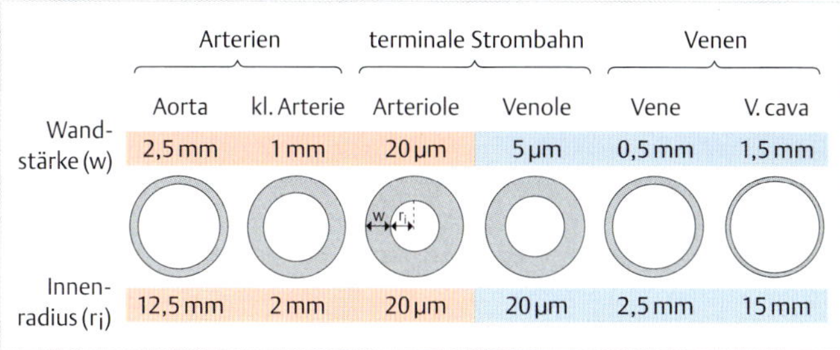

Abb. 38.2 Venen und Arterien im Vergleich (Abb. aus: Schünke, Schulte, Schumacher. Prometheus LernAtlas der Anatomie. Thieme; 2014. Grafiker: M. Voll)

sog. **physiologische Kochsalzlösung** NaCl 0,9 % sollte **zum Volumenersatz nicht angewendet** werden: Die physiologische Osmolarität wird durch einen unphysiologisch hohen Gehalt an Natrium- und Chloridionen „erkauft"; im menschlichen Blut wird diese Aufgabe durch andere Bestandteile übernommen. Die Überladung des Körpers mit Natrium- und Chloridionen nach der wiederholten Infusion von NaCl 0,9 % kann zu Hypertonie, Tachykardie, Ödembildung sowie zu Muskelzuckungen und -krämpfen führen. Geeigneter sind Infusionslösungen, die zusätzlich andere Ionen enthalten, z. B. Laktat (**Ringer-Laktat**) oder Acetat (**Ringer-Acetat**). Ist absehbar, dass ein Patient größere Mengen Infusionen benötigt, sollte er **körperwarme Lösungen** erhalten, um ein Auskühlen zu vermeiden.

38.6 Versetzen Sie sich in die Angehörigen – wie würden Sie sich fühlen? Was können Sie für die Angehörigen tun?

Die Angehörigen könnten sich **hilflos und überfordert** fühlen. Sie haben sicherlich auch Angst um den Patienten. Ich versuche, **ruhig**, **bestimmt** und **zügig** zu arbeiten, um die Angehörigen nicht zusätzlich zu verunsichern. Ich äußere keine Diagnosen oder Prognosen, sondern **informiere** die Angehörigen über mein Handeln, wenn sie dies möchten. Möchte ein Angehöriger helfen, gebe ich ihm **einfache, aber sinnvolle Aufgaben** zu tun. So wird das Gefühl der Hilflosigkeit erträglicher. Geeignete Aufgaben im Fallbeispiel sind z. B. Hilfe beim Umlagern, Halten der Infusion, Suchen der Krankenkassenkarte oder Stützen der Beine in der Schocklagerung.

38.7 Welche Maßnahmen sind jetzt noch vorzunehmen? Wie gestalten Sie die weitere Einsatztaktik?

Folgende **Maßnahmen** sollten bei dem Patienten noch durchgeführt werden, sobald er im RTW ist:

- Er erhält einen zweiten venösen Zugang.
- Eine zweite Untersuchung, der Secondary Survey, dient ggf. der Aufdeckung weiterer Verletzungen und erfasst Zustandsänderungen zum Ausgangsbefund.
- Der Stauschlauch am Druckverband muss durch korrekt angelegtes Verbandsmaterial ersetzt werden.
- Durchblutung, Motorik und Sensibilität der betroffenen Extremität müssen dokumentiert werden.

Einsatztaktik: Die weitere Untersuchung und Behandlung vor Ort sollte so kurz wie möglich gestaltet werden. Die akute Blutung wurde gestoppt, die weitere Behandlung, also die definitive Versorgung der Verletzung und ein Blutersatz, sind nur im Krankenhaus möglich.

38.8 Welche Mechanismen greifen bei einem hypovolämischen Geschehen und ermöglichen die Kreislaufstabilisierung über einen bestimmten Zeitraum?

Bei einem **akuten Blutverlust** (Abb. 38.3) fällt zunächst der Blutdruck ab, was die Ausschüttung der Katecholamine Adrenalin, Noradrenalin und Dopamin stimuliert. Diese tragen auf unterschiedliche Art und Weise zur Blutdruckstabilisierung bei: An den peripheren Arterien führt die Stimulation von α-Rezeptoren zu einer **Vasokonstriktion**. Am Herz führt die Stimulation von β_1-Rezeptoren zu einer **Steigerung von Schlagkraft und Herzfrequenz**. Zunächst sind v. a. die Haut, die Skelettmuskulatur und der Magen-Darm-Trakt von der Gefäßverengung und damit von Mikrozirkulationsstörungen betroffen. Kann der Blutdruck durch diese ersten Maßnahmen nicht stabilisiert werden, steigt die Konzentration der Katecholamine weiter an. Einzelne Organe werden beinahe komplett von der Blutversorgung abgetrennt. In den betroffenen Kapillaren kommt der Blutfluss zum Stehen. Diese **Schockphase** zeichnet sich aus durch ausgeprägte Mikrozirkulationsstörungen mit Hypoxämie, Ischämie der Kapillaren, anaerober Ener-

Tab. 38.1 **Kurzprofil Vollelektrolytlösungen** (VEL)

Freinamen (Handelsnamen)	**Vollelektrolytlösungen** (z. B. Ionosteril®, Sterofundin® [enthält Malat], Ringer-Acetat-Lösung® [enthält Acetat], Ringer-Laktat-Lösung® [enthält Laktat])
Darreichungsform	Fertiggebinde 500 ml/1000 ml Plastikflaschen oder Beutel, isotone VEL, kohlenhydratfrei (zuckerfrei)
Wirkungsweise	Wässrige Lösungen mit annähernd physiologischer Elektrolytzusammensetzung des Extrazellulärraums werden als **isotonische Lösungen**, Lösungen mit zusätzlichen Puffersubstanzen (Acetat/Laktat/Malat) als **balancierte Lösungen** bezeichnet. ▪ Wirkeintritt: sofort ▪ Wirkdauer: verbleiben ca. 20 min intravasal, dann Verteilung in das Interstitium und zellulär
Indikationen	**Volumenmangelzustände** durch Blutungen, Dehydratation, Volumenmangelschock; **Druckinfusion**; zum **Offenhalten von venösen Zugängen**, zur Erwärmung/Kühlung bei Hypo-/Hyperthermie
Kontraindikationen	Volumenüberladung, Hyperhydratation, Hyperkaliämie (z. B. durch schwere Nierenfunktionsstörungen), Hypernatriämie (auch hypertone Dehydratation)
unerwünschte Wirkungen	Überempfindlichkeit/Anaphylaxie (bei balancierten Lösungen selten), Venenreizung; laktathaltige Lösungen wegen vermehrter unerwünschter Wirkungen weniger geeignet
Wechselwirkungen	u. U. mit vorbestehender Medikation
Bemerkungen	Balancierte Lösungen werden vom Organismus besser vertragen als unbalancierte, da sie kaum Auswirkungen auf den Säuren-Basen-Haushalt haben; vorsichtiger Einsatz Malat-haltiger Lösungen bei schweren Lebererkrankungen.
Dosierung	Erwachsene: ▪ bis 40 ml/kg KG; bei Volumenmangel durch Blutung: bis zu 4-fache Menge des geschätzten/tatsächlichen Volumenverlusts Kinder: ▪ Säuglinge 29 d bis 12 Monate: 6–8 ml/kg KG/h ▪ Kleinkinder 2–6 Jahre: 4–6 ml/kg KG/h ▪ Schulkinder 7–12 Jahre: 2–4 ml/kg KG/h ▪ Schocktherapie: initial 20 ml/kg KG, ggf. über Perfusorspritze, evtl. mehrfach wiederholen bis 60–100–150 ml/kg KG/h (Besserung = Normalisierung der Rekapillarisierungszeit) Bei Verbrennungen gibt es spezielle Dosierungsschemata (z. B. Parkland-Formel) für wässrige Lösungen: 4 ml Ringerlösung × kg KG × % verbrannte Oberfläche in 24 h, davon die Hälfte in den ersten 8 h.
Lagerung	vorgewärmte Lagerung oder Lagerung bei Zimmertemperatur, vor Licht schützen, Ringer-Acetat nicht > 30 °C erwärmen

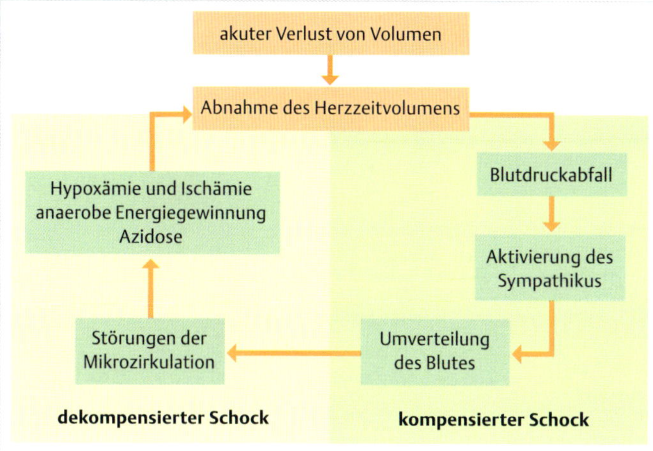

Abb. 38.3 Teufelskreis des hypovolämischen Schocks

giegewinnung und Azidose. Ab einem bestimmten Zeitpunkt sind die Folgen auf zellulärer Ebene für den Gesamtorganismus so gravierend, dass auch bei stabilisierten Kreislaufverhältnissen kein Überleben mehr möglich ist.

38.9 Übergeben Sie Ihren Patienten an den chirurgischen Aufnahmearzt!

Die **Übergabe an den chirurgischen Aufnahmearzt** erfolgt nach einem strukturierten Schema, um wichtige Fakten nicht zu vergessen:

- Vorstellung des Patienten mit Namen und Alter
- Beschreibung des Ereignisses
- Nennen der präklinisch durchgeführten Maßnahmen
- vitale Situation nach dem ABCDE-Schema
- ergänzende Informationen nach dem SAMPLER-Schema (S. 234)

Kommentar

Blutungen aus oberflächlichen Varizen am Bein kommen häufiger vor. Meistens ist der Blutverlust nur gering. Die Kombination aus mehreren Problemen kann aber auch eine wenig bedrohliche Varizenblutung kompliziert werden lassen (z. B. älterer Patient mit geringen kardialen Reserven, Einnahme von Blutgerinnungshemmern, zögerliches Verhalten, bevor der Rettungsdienst alarmiert wird). Da oberflächliche Venen verletzt sind, kann die Blutung durch Druckverbände gut gestoppt werden. Durchblutung, Motorik und Sensibilität der betroffenen Extremität sollten regelmäßig überprüft und dokumentiert werden.

Fall 39 HWS- und Traumamanagement

39.1 Beschreiben Sie Ihr Vorgehen!

Zunächst **stelle** ich mich und meine Kollegin **vor**. Dann weise ich meine Kollegin an, den **Kopf** der Patientin manuell zu **fixieren**. Ich kündige dann meine nun folgende Untersuchung an und beginne die **Untersuchung nach dem ABCDE-Schema** mit der Mundraumkontrolle. Dann untersuche ich die Atmung mit Inspektion und Auskultation des Thorax und zähle die Atemfrequenz aus. Anhand von Herzfrequenz und Rekapillarisierungszeit beurteile ich die Kreislaufsituation. Ich untersuche das Abdomen und die Oberschenkel, um Blutungen nicht zu übersehen. Danach leuchte ich in die Pupillen, überprüfe die Orientierung der Patientin und bestimme die GCS. Schließlich erfrage ich nach dem SAMPLER-Schema die wichtigsten Informationen bei der Patientin.

39.2 Wie entscheiden Sie sich bezüglich der HWS-Stabilisierung? Begründen Sie Ihre Entscheidung!

Die Patientin benötigt **keine HWS-Stabilisierung**. Grundlage für meine Entscheidung sind die **NEXUS-Kriterien**: Erfüllt ein Patient alle diese Kriterien,

kann auf die Anlage einer HWS-Stabilisierung verzichtet werden:
- GCS 15 Punkte
- kein neurologisches Defizit
- kein muskulärer Hartspann an der HWS
- keine Intoxikation
- keine ablenkende andere Verletzung

Ein anderer Kriterienkatalog zur Beurteilung der Notwendigkeit der HWS-Stabilisierung ist die **Canadian C-Spine-Rule**.

39.3 Denken Sie an den rechten Unterarm der Patientin. Was sollten Sie noch unternehmen?

Ich lasse zunächst die Patientin die Schmerzen am Unterarm nach der **numerischen Ratingskala** (NRS) einordnen, s. Abb. 14.3, S. 264. Diese Einordnung ist wichtig, um über die Notwendigkeit einer Analgesie zu entscheiden. Dann untersuche ich den **Lokalbefund**, trotz achsengerechten Befunds kann eine Fraktur nicht ausgeschlossen werden. Die Untersuchung und Dokumentation von **Durchblutung**, **Motorik** und **Sensibilität** ist wichtig, um Gefäß- oder Nervenschäden aufzudecken. Eine **Stabilisierung** ist z. B. mit einem Schienensystem oder einem Dreieckstuch möglich.

39.4 Warum ist eine Überwachung bei dieser Patientin notwendig?

Die Patientin nimmt ASS ein, also ein **gerinnungshemmendes Mittel**. Obwohl sie momentan keine Symptome einer intrakraniellen Blutung zeigt, könnten während des Sturzes Gefäße verletzt worden sein. Bei einem **Epiduralhämatom** (Abb. 39.2), also einer Einblutung zwischen Schädelkalotte und harter Hirnhaut (Dura mater), kann es mehrere Stunden dauern, bis Symptome auftreten.

39.5 Was hätten Sie getan, wenn sie den Transport verweigert hätte?

Die Patientin hat einen Fahrradsturz mit einer Prellmarke am Kopf erlitten. Aktuell ist sie orientiert und zeigt keine Bewusstseinseinschränkungen. Ihr **Wille wäre** daher **zu akzeptieren**.

Im Falle einer Transportverweigerung müsste sie aber **deutlich und verständlich** über die möglichen Folgen einer ausbleibenden Behandlung **aufgeklärt** werden. Diese Aufklärung sollte **unter Zeugen** erfolgen. Es muss sichergestellt sein, dass die Patientin die Aufklärung verstanden hat und der Vorgang muss dokumentiert werden.

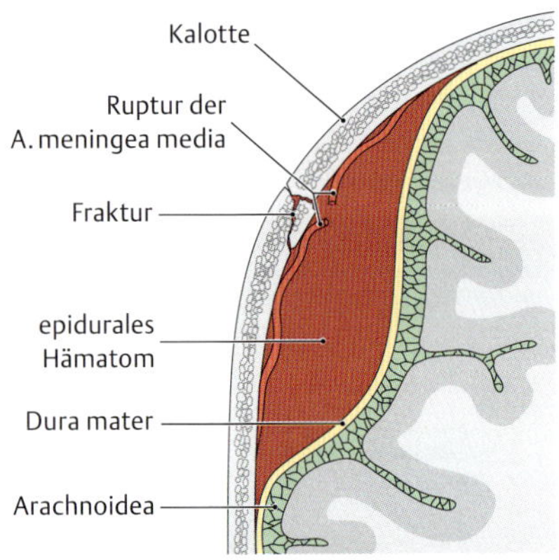

Abb. 39.2 Schema eines Epiduralhämatoms (Abb. aus: Schünke, Schulte, Schumacher. Prometheus LernAtlas der Anatomie. Thieme; 2015. Grafiker: M. Voll)

39.6 Bei welchen Verletzungsmustern hätten Sie Ihre Patientin über den Schockraum angemeldet?

Bei folgenden **Verletzungsmustern** würde ich einen Patienten **über den Schockraum anmelden**:
- systolischer Blutdruck < 90 mmHg nach Trauma
- penetrierende Verletzungen der Rumpf-Hals-Region
- Schussverletzungen der Rumpf-Hals-Region
- GCS-Wert < 9 Punkte nach Trauma
- Atemstörung/Intubationspflichtigkeit nach Trauma
- Fraktur von > 2 proximalen Knochen
- instabiler Thorax
- Beckenfraktur
- Amputationsverletzung proximal von Händen/Füßen
- Querschnittsverletzungen
- offene Schädelfrakturen
- Verbrennungen > 20 % der Körperoberfläche und Grad ≥ 2b

Zusätzlich ist eine Schockraumanmeldung bei folgenden **Unfallmechanismen** sinnvoll (nach der S3-Leitlinie Polytrauma):
- Sturz aus > 3 m Höhe
- Verkehrsunfall mit Fußgänger- oder Zweiradbeteiligung, Ejektion oder Tod eines Insassen, Frontalaufprall mit Einbeulung der Karosserie > 50 cm, Geschwindigkeitsänderungen > 30 km/h

39.7 **Mit welchen Symptomen rechnen Sie, falls sich die ältere Dame bei ihrem Sturz doch eine intrakranielle Blutung zugezogen haben sollte?**

Falls der Sturz zu einer **Blutung innerhalb des Schädels** geführt hat, wird mit der Zeit der intrakranielle Druck ansteigen. Folgende Symptome entwickeln sich bei einer **Hirndruckerhöhung**:
- häufiges Gähnen oder Schluckauf
- Schwindel, Übelkeit und Erbrechen
- Doppelbilder
- Bewusstseinseintrübung
- Störung der Blutdruckregulation („Cushing-Reflex") mit Hypertonie und Bradykardie
- Atemstörungen
- Pupillendifferenz

Kommentar

Besteht nach einem Trauma immer die Notwendigkeit einer HWS-Stabilisierung?

Es ist wichtig, die **Indikation zur Stabilisierung** zu stellen und dann konsequent mit zunächst manueller Schienung und anschließender Immobilisation auf dem Spineboard oder der Vakuummatratze für einen sicheren Transport zu sorgen. Fehlt jedoch die Indikation zur Immobilisation, sollte auch konsequent auf eine Schienung verzichtet werden. Um diese Entscheidung zu treffen, sind die Nexus-Kriterien und die Canadian C-Spine-Rule hilfreiche Instrumente (S3-Leitlinie Polytrauma).

Fall 40 Palliativsituation

40.1 **Was verstehen Sie unter Empathie? Welche Bedeutung hat sie für Sie in Ihrem Beruf?**

Der Notfallsanitäter ist Helfer in der Not und benötigt eine **positive Grundhaltung** den Patienten gegenüber. Diese positive Grundhaltung beinhaltet Empathie und Wertschätzung. **Empathie** bezeichnet die Fähigkeit, sich in die (Not)Situation des Patienten hineinversetzen zu können und die Gefühle des Gegenübers nachvollziehen zu können (z. B. seine Angst oder Hilflosigkeit). Das korrekte Entschlüsseln nonverbaler Botschaften ist ebenfalls eine empathische Fähigkeit. Schließlich führt eine empathische Grundhaltung zum Gefühl des Helfen-Wollens.

40.2 **Sie möchten Frau Holz „aktiv zuhören". Welche sprachlichen und nicht-sprachlichen Mittel haben Sie dazu?**

Prinzipien des „aktiven Zuhörens":
- Ich begebe mich auf Augenhöhe zu Frau Holz, vielleicht brauche ich einen Stuhl.
- Ich halte Blickkontakt zu ihr.
- Ich kann vorsichtigen Körperkontakt herstellen, vielleicht möchte sie meine Hand halten oder ich lege meine Hand auf ihren Unterarm.
- Ich versuche, die Gefühle von Frau Holz zu erkennen und anzusprechen.
- Ich halte Pausen aus, die entstehen können.
- Als nonverbale Bestätigung kann ich nicken oder mich vermehrt hinwenden.
- Kurze Rückfragen oder Bestätigungslaute (ah, mhm) wirken motivierend.

Merke

Aktives Zuhören ist anstrengend und verlangt viel Konzentration.

40.3 **Beschreiben Sie die pharmakologischen Eigenschaften von Dimenhydrinat!**

Siehe Tab. 5.1, S. 243.

40.4 **Nennen Sie Differenzialdiagnosen zum Leitsymptom „Übelkeit"!**

Ursachen für Übelkeit:
- Gastroenteritis, Lebensmittelvergiftung
- Magenulkus
- Schwindelerkrankungen, z. B. Morbus Menière
- erhöhter Hirndruck, z. B. nach einem Schädel-Hirn-Trauma oder bei einem Hirntumor
- akuter Glaukomanfall
- akutes Abdomen, z. B. bei Ileus, Appendizitis, Gallenkolik
- Einnahme von bzw. Intoxikation mit Medikamenten oder Drogen, z. B. Opiate, Zytostatika
- Hyperglykämie
- Nierenversagen
- Myokardinfarkt
- Schwangerschaft
- Migräne
- starke Schmerzen

40.5 Welche „Nebenwirkungen“ kann ein i. v.-Zugang haben?

Auch vor dem Legen eines **i. v.-Zugangs** muss ich den Patienten über mögliche Nebenwirkungen und Risiken informieren. Der Umfang der Aufklärung muss an die jeweilige klinische Situation und die Dringlichkeit der Maßnahme angepasst werden. Ich sollte folgende Punkte mit dem Patienten besprechen:

- Fehlpunktion und Notwendigkeit eines erneuten Versuchs
- Entstehung eines Hämatoms an der Punktionsstelle
- Schmerzen durch die Punktion und den einliegenden Plastikkatheter
- mögliche Punktion einer Arterie und das daraus entstehende Risiko einer Minderversorgung der betroffenen Extremität
- versehentliche Nervenpunktion mit vorübergehenden oder bleibenden Schäden am Nerv
- Entzündungen an der Einstichstelle oder der punktierten Vene

40.6 Aufgrund welcher Rechte kann Frau Holz den Transport verweigern? Wie gehen Sie damit um?

Artikel 1 des Grundgesetzes „**Die Würde des Menschen ist unantastbar**.“ und Artikel 2 „**Jeder hat das Recht auf die freie Entfaltung seiner Persönlichkeit**, soweit er nicht die Rechte anderer verletzt.“ – diese beiden Artikel des Grundgesetzes erlauben Frau Holz, den Transport zu verweigern. Sie kann dies tun, egal wie lebensbedrohlich ihre Erkrankung ist.

Ich als Notfallsanitäter muss meinem Patienten aber **umfassend** über mögliche negative Folgen der Transportverweigerung **aufklären**. Ich muss mir zudem sicher sein, dass mein Patient in der aktuellen physischen und psychischen Verfassung ist, die Konsequenzen zu verstehen und sie auch verstanden hat. Dies sollte dringend **unter Zeugen dokumentiert** werden.

Bei Patienten, die unter Drogeneinfluss stehen, lebensbedrohlich krank sind oder starke Schmerzen haben, kann die **Urteilungsfähigkeit stark eingeschränkt** sein.

Ich biete dem Patienten zudem immer an, jederzeit erneut den Rettungsdienst anzurufen, falls es ihm schlechter gehen sollte.

40.7 Was fällt Ihnen zum Sterbeprozess nach dem Modell von Kübler-Ross ein?

Das bekannteste **Modell zum psychischen Ablauf des Sterbeprozesses** stammt von Elisabeth Kübler-Ross (Abb. 40.2). Da das Sterben individuell unterschiedlich verläuft, können einzelne Phasen auch übersprungen oder mehrfach durchlaufen werden. Auch Angehörige oder andere Begleitpersonen durchleben diese Phasen, jedoch müssen sich Sterbender und Begleitperson nicht unbedingt in derselben Phase befinden. Die 5 von Kübler-Ross beschriebenen Phasen sind:

1. Nicht-Wahrhaben-Wollen
2. Zorn und Ärger
3. Verhandeln
4. depressive Phase
5. Akzeptanz

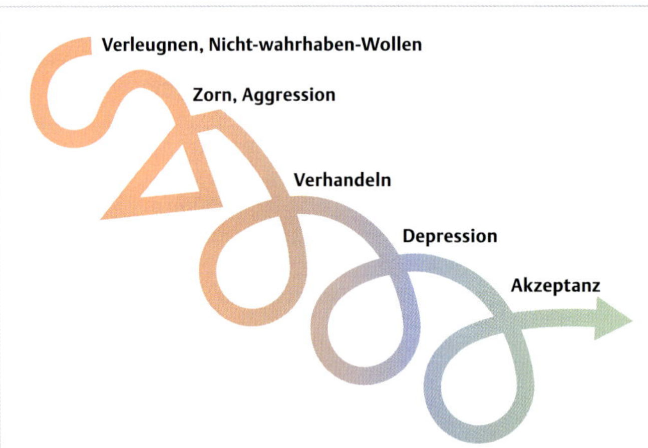

Abb. 40.2 Sterbephasen nach Elisabeth Kübler-Ross

Kommentar

Auch die Alarmierung zu Patienten, die sich im **Sterbeprozess** befinden oder die keine kausale Therapie mehr erhalten sollen, gehört zum Einsatzspektrum des Rettungsdienstes. Manchmal ist es die Hilflosigkeit der Angehörigen oder das Gefühl der Überforderung, die zur Alarmierung führt, obwohl vielleicht schon beschlossen worden war, keine weitere Krankenhausaufnahme mehr haben zu wollen.

Die Betreuung schwer erkrankter und sterbender Menschen gehört zum zentralen Aufgabengebiet der **Palliativmedizin**. Dabei stehen die Lebensqualität des Betroffenen, die Symptomkontrolle sowie psychologische, religiöse und soziale Probleme im Vordergrund der Betreuung. Die Palliativmedizin wendet sich dabei nicht ausschließlich an Tumorpatienten, sondern steht allen Patienten mit schwerer Erkrankung und entsprechender Symptomlast zur Verfügung (z. B. schwere Lungenerkrankungen mit stärkster Atemnot, AIDS im Endstadium).

„Es geht nicht darum, dem Leben mehr Tage zu geben, sondern den Tagen mehr Leben", dieses Zitat von Cicely Saunders, einer 1913 in England geborenen Krankenschwester und Begründerin der Hospizbewegung, beschreibt die Ziele der Palliativmedizin treffend.

Fall 41 COPD

41.1 Nennen Sie Risikofaktoren für die Arteriosklerose!

Bekannte Risikofaktoren für eine Arteriosklerose:

- Alter
- männliches Geschlecht
- familiäre Belastung
- psychischer Stress
- Bewegungsmangel
- Adipositas
- Rauchen
- Hypercholesterinämie
- Diabetes mellitus
- arterielle Hypertonie

41.2 Wie schätzen Sie die selbstständige Erhöhung der Sauerstoffdosis durch den Patienten ein?

Die **selbstständige Erhöhung** durch den Patienten ist **nicht unproblematisch**: Bei Gesunden wird der Atemantrieb über den steigenden pCO_2 im Blut reguliert. Leidet ein Patient an einer schweren COPD, kann er jedoch **an hohe CO_2-Werte adaptiert** sein und reguliert seinen Atemantrieb über den pO_2. Bekommt dieser Patient nun größere Mengen Sauerstoff zugeführt, reduziert sich der Atemantrieb und der pCO_2 steigt weiter an. Die Folge kann dann eine **CO_2-Narkose** sein. Bei Beginn oder Änderungen einer Sauerstofflangzeittherapie sollte der Patient daher zunächst überwacht werden.

41.3 Welche Faktoren können eine störungsfreie Ableitung der Sauerstoffsättigung verhindern?

Folgende Faktoren können die Funktion des SpO_2-Sensors stören:

- starkes Umgebungslicht
- übermäßige Bewegungen des Patienten (Nesteln oder Herumspielen mit dem Sensor)
- gleichzeitig vorhandene nicht-invasive oder invasive Blutdruckmessung
- ausgeprägte Hypotonie
- sehr kalte Extremitäten
- Nagellack oder künstliche Fingernägel
- sehr schmutzige Finger
- durch Nikotin verfärbte Fingernägel
- relevante Mengen an Methämoglobin im Blut (→ falsch hohe Werte!)

41.4 Welche typischen Befunde erwarten Sie bei einem Patienten mit COPD bei Punkt B des ABCDE-Schemas?

Typische Untersuchungsbefunde bei COPD (Punkt B):

- Die Rippen können wegen der Überblähung der Lungen fast waagrecht stehen.
- Die Atemfrequenz kann erhöht sein, die Dauer der Ausatmung ist verlängert.
- Die Atemarbeit ist erhöht, der Patient setzt die Atemhilfsmuskulatur ein (S. 315).
- Bei der Auskultation kann ein Giemen hörbar sein oder auch eine komplett „stille" Lunge ohne jegliche Atemgeräusche („Silent Lung").

41.5 Erklären Sie Frau Trietz, welche Veränderungen bei einer COPD in der Lunge passieren!

Rauchen ist mit großem Abstand die Hauptursache für eine **chronisch-obstruktive Lungenerkrankung**, kurz COPD (**C**hronic **O**bstructive **P**ulmonary **D**isease). Der Tabakrauch führt zu einer chronischen Entzündung der Atemwege, die die Schleimhaut so verändert, dass der Abtransport von Schmutz und Erregern aus der Lunge mithilfe von Flimmerhärchen (mukozilliäre Clearance) nicht mehr funktioniert. Zudem besiedeln deutlich mehr aktivierte Abwehrzellen (v.a. neutrophile Granulozyten) die Lungen. Diese schädigen mit ihren Abwehrenzymen jedoch auch das Lungengewebe, sodass die Alveolarstruktur zunehmend verloren geht und sich schließlich ein **Lungenemphysem** entwickelt. Die entzündeten Bronchien sind außerdem viel empfindlicher und verkrampfen leicht, was eine im Verlauf **irreversible Obstruktion der Atemwege** zur Folge hat.

Im Verlauf der Erkrankung kommt es immer wieder zu akuten Verschlechterungen der Lungenfunktion, meist im Rahmen eines Infekts. Dies wird als **Exazerbation** bezeichnet. Typische Symptome, die der Patient bemerkt, sind eine Zunahme der Atemnot, des Auswurfs und/oder des Hustens sowie Veränderungen von Farbe und Konsistenz des Sputums.

> **Merke**
>
> Es ist wichtig, **Exazerbationen** zu **erkennen** und intensiv zu behandeln, da sonst der Krankheitsprogress beschleunigt wird.

41.6 Welche beiden, sich ergänzenden Medikamente können Sie Ihrem Patienten inhalativ geben? Charakterisieren Sie diese kurz!

Bei Herrn Trietz besteht ein Bronchospasmus, therapeutisch zum Einsatz kommen **Bronchospasmolytika**:

- **β_2-Sympathomimetika** wie **Salbutamol** inhalativ (z.B. Sultanol®) führen zur Erschlaffung der Bronchialmuskulatur und damit zur Lösung des Bronchospasmus. Erwachsene erhalten 5 mg Salbutamol zur Inhalation über eine O_2-Verneblermaske. Die Wirkung tritt nach 3–5 Minuten ein und hält für ca. 4 Stunden an. Wichtige Nebenwirkungen sind Muskelzittern, Tachykardien bei Gabe höherer Dosen, Arrhythmien und pektanginöse Beschwerden.
- **Parasympatholytika** wie **Ipratropiumbromid** (z.B. Atrovent®) hemmen kompetitiv die muskarinergen Acetylcholinrezeptoren und führen damit ebenfalls zur Lösung des Bronchospasmus. Erwachsene erhalten 0,5 mg Ipratropiumbromid zur Inhalation über eine O_2-Verneblermaske. Als unerwünschte Wirkungen sind v.a. Tachykardien und Herzrhythmusstörungen zu bedenken, die einen Abbruch der Inhalation notwendig machen können. Weitere Nebenwirkungen sind u.a. Mundtrockenheit und die Auslösung eines Glaukomanfalls.

β_2-Sympathomimetika und Parasympatholytika können kombiniert werden, sie verstärken ihre Wirkung gegenseitig. Bei beiden Medikamenten ist ein **Monitoring von EKG und Blutdruck** obligat.

41.7 Nennen Sie Normalwerte für folgende Lungenvolumina bei Erwachsenen: AZV, IRV, VC!

Folgende Lungenvolumina sollten Sie sich merken (Abb. 41.2):

- Das **Atemzugsvolumen** (AZV) ist das während eines normalen Atemzugs ein- und wieder ausgeatmete Volumen. Es beträgt etwa 500 ml.
- Das **inspiratorische Reservevolumen** (IRV) ist das Volumen, das nach einem normalen Atemzug noch zusätzlich eingeatmet werden kann. Es beträgt etwa 2500 ml.
- Die **Vitalkapazität** (VC) bezeichnet das Lungenvolumen zwischen maximaler Ein- und Ausatmung. Sie beträgt beim jungen Erwachsenen ca. 4500 ml.

41.8 Wann hätten Sie bei Herrn Trietz eine NIV-Therapie gestartet?

Eine **nicht-invasive Beatmung** (NIV-Therapie) sollte **eher zu früh als zu spät** begonnen werden. Der Patient erhält eine antiobstruktive Therapie mit Salbutamol und Ipratropiumbromid als Inhalation sowie Prednisolon i.v. Er wird optimal gelagert und betreut: Die beste Position gibt der Patient vor, er sollte in keine für ihn unvorteilhafte Lagerung gezwungen werden. Bewährt haben sich jedoch ein erhöhter Oberkörper und eine Unterlagerung der Arme. Bessert sich darunter die Klinik des Patienten nicht und kommt es auch nicht zu einem Anstieg der Sauerstoffsättigung und zu einer Reduktion der Atemfrequenz/Atemarbeit, starte ich eine NIV-Therapie:

- Die Sauerstoffsättigung steigt nicht an.
- Die Dyspnoe nimmt nicht ab.
- Die Atemfrequenz bleibt hoch.

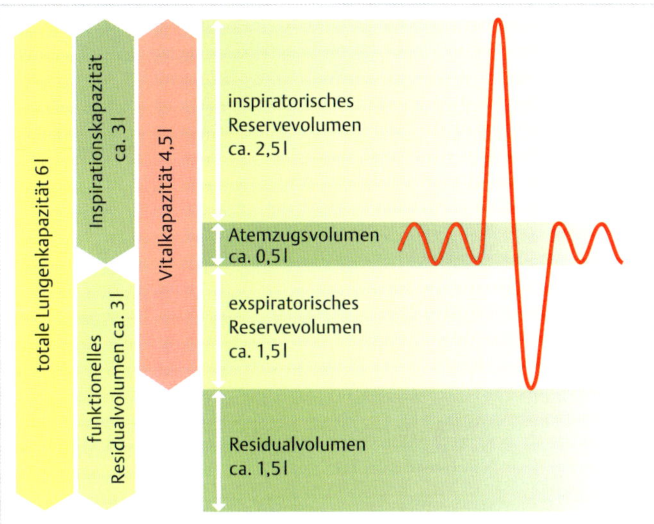

Abb. 41.2 Lungenvolumina: Die Werte beziehen sich auf 70 kg schwere, junge Männer. Bei Frauen sind die Volumina etwas geringer (Abb. aus: Pape et al. Physiologie. Thieme; 2014)

Merke

Ich **warte nicht darauf**, dass der Patient sich unter seinen Atemanstrengungen erschöpft oder sich seine Bewusstseinslage verändert: Sobald der Atemantrieb aufgrund einer beginnenden CO_2-Narkose reduziert oder der Patient vigilanzgemindert ist, ist er nicht mehr für eine NIV-Therapie geeignet.

Kommentar

Rauchen ist mit weitem Abstand die **Hauptursache für eine COPD**. Weitere, seltene Ursachen sind Umweltbelastungen und genetische Dispositionen. Mit fortschreitendem Krankheitsprozess verschlechtert sich die Lungenfunktion akut in immer kürzer werdenden Abschnitten (sog. **Exazerbationen**) – meist infektbedingt. Nicht immer erreicht der Patient nach Abklingen dieser Episoden sein vorheriges Gesundheitsniveau wieder. Die COPD wird in Stadien nach GOLD (Global initiative for chronic Obstructive Lung –Disease) eingeteilt, wobei sich die Einteilung nach dem **FEV_1** (forciertes exspiratorisches Volumen) richtet: Dieser Lungenfunktionsparameter bestimmt das Luftvolumen, das der Patient möglichst schnell in 1 Sekunde ausatmen kann und ist damit ein guter Messwert für das Ausmaß der Obstruktion.

Fall 42 Bänderriss am Sprunggelenk

42.1 Ihr Kollege könnte auch den Stress, den die Einsätze verursachen, als sehr stark empfinden. Welche einsatzbedingten Stressoren kennen Sie?

Es gibt vielfältige Faktoren, die **im Einsatz Stress** verursachen können, darunter:

- emotionaler Stress durch ständigen Kontakt mit Menschen in Krisensituationen
- körperliche Belastung durch Heben, Tragen und Schlafmangel
- Gefahren für die eigene Sicherheit, Straßenverkehr, Infektionsgefahr, Gewalt, Gefahrenstoffe
- Witterungseinflüsse
- Stress durch Geräusche: Melder, Funkverkehr, Martinshorn, Schreie
- Unwissenheit über die Art und den Beginn des nächsten Einsatzes
- Schichtarbeit, Probleme mit dem Dienstplan und schlechte Planbarkeit der Freizeit

42.2 Welche Bedingungen müssen erfüllt sein, damit bei einer medizinischen Maßnahme die Strafbarkeit wegen Körperverletzung entfällt? Wie beurteilen Sie die beschriebene Situation?

Körperverletzung bedeutet die körperliche Misshandlung oder Gesundheitsschädigung einer anderen Person. Jede medizinische Maßnahme fällt darunter, egal ob sie durch einen Arzt oder Rettungsfachpersonal vorgenommen wird. Ebenfalls unerheblich ist, ob die Maßnahme indiziert ist, Linderung bringt oder fachgerecht durchgeführt wird. Die **Strafbarkeit entfällt** jedoch, wenn der Patient ausdrücklich in die Maßnahme eingewilligt hat oder davon ausgegangen werden kann, dass der einwilligungsunfähige Patient eingewilligt hätte.

Der Jugendliche hat der Untersuchung des Fußes **deutlich widersprochen**. Setze ich die Untersuchung fort, mache ich mich strafbar.

42.3 Über welche Komplikationen sollten Sie Ihren Patienten in dieser Situation bezüglich der Venenpunktion aufklären?

Typische Komplikationen einer Venenpunktion:
- Schmerzen
- Bildung eines Hämatoms
- versehentliche arterielle Punktion
- Nervenverletzungen
- Venenentzündungen (Thrombophlebitis, Abb. 42.2)

Je dringlicher eine Maßnahme durchgeführt werden muss, umso weniger umfangreich muss die Aufklärung sein. In diesem Fall ist eine gründliche Aufklärung möglich, weniger umfangreich müsste sie z. B. vor der Entlastung eines Spannungspneumothorax sein.

42.4 Damit Sie auf Nebenwirkungen vorbereitet sind, überlegen Sie sich diese vor der Applikation noch einmal für beide Medikamente!

Mögliche Nebenwirkungen bei der Applikation des Benzodiazepins **Midazolam**:
- Bewusstseinseintrübung, Atemdepression
- Schwindel, RR-Abfall
- Sehstörungen
- paradoxe Wirkung (Verwirrung, Aggression, Wahnvorstellungen)

Mögliche Nebenwirkungen nach der Applikation von **S-Ketamin**, s. a. Tab. 10.1, S. 256:
- Tachykardie, RR-Anstieg
- Halluzinationen, Albträume, Erregungszustände
- erhöhter Speichelfluss
- Erhöhung des Augeninnendrucks

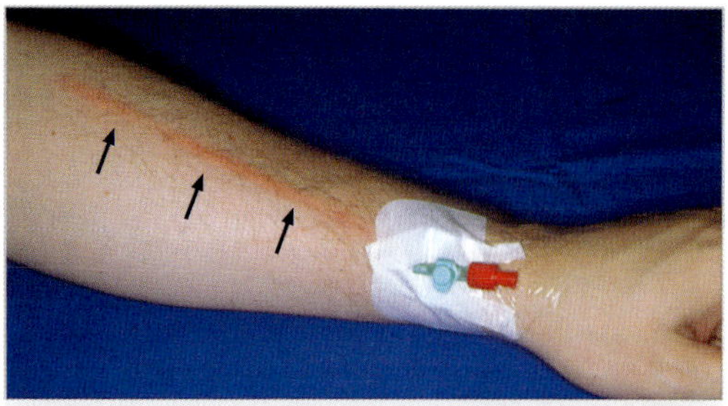

Abb. 42.2 Klinischer Befund einer Thrombophlebitis (Abb. aus: Paetz. Chirurgie für Pflegeberufe. Thieme; 2013)

42.5 Welche Untersuchung führen Sie als Nächstes durch?

Ich untersuche den betroffenen Fuß und beurteile, ob **Durchblutung**, **Motorik** und **Sensibilität** distal der Verletzung erhalten sind. Am Fuß eignen sich die A. dorsalis pedis (zwischen 2. und 3. Zehenstrahl) und die A. tibialis posterior (hinter dem Innenknöchel) zum Prüfen der Durchblutung, Abb. 33.2, S. 312. Zur Überprüfung der Motorik kann ich den Patienten auffordern, die Zehen hochzuziehen und zu krallen. Die Sensibilität überprüfe ich im Seitenvergleich, indem ich über beide Unterschenkel und Füße streife. Durch die Analgesie kann die Beurteilbarkeit der Ergebnisse eingeschränkt sein. Der Test auf die vorhandene Durchblutung ist jedoch in jedem Fall objektiv.

Merke

Die **Ergebnisse** der Überprüfung von Durchblutung, Motorik und Sensibilität **müssen dokumentiert** werden!

42.6 Falls Ihr Patient bei einem Unfall zu Schaden gekommen wäre, was hätte das für Sie bedeutet?

Wenn mein Patient z. B. bei einem Bremsmanöver von der Trage gefallen wäre und sich verletzt hätte, hätte ich mich wegen der nicht ordnungsgemäßen Sicherung der **fahrlässigen Körperverletzung** strafbar gemacht. Wäre der Patient als Folge des Sturzes von der Trage sogar verstorben, entspräche das einer fahrlässigen Tötung.

42.7 Übergeben Sie Ihren Patienten an den Chirurgen!

Die **Übergabe an den Chirurgen** erfolgt nach einem strukturierten Schema, um wichtige Fakten nicht zu vergessen:

- Vorstellung des Patienten mit Namen und Alter
- Beschreibung des Unfallmechanismus
- Nennen der präklinisch durchgeführten Maßnahmen
- vitale Situation nach dem ABCDE-Schema
- ergänzende Informationen nach dem SAMPLER-Schema (S. 234)

Kommentar

Bei einer **Extremitätenverletzung** ist die Überprüfung von Durchblutung, Motorik und Sensibilität (DMS) sehr wichtig. Im Idealfall erfolgt die Überprüfung vor der Gabe eines Analgetikums, da die Analgesie die Wahrnehmung des Patienten verändern oder er die Fragen nicht mehr differenziert beantworten kann. Die Untersuchung, der erhobene Befund sowie aufgetretene Probleme sollten im Protokoll festgehalten werden.

Fall 43 Sepsis

43.1 Welche Regeln müssen Sie generell bei der Wischdesinfektion beachten? Kennen Sie die 2-Eimer-Methode?

Vor der Desinfektion von Flächen müssen **grobe Verunreinigungen** entfernt werden. Danach wird das **Desinfektionsmittel** aufgetragen, sodass ein dünner Flüssigkeitsfilm verbleibt. Die **Einwirkzeiten** müssen beachtet und die Flächen dürfen nicht trockengewischt werden.

2-Eimer-Methode: Die Desinfektionslösung befindet sich in 2 Eimern. Ich tauche den Lappen in den ersten Eimer und trage das Mittel auf. Zum Auswaschen verwende ich den zweiten Eimer. Nach dem Auswaschen tauche ich den Lappen wieder in den ersten Eimer.

43.2 Welche Regeln zur persönlichen Hygiene fallen Ihnen ein?

Regeln zur persönlichen Hygiene:

- Fingernägel kurz halten
- Fingernägel nicht lackieren
- keinen Schmuck an den Händen tragen
- auf eine regelmäßige Hautpflege der Hände achten
- im Dienst Haare geschlossen tragen
- nach dem Dienst duschen und Haare waschen
- persönliche Schutzausrüstung und Dienstkleidung tragen
- kontaminierte Kleidung so schnell wie möglich nach einem Einsatz wechseln

43.3 Nennen Sie die einzelnen Aspekte, die Sie bei Ihrem Untersuchungsgang nach dem ABCDE-Schema jeweils beurteilen!

Das Vorgehen nach dem **ABCDE-Schema** stellt sicher, dass potenziell lebensbedrohliche Veränderungen zuerst entdeckt und behandelt werden, s. Abb. 24.2, S. 290.

43.4 Wie hätten Sie sich die korrekte Händedesinfektion der Pflegerin gewünscht?

Das Ziel der sog. **hygienischen Händedesinfektion** (Abb. 43.2, Abb. 43.3) ist die Reduktion unerwünschter Keime auf der Hautoberfläche der Hände, um deren Übertragung nach Möglichkeit zu verhindern. Dazu werden **3–5 ml alkoholisches Händedesinfektionsmittel** aus Flaschen oder Wandspendern auf die trockenen (!) Hände gegeben und anschließend so lange verrieben, bis die Haut trocken ist. Dabei müssen auch „schwierige Stellen" wie die Fingernägel, Fingerzwischenräume und Falten der Handinnenflächen sorgfältig benetzt werden. Die Herstellerangaben bezüglich der Einwirkzeit des Desinfektionsmittels (**meist 30 s**) müssen genau beachtet werden, ggf. muss man eine weitere Portion Desinfektionsmittel verwenden. Normalerweise genügen **1–2 Hübe aus dem Desinfektionsmittelspender**, um die gewünschte Menge von 3–5 ml zu erhalten.

43.5 Nennen Sie die Kriterien des qSOFA-Scores zur Diagnose einer Sepsis!

Der **quick SOFA-Score** dient dazu, Patienten zu erkennen, die unter einer Sepsis leiden könnten. Der

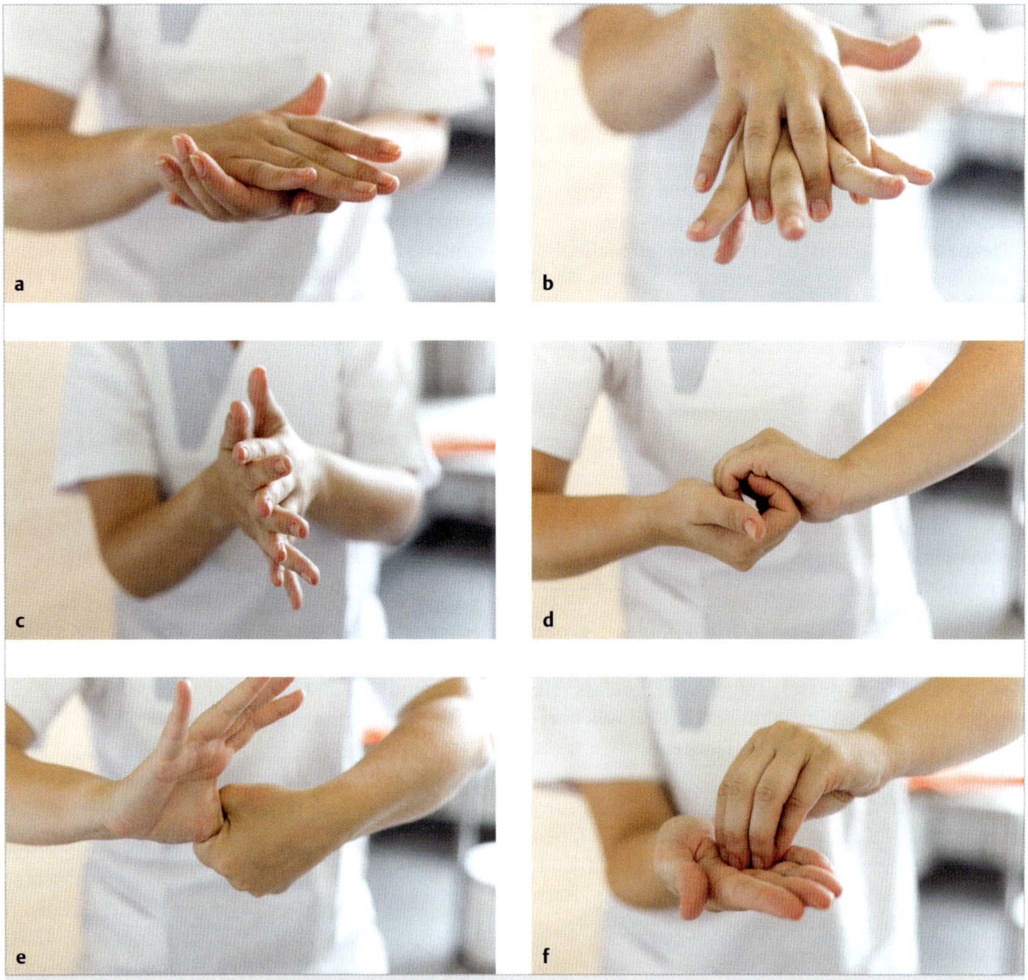

Abb. 43.2 Hygienische Händedesinfektion Schritt für Schritt (Abb. aus: I care – Pflege. Thieme; 2015)

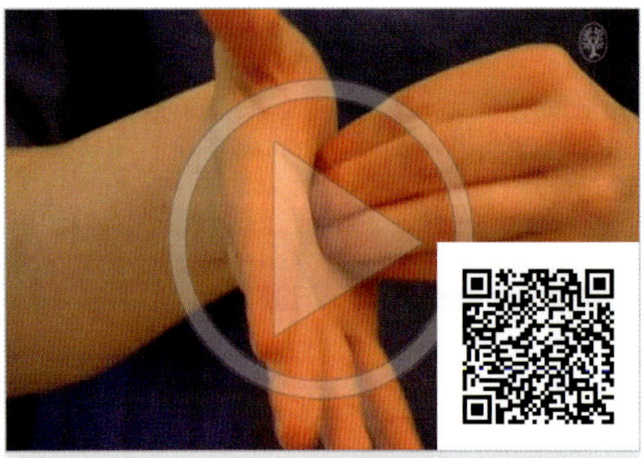

Abb. 43.3 Video zur hygienischen Händedesinfektion (Video aus: Andreae, Weniger, von Haye. Gesundheits- und Krankheitslehre für die Altenpflege. Thieme; 2015)

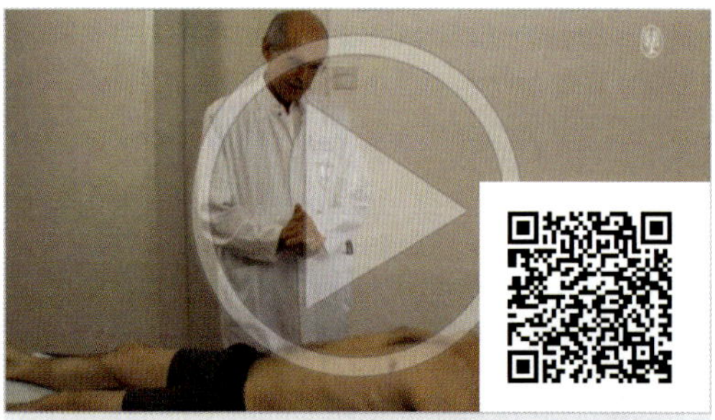

Abb. 43.4 Video zur korrekten Palpation des Abdomens (Video aus: Füeßl, Middeke. Duale Reihe Anamnese und Klinische Untersuchung. Thieme; 2018)

qSOFA-Score ist positiv, wenn 2 der folgenden 3 Kriterien erfüllt sind:
- Atemfrequenz > 22/min
- eingeschränkte Bewusstseinslage
- systolischer Blutdruck < 100 mmHg

43.6 Beschreiben Sie, wie Sie palpieren, um Hinweise auf eine Gallenblasenentzündung, eine Blinddarmentzündung oder eine Nierenbeckenentzündung zu erhalten!

Bei der **Palpation des Abdomens** ist es wichtig, dass die Bauchdecke entspannt ist. Ich lagere den Patienten in symmetrischer Rückenlage und unterpolstere die Kniekehlen ein wenig.
- Die **Gallenblase** kann ich am rechten Rippenbogen tasten, indem ich mit meinen Fingern der Ausatmung des Patienten mit etwas Druck unter den Rippenbogen folge.
- Bei **Blinddarmentzündungen** gibt es die beiden Hauptschmerzpunkte **McBurney** (Verbindungslinie Spina iliaca anterior superior rechts zum Nabel am Übergang des äußeren zum mittleren Drittel) und **Lanz** (Verbindungslinie beider Spinae und auf dieser Linie am Übergang vom rechten äußeren zum mittleren Drittel), s. a. Abb. 5.2, S. 241.
- Eine **Nierenbeckenentzündung** erzeugt häufig eine ausgeprägte Klopfschmerzhaftigkeit des Nierenlagers. Dazu klopfe ich vorsichtig mit der lockeren Faust in beide Flanken des Patienten.

43.7 Erklären Sie, warum Ihr Kollege den niedrigen Blutdruck und die Wesensveränderung mit der Sepsis in Verbindung bringt!

Die **körpereigene Abwehrreaktion** auf Toxine oder direkte Bestandteile der Erreger führen zu einer Weitstellung der Gefäße. Dies bewirkt zunächst eine Verteilungsstörung des Blutvolumens, schließlich erhöht sich auch die Durchlässigkeit der Kapillaren und es geht Flüssigkeit in das Gewebe verloren. Dies führt zum einen zu Ödemen und zum anderen zu einem absoluten Volumenmangel mit **Hypotension**.

Die Organfehlfunktionen, die bei einer Sepsis aufgrund der überschießenden Reaktionen entstehen, sind vielfältig. Am Gehirn zeigen sich die Schäden als **septische Enzephalopathie** mit Desorientiertheit, Bewusstseinsveränderungen, Unruhe oder Delir.

43.8 Übergeben Sie Herrn Ulmer an den aufnehmenden Internisten, der Sie in der zentralen Aufnahme erwartet!

Die **Übergabe an den aufnehmenden Internisten** erfolgt nach einem strukturierten Schema, um wichtige Fakten nicht zu vergessen:
- Vorstellung des Patienten mit Namen und Alter
- Beschreibung des Ereignisses
- Nennen der präklinisch durchgeführten Maßnahmen
- vitale Situation nach dem ABCDE-Schema
- ergänzende Informationen nach dem SAMPLER-Schema (S. 234)

Kommentar

Nach Angaben der deutschen Sepsishilfe sterben jeden Tag 154 Patienten an den Folgen einer **Sepsis**. Das sind mehr Menschen, als pro Tag an Lungenkrebs versterben! Es ist nicht einfach, präklinisch eine Sepsis zu erkennen, da die Vitalparameter unspezifisch verändert sind – viele Patienten haben auch ohne Sepsis eine moderate Tachykardie oder einen etwas erniedrigten Blutdruck – und häufig der Infektionsherd nicht bekannt ist. Zudem ist es schwierig, fremdanamnestisch eine Wesensveränderung im Rahmen einer Sepsis von einer vorher bekannten Demenz zu unterscheiden.

Es gibt **unterschiedliche Definitionen einer Sepsis**. Die ältere Einteilung, die jedoch noch weit verbreitet ist, nutzt eine Kombination aus klinischen Parametern und Laborbefunden, um eine systemische Entzündungsreaktion zu definieren. Daraus abgeleitet wird dann – bei bekannter Infektionsquelle – die Sepsis:
- **Bakteriämie**: Vorkommen von lebensfähigen Bakterien im Blut
- **SIRS** (Systemic Inflammatory Response Syndrom): systemische Entzündungsreaktion, die zunächst unabhängig von der Ursache abläuft; als Ursachen kommen Traumata, Operationen oder Infektionen in Frage. Mindestens 2 der folgenden Kriterien müssen erfüllt sein:
  - Temperatur < 36 °C oder > 38 °C
  - Herzfrequenz > 90/min
  - Tachypnoe > 20/min oder Hyperventilation mit pCO_2 < 33 mmHg
  - Leukozytenzahl < 4000 oder > 12 000/mm³
- **Sepsis**: SIRS mit Nachweis einer Infektion als Ursache

Seit 2016 gibt es eine Empfehlung, die Sepsis anhand eines **neuen Punktesystems** zu diagnostizieren, das mehr Wert auf die Organdysfunktionen legt (SOFA = Sequential Organ Failure Assessment). Abgeleitet davon wurde auch ein **quick SOFA-Score** eingeführt, der helfen soll, besonders gefährdete Patienten zu erkennen. Dieser qSOFA-Score ist auch für den Einsatz im Rettungsdienst geeignet und ist positiv, wenn 2 der folgenden 3 Kriterien erfüllt sind:

- Atemfrequenz > 22/min
- eingeschränkte Bewusstseinslage
- systolischer Blutdruck < 100 mmHg

Merke

Obwohl es **schwierig** ist, eine **Sepsis präklinisch** zu **erkennen**, ist es wichtig, an dieses Krankheitsbild zu denken: Es betrifft nicht nur ältere Menschen und kann tödlich enden.

Fall 44 Bradykardie

44.1 Welche Informationen erhalten Sie beim Tasten des Pulsschlags am Handgelenk?

Ich kann beim **Tasten des Pulses der A. radialis** wesentlich mehr Informationen erfassen als nur die Herzfrequenz. Ich achte darauf, ob die **Haut** warm/heiß oder kalt, feucht oder trocken ist und ob der Patient **zittert**. Ich sehe mir die **Venen** an der Hand und am Unterarm an, vielleicht brauche ich sie gleich als Zugangsweg für eine Infusion. Ich zähle für 20 Sekunden die **Herzfrequenz** aus und achte dabei auf die **Stärke und Regelmäßigkeit** der Pulsschläge. Auch an der oberen Extremität kann es Wassereinlagerungen (Ödeme) geben: Ich beurteile die Stelle, an der ich den Puls getastet habe: Ist beim Tasten eine Delle entstanden?

44.2 Welche Symptome und Befunde zeigen Ihnen, dass der Patient aufgrund der Bradykardie instabil ist?

Als **instabil** ordne ich eine **Bradykardie** ein, wenn ich folgende Zeichen feststelle (ERC-Guidelines):

- Hinweise auf einen Schock: Blässe, Schwitzen, kalte und feuchte Extremitäten
- erlittene Synkope oder eingeschränkter Bewusstseinszustand
- Hinweise auf ein Herzversagen: Lungenödem, gestaute Halsvenen
- myokardiale Ischämiezeichen: Angina-pectoris-Beschwerden, Veränderungen im 12-Kanal-EKG

44.3 Welche nicht-medikamentösen Maßnahmen können Sie bei einer Bradykardie versuchen?

Eine Bradykardie kann durch einen zu hohen Tonus des N. vagus ausgelöst werden. Ein einfacher Versuch, diesen hohen Tonus zu unterbrechen, ist es, den Patienten **einen Schluck kaltes Wasser trinken** zu lassen. Die im Fall erwähnte Maßnahme, ihn in einen Spritzenkolben pusten zu lassen, sollte man unterlassen. Das kann den Parasympathikus aktivieren und die Bradykardie verstärken!

44.4 Wie sollte Ihr Kollege den Praktikanten anleiten, damit dieser die Infusion – auch hygienisch einwandfrei – vorbereitet?

Zur hygienisch einwandfreien **Vorbereitung einer Infusion** sind folgende Schritte notwendig (Abb. 44.2): Der Vorbereitende führt eine **hygienische Händedesinfektion** (Abb. 43.2, S. 336) durch. Er prüft die zu verabreichende Infusion optisch auf Verfärbungen und Ausfällungen und kontrolliert die Haltbarkeit. Das Infusionsbesteck wird aus einer unverletzten Verpackung entnommen und direkt vor der geplanten Patientenbehandlung luftblasenfrei mit dem Inhalt der Infusion befüllt. Die Tropfkammer ist mit ausreichend Flüssigkeit zu füllen. Das Ende des Infusionsbestecks ist verschlossen zu halten, eine vorbereitete Infusion sollte nicht erneut abgelegt werden.

44.5 Welches Medikament ist geeignet, die Bradykardie zu unterbrechen? Welche Nebenwirkungen und Kontraindikationen müssen Sie beachten?

Bei einer Bradykardie, die durch einen zu hohen Tonus des N. vagus ausgelöst wurde, kann **Atropin** wirksam sein. Es gehört zur Gruppe der Medikamente, die die Aktivität des Parasympathikus hemmen (vagolytische Substanzen, Parasympatholytika), und erhöht auf diesem Weg die Herzfrequenz. Atropin liegt als Ampulle von 1 ml mit 0,5 mg Wirkstoff vor.

- **Nebenwirkungen**: Mundtrockenheit, Sehstörungen, Tachykardie, Verwirrtheit, Auslösung eines Glaukomanfalls
- **Kontraindikationen**: Glaukom, Ileus, Tachykardien, Magen-Darm-Stenosen, „Schwangerschaftsvergiftung" (Präeklampsie)

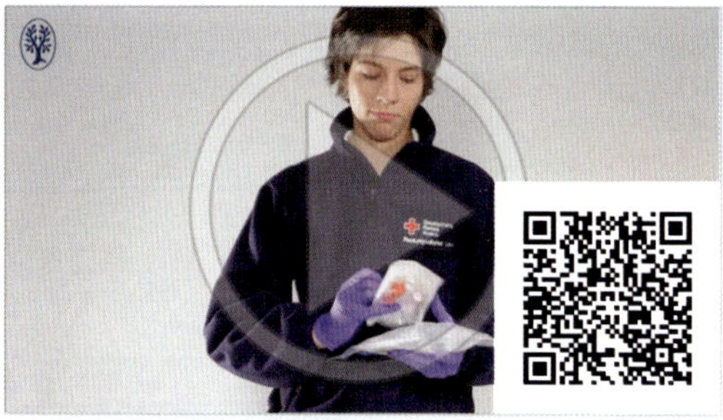

Abb. 44.2 Video zum korrekten Vorbereiten einer Infusion

44.6 Wie gehen Sie vor, um generell Medikamentenverwechselungen oder Dosierungsfehler zu vermeiden?

Um **Fehler bei der Medikamentengabe** zu vermeiden, überprüfe ich vor jeder Gabe folgende Punkte:
- Richtiges Medikament?
- Richtiger Patient (d. h. es bestehen keine Kontraindikationen)?
- Richtige Menge?
- Richtige Konzentration?
- Richtige Vorbereitung (Spritze korrekt mit Medikament und Konzentration beschriftet)?
- Richtige Applikationsart?

Je kritischer und stressiger eine Situation ist, umso wichtiger ist es, diese Punkte evtl. sogar gemeinsam vor der Applikation noch einmal zu überprüfen oder sogar Verdünnungsschritte zu zweit vorzunehmen. Zur Patientensicherheit tragen auch **standardisierte Spritzenetiketten** (Abb. 44.3) bei, die jeder Medikamentengruppe eine farbliche Kodierung zuweisen und so helfen, Verwechslungen zu vermeiden. Die Empfehlung lautet, routinemäßig diese Etiketten zu verwenden, statt Spritzen von Hand zu beschriften.

44.7 Übergeben Sie Herrn Holtkötter an den Notarzt!

Die **Übergabe** sollte nach einem Schema erfolgen, um bei jedem Patienten dem weiterbehandelnden Kollegen die relevanten Fakten zu nennen:
- Vorstellung des Patienten mit Namen und Alter
- Verdachtsdiagnose
- vitale Situation nach dem ABCDE-Schema
- Nennen der bisher durchgeführten Maßnahmen
- ergänzende Informationen nach dem SAMPLER-Schema (S. 234)

44.8 Welche Einteilung kennen Sie für AV-Blockierungen? Charakterisieren Sie kurz die unterschiedlichen Typen!

Bei **AV-Blockierungen** besteht eine Überleitungsstörung im AV-Knoten, d. h. die Erregungsleitung von den Vorhöfen auf die Kammern ist gestört. Je nach Schweregrad werden AV-Blockaden Grad I–III unterschieden. Abb. 44.4 zeigt die typischen Veränderungen im EKG-Bild.

44.9 Wie wirkt Adrenalin auf der Rezeptorebene, welche Wirkungen auf den Kreislauf erwarten Sie?

Adrenalin ist ein Katecholamin und wirkt auf verschiedene Rezeptoren unterschiedlich, z. T. ergeben sich auch gegensätzliche Wirkungen:
- **α_1-Rezeptoren an der glatten Muskulatur der Gefäßwand**: Vasokonstriktion mit Anstieg des Gefäßwiderstands und damit des Blutdrucks
- **β_1-Rezeptoren am Herzen**: Steigerung der Herzfrequenz, der Herzkraft und der Erregungsbildung und -leitung
- **β_2-Rezeptoren an der glatten Muskulatur** (u. a. in den Bronchien): Relaxation mit Bronchodilatation
- (α_2-Rezeptoren im Nervensystem: Hemmung der Ausschüttung von körpereigenen Katecholaminen)

44.10 Erklären Sie, wie Sie das Adrenalin für den Notarzt verdünnt haben und wie dieses dann dosiert wird!

Für die Herstellung der Verdünnung, die der Notarzt zur Kreislaufstimulation nutzte, habe ich 1 mg Adrenalin mit 100 ml NaCl-Lösung verdünnt. Diese Verdünnung enthält dann 10 µg/ml Adrenalin. Die Einzelgabe für den Patienten soll zwischen 2 und 10 µg liegen. Daher ziehe ich die Verdünnung in eine passende kleinvolumige Spritze auf.

Kommentar

Die Ursachen von **Herzrhythmusstörungen** sind sehr vielfältig und können vor Ort nur selten geklärt werden. Meistens sind sie als Symptom einer Herzerkrankung zu werten, z. B. im Rahmen einer KHK oder als Ausdruck einer akuten Myokardischämie. Herzrhythmusstörungen können aber auch durch Medikamente ausgelöst werden, Ausdruck einer neurovegetativen Dysregulation (erhöhter Vagotonus) oder Folge einer Elektrolytentgleisung sein.

Neben bradykarden Rhythmusstörungen, wie den hier erwähnten AV-Blockaden, sind auch **tachy-**

Spritzenetiketten: Gruppen und Farbgebung gemäß DIVI Empfehlung 2012			
Medikamentengruppe nach DIVI Empfehlung 2012	**Beispiel-Etikett**	**Medikamentengruppe nach DIVI Empfehlung 2012**	**Beispiel-Etikett**
Hypnotika	**Propofol 1%** 10 mg/ml	**Antiemetika**	**DOLAsetron** 20 mg/ml
Muskelrelaxantien	**PANcuronium** 2 mg/ml	**Verschiedene Medikamente**	**A**cetyl**S**alicyl**S**äure 100 mg/ml
Ausnahme: Suxamethonium	**Suxamethonium** 20 mg/ml	**Bronchodilatatoren**	**Theophyllin** 20 mg/ml
MR-Antagonisten	**Neostigmin** 0,5 mg/ml	**Antiarrhythmika**	**aMIOdaron** 50 mg/ml
Opiate / Opioide	**SUFentanil** 20 µg/ml	**Elektrolyte**	**Magnesiumsulfat** 0,4 mmol/ml
Ausnahme: Piritramid	**PIRItramid** 1,5 mg/ml	Ausnahme: Kalium	**KCl** 1 mmol/ml **KCl** 7,45 %
Opiat-Antagonisten	**Naloxon** 40 µg/ml	Ausnahme: NaCl 0,9 %	**NaCl** 0,9 %
Vasopressoren	**Vasopressin** 20 i.E./ml	**Hormone**	**DEXAmethason** 4 mg/ml
Ausnahme: Epinephrin	**EPINEPHrin** 0,1 mg/ml	Ausnahme: Insulin	**Insulin** 100 i.E./ml
Antihypertonika Vasodilatantien	**Urapidil** 5 mg/ml	**Inodilatatoren**	**Milrinon** 1 mg/ml
Benzodiazepine	**LORazepam** 2 mg/ml	**Antikoagulantien**	**Enoxaparin** 100 mg/ml
Ausnahme: Midazolam	**Midazolam** 5 mg/ml	Ausnahme: Heparin	**Heparin** 200 i.E./ml
Benzodiazepin-Antagonisten	**Flumazenil** 0,1 mg/ml	**Koagulantien**	**Tranexamsäure** 100 mg/ml
Lokalanästhetika	**Prilocain 1%** 10 mg/ml	Ausnahme: Protamin	**Protamin** 1.000 i.E./ml
Anticholinergika	**Glycopyrronium** 0,2 mg/ml	**Antikonvulsiva**	**Phenytoin** 50 mg/ml
Cholinergika	**pHYSostigmin** 0,4 mg/ml		

Abb. 44.3 Farbliche Zuordnung Spritzenetiketten gemäß DIVI-Empfehlungen 2012 (Abb. aus: Kastrup M, Balzer F, Semmler S et al. Medikamentenverwechslung ausgeschlossen?!. intensiv 2013; 21(04): 186 – 191)

karde Rhythmusstörungen für den Rettungsdienst relevant, darunter Sinustachykardien, tachykardes Vorhofflimmern, kreislaufstabile oder -instabile ventrikuläre Tachykardien, Torsades de pointes und Kammerflimmern.

Wichtig ist die klinische Entscheidung, ob der jeweilige Patient **stabil oder instabil** ist, um die Behandlung danach auszurichten. Falls der Patient auf eine medikamentöse Therapie nicht anspricht, bleibt die Möglichkeit einer externen Schrittmachertherapie über aufgeklebte Defibrillationselektroden.

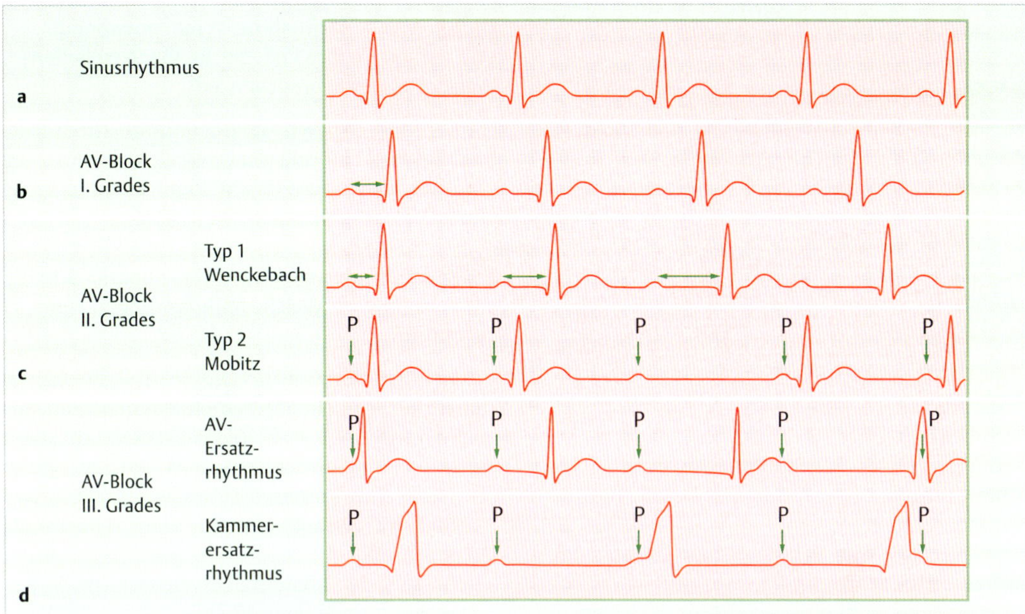

Abb. 44.4 EKG-Veränderungen bei AV-Blockaden: **a**: **Sinusrhythmus**, **b**: **AV-Block Grad I**: Die PQ-Zeit ist konstant verlängert, **c**: **AV-Block Grad II Typ 1** (Wenckebach): Zunehmende Verlängerung der PQ-Zeit, bis schließlich eine AV-Überleitung nicht mehr stattfindet und eine Kammererregung ausfällt; **AV-Block Grad II Typ 2** (Mobitz): Regel- oder unregelmäßige AV-Überleitungsblockierung mit Ausfall der Kammeraktion. Die PQ-Zeit kann normal oder verlängert sein, **d**: **AV-Block Grad III**: Vollständige Dissoziation zwischen Vorhof- und Kammererregungen. Ein schlanker QRS-Komplex spricht für einen AV-Ersatzrhythmus. Bei einem tertiären Ersatzrhythmus aus dem Kammerbereich ist QRS verbreitert und deformiert (Abb. aus: Gortner, Meyer, Sitzmann. Duale Reihe Pädiatrie. Thieme; 2018)

Fall 45 Spannungspneumothorax

45.1 Wie schätzen Sie die Situation ein, auch bezüglich der Sicherheit?

Das **Akronym SSS** hilft bei der Erkundung der Einsatzstelle:

- „**Scene**", das aktuelle Umfeld der Einsatzstelle: Der Springplatz ist sicher, keine Verkehrsgefährdung, das Publikum kann behindern.
- „**Safety**" stellt die Eigensicherheit und die Sicherheit des Patienten in den Vordergrund: Der Patient ist durch das Pferd und die Elemente des Sprungs gefährdet. Das Pferd gefährdet auch mich.
- „**Situation**" beschreibt die direkte nähere Patientenumgebung: Der Patient liegt im zerstörten Sprung, er kann abrutschen oder durch herabfallende Stangen weiter verletzt werden.

Ich nutze die Zeit der Annährung, um möglichst alle Aspekte zu registrieren und bedenke, dass die Wahrnehmung umso fokussierter ist, je stressgeladener eine Situation ist.

45.2 Wie strukturieren Sie die Einsatzstelle?

Ich weise den Parcourhelfer an, das **Pferd ruhig wegzuführen** und es an eine fachkundige Person zu übergeben. Den zweiten Helfer unterbreche ich sofort und fordere ihn auf, den Reiter nicht weiter zu bewegen. Stattdessen soll er ggf. **locker liegende Stangen wegräumen**. Meine Kollegin bitte ich, die **In-Line Stabilisierung der Halswirbelsäule** des Reiters zu übernehmen. Zunächst belasse ich den Reiter in seiner Position, anschließend drehen wir ihn gemeinsam achsengerecht zur weiteren Versorgung.

45.3 Wie gehen Sie bei der Untersuchung vor?

Ich strukturiere die Untersuchung anhand des **ABCDE-Schemas**, Abb. 24.2, S. 290. Dieses Schema stellt sicher, dass ich potenziell lebensbedrohliche Veränderungen zuerst entdecke und behandeln kann.

45.4 Wie wünschen Sie sich die Sauerstoffapplikation? Benennen Sie die Vor- und Nachteile der unterschiedlichen Möglichkeiten, Sauerstoff zu geben!

Ich trage dem Sanitäter auf, dem Reiter Sauerstoff mit **Maske und Reservoirbeutel** zu geben.

Folgende Wege der Sauerstoffapplikation habe ich zur Verfügung, mit denen ich unterschiedliche FiO_2 (inspiratorische Sauerstoffkonzentrationen) erreichen kann:

- **Nasenbrille**: 21–40 %
- **Sauerstoffmaske**: 35–60 %
- **Sauerstoffmaske mit Reservoirbeutel**: 80–95 %
- **Beatmungsmaske mit Demand-Ventil**: 100 %

Die Nasenbrille wird von den Patienten fast immer toleriert, erreicht aber häufig keine ausreichend hohe Sauerstoffkonzentration, speziell wenn der Patient viel über den Mund atmet. Bei der Applikation mit Maske haben die Patienten hingegen manchmal das Gefühl, eingeengt zu sein. Mit Erklärungen und guter Patientenführung gelingt die Akzeptanz jedoch meistens.

45.5 Ihr Patient hat einen Spannungspneumothorax. Schildern Sie die Befunde, die Sie passend zu dieser Verletzung bei Ihrer Untersuchung und bei den Vitalparametern erwarten!

Passend zu einem **Spannungspneumothorax**, Abb. 26.3, S. 295, erwarte ich bei der Untersuchung folgende Befunde:

- **A**: Die Atemwege sind frei.
- **B**: Linksseitig ist immer noch kein Atemgeräusch hörbar, die SpO_2 beträgt 91 %, Tachypnoe und Zyanose.
- **C**: Die Halsvenen sind gestaut, der Patient ist tachykard mit einer HF von 136/min, der Blutdruck beträgt 95/80 mmHg. Die Rekapillarisierungszeit ist mit 4 s verlangsamt, die großen Blutungsräume sind unauffällig.
- **D**: Die Pupillen sind isokor, die Bewusstseinslage kann jedoch reduziert sein.
- **E**: Der Unfall hat sich im Freien ereignet, Wärmeerhalt ist daher wichtig. Die Suche nach weiteren Verletzungen inklusive der Komplettentkleidung darf nicht unterbleiben.

45.6 Welche Maßnahme ist nun notwendig? Wie weisen Sie Ihre Kollegin an, Ihnen zu helfen? Welches Material brauchen Sie?

Ich sage ihr, dass ich umgehend eine **Thoraxentlastungspunktion** machen muss. Ich weise sie an, mir sofort Desinfektionsspray, Kompressen und eine orange Venenverweilkanüle anzureichen.

45.7 Wie finden Sie die richtige Punktionsstelle am Verunfallten? Welche Komplikationen können auftreten?

Der **richtige Punktionsort** liegt im **2.–3. Zwischenrippenraum** (ICR) **in der Medioklavikularlinie** (Monaldi-Position, Abb. 45.2). Die Punktionskanüle wird entlang des Rippenoberrandes senkrecht zur Thoraxoberfläche eingestochen, s. a. Abb. 26.4, S. 296.

Mögliche Komplikationen einer Thoraxentlastungspunktion:

- Verletzung der Interkostalnerven oder -gefäße am Rippenunterrand (Abb. 45.3)
- Verletzung von Lungengewebe
- Verletzung der unterhalb der Klavikula verlaufenden Gefäße bei zu flachem Einstichwinkel (A. und V. subclavia) bzw. der A. mammaria interna bei zu medialer Punktion
- keine ausreichende Dekompression durch Verlegung, Dislokation oder Abknicken der Kanüle

45.8 Begründen Sie, für welche Möglichkeit der Bergung und des Transports Sie sich entscheiden!

Aufgrund des Verletzungsmechanismus kann eine **Wirbelsäulenverletzung** des Patienten nicht ausgeschlossen werden. Daher ist ein immobilisierender Transport notwendig. Dazu geeignet wären ein **Spineboard** oder eine **Vakuummatratze**. Für die Bergung nutze ich die **Schaufeltrage**, da der Patient damit achsengerecht und schonend auf die mit Vakuummatratze oder Spineboard vorbereitete Trage gebracht werden kann (Abb. 45.4).

Das **Spineboard** (Abb. 45.5) ist ein Brett mit seitlichen Griffen und besteht meistens aus Hartplastik. Es ist röntgendurchlässig und MRT-geeignet. Der Patient wird darauf mit einem Gurtsystem fixiert. Der Zeitbedarf für die Immobilisation ist geringer als bei der Vakuummatratze, der Patientenkomfort ist jedoch deutlich schlechter. Bei langen Fahrten kann der Patient sogar Druckstellen erleiden.

Die **Vakuummatratze**, Abb. 14.6, S. 266, besteht aus einer Kunststoffhülle, die mit Kügelchen gefüllt ist. Im Ausgangszustand lässt sie sich gut an den Pa-

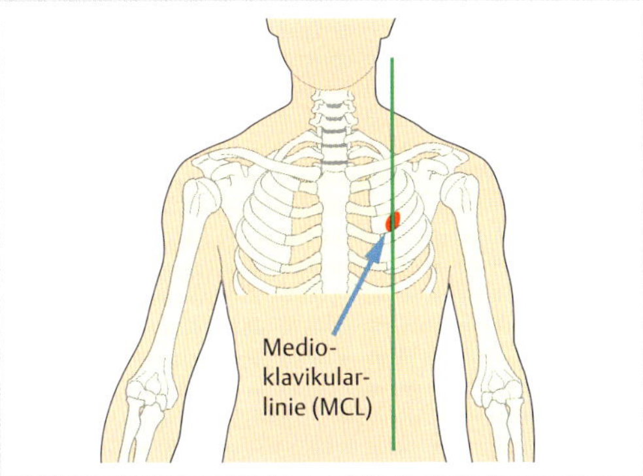

Abb. 45.2 Punktionsort für eine Thoraxentlastungspunktion (Abb. aus: Niethard, Pfeil, Biberthaler. Duale Reihe Orthopädie und Unfallchirurgie. Thieme; 2017)

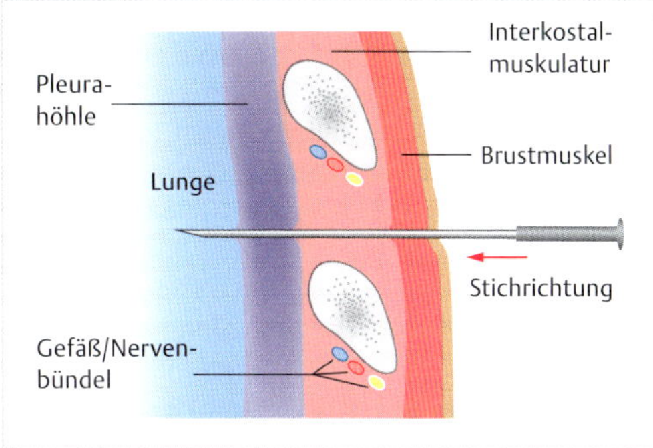

Abb. 45.3 Anatomische Situation in Zwischenrippenräumen im Bereich der Monaldi-Position: Die Punktion erfolgt senkrecht zur Thoraxoberfläche und in der Mitte des Interkostalraums, um möglichst keine Gefäße oder Nerven zu verletzen.

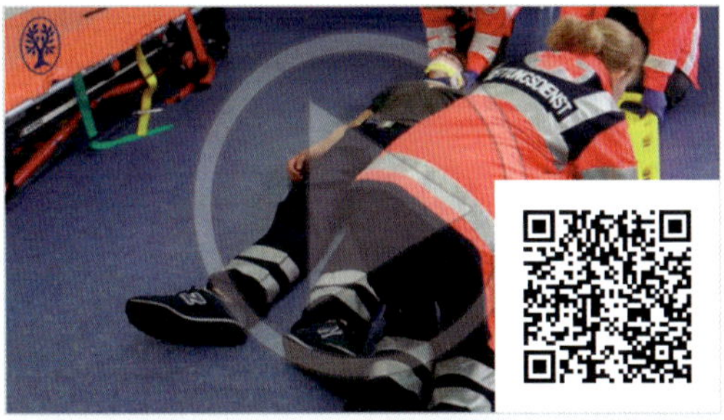

Abb. 45.4 Video zur Umlagerung mit einer Schaufeltrage

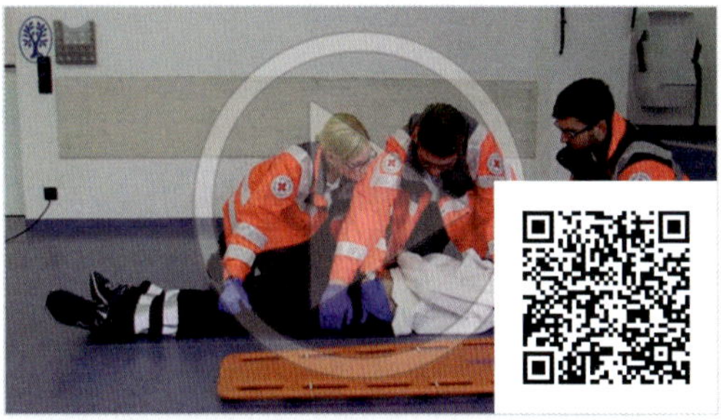

Abb. 45.5 Video zur korrekten Lagerung eines Patienten auf einem Spineboard

tienten anmodellieren. Mit der Absaugpumpe wird dann ein Vakuum in der Matratze hergestellt, sodass sich die Kügelchen fest aneinanderlagern und so den Patienten gut schienen.

45.9 In welchen Fällen können Sie auf die Immobilisation der Wirbelsäule verzichten?

Um zu entscheiden, ob auf die Immobilisation der Wirbelsäule verzichtet werden kann, wird die Anwendung der **NEXUS-Kriterien** (benannt nach einer Studie, keine Merkhilfe) empfohlen. Sind die folgenden Kriterien erfüllt, kann auf die Immobilisation verzichtet werden:

- kein Druckschmerz entlang der HWS
- kein neurologisches Defizit
- keine Vigilanzminderung
- keine Intoxikation
- keine sonstige schwere Verletzung, die ablenken könnte

45.10 Wodurch unterscheidet sich die nun folgende Untersuchung von der Untersuchung beim ersten Kontakt? Welche Maßnahmen sollten vor Abfahrt noch ergriffen werden?

Im RTW mache ich nun den **Secondary Survey**. Dabei beginne ich mit der Untersuchung nach dem ABCDE-Schema und ergänze dann eine genauere Untersuchung der Körperregionen mit dem Ziel, jede Verletzung zu entdecken:

- **Kopf**: Platzwunden, Knochenkanten, Gehörgang, Gesichtsknochen
- **Thorax**: Rippenfrakturen, Schlüsselbeinfraktur
- **Abdomen**: Prellmarken, Abschürfungen, Spannungszunahme, Schmerzen
- **Rücken**: Der Rücken des Patienten sollte idealerweise bei der Umlagerung auf das Spineboard oder die Vakuummatratze kontrolliert worden sein. Falls dies nicht geschehen ist, kann nach Abwägung von Nutzen und Risiko der Patient

nun auf die Seite gedreht werden, um den Rücken zu untersuchen. Dabei muss auf eine strikte achsengerechte Lagerung geachtet werden, um bei einer Wirbelsäulenverletzung ggf. keinen weiteren Schaden zuzufügen.
- **Extremitäten**: Beurteilung jedes Gelenks

Spätestens jetzt müssen die restlichen Kleidungsstücke abgeschnitten werden. Am betroffenen Unterschenkel müssen Durchblutung, Motorik und Sensibilität kontrolliert und dokumentiert werden.

Weitere Maßnahmen vor der Abfahrt:
- Maßnahmen zum Wärmeerhalt
- Temperaturmessung
- Blutzuckermessung
- Anlage eines zweiten venösen Zugangs

Kommentar

Es ist wichtig, einen **Pneumothorax** von einem **Spannungspneumothorax** zu unterschieden. Nur bei Letzterem besteht ein Ventilmechanismus, Abb. 26.3, S. 295: Die betroffene Seite wird zunehmend mit Luft gefüllt, die Folgen sind eine Kompression der großen Gefäße und eine Verlagerung des Mediastinums. Der venöse Rückstrom zum Herzen ist erschwert, der Patient entwickelt als klinische Symptome eine Tachykardie, eine zunehmende Dyspnoe und eine Hypotonie.

In dieser Situation muss eine **Entlastungspunktion** vorgenommen werden, da sonst die Kreislaufsituation des Patienten zusammenbricht. Eine ggf. notwendige Reanimation hat bei einem weiter bestehenden Spannungspneumothorax wenig Aussicht auf Erfolg, da der venöse Rückstrom durch die veränderten Druckverhältnisse im Thorax massiv eingeschränkt ist.

Fall 46 Kindesmisshandlung

46.1 Nach dem Motto „Kinder sind keine kleinen Erwachsenen“: Wie unterscheiden sich Kinder und Erwachsene bezüglich des Blutvolumens? Wann ist bei Kindern ein intraossärer Zugang indiziert? Wie regulieren sie ihr Herzzeitvolumen?

Kinder unterscheiden sich in ihrer Physiologie deutlich von Erwachsenen, daher können Normalwerte, Dosierungen und Vorgehensweisen häufig nicht einfach heruntergerechnet werden.
- **Blutvolumen**: Erwachsene haben 60–70 ml Blut/kg Körpergewicht, Kleinkinder 85 ml Blut/kg KG. Bei einem Kleinkind von 18 Monaten und einem Gewicht von 12 kg sind dies insgesamt nur etwa 1000 ml Blut.
- Der **intraossäre Zugang** ist bei Erwachsenen im Rahmen einer Reanimation nach 90 Sekunden oder 3 erfolglosen peripheren Punktionen indiziert. Bei Kindern ist er hingegen der primäre Zugangsweg während einer Reanimation.
- Das **Herzminutenvolumen** (HZV) berechnet sich aus Schlagvolumen × Herzfrequenz. Kinder steigern ihr HZV so gut wie ausschließlich über die Herzfrequenz.

46.2 Beschreiben Sie den Zusammenhang zwischen Stress und Leistungsfähigkeit!

Stress und Leistungsfähigkeit stehen in direktem Zusammenhang (Abb. 46.1). Die optimale Leistungsfähigkeit wird in einem mittleren Anspannungsniveau erreicht. Bei einem sehr niedrigen Anspan-

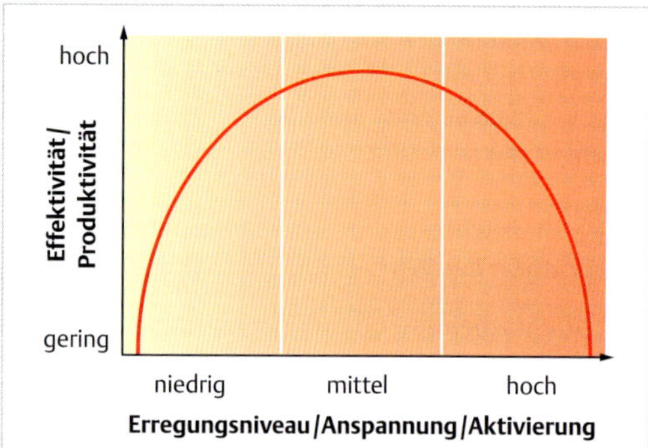

Abb. 46.1 Yerkes-Dodson-Gesetz: Stress und Leistungsfähigkeit hängen eng miteinander zusammen. Sowohl ein deutliches Zuviel als auch ein deutliches Zuwenig an Stress verringert die Leistungsfähigkeit. Dazwischen liegt der Bereich, in dem der Stress die Leistung optimal steigert (Abb. nach: Karutz, Blank-Gorki. Psychische Belastungen und Bewältigungsstrategien in der präklinischen Notfallversorgung. Notfallmedizin up2date 2014; 9(04): 355–374)

nungsniveau steigt das Risiko für Flüchtigkeitsfehler, bei einem zu hohen Anspannungsniveau kann sich ein „Blackout“ mit daraus folgender Handlungsunfähigkeit entwickeln.

46.3 Welche Maßnahmen kommen bei einem 3-jährigen Kind mit einer Verbrühung zur Analgesie in Frage? Nehmen Sie auch Stellung zur Wasserkühlung!

Die **Wasserkühlung** kann **kurzzeitig** von Laien zur Analgesie eingesetzt werden. Dabei soll das Wasser lauwarm sein, keinesfalls darf ein Patient in Wasser gelegt oder über längere Zeit damit ausgedehnt gekühlt werden. Die Gefahr ist groß, dass die Wasserkühlung zur Unterkühlung des Patienten führt.

Verbrühungen und Verbrennungen erzeugen stärkste Schmerzen. Zur Analgesie kommen **Opiate** oder **S-Ketamin** in Frage. Als Zugangsweg ist ein sicherer i. v.-Zugang die beste Lösung, sowohl Opiate als auch S-Ketamin können jedoch auch nasal (MAD-System) oder i. m. appliziert werden.

46.4 Wie wird S-Ketamin zur Analgesie dosiert? Wie wirkt es und mit welchen Nebenwirkungen müssen Sie rechnen?

Die Dosierung von **S-Ketamin** bei i. v.-Gabe beträgt zur Analgesie 0,125–0,25 mg/kg Körpergewicht.

S-Ketamin wirkt als **Antagonist am NMDA-Rezeptor** und löst eine dissoziative Anästhesie aus, d. h. der Patient erhält eine starke Analgesie und befindet sich in einer Art Schlafzustand, ohne dass die Reflextätigkeit beeinträchtigt wird.

Wichtige mögliche **Nebenwirkungen** sind eine Tachykardie, ein RR-Anstieg, eine Bronchodilatation, Halluzinationen, erhöhter Speichelfluss und Erregungszustände, vgl. Tab. 10.1, S. 256.

46.5 Bei Verbrennungen und Verbrühungen ist die Flüssigkeitsgabe ein wichtiger Bestandteil der Therapie. Wie berechnen Sie die zu gebende Flüssigkeitsmenge?

Zur **Berechnung der Flüssigkeitsmenge** nutze ich die **Baxter-Parkland-Formel**. Bei der Berechnung der betroffenen Körperoberfläche werden nur zweit- und drittgradig verbrannte Areale berücksichtigt.

Die Hälfte des errechneten Volumens wird in den ersten 8 Stunden appliziert.

46.6 Welche Verletzungsmuster fallen Ihnen noch ein, die Sie an Kindesmisshandlung denken lassen?

Wenn Kinder fallen, treten **Verletzungen an typischen Stellen** auf (Abb. 46.2). Verletzungen durch Misshandlungen zeigen eine andere Verteilung. Häufig sind Verletzungen unterschiedlichen Alters zu erkennen (Mehrzeitigkeit) oder sie liegen dicht beisammen (Gruppierung). Schlagen, Kneifen, Zerren, Quetschen oder Verdrehen sind typische Ge-

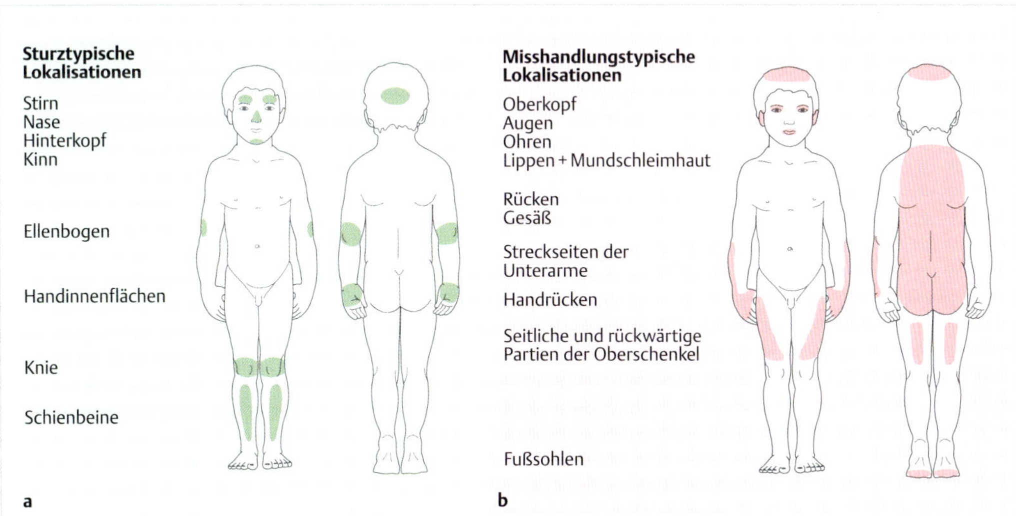

Abb. 46.2 Typische Verletzungsmuster: **a**: Verletzungen durch Stürze, **b**: Verletzungen durch Misshandlung (Abb. aus: Etzold, Tsokos. Unfall oder Verbrechen?: Kindesmisshandlung erkennen. DMW – Deutsche Medizinische Wochenschrift 2016; 141(05): 362 – 365)

waltanwendungen gegen Kinder. Verbrennungen mit Zigaretten erzeugen punktuelle Verletzungen. **Verbrühungen mit heißem Wasser**, die zirkulär verlaufen und scharf begrenzt sind (wie bei Anna), können **durch Eintauchen** entstanden sein. Neben körperlicher Gewalt zählt jedoch auch psychische Gewalt und Vernachlässigung als Misshandlung.

46.7 Beschreiben Sie, was beim Schütteltrauma passiert und welche Altersgruppe davon am häufigsten betroffen ist!

Das **Schütteltrauma** betrifft v. a. Kinder, die jünger als 1 Jahr sind und davon am häufigsten Babys < 6 Monate. Die Kinder werden **am Brustkorb festgehalten und heftig geschüttelt**. Durch die relative Größe des kindlichen Kopfes und die noch schwache Nackenmuskulatur, die die heftigen Bewegungen nicht bremsen kann, schleudert der Kopf unkontrolliert vor und zurück. Dies kann zu Zerreißungen der Brückenvenen zwischen harter und weicher Hirnhaut (**Subduralblutung**), **Einblutungen in die Netzhaut** und **neurologischen Ausfällen** durch diffuse Nervenzellschädigungen führen.

Häufig haben Kinder nach einem Schütteltrauma **keine äußeren Verletzungen**, sondern fallen durch Bewusstseinsstörungen oder Bewusstlosigkeit auf. Ein stattgehabter Krampfanfall, eine Hirnhautentzündung oder eine Vergiftung sind mögliche Differenzialdiagnosen.

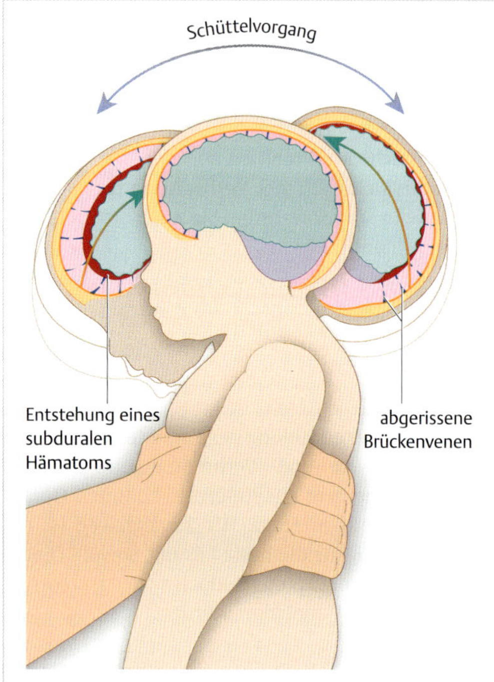

Abb. 46.3 Pathomechanismus bei Schütteltrauma (Abb. aus: Scholz et al. Notfallmedizin. Thieme; 2013)

Kommentar

Über die Anzahl von **Kindesmisshandlungen** gibt es keine genauen Zahlen. Schätzungen gehen von 200 000–1 400 000 Fällen pro Jahr aus, mit einer erheblichen Dunkelziffer. Die familiären Konstellationen sind nicht wegweisend, auch das Verhalten der Kinder und Eltern ist nicht einheitlich. Häufig sind die Eltern akut oder dauerhaft überfordert und wissen sich dann in einer Kurzschlusshandlung nicht mehr anders zu helfen.

Entsteht bei einem Einsatz der Verdacht, dass es sich um eine Kindesmisshandlung handeln könnte, sollten **vor Ort zunächst keine Vorwürfe erhoben** werden; auch sollte der Verdacht der Betreuungsperson gegenüber nicht geäußert werden: Werden vor Ort Vorwürfe erhoben, könnte die Alarmierung des Rettungsdienstes das nächste Mal verzögert erfolgen oder ausbleiben, was das Kind zusätzlich gefährden würde. Stattdessen ist eine **genaue Dokumentation** wichtig. **In der Notaufnahme** dagegen muss der **Verdacht dem behandelnden Arzt mitgeteilt** werden. Der nächste Ansprechpartner ist dann das **Jugendamt**, das weitere Personen zur Beweissicherung (Sicherung von Verletzungsspuren, Feststellung von Entwicklungsrückständen oder Vernachlässigung) einschalten kann. In Abhängigkeit vom Grad der Gefährdung und der jeweiligen Situation kann auch die **Polizei** hinzugezogen werden.

Merke

Es ist wichtig, im Rettungsdienst **an die Möglichkeit** einer Kindesmisshandlung zu **denken** und die klinischen Hinweise im Hinterkopf zu behalten.

Fall 47 Barotrauma und Dekompressionskrankheit

47.1 Beschreiben Sie den physikalischen Zusammenhang zwischen Druck und Volumen eines Gases (Boyle-Mariott-Gesetz)!

Das **Boyle-Mariott-Gesetz** besagt: Das Produkt aus Druck und Volumen eines Gases bleibt immer konstant. Dies bedeutet, dass das Volumen eines Gases sich halbiert, wenn sich der Umgebungsdruck verdoppelt.

47.2 Offensichtlich handelt es sich um einen Tauchunfall. Welches sind die beiden wichtigsten spezifischen Maßnahmen bei jedem Tauchunfall? Begründen Sie!

Die beiden wichtigsten Maßnahmen bei **Tauchunfällen** sind:

1. **Sauerstoffgabe** mit maximalem Flow, um einer Hypoxie nach einer möglichen Lungenverletzung oder einer Gasembolie vorzubeugen. Stickstoffbläschen im Blut werden verkleinert.
2. **Volumengabe**: Der Patient erhält 500–1000 ml einer Vollelektrolytlösung. Dadurch wird die Stickstoffkonzentration im Blut verdünnt.

Diese Maßnahmen sind notwendig, da sich der Stickstoff, den der Taucher über seine Druckluftflasche einatmet, dem erhöhten Umgebungsdruck unter Wasser folgend, mit einer höheren Konzentration im Körper löst, als er das über Wasser tun würde. Bei einem zu schnellen Auftauchen sinkt dann der Außendruck schneller ab, als die Körpergewebe entsättigen können. Der Stickstoff bleibt dann nicht mehr in Lösung, sondern bildet Blasen. Dies ist auch sehr anschaulich beim Öffnen einer Sprudelflasche zu beobachten: Sobald man die Flasche öffnet, fällt der Druck, die Kohlensäure bleibt nicht mehr in Lösung und die Blasen werden sichtbar.

47.3 Welche beiden Mechanismen werden bei der Entstehung eines Dekompressionsunfalls unterschieden?

- **Dekompressionskrankheit** („Decompression Sickness", DCS): In Blut und Gewebe bilden sich Gasblasen. Diese entstehen dadurch, dass unter Wasser – durch den erhöhten Druck – vermehrt Stickstoff in den Körpergeweben in Lösung kommt. Beim Auftauchen entsättigt das Gewebe nur langsam, sodass bei einem zu schnellen Aufstieg Gasblasen im Gewebe ausperlen können.
- **arterielle Gasembolie** („Arterial Gas Embolism", AGE): Bildung von Gasblasen in der arteriellen Strombahn, die Gefäße verlegen können

47.4 Welchem Luftdruck war Herr Winter an der Oberfläche ausgesetzt und welchem Druck in 30 m Tiefe? Welchen Einfluss hatte dies auf die Luft in seinem Mittelohr?

Herr Winter war an der Oberfläche (unter der Annahme, dass wir uns in etwa auf Meereshöhe befinden) einem Luftdruck von 1 bar ausgesetzt. Der Wasserdruck nimmt beim Abtauchen nach jeweils 10 m um 1 bar zu. Also war Herr Winter **in 30 m Tiefe** einem **Gesamtdruck von 4 bar** ausgesetzt (Abb. 47.2).

Auch das Volumen der Luft, die sich im Mittelohr befindet, nimmt nach dem Boyle-Mariott-Gesetz während des Abtauchens ab. Um eine schmerzhafte Einziehung des Trommelfells zu vermeiden, führt der Taucher beim Abtauchen einen Druckausgleich aus: Dazu atmet er mit Druck gegen die zugehaltene Nase und drückt somit immer wieder kleine Luftmengen in das Mittelohr (**Valsalva-Manöver**, Abb. 47.3). Herr Winter hatte in 30 m Wassertiefe und bei 4 bar Umgebungsdruck also die **4-fache Menge Luft im Mittelohr** wie an der Oberfläche.

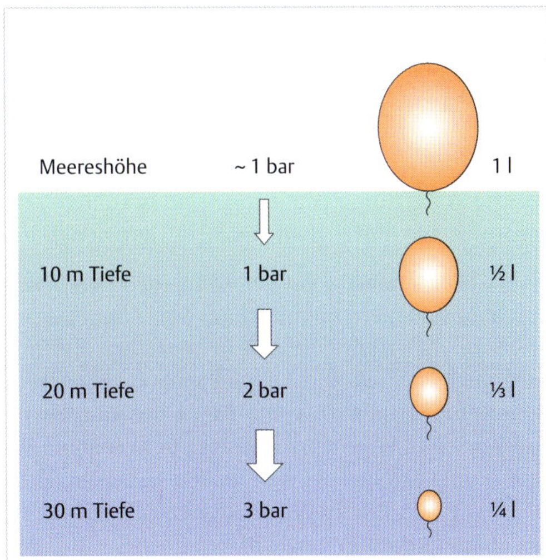

Abb. 47.2 Veränderungen des Umgebungsdrucks beim Tauchen (Abb. aus: Khan K. Tauchunfälle. DMW – Deutsche Medizinische Wochenschrift 2016; 141(12): 890 – 894.)

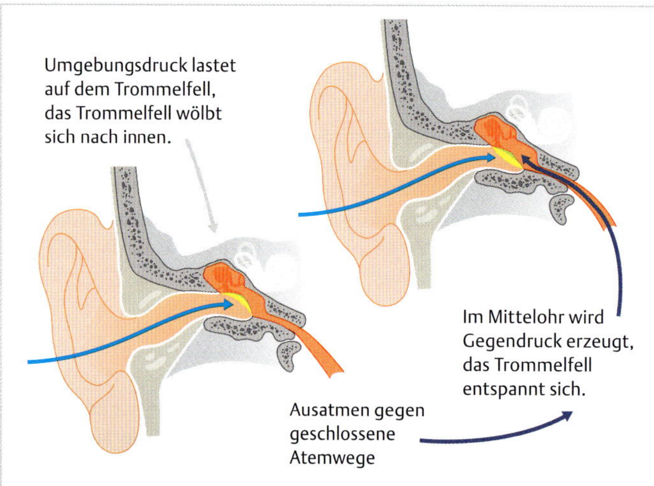

Abb. 47.3 Valsalva-Manöver des Mittelohrs

47.5 Wie ist es zu dem Blutaustritt aus dem Ohr des Patienten gekommen?

Herr Winter hat vor dem Tauchgang Nasenspray benutzt. Beim Abtauchen konnte er mit dem Druckausgleich das Mittelohr belüften. Während der Zeit unter Wasser schwollen die Schleimhäute dann jedoch wieder an, sodass beim Auftauchen die sich ausdehnende Luft nicht aus dem Mittelohr entweichen konnte. Dies hat zu einem **Riss des Trommelfells** geführt, also zu einem **Barotrauma**. Kaltes Wasser ist in das Mittelohr eingedrungen und hat den Schwindel und die Desorientierung ausgelöst. Der Trommelfellriss hat die Blutung ausgelöst und erklärt auch das eingeschränkte Hörvermögen.

47.6 Zum Glück hat Ihr Patient kein B-Problem. Welche Verletzungen der Lunge sind bei einem unkontrollierten Auftauchen aus 30 m Tiefe denkbar?

Beim Gerätetauchen passt der Atemregler den Druck der ausgegebenen Atemluft an den Umgebungsdruck an, daher wird die Luft in der Lunge also mit zunehmender Tiefe nicht komprimiert. Umgekehrt bedeutet dies aber, dass sich die in der Lunge vorhandene Gasmenge beim Auftauchen ausdehnt. Bei einem unkontrollierten Auftauchen aus 30 m Tiefe sind daher ein **Pneumothorax** oder **Zerreißungen des Lungengewebes** möglich.

Auch **Gasembolien** durch plötzlich ausperlenden Stickstoff sind möglich. Unter Wasser hat sich durch den erhöhten Umgebungsdruck mehr Stickstoff im Blut gelöst, als unter Normaldruck gelöst bleiben kann. Bei einem sehr schnellen Druckabfall, z. B. durch einen unkontrollierten Aufstieg, können größere Stickstoffbläschen ausperlen und dann ein Gefäß verlegen (ähnlich wie ein Blutgerinnsel).

47.7 Was hat der Tauchpartner zu Ihrem Kollegen gesagt, sodass dieser von einer milden Dekompressionskrankheit ausgeht? Welche Symptome deuten auf eine schwere Dekompressionskrankheit hin?

Der Tauchpartner von Herrn Winter hat wahrscheinlich über **Müdigkeit** und **Hautjucken** („Taucherflöhe") berichtet, oder aber auch über Gelenkschmerzen und Bewegungseinschränkungen (engl. „Bends").

Zu den Symptomen einer schweren **Dekompressionskrankheit** zählen:
- rötliche Hautflecken
- Atembeschwerden
- neurologische Auffälligkeiten (Parästhesien, Übelkeit, Lähmungen, Seh-, Hör- oder Sprachstörungen)
- Bewusstseinseintrübung

47.8 Ist Gerätetauchen in flachem Wasser gefahrlos?

Tauchen im flachen Wasser ist **nicht gefahrlos**: In einer Tauchtiefe von 10 m herrscht der doppelte Druck im Vergleich zur Wasseroberfläche (auf Meereshöhe). Die Druck- und Volumenschwankungen sind daher zwischen der Oberfläche und 10 m Tiefe prozentual gesehen am größten (Abb. 47.2).

Auch im flachen Wasser bewirkt der erhöhte hydrostatische Druck eine Erhöhung der kardialen Vorlast. Dies kann bei vorerkrankten Patienten zu einer **kardialen Dekompensation mit Lungenödem** führen.

47.9 Warum ist es nicht ratsam, vor dem Tauchen ohne Hilfsmittel zu hyperventilieren?

Durch die **Hyperventilation vor dem Tauchgang** wird vermehrt CO_2 abgeatmet. Da der Atemantrieb primär durch den CO_2-Partialdruck bestimmt wird, führt eine Hyperventilation dazu, dass die Atemnot unter Wasser erst später einsetzt. Trotzdem wird weiter Sauerstoff verbraucht. Sinkt die Sauerstoffkonzentration unter die Hypoxieschwelle, bevor der Atemantrieb durch den steigenden pCO_2 ausgelöst wird, kann der Betroffene das Bewusstsein verlieren und mitunter auch im seichten Wasser ertrinken.

Kommentar

Unfälle beim Gerätetauchen sind selten – und dies obwohl viele Taucher ihr Hobby nicht ganzjährig und mit relativ wenig Routine betreiben. Die Dunkelziffer von nicht erkannten oder nicht behandelten, milden Verläufen der Dekompressionskrankheit ist jedoch hoch.

Nach der Untersuchung nach dem ABCDE-Schema sind die **hochdosierte Sauerstofftherapie** und die **Volumengabe** wichtige Erstmaßnahme am Unfallort.

> **Merke**
>
> Denken Sie immer daran, auf jeden Fall auch den **Tauchpartner** des Verunfallten zu untersuchen und ggf. mitzubehandeln!

Fall 48 Suizid

48.1 Was bedeutet „Hilfsfrist"?

Die **Hilfsfrist** ist die Zeitspanne, die zwischen der Alarmierung der rettungsdienstlichen Fachkräfte und ihrer Ankunft beim Patienten vergehen darf. Sie beginnt mit dem Eingang des Notrufs bei der Leitstelle und endet mit Eintreffen des Rettungsdienstes am Notfallort. Je nach Bundesland beträgt sie 8–15 min (Regelung im jeweiligen Landesrettungsgesetz). Sie muss bei 95 % aller Einsätze/Jahr eingehalten werden.

48.2 Was sollten Sie beim Umgang mit suizidgefährdeten Patienten beachten?

Zunächst muss ich meinen **Eigenschutz** beachten. Bei der **Gesprächsführung** achte ich auf Folgendes:
- Ich nähere mich vorsichtig.
- Ich nehme jede Suizidankündigung bzw. jeden Suizidversuch ernst.
- Ich gestalte die Gesprächsführung kooperativ und höre aktiv zu.
- Ich lasse einen suizidgefährdeten Patienten nicht alleine.
- Ich vermittle Empathie.
- Ich formuliere keine Vorwürfe.
- Ich verharmlose die Situation nicht und verzichte auf Phrasen wie „Das wird schon wieder" oder „Das ist ja nicht so schlimm".

48.3 Welche Patientengruppen sind besonders von Suizidversuchen bedroht?

Risikogruppen für Suizidversuche:
- Patienten mit psychiatrischer Grunderkrankung (Depression, Psychose)
- Patienten mit Suchterkrankungen
- Patienten in akuten Lebenskrisen (Verlust des Arbeitsplatzes oder des Partners, Scheitern von Selbstständigkeit)
- Patienten nach früherem Suizidversuch
- ältere, alleinstehende Männer

48.4 Beschreiben Sie, welche Verletzungen beim Erhängen zum Tod führen können!

Unterschiedliche Krafteinwirkungen auf den Hals führen beim **Erhängen** zu verschiedenen Verletzungen:
- **Sprung oder Sturz von einer gewissen Höhe in die Schlinge** (selten): Die Halswirbelsäule wird verletzt (typisch: Fraktur des Dens axis – „Genickbruch"), wodurch das verlängerte Mark (Medulla oblongata) mit dem dort lokalisierten Atemzentrum geschädigt wird. Der Tod tritt sehr schnell ein.
- **typisches Erhängen mit freiem Hängen des Körpers** (eher selten): Das Strangwerkzeug verläuft am Hals symmetrisch ansteigend und komprimiert alle arteriellen Gefäße des Halses. Die Folge ist ein fehlender Blutzustrom ins Gehirn, der Betroffene wird innerhalb von Sekunden bewusstlos.

- **atypisches Erhängen**, bei dem der Körper nicht frei hängt (am weitaus häufigsten): Todesursächlich ist zum einen die Reduktion des venösen Blutabflusses entlang der großen Halsgefäße mit Hirndruckerhöhung und daraus resultierender Minderversorgung des Gehirns, zum anderen die Kompression der Atemwege mit Ersticken.

48.5 Welche sicheren Todeszeichen kennen Sie? Beschreiben Sie diese kurz!

Sichere Todeszeichen:

- **Totenflecken** (Abb. 48.2) entstehen 1–2 Stunden nach Eintritt des Todes durch Austritt von Blutbestandteilen aus den Kapillaren. Sie zeigen sich als rot-bläuliche Verfärbungen in den zum Todeszeitpunkt nach unten orientierten Körperpartien. Die Aufliegeflächen sind ausgespart.
- **Leichenstarre/Totenstarre**: Sie beginnt 2–3 Stunden nach Eintritt des Todes im Bereich der Augenlider und der Kaumuskulatur – in wärmerer Umgebung auch schon früher. Danach sind die kleineren und schließlich die größeren Gelenke betroffen. Nach etwa 8 Stunden ist sie voll ausgeprägt.
- **Fäulnis** (Abb. 48.3): Körpereigene Enzyme und Bakterien zersetzen das Gewebe. Es entstehen ein starker Geruch und grünliche Verfärbungen, die meist 1–2 Tage nach Eintritt des Todes im Bereich der Bauchdecke beginnen.
- **nicht mit dem Leben vereinbare Verletzungen**, z. B. Abtrennung des Kopfes

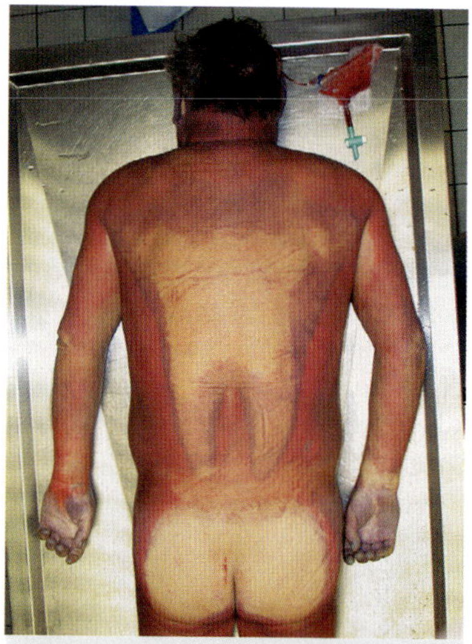

Abb. 48.2 Totenflecken an der Körperrückseite, die Leiche wurde auf dem Rücken liegend aufgefunden (Abb. aus: Krams et al. Kurzlehrbuch Pathologie. Thieme; 2013)

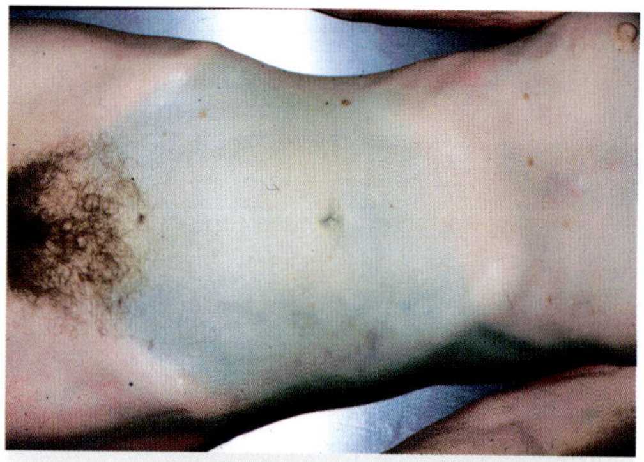

Abb. 48.3 Grünverfärbung der Bauchdecke durch beginnende Fäulnis (Abb. aus: Ahne, Ahne, Bohnert. Rechtsmedizinische Aspekte der Notfallmedizin. Thieme; 2010)

48.6 Was können Sie weiter für die weinende Frau tun?

Krisenintervention ist nicht die primäre Aufgabe des Rettungsdienstes. Aber es ist eine wichtige Aufgabe, die betroffenen Angehörigen einer entsprechenden Versorgung zuzuführen. Über die Leitstelle kann ein Notfallseelsorger oder ein Kriseninterventionsteam angefordert werden. Wichtig ist, dass die Betroffenen nicht alleine gelassen werden und die Möglichkeit bekommen, offene Fragen an den Arzt oder das Rettungspersonal zu stellen.

48.7 Welche Aufgaben hat der Notarzt bei der Durchführung der Leichenschau?

Die **Leichenschau** ist ärztliche Aufgabe. Aufgaben des Arztes:

- Feststellung der Personalien
- Feststellung des Todes
- Benennen des Todeszeitpunkts bzw. des Auffindezeitpunkts
- Bescheinigung einer natürlichen, nicht-natürlichen oder ungeklärten Todesart
- falls möglich Festlegung der Todesursache

Für die Leichenschau muss der Patient vollständig entkleidet sein, alle ggf. vorhandenen Pflaster und Verbände müssen entfernt werden. Danach untersucht der Arzt die gesamte Körperoberfläche und alle Körperöffnungen.

Kommentar

Ein **vollendeter Suizid** ist zunächst für die betroffenen Angehörigen ein einschneidendes Ereignis. Sie sollten in der direkten Folge Unterstützung durch geschultes Personal bekommen. Je nach Organisationsstruktur im eigenen Landkreis gibt es verschiedene kirchliche oder ehrenamtliche Angebote, die dringend in solchen Situationen genutzt werden sollten.

Schließlich ist es auch für jeden selbst im Einsatz wichtig, im Anschluss die Möglichkeit zu bekommen die **emotionale Belastung** zu **verarbeiten**. Gespräche mit Kollegen eignen sich dazu, oder auch eine strukturierte Nachbesprechung mit einem Supervisor. Die eigene Psychohygiene ernst zu nehmen, beugt der Entstehung von ungünstigen Stressreaktionen oder Belastungsstörungen vor.

Merke

Bei notwendigen Untersuchungen des Selbstmörders sollten **so wenig Veränderungen wie möglich** an ihm selbst und auch am Umfeld vorgenommen werden: Sollte es kein Suizid gewesen sein, könnten sonst für die Kriminalpolizei wichtige Beweismittel verlorengehen.

Fall 49 Hypothermie

49.1 Erklären Sie die Funktion der Statusmeldungen!

Das **Funkmeldesystem** dient der Übermittlung von Kurzinformationen zwischen Einsatzfahrzeugen und der Leitstelle. Standardmeldungen blockieren damit nicht den Funkverkehr. Über die Tasten des Funkgerätes werden folgende **Statusmeldungen** übertragen:

- 1: frei über Funk
- 2: einsatzbereit an der Wache
- 3: Auftrag angenommen und unterwegs
- 4: Eintreffen am Einsatzort
- 5: Sprechwunsch mit der Leitstelle
- 6: Fahrzeug nicht einsatzbereit
- 7: Patient aufgenommen
- 8: am Zielort angekommen
- 9: individuell belegbar
- 0: eigener Notruf

49.2 Beschreiben Sie im Detail, wie der Notarzt das Bewusstsein und die Atmung überprüft!

Der Notarzt **spricht** die Patientin zuerst **laut an**, dann **schüttelt** er sie an den Schultern. Ist bis zu diesem Zeitpunkt keine Reaktion erfolgt, **setzt** er einen **Schmerzreiz**. Geeignet ist z. B. ein kräftiges Rubbeln auf dem Sternum.

Um die **Atmung** zu **überprüfen**, öffnet er das Hemd der Patientin, der Brustkorb muss sichtbar sein. Die Atemwege werden zunächst geöffnet, indem er den Kopf der Patientin überstreckt oder den Esmarch-Handgriff durchführt. Dann prüft er die Atemtätigkeit mit allen Sinnen: Das Ohr liegt über dem Mund der Patientin, mit dem Blick auf die Brust werden Atembewegungen gesehen bzw. mit der Hand auf dem Brustkorb der Patientin gespürt.

49.3 Befunden Sie den Rhythmusstreifen (Abb. 49.1.)!

Zu sehen ist ein bradykarder Sinusrhythmus mit einer Herzfrequenz von 56/min. Die PQ-Abstände sind normal, die QRS-Komplexe schmal, die ST-Strecken und die T-Wellen nicht verändert. Es fällt auf, dass nach jedem zweiten QRS-Komplex – bei vorhandener P-Welle – der nächste Kammerkomplex ausfällt. Es scheint sich demnach um einen **AV-Block Grad II mit 2:1-Überleitung** zu handeln. Siehe auch Abb. 44.4, S. 341.

49.4 Welche Gefahren drohen Frau Schneider aufgrund ihrer Hypothermie?

Im Rahmen einer **Unterkühlung** (Tab. 49.1) ist die Patientin durch folgende Faktoren gefährdet:

- Reduktion des Bewusstseins mit Verlust der Schutzreflexe
- Bradykardien und Arrhythmien
- Kreislaufstillstand

49.5 „Kannst du mir sagen, warum wir die Vakuummatratze nehmen? Sie hat sich doch gar nichts gebrochen."

Die **Rettung von Patienten mit Hypothermie** soll **so schonend** verlaufen **wie möglich**. Im Körperkern – also im Abdomen und Thorax – liegt die Temperatur noch höher als in den Armen und Beinen, da dort zum Schutz vor Wärmeverlust die Gefäße sehr eng gestellt sind. Wird ein Patient nun beim Umlagern

Tab. 49.1 Stadien der Unterkühlung

Stadium der Unterkühlung (Körperkerntemperatur)	Bewusstsein	Atmung	Herz-Kreislauf	weitere Symptome
I: Abwehrstadium (34–35 °C)	wach (GCS 15), aber unruhig, erregt	schnell und tief	Tachykardie, erhöhter Blutdruck	Muskelzittern, Kältegefühl, Schmerzen in den Extremitäten
II: Erschöpfungsstadium (34–30 °C)	schläfrig (GCS 14–10), verwirrt, teilnahmslos	verlangsamt, flach und unregelmäßig	Puls langsam, Herzrhythmusstörungen möglich, Blutdruck erniedrigt	Muskel- und Gelenkstarre, Nachlassen der Schmerzen
III: Lähmungsstadium (30–27 °C)	bewusstlos (GCS 9–4), keine Reaktion auf Schmerzreize	sehr langsam	Herzrhythmusstörungen, Blutdruck stark erniedrigt	Erweiterung der Pupillen, Muskelschwäche
IV: Scheintod oder Tod (27–22 °C)	bewusstlos (GCS 3), Reflexe erloschen	extrem langsam oder Apnoe (Atemstillstand)	kein Puls tastbar, PEA oder Asystolie → Herz-Kreislauf-Stillstand	weite, lichtstarre Pupillen, schlaffe Lähmung der Muskeln

stark bewegt oder sogar zu aktiven Bewegungen aufgefordert, steigt die Gefahr, dass sich das kalte Blut aus den Extremitäten mit dem noch wärmeren Blut zentral vermischt und dadurch die Kerntemperatur gefährlich abfällt („**After Drop**“). Im schlimmsten Fall ist sogar ein Herz-Kreislauf-Stillstand möglich („**Bergungstod**“). Daher wird folgendes Vorgehen empfohlen:

- möglichst waagrechte Rettung
- größtmögliche Immobilisation
- keine Aufforderung zu aktiven Muskelbewegungen
- keine aktive, unkontrollierte Erwärmung der Extremitäten

49.6 Welche Ursachen und Risikofaktoren für eine Hypothermie fallen Ihnen ein, auch über diesen Fall hinausgehend?

Ursachen für eine Hypothermie:

- extreme Klimabedingungen, z. B. Skiunfälle, Lawinenabgänge
- Traumapatienten (unabhängig von der Jahreszeit), insbesondere eingeklemmte, ältere Patienten
- Alkohol- und Drogenkonsum
- psychiatrische Erkrankungen
- kleine Kinder (höherer Wärmeverlust durch die relativ größere Körperoberfläche!)
- häuslicher Sturz
- unklare Bewusstlosigkeit (z. B. Schlaganfall, Hirnblutung, Hypoglykämie, kardiales Ereignis)

49.7 Was müssen Sie beachten, falls Frau Schneider während der Fahrt reanimationspflichtig wird?

Eine **Reanimation** darf bei einem Patienten mit Hypothermie **nicht abgebrochen** werden. Bei einer Körpertemperatur zwischen 30 und 35 °C werden Medikamente während einer Reanimation im **doppelten Repetitionsintervall** verabreicht, um der verlangsamten Stoffwechselsituation Rechnung zu tragen. Bei einer Körpertemperatur < 30 °C soll **maximal 3 × defibrilliert** werden.

Kommentar

Von einer **akzidentiellen Hypothermie** spricht man, wenn die Hypothermie „aus Versehen“ passiert ist. Insbesondere ältere Menschen und Kinder sind schon bei normaler Raumtemperatur durch ungeschütztes Liegen gefährdet. Auch eingeklemmte Unfallopfer sind eine Risikogruppe (und zwar unabhängig von der Jahreszeit), sowie Personen, die unter einer Alkohol- und/oder Drogenintoxikation leiden.

Als präklinische Maßnahmen sollte ein **weiterer Wärmeverlust vermieden** werden (Einhüllen des Patienten in eine Isolationsfolie und mehrere Decken), das **Rettungsmittel** sollte **vorgeheizt** sein. Warme Infusionen mit 38–42 °C können appliziert werden, eine Überinfusion muss jedoch vermieden werden. Diese Maßnahmen dienen dazu, eine weitere Abkühlung des Patienten zu verhindern, eine Wiedererwärmung erreichen sie jedoch nicht.

Merke

Eine **milde oder moderate Hypothermie** kann zunächst **symptomarm** verlaufen, ist aber eine potenzielle Gefährdung für den Patienten. Daher ist es wichtig, daran zu denken.

Fall 50 Pseudokrupp

50.1 Ihr Kollege hat richtig erkannt, dass Sie Stress hatten. Stress kann auch in einem Einsatz aufkommen. Welche körperlichen Anzeichen kennen Sie, um Stress bei sich oder anderen im Einsatz zu erkennen?

Körperliche Anzeichen für starke Stressbelastung:
- schneller Herzschlag
- trockener Mund
- rotes Gesicht, Gefühl der Hitze
- kalte, feuchte Hände
- ungewohnt hohe Stimme
- zu rasches Sprechen
- Stottern, Stammeln, unstrukturiertes Reden
- Ausführen unwichtiger Nebentätigkeiten
- Black-Out mit Handlungsunfähigkeit

50.2 Welche Krankheit hat das Mädchen wahrscheinlich? Fassen Sie die typischen Punkte zusammen!

Das Mädchen hat einen **Pseudokrupp-Anfall**. Pseudokrupp (subglottische Laryngotracheitis) ist eine virale Erkrankung des Kehlkopfes mit einer Schleimhautschwellung unterhalb der Stimmritze. Er tritt meistens im Herbst auf und betrifft v. a. Kinder im Alter von 0,5–4 Jahren. Vorangegangen ist oft eine Erkältung. Die Kinder haben bellenden Husten, kaum Fieber und können normal schlucken.

Der Pseudokrupp ist **vergleichsweise harmlos** und nur höchst selten entwickelt sich eine bedrohliche Ateminsuffizienz. Für Eltern, die das erste Mal einen Pseudokrupp-Anfall erleben, ist die Situation dennoch bedrohlich und oft nur schwer auszuhalten.

50.3 Charakterisieren Sie das Medikament Paracetamol!

Siehe Tab. 37.1, S. 323.

50.4 Welche Erkrankung macht ähnliche Symptome wie ein Pseudokrupp, ist jedoch lebensgefährlich und verläuft hochdramatisch? Worauf müssen Sie bei diesen Kindern achten?

Die **Epiglottitis** verursacht auf den ersten Blick ähnliche Symptome wie ein Pseudokrupp-Anfall. Jedoch entwickelt sich innerhalb weniger Stunden aus voller Gesundheit heraus hohes Fieber und eine lebensbedrohliche Atemnot durch Schwellung der supraglottischen Atemwege. Die Kinder husten kaum, haben jedoch Probleme beim Schlucken und der Speichel fließt aus dem Mund.

Alle **manipulativen Maßnahmen** sind zu **unterlassen**, stattdessen muss das Kind ruhig, um keinen Stress auszulösen, aber zügig mit Voranmeldung in eine Klinik mit Kinderintensivstation gebracht werden. Während der Fahrt soll das Kind aufrecht sitzen und eine Sauerstoffvorlage erhalten.

Aufgrund der Impfung gegen den Erreger der Epiglottitis (Bakterium *Haemophilus influenzae*) ist die Erkrankung **in Deutschland eine Seltenheit** geworden. Die Zunahme von ungeimpften Migranten- und Flüchtlingskindern könnte allerdings wieder zu einem Anstieg der Erkrankungsrate führen.

50.5 Welche Maßnahmen hat die Besatzung des dann eintreffenden RTWs wahrscheinlich getroffen, um zu helfen?

Sinnvolle Maßnahmen der eintreffenden RTW-Mannschaft:
- Beruhigung der Eltern gehört zu den wichtigsten Maßnahmen, da dies auch den Stress für das Kind reduziert.
- Prednisolon-Zäpfchen helfen, die entzündliche Schwellung im Kehlkopf zu reduzieren, benötigen aber mindestens 30 min, bis die Wirkung eintritt.

- Die Vernebelung von Epinephrin (4 mg/4 ml = 4 Ampullen) wird meist gut toleriert und wirkt schnell gegen die Schwellung.

50.6 Wie können Sie bei einem Kind erkennen, dass es unter einer potenziell lebensbedrohlichen Atemnot leidet?

Hinweise auf eine lebensbedrohliche Atemnot bei Kindern sind:

- erhöhte oder erniedrigte Atemfrequenz
- interkostale, sternale und subkostale Einziehungen
- Nasenflügeln
- Kopfnicken
- eingetrübtes Bewusstsein
- Sauerstoffsättigung < 90 %
- blass-graues Hautkolorit
- Bradykardie (gemessen an den Normalwerten des jeweiligen Alters!)

50.7 Welche Gefahr droht einem Kind, falls eine schwere Atemnot nicht erkannt wird?

Das Kind kann sich durch die enorme Atemanstrengung erschöpfen. Gerade kleine Kinder haben noch keine starke Atemhilfsmuskulatur und atmen hauptsächlich mit dem Zwerchfell. Die Hypoxie führt zunächst zu einer **Bradykardie** und in der Folge zum **Herz-Kreislauf-Stillstand**.

Merke

Eine **Bradykardie** (bezogen auf das jeweilige Lebensalter!) ist bei Kindern ein **sehr ernstes Warnsignal** und bedeutet eine akute vitale Bedrohung!

50.8 Welche Merkmale fallen Ihnen zum Stichwort „aktives Zuhören" ein?

Prinzipien des „aktiven Zuhörens":

- Ich lasse mich auf den Gesprächspartner ein.
- Ich zeige eine zugewandte Körperhaltung.
- Ich halte den Redefluss mit bestätigenden, kurzen Äußerungen am Laufen.
- Ich halte Pausen im Gespräch aus.
- Ich halte den Blickkontakt.
- Ich erkenne die Gefühle des Gesprächspartners und spreche sie an.

Kommentar

Es ist enorm wichtig, die gefährliche **Epiglottitis** trotz ihrer Seltenheit im Hinterkopf zu behalten: Bei jedem Kind mit akutem Krankheitsbild, hohem Fieber, Stridor und Atemnot muss an diesen lebensbedrohlichen pädiatrischen Notfall gedacht werden!

Merke

Bei Verdacht auf eine Epiglottitis müssen alle Maßnahmen auf den **schnellstmöglichen Transport in eine geeignete Zielklinik** ausgelegt sein („Scoop and Run"): Jede Manipulation oder Inspektion des Rachens kann die Schwellung verstärken und zur Verlegung der Atemwege führen.

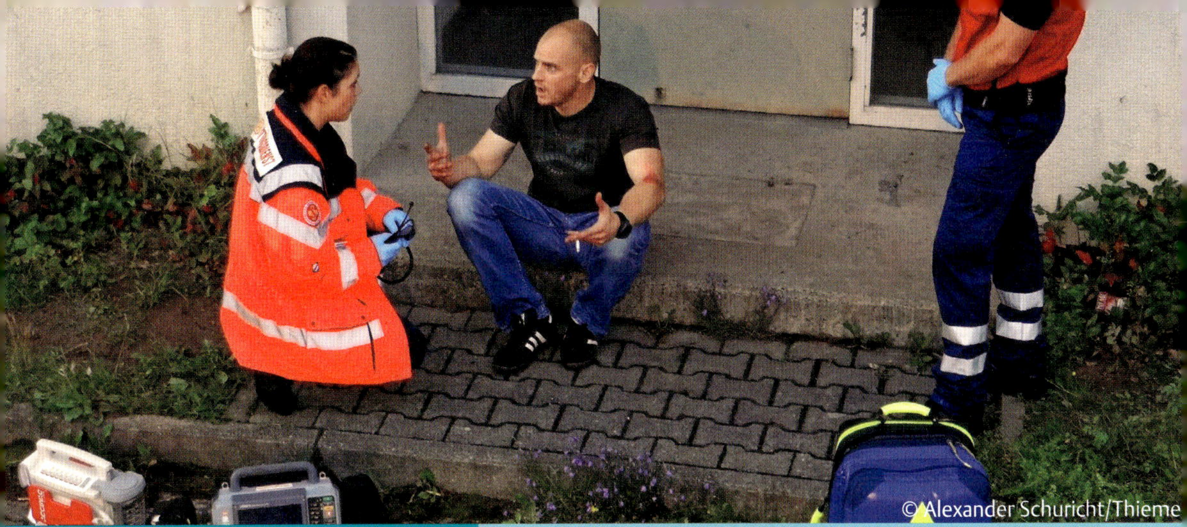

Anhang

Sachverzeichis